骨科加速康复试点病种诊疗规范

组织编写　中国研究型医院学会
中国康复技术转化及发展促进会

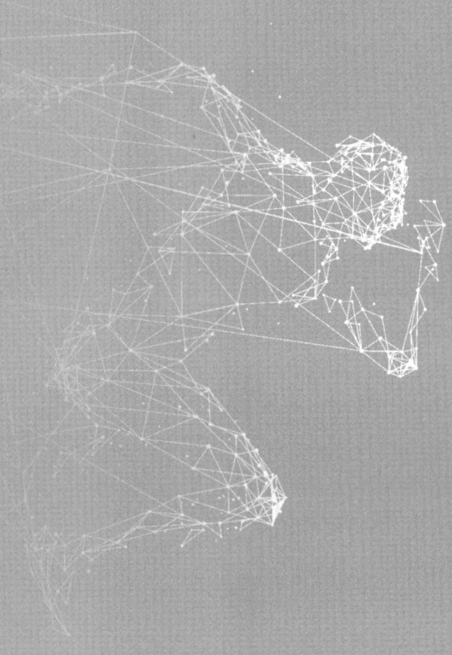

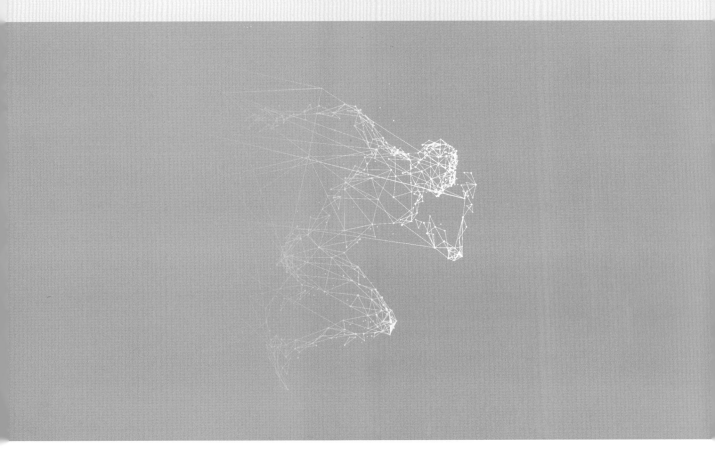

人民卫生出版社
·北　京·

图书在版编目(CIP)数据

骨科加速康复试点病种诊疗规范 / 中国研究型医院学会，中国康复技术转化及发展促进会组织编写. —北京：人民卫生出版社，2023.5

ISBN 978-7-117-34731-0

Ⅰ. ①骨… Ⅱ. ①中… ②中… Ⅲ. ①骨疾病－康复医学－诊疗－规范 Ⅳ. ①R680.9-65

中国国家版本馆 CIP 数据核字(2023)第 066097 号

骨科加速康复试点病种诊疗规范
Guke Jiasu Kangfu Shidian Bingzhong Zhenliao Guifan

组织编写：中国研究型医院学会
中国康复技术转化及发展促进会
出版发行：人民卫生出版社（中继线 010-59780011）
地　　址：北京市朝阳区潘家园南里 19 号
邮　　编：100021
E - mail：pmph @ pmph.com
购书热线：010-59787592　010-59787584　010-65264830
印　　刷：中煤（北京）印务有限公司
经　　销：新华书店
开　　本：889 × 1194　1/16　印张：18　插页：12
字　　数：520 千字
版　　次：2023 年 5 月第 1 版
印　　次：2023 年 6 月第 1 次印刷
标准书号：ISBN 978-7-117-34731-0
定　　价：138.00 元
打击盗版举报电话：010-59787491　E-mail：WQ @ pmph.com
质量问题联系电话：010-59787234　E-mail：zhiliang @ pmph.com
数字融合服务电话：4001118166　E-mail：zengzhi @ pmph.com

编者名单

主　审　邱贵兴

主　编　裴福兴

分编负责人（以姓氏笔画为序）

脊柱外科：孙天胜　李淳德　杨惠林　沈建雄

创伤外科：马信龙　吴新宝　余　斌　张长青　唐佩福

关节外科：张先龙　金群华　周宗科　钱齐荣　翁习生

黄　强　曹　力　谢锦伟　雷光华

骨肿瘤科：李建民　邵增务　屠重棋

编　者（以姓氏笔画为序）：

丁　琛（四川大学华西医院）

于凤梅（四川大学华西医院）

马　俊（四川大学华西医院）

马立泰（四川大学华西医院）

马信龙（天津医科大学总医院）

王光林（四川大学华西医院）

王贤帝（四川大学华西医院）

王紫江（四川大学华西医院）

牛　挺（四川大学华西医院）

尹子文（四川大学华西医院）

尹诗九（四川大学华西医院）

左思璐（四川大学华西医院）

石　波（绵阳市中心医院）

龙　成（四川大学华西医院）

帅文彬（四川大学华西医院）

兰玉平（攀枝花市中心医院）

向　兵（四川大学华西医院）

刘　洋（四川大学华西医院）

刘　浩（四川大学华西医院）

刘　斌（四川大学华西医院）

刘　婷（四川大学华西医院）

刘　熹（四川大学华西医院）

安晶晶（四川大学华西医院）

许　宏（四川大学华西医院）

许　鹏（西安交通大学附属红会医院）

孙天胜（中国人民解放军总医院第四医学中心）

孙学礼（四川大学华西医院）

芮永军（无锡市第九人民医院）

李　晔（四川大学华西医院）

李大江（四川大学华西医院）

李桃美（四川大学华西医院）

杨　梅（四川大学华西医院）

杨　静（四川大学华西医院）

肖涟波（上海市光华中西医结合医院）

吴新宝（北京积水潭医院）

闵　理（四川大学华西医院）

宋跃明（四川大学华西医院）

张少云（绵阳市第三人民医院）

张长青（上海交通大学附属第六人民医院）
张闻力（四川大学华西医院）
陈　宇（四川大学华西医院）
陈宝玉（四川大学华西医院）
陈海啸（台州恩泽医疗中心）
陈家磊（四川大学华西医院）
林　吉（四川大学华西医院）
罗　翼（四川大学华西医院）
金群华（宁夏医科大学总医院）
周艾婧（四川大学华西医院）
郑　凯（四川大学华西医院）
孟　伟（四川大学华西医院）
胡　雯（四川大学华西医院）
修　鹏（四川大学华西医院）
姜马娇（四川大学华西医院）
徐宏伟（四川大学华西医院）
唐向东（四川大学华西医院）
黄　强（四川大学华西医院）
黄泽宇（四川大学华西医院）
龚　杰（四川大学华西医院）
康鹏德（四川大学华西医院）
董再全（四川大学华西医院）
曾　羿（四川大学华西医院）
曾建成（四川大学华西医院）
谢锦伟（四川大学华西医院）
詹瑜佳（四川大学华西医院）
裴福兴（四川大学华西医院）
廖　刃（四川大学华西医院）
廖灯彬（四川大学华西医院）
谭　鹏（四川大学华西医院）

主编助理　黄泽宇（四川大学华西医院）

《骨科加速康复试点病种诊疗规范》专家委员会（以姓氏笔画为序）

主 任 委 员 邱贵兴（北京协和医院）
副主任委员 裴福兴（四川大学华西医院）

专家

骨科

马信龙（天津医院）
方　跃（四川大学华西医院）
王光林（四川大学华西医院）
宁　宁（四川大学华西医院）
刘　浩（四川大学华西医院）
孙天胜（中国人民解放军总医院第七医学中心）
余　斌（南方医科大学南方医院）
吴新宝（北京积水潭医院）
宋跃明（四川大学华西医院）
张　晖（四川大学华西医院）
张长青（上海交通大学附属第六人民医院）
张先龙（上海交通大学附属第六人民医院）
李建民（山东大学齐鲁医院）
李淳德（北京大学第一医院）
杨惠林（苏州大学附属第一医院）
沈　彬（四川大学华西医院）
沈建雄（北京协和医院）
闵　理（四川大学华西医院）
周宗科（四川大学华西医院）
邵增务（华中科技大学同济医学院附属协和医院）
金群华（宁夏医科大学总医院）
陈佳丽（四川大学华西医院）
姜保国（深圳大学）
唐佩福（中国人民解放军总医院）
翁习生（北京协和医院）
钱齐荣（海军军医大学第二附属医院）
屠重棋（四川大学华西医院）
康鹏德（四川大学华西医院）
曹　力（新疆医科大学第一附属医院）
曾建成（四川大学华西医院）
谢锦伟（四川大学华西医院）
黄　强（四川大学华西医院）
雷光华（中南大学湘雅医院）

麻醉科

刘　斌（四川大学华西医院）
朱　涛（四川大学华西医院）
米卫东（中国人民解放军总医院）
严　敏（浙江大学附属第二医院）
余　海（四川大学华西医院）
李　洪（陆军军医大学新桥医院）
李　茜（四川大学华西医院）
闵　苏（重庆医科大学附属第一医院）
罗　艳（上海交通大学附属瑞金医院）
陈向东（华中科技大学同济医学院附属协和医院）
俞卫锋（上海交通大学附属仁济医院）
郑　宏（新疆医科大学第一附属医院）
郭向阳（北京大学第三医院）
鲁开智（陆军军医大学第一附属医院）
黄文起（中山大学附属第一医院）
黄宇光（北京协和医院）
廖　刃（四川大学华西医院）
缪长虹（复旦大学附属肿瘤医院）
魏新川（四川大学华西医院）

血液内科

牛　挺（四川大学华西医院）
胡　豫（华中科技大学同济医学院附属协和医院）
向　兵（四川大学华西医院）
沈　恺（四川大学华西医院）
邵宗鸿（天津医科大学总医院）

心脏内科

冯　沅（四川大学华西医院）
陈　茂（四川大学华西医院）

呼吸内科

梁宗安（四川大学华西医院）

精神科

孙学礼（四川大学华西医院）
唐向东（四川大学华西医院）

血管外科

赵纪春（四川大学华西医院）

康复科

何成奇（四川大学华西医院）
何红晨（四川大学华西医院）

药剂科

何金汗（四川大学华西医院）

临床营养科

于　康（北京协和医院）
胡　雯（四川大学华西医院）
饶志勇（四川大学华西医院）

手术室护理

安晶晶（四川大学华西医院）
姜马娇（四川大学华西医院）

医院感染管理科

林　吉（四川大学华西医院）

循证医学科

李　静（四川大学华西医院）

秘书

黄泽宇（四川大学华西医院）

序　一

加速康复外科的理念最早由丹麦哥本哈根大学的 Henrik Kehlet 教授于 1997 年提出，中国人民解放军东部战区总医院（即南京军区总医院）的黎介寿院士于 2007 年将该理念引入中国并首先在腹部外科应用，骨科专业最早于 2012 年在国家卫生计生委公益性行业科研专项项目“临床新技术安全性与效果评价——关节置换术安全性与效果评价”中对于关节置换术加速康复进行研究与实施。2015—2019 年骨科专家撰写骨科加速康复相关专家共识、指南共 24 个，同期举办了四届全国骨科加速康复学术交流大会，骨科加速康复的理念与关键技术在骨科得到了较好的推广应用。

国家卫生健康委于 2019 年 11 月 15 日颁布了《国家卫生健康委关于开展加速康复外科试点工作的通知》（国卫办医函〔2019〕833 号文），确定了骨科加速康复试点工作，成立了骨科专家组。骨科专家组的办公室设在四川大学华西医院，3 年多来在国家卫生健康委的领导下，我们在 453 家医院进行试点推广，开展线上、线下培训会共计 272 期，授课专家多达 500 多位，共计 60 多万人次进行了线上、线下学习，12 个试点病种数据库达 20 多万例，使骨科加速康复的理念和关键技术得到广泛传播，推动我国骨科加速康复进入发展的快车道。

由中国研究型医院学会和中国康复技术转化及发展促进会共同组织的两个学会的骨科加速康复专业委员会成员与国家卫生健康委加速康复专家委员会骨科专家组成员组成的专家委员会撰写的《骨科加速康复试点病种诊疗规范》，本着以人为本的原则，从医院管理制度、技术规范和多学科协作到医护康患一体化的医疗服务模式，系统阐述骨科加速康复的理念与关键技术，是实施骨科加速康复的指导工具，本规范的出版将会积极推动骨科加速康复的发展，提升医疗质量，提高患者安全和满意度，助力健康中国建设。

中国工程院院士
国家卫生健康委加速康复外科委员会
骨科专家组组长
《骨科加速康复试点病种诊疗规范》专家委员会主任委员
邱贵兴
2023 年 4 月

序　二

中国研究型医院学会和中国康复技术转化及发展促进会积极助力健康中国建设，推动临床与科研融合发展，提高临床诊疗康复水平，推动健康产业产、学、研、用一体化发展，加速医学科技成果转化，推动医疗服务模式和医院发展模式创新与优化，加速医院高质量发展，以便更好地满足人民群众日益增长的健康需求，为推进健康中国战略、实现伟大的中国梦做出应有的贡献。

作为中国研究型医院学会和中国康复技术转化及发展促进会两个学会骨科加速康复专业委员会主任委员的裴福兴教授于1999年在四川大学华西医院（简称华西医院）骨科率先提出让住院患者“无血、无痛、吃好、睡好”的服务理念；1999年12月在华西医院启动“医护一体化”服务模式；2002年在《中国矫形外科杂志》发表了“重组人红细胞生成素在全髋关节置换中的应用”一文，为有效减少术后贫血的发生提供了具体方法及临床证据；2012年开始在国家卫生计生委公益性行业科研专项项目“临床新技术安全性与效果评价——关节置换术安全性与效果评价”研究中实施关节置换术加速康复，之后逐步将关节置换术加速康复推广到骨科其他亚专业。近3年来，在国家卫生健康委关于加速康复外科骨科试点的3个文件指导下，在邱贵兴院士的领导下骨科加速康复的发展更是取得了突出的成效。为了更好地推动骨科加速康复的发展，我们两个学会特请骨科加速康复专业委员会和国家卫生健康委加速康复外科专家委员会骨科专家组的专家秉承“源于证据、精简规范、精准诊疗、易于推广”的原则，共同撰写了《骨科加速康复试点病种诊疗规范》。本规范坚持以患者为中心、首诊负责制、多学科协作、医护康患一体化诊疗服务模式，将加速康复理念融入到疾病的诊疗过程中，是骨科加速康复试点病种的经验总结，既全面又实用，是实施骨科加速康复的指导原则，它的出版将对骨科加速康复的发展起到积极的作用。

中国研究型医院学会会长　何振喜

中国康复技术转化及发展促进会会长　宋国栋

2023年4月

前 言

加速康复外科的核心理念是以患者为中心，采用一系列有循证医学证据支持的多学科围手术期优化处理措施，减少患者术后生理及心理创伤应激反应、并发症、再入院风险和死亡风险的目的，促进患者加速康复，降低医疗费用，提高患者安全与满意度。

3 年来，骨科加速康复试点工作取得了显著成效，我们充分认识到加速康复外科是医学发展的新理念，将加速康复外科理念与我国国情紧密结合，发展契合中国特色的骨科加速康复新体系。加速康复外科将在医院高质量发展中起到以下作用：①促进形成以临床问题为导向的围手术期医学研究的新方向；②促进形成以人为本、以患者体验为中心的医学人文精神新探索；③促进形成以患者为中心的多学科协作全程医疗管理新体系；④促进形成以质量效益为目标的医院高质量发展新效能；⑤促进形成骨科诊疗康复一体化的新模式；⑥促进形成医疗流程管理趋于便捷与便民的新动力；⑦促进形成契合按疾病诊断相关分组付费 / 按病种分值付费（diagnosis related groups / diagnosis intervention packet，DRG/DIP）的新路径。

骨科加速康复试点工作启动时，国家卫生健康委加速康复外科专家委员会骨科专家组发布和宣讲了 12 项试点病种（手术）加速康复临床路径和骨科加速康复关键技术的重要性。中国研究型医院学会和中国康复技术转化及发展促进会组织骨科加速康复专业委员会专家和骨科专家组专家成立了《骨科加速康复试点病种诊疗规范》专家委员会，在邱贵兴院士的领导下，编写专家根据骨科加速康复试点工作经验，集合各医院经验于大成，逐步形成了这本《骨科加速康复试点病种诊疗规范》，其编写目的在于为各医院骨科加速康复实施提供路径与质量控制标准。本规范强调医疗技术创新、医疗服务模式改革和医学人文精神探索，在实施过程中坚持将积极推广与持续改进相结合，为更多患者带来福祉。

本规范的编者虽阅读国内外大量专著和最新文献，广泛论证、数易其稿，但仍恐有不少不妥之处，欢迎各位同道不吝赐教。

中国研究型医院学会骨科加速康复专业委员会主任委员
中国康复技术转化及发展促进会骨科加速康复专业委员会主任委员
《骨科加速康复试点病种诊疗规范》专家委员会副主任委员
裴福兴
2023 年 4 月

目　录

第一章

医院骨科加速康复管理

第一节　医院骨科加速康复管理建议

加速康复外科是我国医学发展的新趋势，实施加速康复外科是提高医疗质量和服务效率的有效手段，是助推医院高质量发展的基础，也是医院管理能力和管理水平的有力体现。结合骨科加速康复试点经验，本节以医院骨科加速康复为例，给出医院加速康复外科管理建议。

医院骨科加速康复管理应按照《国家卫生健康委办公厅关于开展加速康复外科试点工作的通知》（国卫办医函〔2019〕833号）及《加速康复外科试点工作方案（2019—2020年）》和相关文件的要求，进一步加强组织管理，优化外科诊疗模式，提高外科诊疗规范化水平和医疗服务效率，保障医疗质量和安全。国家卫生健康委加速康复外科专家委员会骨科专家组特建议加强医院骨科加速康复的管理制度建设。

一、加强组织管理

医院应成立骨科加速康复工作委员会和专家团队，严格执行国家卫生健康委加速康复外科相关文件和国家卫生健康委加速康复外科专家委员会骨科专家组的指导意见，探索符合医院特点的骨科加速康复发展的长效机制。

骨科加速康复以提高医院医疗质量为目标，应建立监督管理和单病种质量控制机制，定期对骨科加速康复工作进行检查督导，针对临床围手术期存在的医疗技术问题和医疗服务模式问题进行多学科研究攻关和医院管理改革探索，持续改进、提高医疗质量。

骨科科室应根据国家卫生健康委、省卫生行政部门和医院骨科加速康复工作委员会的要求，遵循首诊负责制，以合并基础疾病的多学科诊治规范、临床路径、手术操作规范、康复治疗、单病种质量控制等管理规范为基础制定本科室骨科加速康复管理制度和工作手册。

二、强化骨科加速康复在推动医院高质量发展中的定位和提升医院综合能力中的作用

（一）强化骨科加速康复在推动医院高质量发展中的定位

目前医学发展的新趋势及加速康复外科的发展都是促使以患者为中心，多学科团队协作共管模式的发展。特别是在推动医院高质量发展的行动中，骨科加速康复将起到积极的推动作用。

1. 骨科加速康复是以临床问题为导向的围手术期医学研究的新方向。
2. 骨科加速康复是以患者为中心的多学科协作全程医疗管理新体系。
3. 骨科加速康复是以质量效益为目标的医院高质量发展新效能。
4. 骨科加速康复是以人为本、以患者体验为中心的医学人文精神的新探索。

（二）强化骨科加速康复在提升医院综合能力中的作用

骨科加速康复的实施是医院综合实力的体现，实施骨科加速康复的医院需要具有以下综合能力。

1. 强有力的医院领导能力和高水平的专业技术能力。
2. 持续开展加速康复外科循证医学研究的能力。
3. 以患者为中心的多学科协作共同管理的组织协调能力。
4. 不断提升医疗质量和改善医疗服务的能力。
5. 不断深化以人为本的医学人文文化的研究能力。

三、强化骨科加速康复先进理念和医学人文精神

1. 骨科加速康复理念和医学人文精神的培训　各医院和科室根据骨科加速康复理念和医学人文精神定期对医务人员进行宣教与培训，提高医务人员对骨科加速康复理念的认识，团结协作，共同推动骨科加速康复工作的顺利开展。

2. 骨科医务人员和患者及家属在宣教与培训中唤醒医学人文精神　骨科医务人员在患者术前（门诊和住院）和术后、出院后加强对患者及照料者进行围手术期宣教与康复指导，同时评估患者的心理、与家属的关系、社会关系、价值取向；耐心向患者及照料者解释他们的各种问题及疑虑，降低或消除医患之间的认知差异，促使患者和家属坚定对于治疗和康复的信心，积极参与诊治和康复治疗活动。医务人员和患者及家属在加速康复外科宣教中共同唤醒医学人文精神。

3. 骨科加速康复践行现代医学模式的医学人文精神　现代医学模式呼唤以人为本的医学人文关怀，构建“共同参与”型现代医患关系，让医患并肩作战，提高患者的满意度。骨科加速康复体现了医学伦理的自主、有利、不伤害与公正原则。骨科加速康复通过理念和技术的创新，为患者提供最佳的生理、心理康复环境，最大程度地降低医学的负面效应。骨科加速康复是医学技术与医学人文结合的枢纽。

四、强化多学科协作共管模式

骨科加速康复的发展促使以患者为中心，多学科协作共管模式的发展。多学科医护人员参与患者诊治过程中的从术前准备到术中处理再到术后照护，并对患者可能出现的并发症提前进行预测和干预，纠正可纠正的术前基础疾病（如器官功能不全、贫血、营养不良、高血压、糖尿病、感染等）的高危因素，增强患者免疫力和手术耐受能力，缩短住院时间、减少并发症、降低医疗费用，以达到加速患者康复的目的。多学科协作共管模式的基础是落实首诊医师负责的多学科协作，需要多学科统一认识和使用共同语言。制定单病种诊疗关键技术的多学科协作共管模式的管理规范，才能更好地落实以患者为中心的首诊医师负责制，实现多学科协作共管，加强各学科间相关疾病的诊疗原则的配合，以降低合并基础疾病给患者带来的风险。

五、积极推进骨科加速康复病种临床路径、管理规范和单病种质量控制的实施

医院医疗质量的提升可以骨科加速康复临床路径为蓝本，以单病种质量控制为目标，按照手术操作规范、康复治疗规范和多学科共管合并基础疾病管理规范，规范医务人员行为，同时科室制定实施细则，并建立监督、评估机制。定期进行培训、评估、总结经验与不足，持续推动骨科加速康复的发展。

六、积极优化骨科加速康复关键技术的效果评价指标

骨科加速康复关键技术的实施是加速康复外科发展的基本要素，骨科加速康复关键技术包括围手术期对于合并基础疾病的评估与控制、手术精准微创化操作、围手术期血液管理、围手术期疼痛管理、围手术期营养管理、手术部位感染防治、康复治疗等。在骨科加速康复关键技术的实施中应建立关键技术的评价机制。

以围手术期血液管理为例，在围手术期血液管理规范实施的同时建立骨科择期手术单病种输血

评价机制：①医院、科室开展多学科参与的骨科择期手术年度输血率和输血原因分析，分析术前血红蛋白水平和失血的可控因素及不可控因素，优化可控因素，重构管理流程；同时评价单病种血红蛋白下降平均值和输血阈值及输血风险因素。②制定骨科择期手术患者血液管理的年度目标，根据上一年度单病种血红蛋白下降平均值和输血阈值制定医院、科室下一年度术前血红蛋白的提升水平和术中、术后减少失血措施的改革方案；重点是术前贫血的纠正及血红蛋白水平的达标管理，相当于建立患者术前自身血库。骨科择期手术单病种年度管理目标公式为术前血红蛋白 - 上年度血红蛋白平均下降值>输血阈值。

七、构建骨科加速康复持续研究新体系

骨科手术围手术期仍存在手术创伤应激带来的失血、感染、疼痛、疲乏、精神障碍和器官功能不全等延缓术后康复的因素，需要进行多学科参与的高质量的随机对照研究和大宗病例的队列研究，用更好的循证医学证据支持骨科加速康复的持续发展，持续深入的研究是骨科加速康复持续发展的基础。

骨科加速康复的推广也是骨科加速康复深化研究的开始，相关研究不仅包括对于影响骨科加速康复的合并基础疾病的评估与控制、精准微创化操作、血液管理、疼痛管理、营养管理、并发症防治等因素的研究，同时还包括医疗服务模式对患者就医体验影响研究，以及骨科加速康复的预后研究和骨科疾病手术的预后研究（预后研究不仅包括治愈、好转、死亡，尚包括并发症、恶化、致残、复发、迁延及生活质量的研究）。骨科加速康复坚持研究与临床诊疗协同、研究成果服务于患者、改善患者就医体验的宗旨，坚持持续深化研究，并将研究成果不断用于优化围手术期措施，从而构建骨科加速康复持续研究的新体系。

八、改善患者就医体验，实施患者满意度提升行动

加强向患者及照料者进行围手术期宣教、沟通与康复指导。围手术期宣教内容包括诊断及疾病状态、患者全身健康状态、疾病治疗时机与治疗方法的优缺点，手术方式的选择、手术效果、可能发生的并发症及其概率，围手术期心、肺、脑、肝、肾、胃肠、躯体、肢体功能康复及围手术期的注意事项。

同时评估患者的心理、与家属的关系、社会关系、价值取向，耐心向患者及照料者解释他们的各种问题及疑虑。

通过对患者及照料者的宣教与沟通，降低与消除医患之间的认知差异，构建和谐的医患关系。

医院管理流程的改进既要结合病情、改善就诊环节便于提高诊治效率，又要方便患者就医，少跑腿、少等待，改善患者的就医体验。

通过骨科加速康复实践的"生物 - 心理 - 社会"现代医学模式，提高医疗质量与安全，改进医疗服务模式，方便患者就医，形成良好的医患沟通模式，必将改善患者的就医体验，达到提升患者满意度的目的。

九、将骨科加速康复质量指标和患者满意度纳入医院绩效考核

由于加速康复外科是以提高医疗质量为目标，因此如果能将加速康复临床路径、多学科协作全程管理和单病种质量控制等医疗质量指标和缩短患者住院时间、降低医疗费用及提升患者满意度纳入医院绩效考核，直接与奖酬金挂钩，以经济杠杆和评选先进为推动力，必将促进骨科加速康复的持续发展。

十、定期开展骨科加速康复工作总结与交流

医院应每年对骨科加速康复工作进行总结，特别是对于医疗质量提升、缩短患者住院时间、降低

医疗费用和提升患者满意度作为骨科加速康复工作总结的重点，加强对工作成效的宣传，使人民群众和患者充分了解骨科加速康复围手术期管理的重要性，为骨科加速康复的持续发展营造良好的社会舆论环境。

对骨科加速康复开展得好的典型经验进行宣传推广、发挥示范引领作用，促进骨科加速康复的持续发展和医院医疗服务高质量发展，不断满足人民日益增长的美好生活需要，加速"健康中国"建设。

（裴福兴　谢锦伟　李大江　孙天胜　吴新宝　张长青　金群华　石　波　刘　婷）

第二节　医院骨科择期手术加速康复管理流程

加速康复外科（enhanced recovery after surgery，ERAS）是指外科手术前、术中及术后以患者为中心应用一系列有循证医学证据支持的围手术期优化处理措施，减少患者生理、心理创伤应激反应，降低围手术期并发症及死亡率，加速患者康复、缩短住院时间，减少医疗费用，提高患者满意度。

医院应按照《国家卫生健康委办公厅关于开展加速康复外科试点工作的通知》（国卫办医函〔2019〕833号）及《加速康复外科试点工作方案（2019—2020年）》和相关文件的要求，为了更好地推进加速康复外科的发展，进一步加强组织管理，将加速康复理念和医学人文精神融合到疾病的诊疗中，建立以患者为中心、首诊医师负责制、多学科协作、医护康患一体化的医疗服务模式。使患者在术前达到最佳的心理、生理状态、术中达到最稳定的生理指标状态、术后达到最顺利的康复状态，改善患者就医体验，提高患者满意度。建议医院骨科的择期手术患者实施以下加速康复管理流程。

一、术前门诊患者管理流程

（一）门诊患者诊断与评估

1. 明确患者骨科疾病的诊断和治疗方案选择　参照《骨科加速康复临床路径》附录中相应骨科试点病种（手术）加速康复临床路径中骨科疾病的诊断依据和治疗方案的依据，明确骨科疾病诊断和治疗方案的选择。

2. 患者合并基础疾病的评估与控制　参照第二章第一节《骨科加速康复麻醉围手术期管理规范》，询问患者其合并基础疾病及目前的控制状态，必要时安排患者到相关专科或麻醉科进行进一步评估与诊治。

3. 患者贫血及营养不良筛查　参照第二章第二节《骨科加速康复围手术期患者血液管理规范》及第四节《骨科加速康复围手术期营养管理规范》进行相应评估，如患者存在贫血和/或营养不良，需参照以上规范对患者进行治疗并调整膳食结构。

4. 患者隐匿性感染灶的筛查　Ⅰ类切口择期手术应排除隐匿性感染灶，具体参照第二章第七节《骨科择期手术加速康复手术部位感染防治规范》。

5. 患者精神卫生问题和睡眠障碍的评估　参照第二章第三节《骨科加速康复围手术期精神障碍及精神卫生问题评估与管理规范》进行精神障碍和睡眠障碍的评估、诊治与病情控制。

6. 患者门诊疼痛评估　大多数骨科择期手术患者因为疼痛治疗效果不佳来就诊，应参照第二章第五节《骨科加速康复围手术期疼痛管理规范》在术前进行预防性疼痛管理，在术后进行疼痛的治疗。

7. 患者门诊麻醉评估　参照第二章第一节《骨科加速康复麻醉围手术期管理规范》进行全面评估。

（二）患者门诊宣教

1. 骨科加速康复的理念最重要的就是对患者进行宣教、与患者沟通和对患者进行早期康复指导。宣教从医师门诊诊室对话开始，主诊医师和主诊医师团队成员向患者进行宣教与沟通。宣教可以消除患者和家属的认知差异、减少患者焦虑，为患者树立早日康复出院的信心，并提高患者的满意度。

2. 患者宣教内容　骨科疾病的诊断及治疗方法的时机与优缺点；手术方式的选择、手术效果及并发症的概率；评估患者全身健康、心理健康和家属及社会的关系与价值取向。耐心向患者及家属解释他们对于治疗的各种问题及疑虑。

（三）患者门诊康复指导

1. 患者骨科康复　根据患者肌力状况和颈、腰、关节的活动度，指导患者及家属掌握正确的康复方法，门诊开始康复锻炼指导有助于术后康复锻炼。具体康复方法参照第五章《骨科加速康复围手术期康复治疗规范》。对于肌力太差不宜手术患者应先到康复科进行康复锻炼。

2. 患者心肺功能康复　按照第二章第一节《骨科加速康复麻醉围手术期管理规范》进行心肺功能评估与康复。

（四）患者门诊管理流程

1. 门诊部设立骨科加速康复患者便捷的门诊检查流程，建立患者合并基础疾病的相关学科门诊会诊或者多学科会诊制度。

2. 开入院证并告知术前准备事项　将上述诊断、初步评估结果（相关检查）与患者和家属沟通，确定需手术治疗后给患者开入院证，并告知患者和家属术前准备事项。

3. 患者术前准备　戒烟、戒酒 2～4 周，调整膳食、加强营养。

4. 预约手术时间　根据患者所合并的基础疾病的准备时间或患者与家属的时间预约手术时间，或者根据疾病状态安排手术时间。

（五）入院处或入院服务中心

根据患者门诊所做术前检查结果，安排术前的特殊检查，或完成针对检查指标异常项需要进行的进一步检查项目。同时入院服务中心工作人员与骨科主管医师助手或科室住院总医师对患者进行入院前评估。

二、术前住院患者管理流程

（一）患者住院接诊与诊断、评估

1. 患者进入病房，从接诊即开始对患者及家属进行宣教与沟通。

2. 通过详细的病史询问和查体，结合门诊检查，再次参照附录中骨科试点病种（手术）加速康复临床路径中相应病种的临床路径进行评估和诊治。

3. 补充完善患者术前检查与评估，主要针对门诊检查的漏项或疾病变化需要的检查项目或手术要求的特定检查项目。

4. 核准患者医保类型。

5. 患者合并基础疾病的用药及注意事项，参照第二章第一节《骨科加速康复麻醉围手术期管理规范》处理好合并基础疾病，进行医护沟通，共同商讨患者手术和围手术期相关并发症的诊治。

6. 关于患者贫血、精神障碍、睡眠障碍状况的再次评估与诊断，参照第二章第二节《骨科加速康复围手术期血液管理规范》、第三节《骨科加速康复围手术期精神障碍及精神心理卫生问题的评估与管理规范》进行诊断与治疗。

7. 患者加强营养，合理安排饮食，具体参照第二章第四节《骨科加速康复围手术期营养管理规范》进行评估与处理。

8. 患者疼痛评估与隐匿性感染灶的筛查　按照第二章第五节《骨科加速康复围手术期疼痛管理规范》进行疼痛评估与治疗，以及术前预防性镇痛；并参照第二章第七节《骨科择期手预防手术部位感染管理规范》进一步排除隐匿性感染灶。

9. 患者骨科护理管理 参照第六章《骨科加速康复试点病种护理管理规范》中的3个示例进行护理评估和护理。

10. 患者麻醉评估 进一步按照第二章第一节《骨科加速康复围手术期麻醉管理规范》进行麻醉评估与准备。

11. 医师术前技术准备 参照第三章《骨科加速康复试点病种手术术前计划与手术操作管理规范》进行手术术前计划与操作技术准备。

（二）患者、家属的宣教与沟通

1. 详细向患者、家属讲解住院检查、诊断、手术方式选择的必要性，以及发生手术并发症的概率。

2. 详细向患者与家属讲解合并基础疾病的诊断及控制措施，以及对身体健康的影响。

3. 详细向患者与家属讲解手术前的准备及注意事项。

4. 向患者讲解手术程序并解答疑问。

5. 针对患者精神障碍的类型和程度给予舒缓、安慰。

（三）术前住院康复锻炼

按照第五章《骨科加速康复围手术期康复治疗规范》进行患者康复锻炼，特别注意以下功能锻炼。

1. 患者心肺功能康复。

2. 患者胃肠功能调整。

3. 患者颈、腰椎和肢体功能康复。

4. 患者特定卧位、坐位、站立、行走的康复锻炼。

5. 根据手术类型训练患者大小便，预防压疮和静脉血栓栓塞症（venous thromboembolism，VTE）。

三、手术室管理流程

1. 手术室护理管理流程 严格按照国家卫生部《医院手术部（室）管理规范（试行）》和第七章《骨科加速康复围手术期手术室护理管理规范》进行患者管理。

2. 麻醉管理 参照第二章第一节《骨科加速康复麻醉围手术期管理规范》，根据患者评估结果选择适宜的麻醉方法，将术中患者生命体征维持在最合适的稳定程度。

3. 术中患者感染预防 严格按照手术类型在相应洁净手术室手术，执行消毒、铺巾和无菌手术。严格按照《医疗机构消毒技术规范》执行。

4. 术中患者血液管理 关键是减少出血及创伤反应，参照第二章第二节《骨科加速康复围手术期血液管理规范》进行管理。

（1）控制性降压：术中平均动脉压（mean arterial pressure，MAP）降至基础血压的70%（60～70mmHg），或将收缩压控制在90～110mmHg，以减少术中出血。

（2）严格微创化操作：无论微创入路或传统入路，将微创理念贯穿于手术全过程，以缩短手术时间、减少术中出血。

（3）术中血液回输：预计术中出血量达全身血液的10%或者400ml以上，或失血可能导致输血者建议采用术中血液回输技术。

（4）应用抗纤溶药物：参照《中国骨科手术加速康复围手术期氨甲环酸与抗凝血药应用的专家共识》应用氨甲环酸，根据手术类型，在切开皮肤前5～10分钟，氨甲环酸（15～40mg/kg）静脉滴注完毕，或肢体手术关闭切口时局部应用氨甲环酸1～2g。

5. 术中镇痛与预防性镇痛　按照第二章第五节《骨科加速康复围手术期疼痛管理规范》进行预防性多模式镇痛。麻醉诱导时静脉注射地塞米松 10mg 或甲泼尼龙 40～80mg 抗炎镇痛。切口周围注射混合镇痛药（鸡尾酒）或罗哌卡因 200mg+80ml 生理盐水，切口周围细针多点注射。术前可采用髂筋膜或隐神经阻滞或术后镇痛泵。

6. 微创理念与优化手术操作技术　术中操作参照第三章《骨科加速康复试点病种手术术前计划与手术操作规范》进行操作，针对不同患者选择个体化手术入路，强调将微创理念贯穿始终，分段切开，优先显露血管，电凝或结扎后切开；有限分离，减少软组织剥离与损伤。

7. 优化止血带应用　肢体手术时应尽量缩短使用止血带的时间、降低止血带的压力，或者不用止血带，减少缺血再灌注损伤。

8. 选择性安置引流管　根据手术类型和创面情况选择性安置引流管。

9. 选择性留置尿管　根据手术类型、术中输液量和术后下床时间选择性留置尿管。

10. 切口管理　参照第二章第八节《骨科加速康复切口操作与并发症防治规范》做好切口管理。

四、术后患者管理流程

1. 术后血液管理　术中显性及隐性失血常导致或加重术后贫血，影响患者加速康复。因此，术后血液管理仍很重要。参照第二章第二节《骨科加速康复围手术期患者血液管理规范》做好术后血液管理。

2. 术后预防性镇痛及疼痛治疗　术后疼痛管理应遵循抗炎、镇痛、抗焦虑、镇静催眠的“四位一体”原则。参照第二章第五节《骨科加速康复围手术期疼痛管理规范》进行疼痛管理。

3. 术后静脉血栓栓塞预防　静脉血栓栓塞（venous thromboembolism，VTE）的预防需平衡血栓与出血的风险，尽早启动抗凝。2012 年四川大学华西医院开始在应用氨甲环酸（tranexamic acid，TXA）后 6～8 小时内应用抗凝血药，若个别患者术后 6～8 小时以后仍有明显出血可酌情延后应用抗凝血药的时间。应参照第二章第六节《骨科大手术加速康复围手术期静脉血栓栓塞症防治规范》做好 VTE 预防。

4. 术后恶心、呕吐的预防　术后恶心、呕吐是全身麻醉后常见的并发症，发生率为 20%～30%，高危患者的发生率为 70%～80%。预防措施包括：①预防体位：头高 40°～50°，脚高 30°。②麻醉诱导时应用地塞米松 10mg，术后饮水时可联用莫沙必利或昂丹司琼，地塞米松联用莫沙必利或昂丹司琼或三者联用会取得更好效果。具体参照《现代关节置换术加速康复与围手术期管理》（人民卫生出版社，2017 年出版）实施。

5. 术后功能康复锻炼　术后需在良好镇痛措施下尽早进行功能康复锻炼，早期的功能康复锻炼有利于预防 VTE 的发生，同时可促进肌力恢复，早期下床、早期进食，促进 ERAS 的实施。参照第五章《骨科加速康复围手术期康复治疗规范》，进行系统的康复锻炼。

五、出院后患者管理流程

在患者出院前，医师应该对患者术后的病情、功能康复状态和患者家属对患者的照护能力及康复指导能力进行评估，参照第五章《骨科加速康复围手术期康复治疗规范》，建立科学规范的出院后的康复要求、强度、频次，根据患者的病情评估选择以下地点进行康复。

（一）居家康复

1. 患者全身情况好，患者易于掌握功能康复者。

2. 确定随访时间和切口拆线时间。

3. 指导患者进行饮食管理、营养和疼痛管理及 VTE 的预防。

4. 指导患者进行康复锻炼，达到功能要求。

5．患者全身和手术部位一旦出现异常情况，应立即前往医院急诊科就诊或联系随访医师、护士或住院总医师。

（二）本院康复科康复

如患者术后因病情需要转康复科继续治者，应保持与本院康复科主管医师和患者的联系，如有骨科专科问题及时请骨科会诊，必要时转回骨科进行检查与治疗。

（三）医联体、社区医院康复

如患者术后因病情需要转到医联体、社区医院康复，应保持与院外康复主管医师及患者的联系，如有骨科专科问题及时进行骨科会诊，必要时转回手术医院进行检查和治疗。

医院骨科择期手术加速康复管理流程是一个基本框架，各医院骨科可根据本医院科室管理办法进行修订，以便更好地开展骨科加速康复，方便患者就医，提高医疗质量与安全，以及患者的满意度。

（裴福兴　肖涟波　许　鹏　马信龙　芮永军　陈海啸　兰玉平　谢锦伟　刘　婷）

第二章

骨科加速康复关键技术多学科管理规范

第一节　骨科加速康复麻醉围手术期管理规范

一、概述

麻醉围手术期管理是骨科加速康复能否顺利实施的关键，手术医师、麻醉医师与患者及家属的密切配合能有效降低伤害性刺激带来的生理和心理应激反应，从而减少术后并发症的发生，促进患者加速康复。为更好地实施骨科加速康复，骨科医师、麻醉科医师和相关学科专业的医务工作者，应将经多学科优化融合的临床路径贯穿于手术前、手术中、手术后和出院后的整个系统治疗过程中，真正落实好首诊医师负责制下的以患者为中心的多学科合作医疗服务模式。为规范骨科加速康复围手术期诊疗行为，提高医疗质量与安全，特制定《骨科加速康复麻醉围手术期管理规范》。

二、适用范围

本管理规范适用于各级医院成年人骨科择期手术、限期手术和急诊手术。

三、患者手术前（门诊和住院手术前）宣教与评估

对于经骨科医师初步诊断需进行手术治疗，拟收入院或在日间手术中心接受手术的患者，麻醉医师和 / 或骨科医师应对患者及家属进行初步的骨科加速康复知识宣教，并对患者的身体与心理状况进行全面评估。

1. 对患者和家属讲解手术、麻醉和围手术期诊疗过程，告知术后镇痛、功能锻炼、营养与加速康复的重要性，获得患者及家属的理解与配合，并使其能够积极参与到诊疗过程中，舒缓其焦虑及紧张情绪。

2. 戒烟、戒酒　戒烟可明显降低术后肺部感染并发症的发生率，且戒烟时间越长获益越多。术前至少应戒烟、戒酒 2 周以上。

3. 病史　特别要注意有药物滥用史者，在手术前应戒断药物滥用，必要时请心理科会诊。有过敏史的患者，应询问过敏药物名称、临床表现及特殊的处理方法；有麻醉史的患者，应询问有无麻醉药物过敏等特殊情况。

4. 体格检查　检查气道情况及需进行区域麻醉的穿刺部位有无解剖畸形或感染等。

5. 辅助检查　每年体检身体健康的患者，获取近 3 个月的全部体检资料。无定期体检患者，应进行必要的相关检查，必须包括血常规、凝血功能、肝肾功能、血糖及电解质、心电图、胸部 X 线片，并酌情进行动态心电图、超声心动图、胸部 CT 等必要检查。

6. 合并基础疾病和用药情况　详细询问合并基础疾病的诊断和治疗情况，并进行评估，具体见

本节“四、合并基础疾病术前评估与管理”。

7. 门诊患者合并基础疾病诊断不明确、合并基础疾病控制不佳或患者全身情况不佳等情况，骨科医师应主动要求患者到麻醉科门诊或相关专科门诊就诊，或申请多学科会诊。住院患者存在上述情况应邀请麻醉科医师或相关专科医师会诊。

8. 宣传术前禁饮和禁食的必要性、对患者安全的重要性及科学的方法（参阅中华医学会麻醉学分会的《术前禁饮禁食指南》及表 2-1）。

表 2-1　麻醉手术前不同食物种类的建议禁食时间

食物种类	建议禁食时间 /h
清饮料（如清水、糖水等，不能含有酒精）	2
牛奶和配方奶	6
淀粉类固体食物（如粥、馒头）	6
脂肪类和蛋白类固体食物	8

注：①建议禁食时间为须禁食的最短时间，可根据临床情况适当延长。②合并导致胃食管反流或胃排空延迟的合并疾病，如反流性食管炎、食管裂孔疝、消化道梗阻（包括幽门梗阻、肠梗阻等），须根据病情适当延长禁食、禁饮等时间，必要时按照饱胃处理。长期服用镇痛药、糖尿病胃动力学减损（胃轻瘫）的患者应严格禁食、禁饮。

四、合并基础疾病的术前评估与管理

骨科择期手术合并基础疾病的评估与管理，从门诊明确患者有手术指征及患者选择手术治疗时就已经开始，排除手术禁忌证。

门诊患者进行初步检查和评估时，如果发现合并基础疾病控制不佳，失代偿的重要器官功能未达到最近的最佳状态，且拟行手术非急重症手术，分析风险 - 获益比后，可选择暂缓手术，先治疗合并基础疾病。

已经住院的患者在手术前由骨科医师和麻醉科医师详细询问病史，进行全面体检与相关实验室检查，诊断有合并严重基础疾病时，需准确评估重要器官的代偿功能，权衡利弊。尽力采取必要的措施保证患者在最佳状态下进行手术，最大限度防范围手术期并发症的发生。如果分析风险 - 获益比后，风险明显大于获益，也可选择暂缓手术，先治疗合并基础疾病。

由于美国麻醉师协会（American Society of Anesthesiologists，ASA）对患者全身健康状况的分级标准与患者术后转归相关性好，适用于绝大多数手术患者的术前评估，因此是在骨科加速康复围手术期管理中对患者合并基础疾病的评估时应遵循的标准。

ASA 分级与手术预后：Ⅰ、Ⅱ级，患者麻醉和手术耐受性良好；Ⅲ级，有一定危险，需做好准备，积极预防，对可能发生的并发症要采取有效的措施；Ⅳ级，危险性极大，即使准备充分，围手术期死亡率仍很高；Ⅴ级为濒死的患者或不接受手术一定会死亡的患者，即为抢救性骨科急诊手术。此分级标准值得骨科医师和其他相关学科专业医师借鉴参考。

1. 心血管系统评估　心血管系统疾病是围手术期最主要的死亡原因，围手术期对心血管系统的评估极为重要，Goldman 心脏风险指数是使用比较广泛的评估心脏病患者进行非心脏手术风险的方法，分值越大，心血管并发症发生率越高，0～5 分 =1%；6～12 分 =7%；13～25 分 =14%；>26 分 =78%。

（1）高血压评估与控制：未经内科治疗或未按规定服药的高血压患者围手术期血压波动大，易发生心脑血管意外，可暂缓骨科择期手术。高血压诊断明确且接受规范治疗的患者，术前血压宜控制在 160/90mmHg 以下，抗高血压药可继续使用至手术日晨；有心脑血管意外病史的老年患者，须在手术日晨停用长效降压药物如血管紧张素转化酶抑制剂 / 血管紧张素Ⅱ受体阻滞剂；骨科择期手术前长期服用利血平等递质耗竭类降压药的患者，建议在骨科门诊即停用利血平 1 周，改用其他短效降压药，如钙离子通道阻滞剂等，待血压平稳后可安排择期手术治疗；对于术前未停用利血平者，须在手术日晨停用，术中及术后若发生低血压，建议用去甲肾上腺素等药物治疗。

（2）冠状动脉粥样硬化性心脏病评估：冠状动脉粥样硬化性心脏病（简称冠心病）严重影响到骨科手术后的疗效与转归，评估重点是明确冠状动脉的狭窄部位、程度及心肌供血状况。

1）冠状动脉狭窄超过 70% 者，应请心脏内科会诊；若须安放冠状动脉支架，在冠状动脉金属裸支架安置 6 周以后、药物洗脱支架安置 6 个月以后，经再次评估及行心肌核素显像或冠状动脉计算机体层摄影血管造影（computed tomography angiography，CTA）或冠状动脉造影等检查，若未见再狭窄，可行择期手术。

2）心绞痛发作经 3 个月治疗病情稳定后可行择期手术。

3）心肌梗死经 6 个月治疗病情稳定后可行择期手术。

（3）心功能的评估：心功能评估采用美国纽约心脏病学会（New York Heart Association，NYHA）分级方案。Ⅰ、Ⅱ级心功能可以耐受大多数骨科手术；Ⅲ级心功能属于中度心力衰竭，手术应慎重；Ⅳ级心功能则属于重度心力衰竭，应停止择期手术。

（4）心律失常的评估：心律失常的类型较多，如偶发房性期前收缩（早搏）或室性期前收缩（早搏），无症状的右束支或左前分支传导阻滞，可安排择期手术，但有下列异常应处理后再手术。

1）房颤患者：心室率应控制在 90 次 / 分以下，且无心悸等症状。术前完善超声心动图，排除心内附壁血栓的存在。

2）二度Ⅱ型和三度房室传导阻滞、完全性左束支传导阻滞、完全性右束支传导阻滞合并左束支分支传导阻滞者，需安置临时起搏器。

2. 呼吸系统评估

（1）控制肺部感染：术前戒烟 2 周以上，了解有无咳嗽、咳痰、气喘和呼吸困难，有肺部感染时应用抗菌药物，直至肺部感染完全被控制。

（2）改善通气功能：指导患者做深呼吸和咳嗽、咳痰练习，增加肺活量和呼吸肌力量。

（3）哮喘患者应在症状稳定期行择期手术，或定时应用 β 受体阻滞剂，保证围手术期无哮喘发作。

（4）有呼吸困难的患者应进行改良呼吸困难量表（modified British medical research council，mMRC）评估，分级 2 级以下，或动脉血气分析氧分压>70mmHg，或肺功能测定第 1 秒用力呼气容积（forced expiratory volume in one second，FEV_1）>50% 预计值则较为安全。

（5）困难气道评估：以下情况可应用 LEMON 法进行气道评估，并准备困难气管插管设施并制定预案，强直性脊柱炎颈椎强直的患者；脊柱侧凸安置头盆环牵引的患者；类风湿关节炎累及颈椎或寰枢关节半脱位的患者，存在困难气道风险，有困难气道时。

3. 肝脏疾病评估

（1）白蛋白>35g/L，可安排手术；白蛋白<30g/L 时，应明确低蛋白血症的原因，并进行营养评估。

（2）转氨酶升高在正常上限的 2 倍以内且白蛋白>35g/L，加用降转氨酶药的同时可以手术。

（3）凝血功能：凝血酶原时间（prothrombin time，PT）、活化部分凝血活酶时间（activated partial thromboplastin time，APTT）延长在 3 秒以内可以手术。

（4）非梗阻性高胆红素血症患者，应先行内科治疗后才能手术。

4. 肾脏疾病评估

（1）血尿素氮和肌酐升高在正常上限 1.5 倍以内，无水电解质紊乱，24 小时尿量>1 000ml 者，可耐受中型手术。

（2）肾衰竭期行肾脏血液透析的患者，可以在透析间隙实施中型手术。

5. 内分泌系统疾病评估　内分泌系统达到以下指标可以耐受手术。

（1）糖尿病患者：空腹血糖控制在 8mmol/L 以下，手术日早上禁食者应停用降糖药。

（2）甲状腺功能亢进或减退患者：甲状腺激素水平正常，无甲状腺功能亢进或减退症状。

（3）肾上腺皮质功能减退或进行替代治疗的患者，无肾上腺皮质功能减退症状，精神、饮食正常者。

6. 术前深静脉血栓的评估　接受骨科手术的患者是深静脉血栓的极高危人群。深静脉血栓危险因素评估的常用方法有 Caprini 评分和 Autar 评分。骨科手术患者应权衡抗凝与出血风险进行合理预防，通常中、高危血栓风险者应采用物理措施和 / 或药物预防措施。

卧床 3 天以上的患者术前均应进行双下肢静脉彩超筛查深静脉血栓。骨科手术后深静脉血栓预防见第二章第六节《骨科大手术加速康复围手术期静脉血栓栓塞症防治规范》。

五、麻醉管理原则

（一）麻醉方式选择

骨科手术可选择全身麻醉、局部麻醉及全身麻醉联合局部麻醉几种方式。常用的局部麻醉包括连续硬脊膜外麻醉、脊椎麻醉（又称蛛网膜下腔麻醉，俗称腰麻）及各种神经阻滞麻醉。选择原则是在保证患者安全的基础上满足手术需求，且利于快速康复。

1. 全身麻醉应选用短效镇静镇痛肌松药，如丙泊酚、七氟烷、瑞芬太尼、舒芬太尼、顺式阿曲库铵等，使患者在手术结束时快速苏醒，减少麻醉药物残留效应。对于老年患者可采用麻醉深度监测以指导麻醉维持。

2. 椎管内麻醉或局部麻醉时，应确认患者凝血功能和血小板指标正常。选择的局部麻醉药应有利于患者早期活动。

（二）控制性降压

骨科手术创面大、肌肉血管丰富、骨面出血多，可在保证重要器官供血、供氧的情况下，对于无禁忌证的患者采用控制性降压技术。在手术渗血最多或手术最主要的步骤时，对于未合并高血压或血压稳定控制在正常水平的患者，血压控制在 100～110/60～80mmHg 较为合适；合并高血压的患者，使平均动脉压（mean arterial pressure，MAP）降低基础值的 20%～30%，且每次降压时间不宜超过 1.5 小时。

（三）术中保温

低体温易导致凝血功能障碍、免疫功能下降，增加术后出血、切口及肺部感染和心血管意外事件的风险。术中应常规采取体温监测和主动保温措施，维持体温在 36～37℃。

主动保温措施包括输注液体加温、体表加温（暖风机）、手术间温度调控等。对于高龄、婴幼儿、严重创伤和接受大手术（如半骨盆置换、骶尾部大型肿瘤切除术等）的患者，应及早实施。

（四）氨甲环酸应用

氨甲环酸广泛应用于各种类型骨科手术，可降低创伤或手术患者因出血而导致的异体输血量，具体参考《中国骨科手术加速康复围手术期氨甲环酸与抗凝血药应用的专家共识》。

（五）自体血液回收

术中自体血液回收是节约用血和血液保护的重要措施，预期失血量超过 400ml 的手术均可考虑应用自体血回收。禁忌证包括血液在血管外的时间超过 6 小时，被消化液、消毒液等污染，或恶性肿瘤、严重感染等。

输注异体血液存在发热、溶血、感染等不良反应风险，影响机体免疫功能。因此，必需输血时应采用成分输血，尽可能维持受体血液基本功能，减少输血相关风险。

（六）液体管理

围手术期液体管理的目标是循环功能稳定，保障组织器官有效的灌注和供氧。骨科手术老年患者居多，液体过量将严重影响患者术后康复的质量，增加肺部并发症的风险，麻醉管理宜适当限制液体输注，原因如下：①患者胃肠道功能通常较好，术前液体可维持平衡或基本平衡；②术前禁饮时间缩短，术前 2 小时可饮用 5ml/kg 的清饮料，术后又可及早进饮进食；③大多数手术切口有限，创面失血、失液量易于控制；④术中小于 400ml 的失血量完全可以通过限制性补充晶体液和术后口服补液而补充。实施限制性输液的同时应密切观察血压、尿量以避免血容量不足的风险。

（七）患者转运

1. 麻醉科医师拥有手术后患者去向的最终决定权，术毕转运必须是麻醉科的主治医师和 / 或住院医师与外科医师同时参加。

（1）无重要脏器功能障碍，又无麻醉残留问题，送回病房。

（2）无重要脏器功能障碍，但有麻醉残留问题，送麻醉苏醒室。

（3）有重要脏器功能障碍，无论是否有麻醉残留问题，送往重症监护病房（intensive care unit，ICU）。

2. 在转运前须确保患者生命体征相对平稳，检查简易呼吸器是否完好，同时在转运患者时随身携带简易呼吸器。已拔除人工气道的患者还必须戴面罩，必要时简易呼吸器应连接氧气袋或氧气钢瓶。

3. 转运过程中保护好气管插管及动、静脉通路以防止其移位、脱出。

4. 不同场所交班内容：患者姓名，诊断，手术名称，生命体征，动、静脉通路及用液情况，在上一场所有无特殊事件等。

六、术后管理原则

（一）术后疼痛评估与管理

1. 重视对患者进行围手术期疼痛宣教，缓解患者的焦虑，同时采取积极的疼痛预防措施。对术前已经存在疼痛的患者，应采取有效措施控制疼痛。

2. 选择合适的疼痛评估方法，通常采用视觉模拟评分（visual analogue scale，VAS）或疼痛数字评分法（numerical rating scale，NRS）评估。

3. 手术中根据手术创伤程度、术后功能锻炼的难易程度及患者对疼痛的耐受性，采取个体化的预防性镇痛措施。

（1）连续硬脊膜外镇痛：可于术前或术后进行硬脊膜外隙置管，术后一次性或连续经导管给予阿片类药物或局部麻醉药，缓解术后疼痛。

（2）局部神经阻滞镇痛：一次性或连续在外周神经周围注入局部麻醉药。上肢手术常用不同路径对臂丛神经及其分支进行神经阻滞，下肢手术可对腰、骶丛或股神经、坐骨神经及其分支或者单一神经干进行阻滞。也可进行神经干（丛）阻滞置管，满足术后的持续镇痛或患者自控镇痛需要。

（3）切口周围注射局部麻醉药或“鸡尾酒”疗法：切口周围注射 0.20%～0.25% 罗哌卡因或罗哌卡因联合肾上腺素和糖皮质激素配制的“鸡尾酒”，达到阻断切口周围伤害性刺激上传的目的，发挥镇痛效果。

（4）患者自控镇痛（patient controlled analgesia，PCA）：PCA 是实施患者个性化镇痛的重要措施。给药途径包括静脉、硬脊膜外、神经丛、皮下等，临床最常用的是静脉和硬脊膜外 PCA。静脉 PCA 常用的药物主要是强效阿片类镇痛药，如吗啡、羟考酮、氢吗啡酮、芬太尼、舒芬太尼等。由于静脉 PCA 可能会增加老年骨科患者呼吸抑制的发生率，因此使用时须谨慎，建议不用背景输注剂量，只用可达到镇痛效果的最小单次剂量。硬脊膜外 PCA 镇痛效果显著，主要用于骨盆和下肢手术的镇痛。

（5）口服非甾体抗炎药（nonsteriodal anti-inflammatory drugs，NSAIDs）：术后预防性镇痛常用以口服NSAIDs镇痛药为基础的多模式镇痛，NSAIDs镇痛药包括对乙酰氨基酚、非选择性NSAIDs和选择性环氧合酶-2（cyclooxygenase-2，COX-2）抑制剂。

（6）阿片类镇痛药：尽管阿片类镇痛药是手术后镇痛的基本药物，但在骨科加速康复管理中，应尽量减少阿片类镇痛药的用量及种类，它们常用于骨科术后的急性疼痛处理。使用任何种类的阿片类镇痛药，都应密切观察用后的不良反应，包括呼吸抑制、血压和心率下降、尿潴留等。

（7）镇静催眠及抗焦虑药物：当患者合并睡眠障碍或焦虑状态时，配合应用镇静催眠和/或抗焦虑药物，可间接地提高镇痛效果。

（二）预防术后恶心、呕吐

术后恶心、呕吐可影响患者镇痛、进食、功能锻炼等，增加切口感染率，不利于术后的快速康复。危险因素包括：患者因素，如女性、高龄、肥胖、非吸烟、胃排空延迟、晕动症病史、有PONV病史等；术前因素，如禁食时间过长、焦虑情绪等；术中麻醉因素，如使用阿片类药物（包括芬太尼、舒芬太尼等），长时间使用吸入麻醉药、一氧化二氮（笑气），使用镇痛药（如曲马多）等；术后因素，如术后疼痛、低血压、过早进食等。女性、术后使用阿片类镇痛药、非吸烟、有PONV史或晕动病史是成人PONV的四种主要危险因素，若超过2个危险因素即需要多模式预防恶心、呕吐：麻醉诱导前给予地塞米松、5-羟色胺受体拮抗剂（如昂丹司琼）、胃肠促动药（如莫沙必利）等。若患者已发生恶心、呕吐，首先去除病因，如纠正低血压、加强镇痛治疗等，若已预防性应用止吐药物，可换用另一种作用机制的药物，或可联用不同类型的止吐药物。

（三）术后饮食管理

骨科手术（除脊柱、盆腔手术）对胃肠道功能影响不大，大多数患者返回病房后可饮水或进食少量流质饮食。术后4～6小时胃肠道功能恢复后即可进软食或普食。

（四）术后早期活动

患者在全身麻醉清醒后即可半卧位或坐起，并开始进行功能锻炼。脊椎麻醉（俗称腰麻）或连续硬脊膜外麻醉的患者，早期半卧位或坐位可导致直立性低血压，因此需酌情平卧一段时间，待麻醉药物的作用完全消除后再调整至患者最舒适的体位。生命体征稳定者术后4～6小时可下床适当活动，随术后时间延长逐渐增加活动量，并加强功能锻炼。

（五）麻醉医师术后访视

麻醉医师手术后首次随访应在术后24小时内进行，重点观察患者的呼吸、心率、血压、脉搏、氧饱和度等生命体征，以及意识状态，疼痛管理状态，消化系统、泌尿系统功能的恢复情况等。若发现并发症应继续随访，判断是手术相关还是麻醉相关，可请相关专科医师会诊并协助治疗。麻醉后首次随访若无并发症，仅进行术后疼痛查房管理即可；若患者存在并发症，随访须至并发症治疗好转或患者出院。麻醉随访结果、疼痛管理及评估等应有记录，可作为病程记录保留于病历中。

（廖 刃 徐宏伟 杨 静 刘 斌 黄 强 谢锦伟 裴福兴）

参考文献

[1] SAFETY COMMITTEE OF JAPANESE SOCIETY OF ANESTHESIOLOGISTS. A guideline for perioperative smoking cessation[J]. J Anesth，2017，31（2）：297-303.

[2] KORK F，NEUMANN T，SPIES C. Perioperative management of patients with alcohol，tobacco and drug dependency[J]. Curr Opin Anaesthesiol，2010，23（3）：384-390.

[3] WARD E N，QUAYE A N，WILENS T E. Opioid use disorders：perioperative management of a special population[J]. Anesth Analg，2018，127（2）：539-547.

[4] 左云霞，刘斌，杜怀清，等. 成人与小儿手术麻醉前禁食指南（2014）[M]. 北京：人民卫生出版社，2014.

[5] DOYLE D J，GOYAL A，BANSAL P，et al. American Society of Anesthesiologists Classification [M]. 2021，In：StatPearls [Internet]. Treasure Island（FL）：StatPearls Publishing.
[6] BROWN K N，CASCELLA M. Goldman Risk Indices [M]. 2021，In：StatPearls [Internet]. Treasure Island（FL）：StatPearls Publishing.
[7] VARON J，MARIK P E.Perioperative hypertension management [J]. Vasc Health Risk Manag，2008，4（3）：615-627.
[8] CAO D，CHANDIRAMANI R，CAPODANO D，et al. Non-cardiac surgery in patients with coronary artery disease：risk evaluation and periprocedural management [J]. Nat Rev Cardiol，2021，18（1）：37-57.
[9] CROSSLEY G H，POOLE J E，ROZNER M A，et al. The Heart Rhythm Society（HRS）/American Society of Anesthesiologists（ASA）Expert Consensus Statement on the perioperative management of patients with implantable defibrillators，pacemakers and arrhythmia monitors：facilities and patient management this document was developed as a joint project with the American Society of Anesthesiologists（ASA），and in collaboration with the American Heart Association（AHA），and the Society of Thoracic Surgeons（STS）[J].Heart Rhythm，2011，8（7）：1114-1154.
[10] CHANDLER D，MOSIERI C，KALLURKAR A，et al. Perioperative strategies for the reduction of postoperative pulmonarycomplications [J]. Best Pract Res Clin Anaesthesiol. 2020，34（2）：153-166.
[11] PICKER O，BECK C，PANNEN B.Liver protection in the perioperative setting [J]. Best Pract Res Clin Anaesthesiol，2008，22（1）：209-224.
[12] MOONEY J F，CHOW C K，HILLIS G S.Perioperative renal function and surgical outcome [J]. Curr Opin Anaesthesiol，2014，27（2）：195-200.
[13] HIMES C P，GANESH R，WIGHT E C，et al.Perioperative Evaluation and Management of Endocrine Disorders [J]. Mayo Clin Proc，2020，95（12）：2760-2774.
[14] GOLEMI I，SALAZAR A J P，TAFUR A，et al. Venous thromboembolism prophylaxis using the Caprini score [J]. Dis Mon，2019，65（8）：249-298.
[15] 中华医学会骨科学分会. 中国骨科大手术静脉血栓栓塞症预防指南[J]. 中华骨科杂志，2016，(2)：65-71.
[16] 中国康复技术转化及发展促进会，中国研究型医院学会关节外科专业委员会，中国医疗保健国际交流促进会关节疾病防治分会，等. 中国骨科手术加速康复围手术期氨甲环酸与抗凝血药应用的专家共识 [J]. 中华骨与关节外科杂志，2019，12(002)：81-88.
[17] IN Z，GAN T J，BERGESE S D. Prevention and treatment of postoperative nausea and vomiting（PONV）：a review of current recommendations and emerging therapies [J]. Ther Clin Risk Manag，2020，16：1305-1317.

第二节　骨科加速康复围手术期血液管理规范

一、概述

骨科择期手术患者术前贫血率为 23%～26%，创伤骨科患者术前贫血率为 42%～45%。同时，骨科手术创面大、骨面出血多，失血量可达 400～1 500ml；术后贫血率可高达 80%～90%，围手术期异体输血率高达 20%～50%。骨科手术失血与大量异体输血会增加手术并发症，延缓术后康复，降低患者生活质量。患者血液管理是通过术前优化红细胞生成、改善术前贫血，尽量减少术中失血及术后增强患者对贫血的耐受性、优化输血策略，以达到减少失血及输血的目的。

为了更好地实施骨科加速康复，使骨科医师、血液科医师、麻醉科医师、营养师和护士达成共识，明确围手术期患者血液管理学科职责、规范诊疗行为，提高医疗质量与安全，特制定《骨科手术加速康复围手术期血液管理规范》，以便更好地推广应用。

二、适用范围

适用于成人骨科择期手术和急诊手术患者。

三、术前患者血液管理

术前血液管理包括筛查纠正贫血，动员红细胞生成，以及减少创伤骨科患者的显性及隐性失血。

（一）术前（门诊和住院手术前）贫血筛查与治疗

1. 贫血治疗目标　建议择期手术在无活动性、隐性出血且血红蛋白（hemoglobin，Hb）≥100g/L时进行。急性失血性重度贫血患者应在血压和全身情况稳定后行急诊手术。

2. 筛查方法与诊断标准　骨科医师在门诊可采用WHO贫血诊断标准，根据血常规快速高效地诊断和处理贫血，即Hb水平（男性<130g/L；女性<120g/L；孕妇<110g/L）或血细胞比容（hematocrit，HCT）（男性<39%；女性<36%）。

3. 贫血诊断分型　推荐应用红细胞指数，即平均红细胞体积（mean corpuscular volume，MCV）、平均红细胞血红蛋白含量（mean corpuscular hemoglobin，MCH）及平均红细胞血红蛋白浓度（mean corpuscular hemoglobin concentration，MCHC）来鉴别贫血病因，具体分型诊断标准参见《中国骨科手术围手术期贫血诊疗指南》。

4. 贫血治疗与预防　骨科择期手术前患者贫血类型多为缺铁性贫血，红细胞指数表现为小细胞低色素[平均红细胞体积（mean corpuscular volume，MCV）<80fl、平均红细胞血红蛋白含量（mean corpuscular hemoglobin，MCH）<27pg、平均红细胞血红蛋白浓度（mean corpuscular hemoglobin concentration，MCHC）<320g/L]，治疗措施主要包括病因治疗、铁剂及重组人红细胞生成素（recombinant human erythropoietin，rHuEPO）药物治疗；而其他类型的贫血治疗可参见《中国骨科手术围手术期贫血诊疗指南》，必要时请血液内科医师协助诊治。

（1）病因治疗：积极治疗慢性出血性疾病，纠正慢性营养不良性贫血，积极治疗慢性感染性疾病，停用或替用非选择性非甾体抗炎药。

（2）择期手术前缺铁性贫血的治疗：门诊筛查中明确诊断缺铁性贫血的患者应尽早启动静脉铁剂治疗或口服铁剂治疗；中重度贫血或预期手术失血量较大者应首选静脉铁剂治疗；总补铁量需要将补充储存铁计算在内，可参考以下公式进行计算，避免补铁过多出现铁超载：所需补铁量（mg）= 体重（kg）×（Hb目标值 −Hb实际值）（g/L）×0.33。对于急性失血性贫血，可不补充储存铁，所需补铁量（mg）= 体重（kg）×（Hb目标值 −Hb实际值）（g/L）×0.24。铁剂应用可参见药物使用说明书，用药经验不足时可联系血液内科会诊或与临床药师共同讨论制定方案。同时，可皮下注射rHuEPO进行红细胞动员。

1）口服铁剂治疗：轻度贫血及心肺功能代偿好的患者可选择口服铁剂治疗，多糖铁复合物300mg每天1次口服或硫酸亚铁300mg每天3次口服（或根据药品说明书使用）。治疗7～10天后，患者外周血网织红细胞可显著增加，2周后Hb水平开始升高，1～2个月后Hb水平可恢复正常，之后维持治疗至少2个月。

2）静脉补铁治疗：适用于口服铁剂治疗未达正常指标的缺铁性贫血患者、不耐受口服铁剂或胃肠吸收障碍的患者、中重度贫血患者、严重铁缺乏者及术前需快速改善贫血的患者，通常采用蔗糖铁100～200mg，每天1次（或3mg/kg，每周2～3次）静脉滴注或异麦芽糖酐铁1 000mg，静脉滴注，4周后复查，直至补足缺铁量。

3）铁剂应用的注意事项：参见药物使用说明书，用药经验不足时可联系血液内科会诊或临床药师共同讨论制定方案。

4）rHuEPO的用法用量及疗程：①皮下注射。②初始用量每次50～100U/kg，于1～2分钟内注射完，每周3次。后续根据Hb水平提高情况决定用量，最大不超过300U/kg，每周3次；也可40 000U，每周1次或600U/kg，每周1次或300U/kg，每周2次。③rHuEPO可持续应用3～4周，或参照药品说明书执行。

（3）预防：骨科择期手术患者贫血的预防应从手术前开始，通过术前积极治疗提升Hb水平，同时最大程度减少术中、术后失血，避免贫血的发生或加重。

（二）创伤骨科患者术前血液管理

1. 减少术前失血 创伤骨科患者从受伤到手术之间，除了检查、评估和诊断骨关节损伤外，更重要的是采取及时有效的止血措施，以减少患者骨关节损伤处的显性及隐性失血。

（1）压迫止血包扎法：用于一般的伤口出血，敷料应超过伤口边缘 5cm 以上，包扎压力既达到止血作用，又不影响远端血供。

（2）填塞止血法：用于肌肉、骨端等出血，伤口深部用无菌纱布填塞，外面加压包扎。

（3）止血带法：仅用于肢体大血管出血、不能用前述两种方法止血者，但应用止血带不当可引起严重并发症。应用止血带时应注意：标明止血带应用时间；连续应用不超过 1 小时；勿损伤皮肤。

（4）院前急救过程中可应用抗纤溶药氨甲环酸。

2. 纠正术前急性贫血 创伤患者术前贫血多为并存的小细胞低色素性贫血或急性失血导致的正细胞正色素性贫血。首先应结合术前 Hb 水平，依据《临床输血技术规范》（卫医发〔2000〕184 号）决定是否需要输血，同时尽早启动静脉铁剂治疗，加快提升 Hb 水平、纠正贫血，rHuEPO 的应用可加速红细胞动员，具体用法同前。

（三）术前预存自体输血

术前预存自体输血是指在术前采集患者血液或血液成分并加以储存，当患者实施择期手术或需要输血时再进行回输的一种输血方式；在采血前、后可给予患者铁剂、维生素 B_{12}、叶酸及 rHuEPO 等治疗。

1. 适应证 ①健康状况好，无心肺肝肾功能不全。②无感染征象。③无凝血功能障碍。④已对同种输血产生免疫抗体且配血困难者。⑤ Hb>110g/L，HCT>33%。⑥估计术中出血大于血容量 20% 的择期手术。

2. 禁忌证 ①严重贫血，尤其是 Hb≤80g/L 者，且通过术前贫血治疗无法纠正的患者。②血液传播性疾病患者。③镰状细胞贫血患者。④有全身性细菌、病毒或真菌感染者或正在应用抗菌药物者。

（四）关注血小板减少症的诊治

血小板减少症是临床常见的疾病或疾病表现，是指因多种血液系统原发性疾病、药物或其他治疗措施导致的骨髓生成减少、血小板破坏 / 消耗增加或分布异常，其判定标准为血小板计数 $<100\times10^9/L$。血小板参与止血与血栓形成过程，血小板减少可造成凝血功能障碍、增加手术部位或其他部位出血，同时影响术后抗凝、增加静脉血栓栓塞的发生风险。血小板减少症的诊断需请血液科医师协助，并注重病因诊断；治疗原则为首先治疗原发病，同时应用药物提升血小板水平，避免因血小板过低引起致命性出血，骨科手术患者术前血小板计数应 $>50\times10^9/L$。如血小板计数在 $50\times10^9/L$～$100\times10^9/L$ 且伴有大量微血管出血；或血小板计数 $<50\times10^9/L$ 伴有出血或其他内脏出血或有出血倾向者，应输注血小板；如患者出血且伴有血小板功能异常时（如血栓弹力图提示血小板功能低下），输注血小板不受上述输注阈值的限制。

四、术中患者血液管理

控制并减少术中失血是患者血液管理最重要的环节。

（一）微创理念优化手术操作

微创手术操作的核心是组织损伤小、出血少、生理功能影响小。传统入路骨科手术均应采用微创操作，并贯穿于手术的全过程，对任何微小血管出血都持"零容忍"态度、积极止血，从而达到保护肌肉和软组织、减少组织损伤和尽可能减少出血的目的。首先，需要熟悉血管解剖位置，显露血管，电凝或结扎后切开；其次，逐层分段切开，有限分离，充分止血。对于可能累及大血管或出血量较大的手术（如骨盆骨折、骨肿瘤手术等），术前可采用高选择性血管介入栓塞等措施降低术中出血。

（二）控制性降压

控制性降压是指利用麻醉药物和技术使动脉血压降低并控制在一定水平，以利于手术操作、减少术中出血，使患者 MAP 降低基础血压的 20%～30%，或将收缩压控制在其基础值的 70% 以上。骨科手术建议收缩压维持在 100mmHg 左右，高血压患者收缩压建议维持在 110mmHg 左右，具体参见第二章第二节《骨科手术加速康复麻醉围手术期管理规范》。

（三）应用氨甲环酸

氨甲环酸静脉滴注已广泛应用于骨科各种类型的手术中，安全系数高，不良反应发生率低，且证实可降低创伤或手术患者因出血而导致的异体输血率。使用方法详见《中国骨科手术加速康复围手术期氨甲环酸与抗凝血药应用的专家共识》。

（四）自体血回输

术中自体血回输可安全有效地降低骨科围手术期异体输血需求。

1. 适应证　①预期出血量>400ml 或>10% 的血容量。② Hb 水平较低或有高出血风险。③患者体内存在多种抗体或为稀有血型。④患者拒绝接受同种异体输血等。

2. 禁忌证　①回收的血液中含有促凝剂、碘伏、过氧化氢（双氧水）等的冲洗液，或含有亚甲蓝等难以洗出的物质。②回收的血液被细菌、粪便、羊水或毒液等污染。③恶性肿瘤患者。④回收的血液发生严重溶血。⑤血液系统疾病，如镰状细胞贫血、珠蛋白生成障碍性贫血等。⑥其他原因，包括一氧化碳中毒、血中儿茶酚胺水平过高（嗜铬细胞瘤）等。

（五）特殊技术

对于具有丰富血液供应的病变组织（如肿瘤），术前宜预先应用介入技术超选择性栓塞供瘤血管，以减少术中出血；对于骨盆或骶骨肿瘤，术中可应用腹主动脉球囊阻断技术。

腹主动脉球囊阻断技术主要针对预计术中出血量较多的原发骨盆、骶骨肿瘤或转移瘤，其适应证包括高血运肿瘤；肿瘤体积巨大（>200cm^3）；侵犯范围广（如骶髂关节周围同时累及骶骨和髂骨、骶骨肿瘤累及 L_5 椎体或以上、骨盆Ⅲ区肿瘤累及Ⅱ区或对侧Ⅲ区、骨盆Ⅰ～Ⅳ区均被肿瘤累及）；肿瘤术后复发。禁忌证包括严重的动脉硬化、动脉瘤、动脉夹层、动脉炎或穿刺点附近感染。腹主动脉球囊放置的最佳位置在主动脉Ⅲ区，即 L_3 椎体水平；阻断时间一般不超过 90 分钟，避免发生股动脉损伤及阻断水平以下的组织器官缺血再灌注损伤。

（六）术中贫血监测

术中急性失血>800ml 的患者，应检查血常规或血气分析，术中 Hb<80g/L，应进行异体输血。

五、术后患者血液管理

（一）术后贫血监测

1. 骨科中小手术患者，术中失血不多，术后精神、饮食好，在术后 1～2 天复查血常规。

2. 骨科大手术患者，术中失血<400ml，术后精神、饮食尚可，术后 1 天复查血常规。

3. 骨科大手术患者，术中失血>600ml，术后精神、饮食差，术后及时复查血常规。如出现心率加快、血压偏低，除及时复查血常规外，应维持血流动力学稳定。

（二）术后出血及止血

1. 切口部位加压包扎、冰敷，以减少创面出血。

2. 术后密切观察手术部位切口有无渗血、引流量和切口周围肢体肿胀程度，在术后应用抗凝剂的情况下还需警惕全身其他部位有无出血。

3. 手术创伤大、应用糖皮质激素者易发生应激性溃疡，术后可应用 1～2 次胃黏膜保护剂或质子泵抑制剂预防消化道应激性溃疡出血，减少医源性红细胞丢失。

（三）术后贫血的预防与治疗

1. 术后营养不良及营养支持　由于手术创伤、麻醉、炎症反应、疼痛刺激、药物不良反应等影响，患者术后常出现精神不振、食欲不佳、摄入不足，不利于术后贫血的纠正；贫血、低蛋白血症本身也会引起或加重胃肠道黏膜水肿、恶心、头晕、精神不振、厌食等问题，从而进一步加重贫血和低蛋白血症，导致恶性循环。

对于术后贫血、低蛋白血症患者，应持续进行营养支持，膳食以高蛋白（鸡蛋、肉类）、高维生素（水果、蔬菜）饮食为主，必要时请营养科配置营养要素饮食；对于食欲欠佳的患者给予胃肠促动药，具体参见第二章第四节《骨科加速康复围手术期营养管理规范》。

2. 应用铁剂和 rHuEPO　术前诊断为缺铁性贫血、肾性贫血而术后仍有贫血者，应序贯使用铁剂联合 rHuEPO 治疗；因术中、术后失血导致术后贫血者，也应在营养支持的基础上使用铁剂联合 rHuEPO 治疗。术后贫血患者住院期间可选择静脉铁剂治疗，经治疗 Hb 水平达 100g/L 以上者，可出院后继续口服铁剂治疗或口服铁剂联合 rHuEPO 皮下注射治疗，具体方法同术前贫血治疗。

3. 贫血耐受性管理　通过增加供氧和减少氧耗及增强 2，3- 二磷酸甘油酸与脱氧 Hb 结合，使脱氧 Hb 的空间构象稳定，从而降低 Hb 对氧的亲和力，初始 Hb 解离、增加供氧；但有缺血缺氧症状时应及时输血。

4. 异体输血　异体输血的优点是可以迅速提升 Hb 水平，适用于急救患者和采用其他方式治疗无效的贫血患者。但异体输血存在病毒传播、过敏反应、急性溶血反应、输血相关急性肺损伤等风险，同时我国还面临着血资源紧张的现实问题。因此，围手术期患者血液管理建议采用限制性输血策略，严格控制输血指征。

输血指征采用 2000 年我国卫生部颁发的《临床输血技术规范》（卫医发〔2000〕184 号）中的规定：Hb>100g/L，一般不必输血；Hb<70g/L，需要输血；Hb 为 70～100g/L，应根据患者的年龄、贫血程度、心肺功能情况、有无代谢率增高决定是否输血，如果术后患者存在心悸、疲乏无力、呼吸急促，或术前患者并存冠状动脉粥样硬化性心脏病、肺心病等病史，建议依照《临床输血技术规范》（卫医发〔2000〕184 号）进行输血。

六、建立围手术期单病种手术输血评估机制

骨科择期手术围手术期患者血液管理是一个动态评估、逐步优化的过程，重点是结合各医疗机构的实际情况，针对围手术期患者输血的可控危险因素，组合采取以上阐述的各项术前、术中及术后血液管理措施，逐步降低输血率，持续提升患者血液管理能力，逐步开展单病种输血评估机制。

（一）骨科择期手术年度输血率和原因评估

科室、医院应开展多学科参与的骨科择期手术单病种年度输血率和原因评估，分析贫血诊治及减少失血的可控因素和不可控因素，优化可控因素、重构管理流程；同时评估单病种手术 Hb 下降平均值、输血阈值及输血危险因素。

（二）制定骨科择期手术输血管理的年度目标

通过多学科团队对前一年度输血率和输血原因的评估，根据上一年度单病种手术 Hb 下降平均值和输血阈值制定医院、科室下一年度术前贫血患者 Hb 的提升水平和术中、术后减少失血措施的改革方案；重点是术前纠正贫血、Hb 水平的达标管理，相当于建立患者术前自身血库。骨科择期手术贫血输血管理的年度目标可参考公式：术前 Hb 水平 − 前一年度同类手术 Hb 下降平均值≥输血阈值。

随着科学技术的发展，围手术期血液管理措施的优化，单病种手术年度 Hb 下降均值逐步缩小，根据上述公式易于预测输血风险，且易于推广。

（谢锦伟　向　兵　黄泽宇　黄　强　牛　挺　裴福兴）

参考文献

[1] LASOCKI S，KRAUSPE R，VON HEYMANN C，et al. PREPARE：the prevalence of perioperative anaemia and need for patient blood management in elective orthopaedic surgery：a multicentre，observational study [J]. Eur J

Anaesthesiol，2015，32(3)：160-167.

[2] SPAHN D R. Anemia and patient blood management in hip and knee surgery：a systematic review of the literature [J]. Anesthesiology，2010，113(2)：482-495.

[3] SEICEAN A，SEICEAN S，ALAN N，et al. Preoperative anemia and perioperative outcomes in patients who undergo elective spine surgery [J]. Spine(Phila Pa 1976)，2013，38(15)：1331-1341.

[4] VOCHTELOO AJ，BORGER VAN DER BURG B L，MERTENS B，et al. Outcome in hip fracture patients related to anemia at admission and allogeneic blood transfusion：an analysis of 1262surgically treated patients [J]. BMC Musculoskelet Disord，2011，12：262.

[5] YOMBI J C，PUTINEANU D C，CORNU O，et al. Low haemoglobin at admission is associated with mortality after hip fractures in elderly patients [J]. Bone Joint J，2019，101-B(9)：1122-1128.

[6] LIU X，ZHANG X，CHEN Y，et al. Hidden blood loss after total hip arthroplasty [J]. J Arthroplasty，2011，26(7)：1100-1105.e1.

[7] SMORGICK Y，BAKER K C，BACHISON C C，et al. Hidden blood loss during posterior spine fusion surgery [J]. Spine J，2013，13(8)：877-881.

[8] DE LA GARZA RAMOS R，GOODWIN C R，JAIN A，et al. Development of a Metastatic Spinal Tumor Frailty Index (MSTFI) Using a Nationwide Database and Its Association with Inpatient Morbidity，Mortality，and Length of Stay After Spine Surgery [J]. World Neurosurg，2016，95：548-555.e4.

[9] CHEN A F，KLATT B A，YAZER M H，et al. Blood utilization after primary total joint arthroplasty in a large hospital network [J]. HSS J，2013，9(2)：123-128.

[10] SMILOWITZ N R，OBERWEIS B S，NUKALA S，et al. Association Between Anemia，Bleeding，and Transfusion with Long-term Mortality Following Noncardiac Surgery [J]. Am J Med，2016，129(3)：315-323.e2.

[11] MUSALLAM K M，TAMIM H M，RICHARDS T，et al. Preoperative anaemia and postoperative outcomes in non-cardiac surgery：a retrospective cohort study [J]. Lancet，2011，378(9800)：1396-1407.

[12] FREW N，ALEXANDER D，HOOD J，et al. Impact of a blood management protocol on transfusion rates and outcomes following total hip and knee arthroplasty [J]. Ann R Coll Surg Engl，2016，98(6)：380-386.

[13] World Health Organization. Iron deficiency anaemia：assessment，prevention，and control. A guide for programme managers [J]. Geneva Switzerland WHO，2001，21：42.

[14] CRASH-2 collaborators. The importance of early treatment with tranexamic acid in bleeding trauma patients：an exploratory analysis of the CRASH-2 randomised controlled trial [J]. Lancet，2011，377(9771)：1096-1101，1101.e1-2.

[15] FROESSLER B，KURMIS A，PAPENDORF D. Is there an indication to utilize intravenous iron in acute trauma patients? Why，how，and when [J]. Curr Opin Anaesthesiol，2020，33(2)：227-233.

[16] GOODNOUGH L T. Autologous blood donation [J]. Anesthesiol Clin North Am，2005，23(2)：263-vi.

[17] THOMAS M J，GILLON J，DESMOND M J. Consensus conference on autologous transfusion. Preoperative autologous donation [J]. Transfusion，1996，36(7)：633-639.

[18] VASSALLO R，GOLDMAN M，GERMAIN M，et al. Preoperative Autologous Blood Donation：Waning Indications in an Era of Improved Blood Safety [J]. Transfus Med Rev，2015，29(4)：268-275.

[19] FILIBERTO A C，LOFTUS T J，ELDER C T，et al. Intraoperative hypotension and complications after vascular surgery：A scoping review [J]. Surgery，2021，170(1)：311-317.

[20] 中国康复技术转化及发展促进会，周宗科，黄泽宇，等. 中国骨科手术加速康复围手术期氨甲环酸与抗凝血药应用的专家共识[J]. 中华骨与关节外科杂志，2019，12(2)：81-88.

[21] VAN BODEGOM-VOS L，VOORN V M，SO-OSMAN C，et al. Cell Salvage in Hip and Knee Arthroplasty：A Meta-Analysis of Randomized Controlled Trials [J]. J Bone Joint Surg Am，2015，97(12)：1012-1021.

[22] WATERS J H. Cell salvage in trauma [J]. Curr Opin Anaesthesiol，2021，34(4)：503-506.

[23] SIKORSKI R A，RIZKALLA N A，YANG W W，et al. Autologous blood salvage in the era of patient blood management [J]. Vox Sang，2017，112(6)：499-510.

[24] CARSON J L，STANWORTH S J，ROUBINIAN N，et al. Transfusion thresholds and other strategies for guiding allogeneic red blood cell transfusion [J]. Cochrane Database Syst Rev，2016，10：CD002042.

[25] 中华医学会内科学分会，王建祥，张奉春，等. 中国成人血小板减少症诊疗专家共识[J]. 中华内科杂志，2020，59（7）：498-510.

[26] 中国康复技术转化及发展促进会肌肉骨骼运动康复技术转化专业委员会，中国医疗保健国际交流促进会骨科分会关节学组，中国研究型医院学会关节外科学专业委员会，等. 中国骨科手术围手术期贫血诊疗指南[J]. 中华骨与关节外科杂志，2019，12（11）：833-840.

第三节　骨科加速康复围手术期精神障碍及精神卫生问题的评估与管理规范

一、概述

随着社会发展，物质和精神压力增大，精神疾病的发病率不断升高。骨科患者加之突发创伤或长期慢性疼痛，躯体和社会功能部分受损，围手术期容易出现精神疾病，主要包括谵妄、抑郁、焦虑和睡眠障碍。美国的一项研究发现，精神疾病在骨骼发育不良患者中发病率较高，约 34% 的患者面临抑郁、焦虑等不良情绪。而对于急性创伤患者而言，50% 以上的骨科创伤患者会在伤后出现抑郁、焦虑等不良情绪，并持续数年时间。

骨科手术患者合并精神疾病后，会诱发负面抵触情绪，影响其康复训练，延长住院时间，增加医疗费用。精神科医师和骨科医师共同做好骨科手术围手术期精神疾病的筛查评估和诊断，将会改善骨科加速康复的效果，提高患者的身心健康水平和生活质量。在组织相关领域专家多次研讨，并借鉴国外最新指南、广泛收集临床证据的基础上，特撰写本管理规范，以明确和优化骨科手术患者合并精神疾病时的临床诊治流程。

二、适用范围

适用于年龄≥18 岁的骨科围手术期成人患者，包括骨科老年患者。

三、骨科手术患者合并精神疾病的临床特征

（一）骨科手术患者合并精神障碍及精神卫生疾病的分类

骨科手术患者合并精神疾病分为三类。

1. 骨科手术之前经精神科医师明确诊断的原有精神疾病，通过疾病史可明确精神障碍及精神卫生疾病的诊治情况。但患者有时会因为有病耻感而隐瞒精神疾病史，可通过家属或照料者了解其精神疾病史。

2. 骨科手术前就存在、但未经精神科医师明确诊断的精神障碍及精神卫生疾病。

3. 骨科急性创伤、手术、麻醉围手术期的精神卫生问题，包括急性应激障碍、谵妄等。

（二）骨科手术患者合并精神障碍及精神卫生疾病的表现特征

骨科手术患者可能出现情绪、认知、行为和意识等多方面的改变。

1. 情绪问题　情绪低落表现为闷闷不乐、沮丧、唉声叹气等；焦虑表现为顾虑多、紧张、恐惧、搓手顿足、惴惴不安，伴有心悸、呼吸困难、出汗、手抖等自主神经功能紊乱症状。常出现在慢性骨关节病或先天性骨骼畸形的患者中，包括脊柱侧弯、佝偻病、髋关节高位脱位、骨关节炎、类风湿关节炎、颈椎病等。骨肿瘤患者可能存在抑郁、焦虑情绪，甚至可能出现消极想法或行为。

2. 认知障碍　表现为记忆力减退、注意力不集中等。常见于骨科创伤后导致的急性应激障碍。

3. 意识行为障碍　自我评价和自信降低，活动减少。常出现在慢性骨关节病、先天性骨骼畸形

或骨肿瘤患者中。

4. 意识障碍　在骨科患者围手术期最常出现的是谵妄，尤其是老年患者，表现为对时间、地点和自身状态的认识错误，出现大量错觉、幻觉（以视幻觉为主，如见到昆虫、猛兽），伴有睡眠 - 觉醒周期紊乱，通常具有昼轻夜重的特点。

5. 睡眠障碍　为骨科围手术期最常见的表现，如入睡困难、容易醒、多梦等。

骨科医师在接诊患者时应询问其有无精神疾病病史，注意评估患者是否有上述特征性表现，如有相关表现，应进行精神疾病的筛查和评估。

（三）骨科手术患者合并精神障碍及精神卫生疾病的筛查

骨科医师在专科疾病诊疗过程中，需要关注患者是否合并精神障碍，主要包括入院前、住院期间和出院后三个阶段。

1. 入院前筛查　包括门诊和急诊科。门诊患者以慢性精神障碍疾病为主，如抑郁、焦虑、睡眠障碍等，常常有明确的既往史和用药史。急诊患者以急性创伤为主，常常合并急性应激障碍、创伤后应激障碍或谵妄等急性精神障碍的发作，即便有长期精神障碍病史也容易被骨科专科疾病所掩盖。

2. 住院期间筛查　住院期间医护人员和患者接触较多，通过观察患者面部表情、言语举止及日常询问评估患者认知、情绪、睡眠等情况，若怀疑患者存在相关症状，可简单通过相关量表（详见表 2-2～表 2-4）进行测评，症状突出者可联系精神心理专科医师会诊处理。

3. 出院后筛查　部分患者由于肢体功能恢复不佳或缺乏社会活动能力，出院后易出现焦虑、抑郁等不良情绪。骨科医师应该密切观察，同时在患者随访阶段给予积极的心理疏导，必要时可安排患者进行专科治疗。

四、骨科手术患者合并精神障碍及精神卫生疾病的临床表现、筛查和评估

（一）焦虑症或焦虑状态

1. 临床表现　广泛性焦虑障碍最为常见。持久而无明确对象或固定内容的紧张不安和担忧是其基本临床特征。主要表现为心理、躯体和运动性不安等症状。

（1）心理表现：莫名的和无法理解的焦虑和烦恼。惶恐不安、提心吊胆的体验，且与现实不相符。

（2）躯体表现：主要为自主神经功能异常和肌肉系统的紧张，表现为口干、多汗、胃肠不适、气促、呼吸困难、心悸、胸闷、尿频、尿急、头痛和耳鸣等。

（3）运动性不安：搓手顿足，来回走动，坐立难安，不能静坐，肌肉紧张感到无法放松。

2. 临床筛查和评估　焦虑的临床表现往往与躯体疾病的症状混杂，应对疑似存在的焦虑症状患者进行筛查。广泛性焦虑障碍 7 项量表（GAD-7）是焦虑症状常用的筛查工具（表 2-2）。

表 2-2　广泛性焦虑障碍 7 项量表（GAD-7）

在最近 2 周里，您有多少时间受到以下问题的困扰？					
序号	项目	没有 / 分	有几天 / 分	一半以上时间 / 分	几乎每天 / 分
1	感觉紧张、焦虑或急切	0	1	2	3
2	不能停止或控制担忧	0	1	2	3
3	对各种各样的事情担忧过多	0	1	2	3
4	很难放松下来	0	1	2	3
5	由于不安而无法静坐	0	1	2	3
6	变得容易烦恼或急躁	0	1	2	3
7	感到害怕，似乎将有可怕的事情发生	0	1	2	3

注：总分反映患者有无伴有焦虑及其严重程度。0～4 分为没有广泛性焦虑；5～9 分为轻度广泛性焦虑；10～14 分为中度广泛性焦虑；15～21 分为重度广泛性焦虑。

3. 诊断 焦虑症的临床诊断应符合国际疾病分类第 11 修订本（international classification of diseases-11，ICD-11）广泛性焦虑障碍的标准，即上述症状持续 6 个月以上并引起社会功能损害时，诊断为广泛性焦虑障碍；焦虑症状轻、症状持续时间短的患者可诊断为焦虑状态。当 GAD-7 评分达到 10 分以上时，应由精神科医师进行相关诊断。

（二）抑郁症或抑郁状态

1. 临床表现 持久的（2 周和 2 周以上）情绪低落、兴趣下降和精力不足或过度疲劳是抑郁症的核心症状。此外，还存在以下附加症状。

（1）认知方面：记忆力下降、注意力不能集中，严重者可出现幻觉、妄想。

（2）意志行为减退：行为缓慢、活动减少，不想做事、不想与人接触、回避社交。

（3）无理由的自责或不适当的自罪观念和无价值感。

（4）自卑、自信心丧失，认为前途暗淡悲观。

（5）自伤或自杀的观念或行为。

（6）睡眠障碍：主要是早醒或过度睡眠。

（7）食欲下降，体重减轻。

2. 临床筛查与评估 临床上常用的评估工具是患者健康问卷（PHQ-9）（表 2-3），在综合医疗机构抑郁患者的筛查中具有较好的敏感性和特异性。可反映患者有无抑郁并反映其严重程度。

表 2-3 患者健康问卷（PHQ-9）

在最近的 2 周里，您生活中以下症状出现的频率有多少？					
序号	项目	没有 / 分	有几天 / 分	一半以上时间 / 分	几乎每天 / 分
1	做事时提不起劲或没有兴趣	0	1	2	3
2	感到心情低落、沮丧或绝望	0	1	2	3
3	入睡困难、睡不安或睡得过多	0	1	2	3
4	感觉疲倦或没有活力	0	1	2	3
5	食欲不振或吃太多	0	1	2	3
6	觉得自己很糟或觉得自己很失败，或让自己、家人失望	0	1	2	3
7	对事物专注有困难，例如看报纸或看电视时	0	1	2	3
8	行动或说话速度缓慢到别人已经察觉，或刚好相反——变得比平日更烦躁或坐立不安，动来动去	0	1	2	3
9	有不如死掉或用某种方式伤害自己的念头	0	1	2	3

注：总分反映患者有无抑郁并反映其严重程度。0～4 分为正常；5～9 分为轻度抑郁；10～14 分为中度抑郁；15～19 分为中重度抑郁；20～27 分为重度抑郁。

3. 诊断 抑郁症的临床诊断应符合 ICD-11 抑郁发作的标准。当具有至少 2 条核心症状，核心和附加症状共计至少 4 条时考虑轻度抑郁发作；当具有至少 2 条核心症状，核心和附加症状共计至少 6 条时考虑中度抑郁发作；而具有 3 条全部核心症状，核心和附加症状共计 8 条时为重度抑郁发作。当患者症状较轻，持续时间不足 2 周时，考虑为抑郁状态。当 PHQ-9 评分达到 10 分以上时，应请精神科医师进行相关诊断。

（三）躯体症状障碍

1. 临床表现 临床表现为多种、反复出现、经常变化的躯体不适症状，可涉及身体的任何部位或器官，各种医学检查不能证实有任何器质性病变足以解释其躯体症状。最常见的症状是疼痛、腹泻、厌食、嗳气、胸闷、疲乏无力、头晕、眩晕、皮肤感觉异常、幻觉、常伴有明显的焦虑、抑郁情绪。

2. 评估与诊断　躯体症状障碍的临床评估主要关注患者的主观感受，根据患者主观感受及躯体不适症状，首先找出其病理生理原因所致的疾病。当医学检查不能证实有任何器质性病变足以解释躯体症状时应请精神科医师诊治。

（四）睡眠障碍

围手术期睡眠障碍分为失眠和睡眠呼吸障碍（sleep-related breathing disorder，SDB）。研究报道，28% 的手术患者在手术前一晚抱怨睡眠质量差，而术后第 1 晚睡眠障碍发生率高达 42%，并且可持续至术后 3～4 天，甚至术后数月。

1. 失眠

（1）临床表现：失眠是睡眠障碍中最常见的情况。失眠是指尽管有适宜的睡眠机会和环境，依然对于睡眠时间和 / 或睡眠质量感到不满足的一种主观体验。主要表现为入睡困难（入睡时间延迟 30 分钟或以上）、睡眠浅、容易醒、醒后再入睡困难和早醒等。同时伴有日间功能损害，如疲劳、精力或动力缺乏、注意力不集中、记忆力下降等。

（2）临床筛查与评估：睡眠的评估主要通过睡眠日记和主观量表评估。睡眠日记是一种连续记录睡眠质量的方法，以 24 小时为单位，主要记录入睡时间、起床时间、夜间觉醒情况、自我感觉睡眠时间及日间活动和睡眠情况，以反映记录者的睡眠行为模式。常用的评估睡眠的量表为匹兹堡睡眠质量指数量表（Pittsburgh sleep quality index，PSQI），该量表主要反映近 1 个月 7 个维度的睡眠情况，总分为 0～21 分，得分越高，睡眠质量越差。通常认为 PSQI 总分>5 分，代表睡眠质量差。

（3）诊断：根据睡眠障碍国际分类第 3 版（international classification of sleep disorders-3，ICSD-3），失眠障碍的诊断要点包括：①存在入睡困难、睡眠维持困难或早醒症状。②日间疲劳、嗜睡，社会功能受损。③上述两方面的症状每周至少出现 3 次，持续至少 3 个月。如果病程小于 3 个月可称为短期失眠障碍。

2. 睡眠呼吸障碍　睡眠呼吸障碍（sleep-disordered breathing，SDB）是一大类以睡眠中出现呼吸异常为特征的疾病，其中最常见的为阻塞性睡眠呼吸暂停（obstructive sleep apnea，OSA）。OSA 的患病率高达 38%，肥胖和男性是重要的危险因素。绝经后女性 OSA 的患病率显著增加。OSA 会增加患者围手术期合并疾病的风险，比如低氧血症、心律失常、心肌损伤，可能增加患者进入重症监护病房的风险，甚至导致猝死。值得注意的是围手术期 SDB 的良好管理可改善患者的预后。

（1）临床表现：OSA 的夜间症状包括声音较大或不均匀的鼾声，在睡眠中可观察到呼吸暂停、憋气等；日间症状包括嗜睡、疲倦、注意力不集中、口干、头痛和非恢复性睡眠等。部分患者可能以入睡困难或睡眠维持困难为单一表现。此外，OSA 患者可能合并高血压、冠心病、肥胖和糖尿病等疾病。

（2）评估：OSA 可通过主观量表和多导睡眠图（polysomnography，PSG）评估。PSG 是诊断 OSA 的金标准，用于评估其严重程度，其中呼吸暂停低通气指数（apnea-hypopnea index，AHI）是评估严重程度的关键指标，是指每小时睡眠时间中出现呼吸暂停和低通气的次数。

（3）诊断：OSA 的诊断应符合 ICD-11 的诊断标准。

（五）谵妄

谵妄为一组急性脑综合征，起病急、病程短，在骨科患者中通常在术后出现或症状加重，以意识障碍和知觉障碍为特征，常有幻觉（以视幻觉为主），睡眠 - 觉醒周期紊乱。通常具有昼轻夜重的特点。

1. 临床表现

（1）意识障碍：意识清晰度下降，对外界情况察觉困难、注意力集中、保持和转移困难。

（2）知觉障碍：多为生动的病理性错觉、幻觉，内容具有恐怖性，如看到昆虫、猛兽等。

（3）定向障碍：时间、地点和人物定向障碍，如分不清白天和晚上、不知道自己在何地等。

（4）情绪、行为障碍：淡漠、焦虑不安，精神运动性抑制或不协调的精神运动性兴奋。

2. 评估　谵妄为病因学上非特异的脑器质性综合征，手术麻醉为诱因之一，起病急、病程短，发展迅速并有昼轻夜重的特点，存在意识障碍、定向障碍和幻觉。主要根据以上特点进行诊断。必要时可结合意识模糊评估法（confusion assessment method，CAM）评定谵妄（表 2-4）。特征 1、2 均阳性，特征 3 或 4 阳性则 CAM 阳性，可诊断为谵妄。

表 2-4　意识模糊评估法（CAM）

特征	表现
急性发病和病情波动变化	与患者基础水平相比，是否有证据表明存在精神状态的急性变化 在 1 天中，患者的（异常）行为是否存在波动性（症状时有时无或时轻时重）
注意力不集中	患者注意力是否难以集中，如注意力容易被分散或不能跟上正在讨论的话题
思维混乱	患者的思维是否混乱或者不连贯，如谈话主题分散或与谈话内容无关，思维不清晰或不合逻辑，或毫无征兆地从一个话题突然转到另一个话题
意识水平的改变	患者当前的意识水平是否存在异常，如过度警觉（对环境刺激过度敏感、易惊吓），嗜睡（瞌睡、易叫醒）或昏迷（不易叫醒）

（六）急性应激障碍

急性应激障碍是指经历突发事件［如自然灾难（地震等）、车祸、人祸（被暴力攻击）、突然得知罹患严重疾病］，迅速出现侵入性症状（闪回、病理性重现）、负性情绪、分离症状（恍惚、否认、麻木）、回避症状、唤起症状［睡眠障碍（通常为入睡困难、睡眠浅、噩梦）、激惹、易怒、警觉性高、过度惊吓反应、注意力障碍］等。一般随着突发事件的消失 / 解除而迅速缓解，症状一般在 24～48 小时开始减轻，大约在 3 天以后持续减轻，持续时间不超过 1 个月。

五、骨科手术患者合并精神障碍及精神卫生疾病的治疗

骨科医师应以专科疾病治疗为主，在此基础上改善和缓解精神症状，尽量减少精神疾病对骨科加速康复效果的影响。治疗精神疾病类药物对骨科手术安全性的影响较小，对于原有精神疾病，应坚持原有用药方案，避免随意停药、加药或改变用药方案。对于入院后新诊断的精神疾病，应以加强心理和护理治疗为主，药物治疗应确保围手术期安全。

精神障碍及精神卫生疾病的处理应该在充分问诊和心理评估的基础上，进行分级处理，对于轻、中度的精神卫生问题，可以在骨科给予对症处理，动态监测患者的精神状态变化，并做好患者及家属的告知。患者符合以下情形者，应请精神科医师诊治：①患者处于精神分裂症、双相情感障碍等重型精神病的发病期；②患者存在自伤、自杀或伤人的高度风险；③初步处理效果不佳。

（一）心理疏导

通过言语沟通对骨科患者进行心理及情绪的梳理、泄压、引导，采取通过改变患者自我认知、提高其行为能力进而提高患者骨科相关疾病诊治效果的治疗方法。主要适用于自我认知能力较好的心理障碍类骨科慢性病患者。

心理疏导体现在骨科患者围手术期的整个过程：入院前疏导可降低患者对骨科专科疾病的心理负担，减少骨科疾病所导致的心理障碍；入院后心理疏导可使患者熟悉手术过程，减轻患者对于手术的恐惧和紧张心理；出院后疏导可加速患者的康复效果，促进肢体关节功能的恢复和社会功能的恢复，减少患者出现抑郁、焦虑心理的概率。

心理疏导可由医师和护士配合完成，良好的语言技巧、对患者心理障碍准确的分析、轻松愉快的气氛和良好的心理引导是关键。

（二）心理治疗

主要包括支持性心理治疗、领悟疗法、放松疗法、系统脱敏疗法、行为疗法和集体治疗方法等。

心理治疗的周期较长，起效较慢，适用于合并长期慢性心理精神疾病的骨科门诊患者。

心理治疗是焦虑、抑郁和失眠障碍的基本治疗措施之一，具有普适性。心理健康教育/咨询及支持性心理治疗应给予每一位患者，它们可以减轻源于社会心理因素的抑郁、焦虑和失眠等，提高患者对治疗的信心，消除患者对精神疾病的误解，利用同理共感的共情技术增进患者的治疗信心和强化良好的治疗关系。认知行为治疗（cognitive behavioral therapy，CBT）可在轻中度焦虑抑郁的急性期和巩固期治疗中单用或与药物合用（A 级推荐），也是治疗失眠的一线治疗方法。其他治疗方法如人际心理治疗、问题解决疗法、行为激活疗法等治疗方法也具有操作简便、使用范围广的特点，可通过初级心理健康工作者为伴有情绪问题的患者提供。

（三）护理治疗

护理人员的优势在于与患者接触时间较多，往往能够有效观察到患者在语言、行为、意识及情绪等方面的问题，及时发现骨科患者精神相关问题。精神疾病患者往往需要特殊护理，以确保围手术期骨科康复效果。

1. 加强沟通　通过沟通减少患者对手术的焦虑情绪，加强患者对疾病和整个治疗过程的了解程度；尽量采用简洁、通俗易懂的语言表达对患者的关心，使其保持乐观心态。

2. 加强护理　部分精神疾病患者无法很好地控制肢体活动，因此需要特别护理。对于有躁狂、抑郁或自杀倾向的患者，需要加强监护。

（四）药物治疗

1. 药物治疗原则　药物治疗的基本原则包括：①在全面评估躯体情况和评估药物使用必要性的前提下给药；②患者安全是药物治疗的前提，针对焦虑、抑郁的药物都具有一定的起效时间，必须充分考虑患者自杀、自伤的风险；③药物治疗必须考虑患者的个体化因素，例如年龄、躯体疾病性质和严重程度、患者对精神疾病药物的耐受性、选择偏好及药物费用负担等因素；④药物宜从小剂量开始，根据药物耐受性和安全性情况，逐步增加药物剂量，到最低的有效治疗剂量，并巩固维持；⑤用药前需和患者及家属充分沟通用药的必要性及风险等。

2. 抑郁症的药物治疗　抑郁症的治疗主要选用抗抑郁药，抗抑郁药是指一组主要用来治疗抑郁症状的药物。其通过改变大脑内 5- 羟色胺、去甲肾上腺素或多巴胺等神经递质的浓度，以及改变突触后信号传递来发挥抗抑郁的作用。抑郁症的一线治疗药物包括选择性 5- 羟色胺再摄取抑制剂（selective serotonin reuptake inhibitor，$SSRI_S$）、5- 羟色胺和去甲肾上腺素再摄取抑制剂（serotonin and norepinephrine reuptake inhibitor，$SNRI_S$）、去甲肾上腺素和特异性 5- 羟色胺能抗抑郁药物（noradrenergic and specific serotonergic antidepressant，NaSSA）等。

3. 焦虑症的药物治疗　焦虑症的药物治疗一线推荐 SSRIs 和 SNRIs，包括帕罗西汀、草酸艾司西酞普兰、舍曲林、度洛西汀和文拉法辛等。还可以选择抗焦虑药，抗焦虑药是指用以减轻焦虑、紧张，稳定情绪的药物，包括苯二氮䓬类（benodiazepine，BZDs）抗焦虑药、非苯二氮䓬类（nonbenodiazepine，nBZDs）抗焦虑药和其他抗焦虑药。BZDs 抗焦虑药通过 GABA 受体作用产生抗焦虑作用，同时具有镇静、催眠、肌松和抗痉挛的作用，通常选用作用时间较长的 BZDs 抗焦虑，如阿普唑仑和劳拉西泮，特点是起效快。nBZDs 抗焦虑药如丁螺环酮、坦度螺酮，主要通过是 5-HT1A 受体产生抗焦虑作用，起效慢，对重度焦虑效果差。

4. 躯体症状障碍的药物治疗　对于有焦虑症状者采用抗焦虑治疗方案；对于有抑郁症状者采用抗抑郁治疗方案；对认知躯体症状采用非典型抗精神病药物改善认知及辅助调整情绪。

5. 失眠的药物治疗　常用的助眠药物包括苯二氮䓬类、非苯二氮䓬类、褪黑素受体激动剂和具有镇静作用的抗抑郁药。苯二氮䓬类包括艾司唑仑、地西泮、阿普唑仑、劳拉西泮、氯硝西泮等，对伴焦虑症状的失眠效果好，老年人对此药较敏感，使用后可能出现步态不稳、行动不灵活等不良反应，存在跌倒风险，需要注意防跌倒。非苯二氮䓬类包括右佐匹克隆、佐匹克隆、唑吡坦等，该类药物半衰期短，对正常睡眠结构破坏较少，不良反应小。具有镇静作用的抗抑郁药尤其适用于抑郁和/或焦虑合并失眠症的治疗，失眠的治疗剂量低于抗抑郁作用所要求的剂量，包括曲唑酮、米氮平等。

6. 谵妄的药物治疗　谵妄的治疗以积极治疗原发病、去除有害因素为主。维持水、电解质、酸碱平衡，停用不必要的药物。可对症支持处理兴奋躁动和精神病性症状，以小剂量非典型抗精神病药物为主，如奥氮平等，避免使用镇静药物以防加重谵妄。

（五）无创呼吸机通气治疗

OSA 的治疗一线推荐正压通气（positive airway pressure ventilation，PAP）治疗，骨科围手术期患者合并 OSA 时，建议夜间继续使用 PAP 治疗。

（曾　羿　李桃美　孙学礼　唐向东　黄　强　董再全　黄泽宇）

参考文献

[1] VINCENT H K，HORODYSKI M B，VINCENT K R，et al. Psychological distress after orthopedic trauma：prevalence in patients and implications for rehabilitation[J]. PM R，2015，7(9)：978-989.

[2] JENNINGS S E，DITRO C P，BOBER M B，et al. Prevalence of mental health conditions and pain in adults with skeletal dysplasia[J]. Qual Life Res，2019，28(6)：1457-1464.

[3] KIRVEN J C，EVERHART J S，DIBARTOLA A C，et al. Interventional efforts to reduce psychological distress after orthopedic trauma：a systematic review[J]. HSS J，2020，16(3)：250-260.

[4] SOREL J C，VELTMAN E S，HONIG A，et al. The influence of preoperative psychological distress on pain and function after total knee arthroplasty：a systematic review and meta-analysis[J]. Bone Joint J，2019，101-B(1)：7-14.

[5] SPITZER R L，KROENKE K，WILLIAMS J B W，et al. A brief measure for assessing generalized anxiety disorder：the GAD-7[J]. Arch Intern Med，2006，166(10)：1092-1097.

[6] REBELLO T，KEELEY J W，KOGAN C S，et al. Anxiety and fear-related disorders in the ICD-11：results from a global cse-controlled field study[J]. Arch Med Res，2019，50(8)：490-501.

[7] LONG G，SUQIN S，HU Z，et al. Analysis of patients' sleep disorder after total knee arthroplasty-a retrospective study[J]. J Orthop Sci，2019，24(1)：116-120.

[8] SATEIA M J. International classification of sleep disorders-third edition：highlights and modifications[J]. Chest，2014，146(5)：1387-1394.

[9] YOUNG T，SKATRUD J，PEPPARD P E. Risk factors for obstructive sleep apnea in adults[J]. JAMA，2004，291(16)：2013-2016.

[10] BRYANT R A. The current evidence for acute stress disorder[J]. Curr Psychiatry Rep，2018，20(12)：111.

[11] DAVIDSON J R T. Major depressive disorder treatment guidelines in America and Europe[J]. J Clin Psychiatry，2010，71 Suppl E1：e04.

[12] MURROUGH J W，YAQUBI S，SAYED S，et al. Emerging drugs for the treatment of anxiety[J]. Expert Opin Emerg Drugs，2015，20(3)：393-406.

[13] 沈彬，翁习生，廖刃，等. 中国髋、膝关节置换术加速康复—围术期疼痛与睡眠管理专家共识[J]. 中国骨与关节外科，2016，2：91.

第四节　骨科加速康复围手术期营养管理规范

一、概述

营养不良是指由于摄入不足或利用障碍引起能量或营养素缺乏的状态，进而导致人体组成改变，生理和精神功能下降，有可能导致不良临床结局。围手术期营养不良多由于摄入不足、吸收障碍、过度损耗所造成。随着我国人口老龄化进展，骨科的老年住院患者明显增多，其营养不良问题也越来越突出。据报道，23%～60% 的老年住院患者存在营养不良，骨科因创伤住院的患者营养不良率亦可高达 50%，然而研究显示仅有 10% 的营养不良患者得到了诊断与治疗。营养不良是术后并发症的独立危险因素，骨科大手术患者的营养不良不仅损害机体的生理功能，而且增加切口并发症、术后感染、多器官功能衰竭和围手术期死亡的风险。目前的证据表明，围手术期合理的营养支持能改善患者的临床效果，降低围手术期并发症发生率，加速患者康复。

为了更好地使骨科医师、营养师、护士等相关人员加强骨科围手术期营养管理，做好患者术前和术后的营养评估，尽早对患者营养不良做出评估与治疗，降低手术风险，减少围手术期并发症，加速患者康复，在复习国内外文献的基础上，遵循循证医学原则，特制定《骨科加速康复围手术期营养管理规范》，以便更好地推广应用。

二、适用范围

适用于年龄≥18 岁，非重症监护病房治疗期间的骨科择期手术和急诊手术患者。

三、骨科患者围手术期营养不良的特征与营养支持目标

（一）围手术期营养不良的特征

1. 多发生于老年人，特别是伴有合并基础疾病者。
2. 多发生于老年骨关节感染性疾病者。
3. 多发生于严重骨折手术前或大中型手术后，因失血多、白蛋白快速丢失所致。
4. 多发生于脊柱或骨盆手术和严重创伤的患者，因手术、创伤对胃肠道功能的影响所致。
5. 多为蛋白质能量营养不良。

（二）围手术期营养支持目标

骨科患者围手术期营养支持应达到的目标如下：血清白蛋白>35g/L，前白蛋白>200mg/L，转铁蛋白>2.5g/L。能量摄入量达 30kcal/（kg•d）（根据患者的具体情况酌情调整），蛋白质摄入量在 1.5～2.0g/（kg•d）。

四、术前营养风险筛查及营养状况评定

（一）定义

营养风险（nutritional risk）是指因营养相关因素对患者的临床结局（如感染相关并发症、理想和实际住院日、质量调整生命年、生存期等）产生不利影响的风险。对有营养风险的患者或已经有营养不良的患者，应结合临床情况制定营养支持方案。

营养风险筛查（nutritional risk screening）是指识别营养风险的过程，即由骨科医师、营养师、护士等通过营养风险筛查工具发现患者是否存在营养问题和是否需要进一步进行全面营养评估的过程。

营养状况评定（nutritional status assessment）是指临床营养师对具有营养风险的患者通过专业评估量表、膳食调查、人体测量、临床检查、实验室检查等手段进行综合营养评估，确定营养问题的类型和程度，估计营养不良所致的危险性，并监测营养治疗的疗效。

（二）骨科择期手术患者

1. 营养风险筛查　所有择期入院的患者均应在门诊或在入院 24 小时内完成营养风险筛查。建议采用营养风险筛查 2002（nutritional risk screening，NRS 2002）量表进行筛查，该量表包括疾病严重程度评分（0～3 分）、营养状况评分（0～3 分）及年龄评分（0～1 分）三个方面。NRS 2002 评分≥3 分表示存在营养风险，应进一步行营养状况评定；评分<3 分的患者，仍应定期进行营养风险筛查。

2. 营养状况评定　高质量的营养状况评定是专业性很强的工作，需要具有专业技能的营养师来完成。营养状况评定包括以下内容。

(1) 膳食调查：应注意询问患者 1 个月或 1 周内有无进食量下降，注意询问有无偏食或摄入不足。

(2) 询问合并基础疾病病史：营养不良可继发于多种疾病，应询问有无胃肠道疾病、肝功能异常、甲状腺功能减退或甲状腺功能亢进、肾上腺功能减退或肾病综合征等疾病引起的饮食摄入不足、吸收障碍或过度损耗所造成的营养不良。

(3) 人体测量：查体注意有无消瘦和有无体重过低或过高，近期患者有无体重减轻，6 个月内体重下降≥10% 或 1 个月内体重下降≥5%。同时测量身高、体重，并计算体重指数(body mass index，BMI)。如 BMI<18.5kg/m^2，可能存在摄入不足或消耗过多；如 BMI≥28.0kg/m^2，可能存在体重过高、摄入过多。测量肌力、握力、肌量，初步评估是否存在肌少症。

(4) 实验室检查

1) 查血红蛋白和白蛋白、前白蛋白和转铁蛋白。根据血浆蛋白水平将患者的营养状况分为 4 个等级(表 2-5)。

表 2-5　成年人血清蛋白水平与营养状况的对应关系

血浆蛋白	正常	轻度不足	中度不足	重度不足	半衰期 /d
白蛋白(g/L)	40.0～55.0	30.0～39.9	25.0～29.9	<25.0	19.0～20.0
前白蛋白(mg/L)	200.0～400.0	160.0～200.0	100.0～159.9	<100.0	2.0～3.0
转铁蛋白(g/L)	2.50～4.30	1.50～2.49	1.00～1.49	<1.00	8.00～10.00

2) 维生素 D：老年患者应常规检测维生素 D 水平，如低于正常参考值(47.7～144.0nmol/L)，完善骨密度检查后请临床营养科行膳食指导及制定膳食补充剂补充方案，骨科医师在此基础上确定药物干预方案。

(三) 骨科急诊手术患者

骨科急诊手术患者多为骨折、骨关节感染或再次非计划手术患者，由于这些患者都术前经历了急性失血、白蛋白快速丢失或蛋白质大量损耗的过程，因此多为蛋白质 - 能量营养不良。

1. 入院后尽早完善血常规和血生化检查。

2. 术后尽早完成营养风险筛查及营养状况评定(方法参照本规范第四节的骨科择期手术患者部分)。

五、术后营养风险筛查及营养状况评定

创伤和手术会引发机体一系列的应激反应，应激反应后的代谢改变包括能量消耗增加、蛋白质分解、肢体肌肉组织减少，从而延缓患者的功能康复。外科手术所致的生理创伤和代谢改变可使患者的营养状况改变，增加营养不良相关并发症的发生率。对于术前 NRS 2002 评分<3 分的患者，术后仍应进行营养风险筛查。

1. 术前无营养风险的骨科大中型手术患者(手术时间>1 小时，术中失血 400ml 以上)、术后 24 小时内引流量>400ml 者、手术后 48 小时未恢复正常饮食的患者、手术后出现手术部位感染或肺部感染及其他部位感染的患者及出现精神淡漠、饮食差的患者，术后应该尽早完善血常规和血生化检查，并进行营养风险筛查。如存在营养风险，则进一步行营养状况评定。

2. 术前存在营养风险或营养不良的患者，术后应及时完善血常规和血生化检查并进行营养状况评定。

六、围手术期营养支持

围手术期营养支持是指在患者饮食摄入不足或不能摄入的情况下，通过肠内或肠外途径进行营

养补充，为患者提供全面、充足的营养素，达到预防和纠正患者营养不良、增强患者对手术创伤耐受性的目的。

从机体营养与代谢的角度来讲，围手术期的营养支持和饮食管理应遵循以下原则。

1. 将营养支持纳入患者围手术期全流程管理中。

2. 减少影响胃肠道功能的因素或加重应激相关分解代谢的因素。

3. 加强术前经口营养摄入和运动，以促进蛋白质合成。

4. 缩短术前和术后禁饮禁食的时间。

5. 术后尽快恢复经口营养摄入和早期活动，促进肌肉功能恢复。

（一）不同营养状况患者的围手术期营养支持

1. 有导致营养不良或营养风险原发疾病的患者　继发于其他疾病的营养不良或营养风险应按相应科室诊疗方案治疗原发疾病，并同时进行营养支持。

2. 无营养风险（NRS 2002<3 分）的患者　围手术期应鼓励患者进食优质蛋白食物，如蛋类、鱼类、肉类等，总蛋白质摄入不少于 1.5g/（kg•d）；适当增加蔬菜种类和碳水化合物（非糖尿病患者）摄入量。同时加强康复锻炼。

3. 有营养风险（NRS 2002 为 3～5 分）的患者　这类患者应在鼓励进食优质蛋白食物的同时，口服免疫营养制剂。

4. 高营养风险（NRS 2002>5 分）或营养不良的患者　术前营养风险高或营养不良的患者应进行营养支持治疗 7～14 天直至营养风险降低或纠正营养不良状态。术后高营养风险或营养不良的患者，应尽早实施营养支持。

（二）择期手术患者的围手术期营养支持

1. 肠内营养支持　术前肠内营养支持的最佳时间是在入院前。

（1）胃肠道功能正常者：经口进食优质蛋白食物（如蛋类、鱼、瘦肉等），总蛋白质摄入不少于 1.5g/（kg•d），适当增加蔬菜种类（即维生素）及高能量食物摄入（肥胖及糖尿病患者限制能量摄入）。同时加强康复锻炼，促进蛋白质合成和肌肉功能恢复。

（2）胃肠功能不佳者：食欲不佳或餐后有饱胀感等消化功能不佳者，可口服消化酶及促胃肠道动力药。

（3）经口蛋白质摄入不足或素食者：可口服肠内营养补充剂，建议选用整蛋白肠内营养制剂。如患者无法耐受整蛋白制剂，可选用要素型营养制剂（氨基酸型或短肽型）。

（4）高营养风险患者中患有肌少症的患者：术前应用 5～7 天富含免疫营养素的肠内营养制剂（如精氨酸、ω-3 脂肪酸、核糖核苷酸）。此外还要注重支链氨基酸和维生素 D 的摄入量，具体用量在临床医师及营养师的指导下个体化使用。

2. 肠外营养支持

（1）对于重度营养不良或高营养风险且肠内营养无法满足营养需要的患者，术前应联合肠内和肠外营养支持治疗 7～14 天。

（2）预估单独经口和经肠内营养无法满足能量及营养需求（<50% 能量需求）超过 7 天的患者，应同时进行肠内和肠外营养支持。

（3）若患者存在肠内营养支持禁忌证，应尽早给予全肠外营养支持。

（4）肠外营养支持可补充免疫营养素（如精氨酸、ω-3 脂肪酸、核糖核苷酸等），首选全合一营养液（工业化三腔袋或肠外营养配制中心配制的个体化配方）。

（三）骨科急诊手术患者的营养支持

骨科急诊手术患者创伤后的营养支持应参照上述营养支持措施。由于骨科急诊手术患者通常都会因第一次创伤导致一定程度的贫血与低蛋白血症，因此急诊手术应在营养支持的同时安排手术。

术前首要措施是快速输血及人血白蛋白，纠正营养不良或营养风险，达到全身情况稳定，以便尽早进行急诊手术。术后应尽早进行营养风险筛查和按上述营养支持措施进行营养支持。

（四）围手术期缩短禁饮禁食措施

骨科大多数手术不影响胃肠道功能，围手术期应尽量缩短禁饮禁食时间，减少应激反应，尽快恢复营养摄入，加速患者康复。围手术期缩短禁饮禁食具体措施请参照第二章第一节《骨科加速康复麻醉围手术期管理规范》。

（五）出院后营养支持

1. 出院宣教

（1）患者出院前由骨科医师、营养师、护士给患者和家属或照料者进行营养宣教。

（2）宣教内容包括膳食指导、护理要点、随访时间节点及复查指标。

2. 出院后的营养支持

（1）出院时仍存在营养风险的患者

1）统一纳入家庭营养管理，由临床医师、营养师、护士等组成的多学科团队共同实施，建立个人档案。

2）出院后应继续给予肠内营养补充，鼓励经口摄入足量蛋白质和营养素，并加强康复锻炼。

（2）出院时无营养风险患者：出院后2～3周骨科门诊随访。骨科医师观察患者伤口愈合情况并行营养风险筛查，必要时请营养科进行营养风险筛查及营养支持，有助于改善患者预后。

（龙　成　于凤梅　左思璐　龚　杰　张少云　胡　雯）

参考文献

[1] 医学名词审定委员会肠外肠内营养学名词审定分委会. 肠外肠内营养学名词[M]. 北京：科学出版社，2019.

[2] AGARWAL E，MILLER M，YAXLEY A，et al. Malnutrition in the elderly：a narrative review[J]. Maturitas，2013，76（4）：296-302.

[3] ERNST A，WILSON J M，AHN J，et al. Malnutrition and the Orthopaedic Trauma Patient：A Systematic Review of the Literature[J]. J Orthop Trauma，2018，32（10）：491-499.

[4] BALLY M R，BLASER YILDIRIM P Z，BOUNOURE L，et al. Nutritional Support and Outcomes in Malnourished Medical Inpatients：A Systematic Review and Meta-analysis[J]. JAMA Intern Med，2016，176（1）：43-53.

[5] GOMES F，BAUMGARTNER A，BOUNOURE L，et al. Association of Nutritional Support With Clinical Outcomes Among Medical Inpatients Who Are Malnourished or at Nutritional Risk：An Updated Systematic Review and Meta-analysis[J]. JAMA Netw Open，2019，2（11）：e1915138.

[6] KIRSCH R，MATTHEWS K，WILLIAMS V，et al. Using Global Criteria to Detect Malnutrition：Application in Disease States[J]. Nutr Clin Pract，2020，35（1）：85-97.

[7] KONDRUP J，RASMUSSEN H H，HAMBERG O，et al. Nutritional risk screening（NRS 2002）：a new method based on an analysis of controlled clinical trials[J]. Clin Nutr，2003，22（3）：321-336.

[8] WEIMANN A，BRAGE M，CARLI F，et al. ESPEN practical guideline：Clinical nutrition in surgery[J]. Clin Nutr，2021，40（7）：4745-4761.

[9] 国家卫生健康委员会加速康复外科专家委员会骨科专家组. 骨科加速康复围手术期麻醉管理专家共识[J]. 中华骨与关节外科杂志，2022，15（10）：721-727.

第五节　骨科加速康复围手术期疼痛管理规范

一、概述

2020年国际疼痛学会（International Associationforthe Study Pain，IASP）将疼痛的定义修订为：疼

痛是一种与实际或潜在组织损伤相关的不愉快的感觉和情绪情感体验或与此相似的经历。疼痛对患者生理和心理都会产生巨大的影响，为提高全球医学界对疼痛的重视，1995 年美国疼痛学会提出将疼痛列为“第五大生命体征”。

疼痛是骨科患者围手术期最重要的主诉之一，同时也是影响患者术后康复的重要因素；疼痛可引起中枢神经系统发生病理重构，增加机体氧耗，影响患者的饮食、睡眠及心肺功能恢复。一项前瞻性调查研究发现，术后疼痛位列患者最关心问题的第二位，约 75% 的患者经历了术后疼痛；而骨科手术后第 1 天超过 1/3 的患者存在中重度疼痛。疼痛更是影响术后患者满意度的重要因素，约 20% 的患者对全膝关节置换术术后效果不满意，约 8% 的患者对全髋关节置换术术后效果不满意，其中最主要的原因即为疼痛，约占所有因素的 39%。因此，规范的围手术期疼痛管理是实施骨科加速康复的核心基石。

为了更好地实施骨科加速康复围手术期疼痛管理，使骨科医师、麻醉医师、护士等相关人员做好患者术前和术后疼痛评估，尽早对患者的疼痛做出评估与治疗，减少围手术期疼痛相关并发症，加速患者康复，在复习国内外文献的基础上，遵循循证医学原则，特制定《骨科加速康复围手术期疼痛管理规范》，以便更好地推广应用。

二、适用范围

适用于所有骨科择期手术和急诊手术成人患者。

三、疼痛的分类

1. 根据疼痛的持续时间，IASP 将疼痛分为急性疼痛和慢性疼痛。

（1）急性疼痛：指新发生且持续时间<1 个月的疼痛，通常与骨骼肌肉系统、神经系统损伤有关，如术后疼痛、创伤性疼痛等，骨科手术围手术期急性疼痛发生率接近 100%。

（2）慢性疼痛：指持续存在或反复发生的疼痛（>3 个月），其特点是疼痛持续时间超过预期的组织愈合时间或伴发于骨关节炎、脊柱源性疼痛、纤维肌痛综合征、周围神经病理性损伤等慢性疾病。

2. 根据疼痛发生机制可分为神经病理性疼痛和伤害感受性疼痛。

（1）神经病理性疼痛：指由躯体感觉系统的损害或疾病导致的疼痛，与神经损伤、痛觉系统的外周敏化和中枢敏化有关，典型表现包括自发性疼痛（如针刺、电击、刀割样疼痛）、痛觉过敏、痛觉超敏或诱发痛，并多伴有焦虑、抑郁等心理和情绪改变。

（2）伤害感受性疼痛：指因非神经组织受到实质的或潜在的损伤引起的疼痛，与机体损伤和炎症反应相关。

四、围手术期疼痛管理目的与原则

（一）围手术期疼痛管理目的

1. 缓解手术或创伤所致的急性疼痛。
2. 减轻手术带来的伤害感受性疼痛。
3. 抑制炎症性疼痛。
4. 预防急性疼痛转为慢性疼痛。
5. 最终减少手术应激、促进患者手术后的早期康复。

（二）围手术期疼痛管理原则

1. 按时给药，定时进行疼痛评估，实时进行药物调整　围手术期疼痛评估是疼痛管理的基础，可采用数字评价量表（numerical rating scale，NRS）法或视觉模拟评分（visual analogue scale，VAS）法。

VAS 评分 0～3 分时可维持用药方案，4～6 分需调整镇痛药或增加其他镇痛途径。疼痛评估时应排除感染、血肿、内置物移位等并发症，明确为切口疼痛后加用弱阿片类药物，避免急性疼痛转为慢性疼痛。

2. 术前宣教　通过术前宣教缓解患者围手术期的紧张情绪，促使患者遵医嘱按时服药，配合围手术期疼痛控制。

3. 关注患者睡眠和情绪变化　睡眠障碍、抑郁、焦虑等情绪变化会放大患者的疼痛信号，疼痛又会加重患者的睡眠及情绪障碍，有效的睡眠及情绪调节有助于缓解围手术期疼痛。

4. 减少伤害性刺激　术中贯穿微创理念，提高操作的精准性，缩短手术时间，减少对手术部位邻近组织的牵拉和干扰，减少组织损伤引起的刺激与炎症反应有助于减轻术后疼痛。

5. 抑制炎症反应　炎症介质的产生可激活和敏化外周伤害性感受器，引起或加重疼痛，围手术期限时、限量应用纤溶抑制剂和 / 或糖皮质激素可有效抑制炎症反应，减轻疼痛。

6. 预防性镇痛　在疼痛发生之前采取有效的预防措施，预防和抑制中枢疼痛敏化，提高疼痛阈值，打断疼痛链，减轻术后疼痛，保持患者良好的睡眠和情绪，预防及避免急性疼痛转为慢性疼痛。

7. 多模式镇痛与个体化镇痛　多模式镇痛是指将不同作用机制的药物和镇痛方法组合在一起，提高镇痛效果，降低单一用药的用药剂量，减少药物不良反应，减少阿片类药物的应用和剂量。个体化镇痛是指患者对疼痛的感知和镇痛药的反应存在个体差异，实施镇痛方案后应及时评估，因人而异地进行疼痛管理。

8. 控制运动疼痛　骨科患者术后需要尽早进行功能锻炼，运动疼痛会影响功能锻炼和康复，术后镇痛需重点关注运动疼痛，VAS 应控制在 3 分左右，以不影响功能锻炼为评价标准。

五、入院前疼痛评估与管理

入院前疼痛评估的主要目的是评估患者的心理自信程度、睡眠情况、家庭社会支持系统，缓解原发疾病的慢性疼痛，调整患者状态，为术前预康复及手术做准备。

1. 患者沟通　门诊接触患者的第一时间需要评估患者是否有良好的家庭社会支持、日常对疼痛的耐受程度及既往用药情况及患者的心理自信程度。①鼓励患者勇于面对疼痛，增强患者自信。②解释围手术期康复过程、疼痛程度及可能采取的镇痛措施，调整患者心理预期。

2. 睡眠评估　骨科手术患者常常因为高龄、长期慢性疼痛导致失眠，继而加重疼痛。门诊接触患者后应常规询问患者夜间入睡情况、睡眠时长与睡眠质量，有针对性地给予镇静催眠药或转诊至睡眠中心。

3. 原发疾病疼痛治疗　门诊对患者的疼痛管理主要针对原发病导致的慢性骨骼肌肉疼痛，药物剂型主要以口服或局部外用药物为主。选择药品种类时应综合考虑患者的疼痛程度、并存的胃肠道及心血管疾病，主要以 NSAIDs 或选择性 COX-2 抑制剂为主；如伴随肌肉痉挛性疼痛，可联合用肌肉松弛药，如乙哌立松、替扎尼定等。对于合并骨质疏松症的患者，在补充钙剂及活性维生素 D_3 的基础上，可根据患者年龄、骨密度水平、骨代谢指标及骨折风险，综合选择骨代谢调节剂。

4. 神经病理性疼痛治疗　骨科手术患者术前常常因压迫导致神经病理性疼痛，可通过神经病理性疼痛评估量表（douleur neuropathique 4 questions，DN4）评估其是否存在神经病理性疼痛。单纯神经病理性疼痛需要使用普瑞巴林、加巴喷丁、度洛西汀或三环类抗抑郁药；疼痛控制不佳时联用或换用曲马多、盐酸羟考酮或丁丙诺啡外用剂。对于混合型疼痛可考虑 NSAIDs、神经病理性疼痛药物或阿片类药物。

六、手术前疼痛管理

手术前疼痛管理的目的是控制原有疾病或创伤后疼痛，要求在接触患者的第一时间即使用 VAS

法或 NRS 法对患者进行疼痛评估，以明确疼痛原因，并在排除可能影响镇痛的因素或禁忌证后尽早开始镇痛。术前疼痛管理应采用以 NSAIDs 为基础的多模式镇痛方案，减少阿片类药物用量，并注意预防和及时处理并发症。

1. 术前患者教育　术前患者教育的目的是消除患者对手术后疼痛的误解和恐惧，教会患者借助 VAS 或 NRS 评估疼痛程度，以及何时、如何向医护人员诉说疼痛，并制定个性化的围手术期镇痛方案。患者术前教育模式包括采用视频、宣传册、座谈会等方式进行患者及家属教育，并详细了解患者需求，评估患者心理状态。

2. 术前预防性镇痛　术前预防性镇痛可减轻外周和中枢神经系统痛觉敏化，减少镇痛药需求和药物不良反应。术前可根据患者的疼痛水平、睡眠状态及情绪状态，选用以对乙酰氨基酚或选择性 COX-2 抑制剂为主（不影响血小板功能）的药物进行预防性镇痛，尽量避免应用阿片类药物。

3. 术前镇静催眠、抗焦虑　骨科手术患者术前可因人文心理因素（对手术过程及预后的担忧、缺乏和谐的家庭社会支持系统、经济因素、医患关系）、环境因素、生物学因素（原发疾病的慢性疼痛、合并其他躯体疾病、合并焦虑和抑郁等精神疾病）出现新发的或加重原有的失眠焦虑。疼痛、焦虑、睡眠障碍是密切相关的三种疾病，住院手术前应常规应用常见量表筛查、评估患者的心理状态和睡眠状态，根据评估结果加用抗焦虑药或镇静催眠药，具体方法详见第二章第三节《骨科加速康复围手术期精神障碍及精神卫生问题的评估与管理规范》。

4. 择期手术术前慢性疼痛管理　骨科择期手术患者术前多因原发疾病存在慢性疼痛，如骨关节炎引起的关节疼痛，脊柱疾病引起的颈肩痛、腰腿痛，骨肿瘤患者术前存在的慢性中重度癌性疼痛。脊柱和关节的择期手术患者，术前可使用选择性 COX-2 抑制剂控制疼痛，存在神经病理性疼痛的患者可用加巴喷丁、普瑞巴林。骨肿瘤患者的癌性疼痛应按照癌性疼痛控制的三阶梯原则进行，或直接给予强效阿片类镇痛药。

5. 创伤骨科患者术前急性疼痛管理　创伤骨科患者中约 75% 存在中重度疼痛，VAS 超过 7 分，甚至达到 10 分。医师在接诊患者的第一时间就应进行疼痛评估及镇痛安全性评估，在排除可能潜在的颅脑、胸腹部脏器损伤和骨筋膜隔室综合征等禁忌证后开始进行镇痛干预。首先需要及时对骨折进行牵引、复位、固定等处理，排除影响或加重疼痛的外在因素。①非急诊手术患者，轻中度疼痛可口服对乙酰氨基酚和 / 或选择性 COX-2 抑制剂，在疼痛控制不佳的情况下，联合使用阿片类药物；中重度疼痛首选阿片类药物（吗啡、芬太尼、哌替啶等）。②等待急诊手术的患者可选择肌内 / 皮下注射、静脉注射镇痛药，髋部骨折患者可选择超声引导下髂筋膜阻滞镇痛。

用药过程中需注意：①阿片类药物的副作用（呼吸抑制、药物依赖、恶心呕吐等）；②高龄患者的给药方式和剂量应做适当调整；③用药后应反复评估患者病情，及时调整用药方案。

七、术中疼痛管理

本规范涉及的术中疼痛管理主要指除麻醉镇痛以外的措施，其要点包括：①贯穿微创理念，施行微创操作，减少伤害性刺激；②抗纤溶药物抑制纤溶亢进引起的炎症反应；③周围神经阻滞、切口周围浸润性镇痛阻断局部疼痛信号的产生和传导。

1. 手术微创化操作技术　微创化操作、损伤控制均有助于减轻患者的术后疼痛。在手术过程中贯穿微创、损伤控制理念，减少手术操作对手术部位邻近组织的牵拉和干扰，提高手术操作的精确性，控制组织损伤，减轻伤害性及炎性疼痛。研究证实，不翻转髌骨进行全膝关节置换术、非止血带下全膝关节置换术、直接前方入路（direct anterior approach，DAA）下全髋关节置换术、关节和脊柱疾病的内镜治疗、创伤骨科的微创经皮钢板螺钉内固定技术等微创化理念和操作可显著减轻术后疼痛。

2. 切口周围浸润镇痛　手术切口周围浸润镇痛是指在切口周围注射以一种局部麻醉药为主或添加多种药物的混合制剂，以达到减轻疼痛的目的，又称为“鸡尾酒镇痛”。手术切口周围浸润镇痛在关节外科、脊柱外科、创伤骨科、运动医学、关节镜手术等领域均有广泛应用。临床研究发现，切口周围浸润镇痛可有效减轻患者术后疼痛，减少患者术后阿片类药物的需求，同时不影响肢体肌力，有利于患者加速康复。切口周围浸润镇痛的要点是对需缝合的组织和手术操作干扰的组织周围进行多点、逐层浸润。“鸡尾酒”配方以罗哌卡因为主，浓度范围在 0.2%～0.5%，可加入酮咯酸、肾上腺素、糖皮质激素、吗啡等。注意肾上腺素收缩真皮毛细血管有可能导致皮肤坏死，故如添加肾上腺素时禁止对皮下组织进行浸润。

3. 周围神经阻滞　周围神经阻滞通过向外周神经鞘膜注入麻醉药物，阻断疼痛信号的传导，达到镇痛效果。手术开始前周围神经阻滞可有效降低术中及术后疼痛、减少术中及术后阿片类药物的使用，降低术中血压波动及术后恶心、呕吐的发生。不同部位手术应选择相应部位的周围神经阻滞：①髋部手术可选择腰大肌肌间沟阻滞或髂筋膜阻滞；②膝关节手术优先选择收肌管阻滞（隐神经阻滞），或收肌管联合腘窝关节囊神经阻滞，但股神经阻滞或坐骨神经阻滞会影响术后肢体肌力，不利于患者早期活动；③肩部手术可选择腋神经、肩胛上神经阻滞；④前足手术可选择踝周神经阻滞。若手术区域为多条神经共同支配时，不同支配区域的神经阻滞联合应用效果会更好。单次或连续神经阻滞均可有效减轻术后疼痛。罗哌卡因和布比卡因为神经阻滞的常用药物。但由于部分周围神经阻滞会同时阻断支配关节活动的运动神经，影响术后康复锻炼，因此更推荐使用以感觉神经阻滞效果为主的罗哌卡因。麻醉药物使用浓度通常为 0.20%～0.75%，可联合或不联合使用肾上腺素、吗啡等药物。

4. 麻醉镇痛措施　首先可根据全身各个系统的情况决定麻醉方式（全身麻醉、区域神经阻滞麻醉或全身麻醉联合区域神经阻滞麻醉），在麻醉诱导及麻醉维持过程中可选择联合应用强效阿片类药物（瑞芬太尼、舒芬太尼等），必要时可于手术结束前联合应用静脉 NSAIDs（氟比洛芬酯、帕瑞昔布等）。

5. 护理措施　对于骨科手术患者，术中疼痛或焦虑会降低患者的依从性，导致麻醉药物需求量和术后疼痛发生率增加。与药物干预相比，非药物性护理措施也可发挥一定作用，特别是对于麻醉诱导前及麻醉复苏过程中患者的焦虑及恐惧心理具有一定帮助作用，具体护理措施包括舒缓的背景音乐、触摸疗法、握手疗法等。

八、麻醉恢复室疼痛管理

患者在麻醉恢复期间的疼痛可导致氧耗增加、心率增快，增加患者烦躁及谵妄的发生率，甚至可能诱发恶心呕吐导致窒息，因此骨科患者在麻醉恢复室（post anesthesia care unit，PACU）期间的疼痛管理也不容忽视。骨科患者在 PACU 期间的疼痛管理目的是控制静息痛（VAS 为 1～3 分），减少阿片类药物的应用，预防恶心呕吐的发生，促进麻醉恢复。

PACU 疼痛管理措施主要以静脉应用 NSAIDs（氟比洛芬酯、帕瑞昔布等）为主，疼痛明显的患者可加用短效阿片类药物（瑞芬太尼等）。周围神经阻滞同样可以降低 PACU 期间的疼痛程度，如患者安置了镇痛泵，也可单用镇痛泵。

九、术后疼痛管理

骨科术后疼痛管理的时间节点是指患者从 PACU 回病房后至患者出院前，术后疼痛的原因既来源于切口部位伤害性刺激和炎症反应，也可能来源于切口部位的血肿、感染或包扎过紧，因此对术后疼痛应仔细评估疼痛部位、性质、程度及原因。术后疼痛评估工具仍采用 VAS 或 NRS，VAS 为 0～3 分时可每日 3 次评估；4～6 分时需每日 4 次评估；7～10 分时需随时评估。术后疼痛管理的目的是通过多模式预防性镇痛达到：①静息状态下基本无痛，不影响睡眠；②活动时疼痛可耐受，不影响关节功能康复；③避免急性疼痛转为慢性疼痛。

镇痛目标：静息痛控制 VAS 为 0～1 分，活动痛 VAS 在 3 分以内。

1. 术后患者教育 术后仍应注重对患者及家属的健康宣教，包括对疼痛定义、疼痛危害、疼痛评估工具的认知。同时，根据客观的疼痛评估结果向患者反馈，调整患者对术后疼痛的心理预期，安慰患者、缓解焦虑，减少镇痛需求。最后，医护人员应对疼痛有更多的认知，给予患者更多的人文关怀与共情，根据评估结果适时调整镇痛药剂量或种类。

2. 术后口服或注射药物镇痛 术后镇痛首选药物镇痛，在患者麻醉清醒后，饮水无恶心呕吐等不适后即可开始定时口服镇痛药。镇痛时对患者进行定时评估，VAS≤3 分时维持原镇痛方案；VAS>4 分时应加用不同作用机制的药物进行多模式镇痛；VAS>6 分时需联合应用阿片类药物进行个体化镇痛。药物选择：①以口服 NSAIDs 或选择性 COX-2 抑制剂为主，如双氯芬酸、洛索洛芬、美洛昔康、依托考昔、塞来昔布、帕瑞昔布等；②定时静脉注射以 NSAIDs 为主的镇痛药，如帕瑞昔布、氟比洛芬酯等。阿片类药物主要用于急性剧烈疼痛时的个体化用药。骨肿瘤患者术后疼痛程度重，首选阿片类药物镇痛，可联合应用 NSAIDs 药物。使用阿片类药物时需密切监测药物不良反应，如恶心、呕吐、便秘、嗜睡及呼吸抑制，并及时处理或调整药物用量和用药方案。外用药物包括各种局部作用的 NSAIDs 乳剂、贴剂和全身作用的阿片类贴剂，可作为术后用药的备选和补充方案。

3. 术后镇静、催眠、抗焦虑 术后由于体位限制、药物使用导致的头晕、口干、腹胀、尿潴留或饥饿等躯体不适，可诱发或加重患者的焦虑和睡眠障碍。在术后常规口服或静脉注射镇痛药的基础上，根据睡眠及心理状态适时应用镇静催眠药（如氯硝西泮、地西泮、阿普唑仑、艾司唑仑或唑吡坦）、抗焦虑药（如帕罗西汀、舍曲林、西肽普兰、复方制剂黛力新等），可间接提高镇痛效果。

4. 患者自控镇痛（PCA） PCA 的主要优势在于镇痛药的剂量由患者自控，可根据自身疼痛耐受情况调整药物剂量。药物选择一般以阿片类药物为主，如吗啡、芬太尼、舒芬太尼，可联合弱阿片类药物、氟比洛芬酯、右美托咪定等。PCA 的缺点在于阿片类药物所带来的副作用，如恶心、呕吐、低血压、尿潴留等，使用过程中需要严密监测并及时处理。

5. 应用糖皮质激素及氨甲环酸抑制炎症反应

（1）氨甲环酸：手术区域隐性失血导致的肿胀及炎症反应可加重疼痛，氨甲环酸可通过抑制纤溶亢进从而降低手术区域隐性失血及炎症反应，减轻术后疼痛。研究结果发现，术后多次静脉或口服氨甲环酸可减轻术后疼痛，具体剂量及时间可参考《中国骨科手术加速康复围手术期氨甲环酸与抗凝血药应用的专家共识》。

（2）糖皮质激素：作为抑制炎症反应的主要药物，糖皮质激素不仅有助于减轻术后疼痛，还能预防术后恶心呕吐的发生，加速患者康复。骨科手术前或手术后 72 小时内限时、限量使用糖皮质激素（地塞米松 30mg）可安全有效地缓解疼痛。精神疾病、癫痫、消化性溃疡、药物不易控制的感染、角膜溃疡、青光眼、白内障等均为糖皮质激素应用的禁忌证，使用时应慎重决定。我们的研究表明，“鸡尾酒”中加入糖皮质激素后其镇痛效果要优于单独静脉使用糖皮质激素。

6. 非药物镇痛辅助措施 临床常用的物理疗法如冷疗、电疗、针灸等对术后疼痛控制均有一定作用。对有内置物的骨科手术，需慎重使用针灸疗法，避免有创治疗引起感染。

（谢锦伟 康鹏德 廖 刃 杨 静）

参考文献

[1] RAJA S N，CARR D B，COHEN M，et al. The revised International Association for the Study of Pain definition of pain：concepts，challenges，and compromises[J]. Pain，2020，161（9）：1976-1982.

[2] 陈丽琼，吴斌，洪阿梅，等. 术后急性疼痛的现状调查[J]. 临床麻醉学杂志，2021，37(11)：1200-1203.
[3] BORYS M，ZYZAK K，HANYCH A，et al. Survey of postoperative pain control in different types of hospitals：a multicenter observational study [J]. BMC Anesthesiol，2018，18(1)：83.
[4] YUAN M，TANG T，DING Z，et al. Analgesic effect of perioperative duloxetine in patients after total knee arthroplasty：a prospective，randomized，double-blind，placebo-controlled trial [J]. BMC Musculoskelet Disord，2022，23(1)：242.
[5] TANG H，DU H，TANG Q，et al. Chinese patients' satisfaction with total hip arthroplasty：what is important and dissatisfactory [J]? J Arthroplasty，2014，29(12)：2245-2250.
[6] 康鹏德，黄泽宇，李庭，等. 肌肉骨骼系统慢性疼痛管理专家共识[J]. 中华骨与关节外科杂志，2020，13(01)：8-16.
[7] 周宗科，廖刃，唐佩福，等. 中国骨科手术加速康复围手术期疼痛管理指南[J]. 中华骨与关节外科杂志，2019，12(12)：929-938.
[8] 沈彬，翁习生，廖刃，等. 中国髋、膝关节置换术加速康复——围手术期疼痛与睡眠管理专家共识[J]. 中华骨与关节外科杂志，2016，9(02)：91-97.
[9] LI D，TAN Z，KANG P，et al. Effects of multi-site infiltration analgesia on pain management and early rehabilitation compared with femoral nerve or adductor canal block for patients undergoing total knee arthroplasty：a prospective randomized controlled trial [J]. Int Orthop，2017，41(1)：75-83.
[10] LI D，YANG Z，XIE X，et al. Adductor canal block provides better performance after total knee arthroplasty compared with femoral nerve block：a systematic review and meta-analysis [J]. Int Orthop，2016，40(5)：925-933.
[11] WANG Q，HU J，ZHANG W，et al. Comparison Between Ultrasound-Guided Suprainguinal Fascia Iliaca Block and Anterior Quadratus Lumborum Block for Total Hip Arthroplasty：A Prospective，Double-Blind，Randomized Controlled Trial [J]. J Arthroplasty，2022，37(4)：763-769.
[12] WANG Q，HU J，ZENG Y，et al. Efficacy of Two Unique Combinations of Nerve Blocks on Postoperative Pain and Functional Outcome After Total Knee Arthroplasty：A Prospective，Double-Blind，Randomized Controlled Study [J]. J Arthroplasty，2021，36(10)：3421-3431.
[13] LUO J，MIN S. Postoperative pain management in the postanesthesia care unit：an update [J]. J Pain Res，2017，10：2687-2698.
[14] 周宗科，黄泽宇，杨惠林，等. 中国骨科手术加速康复围手术期氨甲环酸与抗凝血药应用的专家共识[J]. 中华骨与关节外科杂志，2019，12(02)：81-88.
[15] 邱贵兴，裴福兴，唐佩福，等. 骨科常见疼痛管理临床实践指南(2018 版)[J]. 中华骨与关节外科杂志，2019，12(03)：161-167.

第六节　骨科大手术加速康复围手术期静脉血栓栓塞症防治规范

一、概述

静脉血栓栓塞症（venous thromboembolism，VTE）是血液在静脉内不正常地凝结，使血管完全或不完全阻塞，属静脉回流障碍性疾病。VTE 包括深静脉血栓（deep vein thrombosis，DVT）和肺栓塞（pulmonary embolism，PE）两种类型，两者相互关联，是 VTE 在不同部位和不同阶段的两种临床表现形式。VTE 是发生率较高的术后并发症，也是患者围手术期死亡及医院内非预期死亡的重要因素之一。研究表明，即使在进行 VTE 预防后，欧美骨科 DVT 的发生率仍为 2.22%～3.29%，PE 的发生率为 0.87%～1.99%；中国 DVT 的发生率为 1.8%～2.9%。中华医学会骨科学分会、美国胸科医师协会（American College of Chest Physicians，ACCP）及美国骨科医师学会（American academy of orthopaedic surgeons，AAOS）分别制定了骨科手术后 VTE 预防指南。在指南的指导下，VTE 的发生率呈现明显下降趋势，但仍常有发生，由 VTE 带来的并发症可严重延缓术后康复，降低患者生存质量，增加死亡率。因此，骨科大手术围手术期 VTE 防治对于骨科加速康复的实施显得尤为重要。

为了更好地实施骨科大手术围手术期 VTE 的防治工作，使骨科医师、血管外科医师、麻醉科医师、康复科医师和护士明确围手术期 VTE 防治的学科职责、规范诊疗行为，提高医疗质量与安全，由骨科专家联合呼吸科、血液科、血管外科相关专家成立多学科协作的规范编写专家委员会，结合 2016 年版《中国骨科大手术静脉血栓栓塞症预防指南》、2019 年版《中国骨科手术加速康复围手术期氨甲环酸与抗凝血药应用的专家共识》及近年国内外最新研究进展，归纳拟定了八个方面的问题：①骨科大手术围手术期 VTE 防治类型；②VTE 高风险的评估与预防措施；③术前潜在 DVT 患者的筛查与治疗；④术前诊断 DVT 或小腿静脉血栓患者的手术时机；⑤术后诊断 DVT 患者的治疗；⑥术后诊断小腿静脉血栓患者的治疗；⑦术前诊断 PE 或 PE 高风险患者的诊断与治疗；⑧骨科大手术围手术期 VTE 药物预防与治疗过程中的出血风险评估。针对上述八个方面的问题，在广泛查阅国内外最新文献的基础上形成初稿；随后，组织规范编写专家委员会通过线上会议对初稿进行逐段讨论，同时记录会议纪要与修改意见，汇总后形成第二稿；最后，经过多轮线上咨询与讨论，并反复修改后经规范编写专家委员会成员确认，形成本防治规范，供广大骨科医护人员在临床工作中参考应用。

本规范针对的骨科大手术专指全髋关节置换术、全膝关节置换术和髋部骨折手术（包括股骨颈、股骨转子间、转子下骨折的内固定手术）。

二、骨科大手术围手术期静脉血栓栓塞症防治类型

骨科大手术患者由于 VTE 风险、住院时情况、术前准备时间及术后治疗状况的不同，DVT 形成的风险也发生变化，DVT 及小腿静脉血栓发生的时间也不同。根据患者在临床诊疗过程中不同时间点发生 DVT 或小腿静脉血栓的可能性，将骨科大手术围手术期 VTE 的防治归纳为下述六种常见类型。

1. VTE 高风险　指存在引起血液瘀滞、血液高凝和血管壁损伤的高危因素，利用量化工具 Caprini 血栓风险因素评估量表（表 2-6）评分≥3 分的患者。

2. 术前潜在 DVT　术前存在 DVT 高危因素且高度怀疑已经存在 DVT，但未经血管超声检查或血管造影检查证实的患者。

3. 术前诊断 DVT 或小腿静脉血栓　术前已经通过血管超声检查或血管造影检查证实的 DVT 或小腿静脉血栓患者。

4. 术后诊断 DVT　术前筛查未发现 DVT，术后新发的且通过血管超声检查或血管造影检查证实的 DVT 患者。

5. 术后诊断小腿静脉血栓　术前筛查未发现小腿静脉（胫前静脉、胫后静脉、腓静脉、肌间静脉）血栓，为术后新发且通过血管超声检查或血管造影检查证实的小腿静脉血栓患者。

6. 术前诊断 PE 或 PE 高风险　术前发生的且通过肺动脉 CTA 或肺动脉造影检查确诊的 PE，临床可能性评分≥5 分的 PE 高风险患者。

VTE 的药物预防和治疗主要是使用抗凝药物，该过程中存在出血风险，因为抗凝的目的就是从凝血途径上抑制凝血因子活性，阻止血液凝固，预防血栓的发生。因此，在 VTE 药物预防和治疗之前需要对患者的现病史、既往史及凝血功能进行全面评估，做到既能预防血栓的发生又不明显增加患者的出血风险。

表 2-6　Caprini 血栓风险因素评估量表

A1（每个风险因素 1 分）	**B（每个风险因素 2 分）**
□年龄 40～59 岁	□年龄 60～74 岁
□计划小型手术	□大手术（<60 分钟）*
□近期大手术	□关节镜手术（>60 分钟）*
□静脉曲张	□腹腔镜手术（>60 分钟）*
□炎症性肠病史	□既往恶性肿瘤
□下肢水肿	□肥胖（BMI>40kg/m^2）
□肥胖（BMI>30kg/m^2）	**C（每个风险因素 3 分）**
□急性心肌梗死（1 个月内）	□年龄≥75 岁
□充血性心力衰竭（1 个月内）	□大手术持续 2～3 小时 *
□败血症（1 个月内）	□肥胖（BMI≥50kg/m^2）
□严重的肺部疾病，含肺炎（1 个月内）	□浅静脉血栓、DVT 或 PE 病史
□肺功能异常（慢性阻塞性肺疾病）	□血栓家族史
□卧床的内科患者	□现患恶性肿瘤或正在进行化学药物治疗
□下肢石膏或肢具固定	□肝素引起的血小板减少
□中心静脉置管	□未列出的先天或后天血栓形成
□输血（1 个月内）	□抗心磷脂抗体阳性
□其他高风险因素	□抗凝血酶缺乏症
A2［每个风险因素 1 分（仅针对女性）］	□蛋白 C、蛋白 S 缺乏症
□口服避孕药或激素替代治疗	□狼疮抗凝物阳性
□妊娠期或产后 1 个月内	□血清同型半胱氨酸酶升高
□原因不明的死胎史 复发性自然流产（≥3 次） 由于毒血症或发育受限的早产	**D（每个风险因素 5 分）**
	□择期下肢关节置换术
	□髋关节、骨盆或下肢骨折（1 个月内）
	□脑卒中（1 个月内）
	□多发性创伤（1 个月内）
	□急性脊髓损伤（瘫痪）（1 个月内）
	□大手术（超过 3 小时）*

风险因素总分：

注：每个风险因素的权重取决于引起血栓事件的可能性（如癌症的评分是 3 分，卧床的评分是 1 分，前者比后者更易引起血栓）；根据评分情况分为低危（0～1 分）；中危（2 分）；高危（3～4 分）及极高危（≥5 分）4 个等级；只能选择 1 个"*"的手术因素，最多累加 1 项。

三、静脉血栓栓塞症高风险的评估与预防措施

（一）静脉血栓栓塞症高风险的评估

VTE 高风险评估一般推荐采用 Caprini 血栓风险因素评估量表，其基本涵盖了住院患者可能发生 VTE 的所有危险因素，每个危险因素的评分为 1～5 分，包括年龄、性别、既往史、合并疾病、手术类型和手术时间、创伤类型等 45 项，每项评分可累加。根据评分情况分为低危（0～1 分）；中危（2 分）；高危（3～4 分）及极高危（≥5 分）4 个等级（见表 2-6）。

（二）静脉血栓栓塞症高风险的预防措施

骨科手术后 VTE 预防措施主要包括基本预防、物理预防、药物预防，临床上常联合应用三种预防措施。

1. 基本预防　基本预防措施包括：①手术操作规范，减少静脉内膜损伤；②正确使用止血带；③术后抬高患肢，促进静脉回流；④注重预防静脉血栓的知识宣教，指导早期康复锻炼；⑤围手术期

适度补液，避免血液浓缩。

骨科大手术患者应尽早下床活动，研究表明，术后 5 天未下床是骨科大手术术后发生 VTE 的高风险。因此，术后应鼓励患者早期下床活动，但目前尚无明确的循证医学证据表明早期下床可以替代抗凝药物的应用。

2. 物理预防　物理预防措施包括足底静脉泵、间歇充气加压装置及梯度压力弹力袜等。①足底静脉泵：通过脉冲气体在短时间内快速冲击足底的方式，使制动或者偏瘫患者肢体的静脉血获得正常人行走状态下的一种脉冲性加速，进而提高血流速度，改善肢体末端的供血不足，加快肢体水肿的消除。②间歇充气加压装置：通过加压泵装置从远心端到近心端有序充盈产生的生理性机械引流效应加快血液流动，促进静脉血液和淋巴液的回流；逐级压力治疗可以改善血液瘀滞，通过压力诱导的纤维蛋白溶解系统改善高凝状态，同时压力本身也可以改善内皮细胞功能紊乱情况。③梯度压力弹力袜：通过从足踝向腿部施加梯度压力，促进血液从浅静脉通过穿支静脉流向深静脉，增加深静脉血流速度和血流量；适当的逐级加压可改善静脉瓣功能，增加骨骼肌静脉泵作用。

VTE 中、高危患者推荐联合应用物理预防与药物预防措施。单独使用物理预防措施仅适用于合并凝血异常疾病、有高危出血风险的患者；待出血风险降低后，仍建议与药物预防措施联合应用。对患侧肢体无法或不宜采用物理预防措施的患者，可在对侧肢体实施。应用前应常规筛查禁忌证。

下列情况禁用或慎用物理预防措施：①充血性心力衰竭、肺水肿或下肢严重水肿。②下肢 DVT 形成、诊断 PE 或 PE 高风险或血栓性静脉炎。③间歇充气加压装置及梯度压力弹力袜不适用的下肢局部异常（如皮炎、坏疽、近期接受皮肤移植手术）。④下肢血管严重动脉硬化或狭窄、其他下肢缺血性疾病（糖尿病足等）及下肢严重畸形等。

物理预防 VTE 启动时间应尽早，入院排除禁忌证后即可启动。

3. 药物预防　我国现有抗凝药物包括普通肝素、低分子肝素、Xa 因子抑制剂、维生素 K 拮抗剂、抗血小板药物。

（1）低分子肝素：常采用皮下注射的方式应用，可显著降低骨科大手术后患者 DVT 与 PE 的发生率，且不增加出血风险。具有如下特点：①可根据体重调整剂量；②严重出血并发症少，相对安全，但需要注意小概率的肝素诱发血小板减少症的发生；③一般无须常规进行血液学检测，有出血倾向时可检测血小板计数。术后 12 小时后（硬脊膜外腔导管拔除后 4 小时可应用依诺肝素），可皮下注射预防剂量的低分子肝素。

（2）Xa 因子抑制剂

1）磺达肝癸钠：为间接Xa 因子抑制剂，安全性与低分子肝素类似。皮下注射，术后 6～24 小时（硬脊膜外腔导管拔除后 4 小时）开始应用。对于重度肾功能不全，肌酐清除率<20ml/min 的患者禁止使用。

2）利伐沙班：直接Xa 因子抑制剂，口服应用方便，相较华法林而言，与药物及食物相互作用少。10mg 每日 1 次口服，术后 6～10 小时（硬脊膜外腔导管拔除后 6 小时）开始使用。

3）阿哌沙班：直接Xa 因子抑制剂。2.5mg 每日 2 次口服，术后 12～24 小时（硬脊膜外腔导管拔除后 5 小时）给药。

（3）维生素 K 拮抗剂（华法林）：可降低 VTE 风险，但有增加出血风险的趋势。其价格低廉，可用于长期下肢 DVT 的预防。维生素 K 拮抗剂的不足之处包括：①治疗剂量范围窄，个体差异大，需常规监测国际标准化比值（international normalized ratio，INR），调整剂量控制 INR 在 1.7～2.5，INR>3.0 会增加出血风险。②易受药物及食物影响。③显效慢，半衰期长。需注意的是，如应用该药物，术前 20 小时必须开始使用。

（4）抗血小板药物（阿司匹林）：主要通过抑制血小板聚集，发挥抗动脉血栓的作用，在 VTE 预防上有一定作用。根据 ACCP 2021 年的最新版指南，阿司匹林一般不作为预防 VTE 的一线用药，但可作为抗凝血药物预防再发 VTE，推荐剂量为 75mg 或 150mg，每日 1 次。

4. 药物预防 VTE 的启动时间　骨科手术围手术期 VTE 形成的高发期是术后 24 小时内，故预防应尽早进行；而骨科大手术后初级血小板血栓形成稳定血凝块的时间约为 8 小时，术后出血趋于停止后应尽早进行抗凝。同时，在确定实施 VTE 药物预防时需慎重权衡利弊。

5. 药物预防 VTE 持续时间　骨科手术后凝血过程持续激活可达 4 周，术后 VTE 形成的危险性可持续 3 个月。对于骨科手术患者，药物预防持续时间至少 10～14 天，部分术式如全髋关节置换术建议延长至 35 天。特别需要注意的是，若术前 Caprini 血栓风险因素评估量表认为患者存在抗凝血酶、蛋白 C、蛋白 S 缺乏等遗传因素，建议术后预防性抗凝 6 个月。

6. 应用氨甲环酸后 VTE 预防的启动策略　骨科手术围手术期应用氨甲环酸后序贯应用抗凝药，既能减少出血，又不增加 VTE 风险。氨甲环酸的止血效果与其应用剂量和应用次数有关，但随着应用剂量或次数的增加，VTE 风险是否增大值得研究。理论上认为，抗凝药物在术后应用越早、持续时间越长，患者发生 VTE 的风险越小，但出血风险增大。为了在最大限度减少失血的同时，又不增加血栓的发生率，临床实践中需根据《中国骨科手术加速康复围手术期氨甲环酸与抗凝血药应用的专家共识》及《中国骨科大手术静脉血栓栓塞症预防指南》及时启动抗凝。

为了达到抗纤溶药和抗凝药的平衡，应在骨科手术围手术期应用氨甲环酸 6 小时后根据引流量的变化，选择抗凝药应用的时间。大部分患者术后 6～8 小时内伤口出血趋于停止，如引流管无明显出血或引流管血清已分离则表明伤口出血趋于停止，应在 6～8 小时内应用抗凝药；少数患者术后 6～8 小时后仍有明显出血，可延后应用抗凝药。术后监测凝血及纤溶指标可以更加精准地保证抗纤溶和抗凝的平衡。谢锦伟等的研究表明，骨科患者术后纤溶指标逐渐升高，术后 6 小时达到高峰，持续 24 小时后逐渐下降，但针对提前启动抗凝的具体生物学指标尚无明确定论。启动抗凝时可选择伊诺肝素首剂 0.2ml 或利伐沙班 10mg，24 小时后根据体重调整伊诺肝素剂量直至出院，出院后口服利伐沙班每次 10mg，每日 1 次，服用 10～14 天，高危患者应用 4～5 周。

7. 药物预防注意事项　①由于各种抗凝药物作用机制、分子量、单位、剂量等存在差异，且每种药物均有其各自的使用原则、注意事项及不良反应，所以在应用时需参照药品说明书。②对存在肾功能、肝功能损害的患者，应注意调整药物剂量。低分子肝素、磺达肝葵、利伐沙班和阿哌沙班等不适用于存在严重肾损害的患者，可以选择应用普通肝素。③安装心脏起搏器、冠心病需长期服用氯吡格雷或阿司匹林的患者，术前 7 天停用氯吡格雷，术前 5 天停用阿司匹林，停药期间桥接应用低分子肝素。④对于应用口服药物预防 VTE 的患者，需关注术后呕吐症状。⑤对于存在抗凝血酶缺乏症的患者，普通肝素、低分子肝素和磺达肝葵的抗凝效果不佳，建议选用其他作用机理的药物（如抗血小板或纤溶药物）。⑥对于蛋白 C 和蛋白 S 缺乏症患者，慎用华法林，会有加重高凝状态的风险。

8. 创伤骨折患者药物预防 VTE 注意事项　对于合并有脑部、胸部或腹部高出血风险的创伤患者，不优先推荐药物预防，可先采用物理预防，当高出血风险下降时，可再采用药物预防。

9. 下腔静脉滤器　骨科大手术 VTE 预防一般不推荐安置下腔静脉滤器，但对于同时存在高血栓风险和高出血风险的患者，可以考虑安装。

四、患者术前深静脉血栓的筛查与治疗

DVT 高危患者、住院前已卧床 48 小时以上的老年患者或转院前疑似 DVT 的转院患者应进行 DVT 筛查。

（一）术前深静脉血栓的筛查

术前 DVT 的筛查包括临床症状观察及辅助检查。

1. 临床症状观察　DVT 患者早期可能没有明显的临床症状，但对于不明原因的肢体肿胀、疼痛，直腿伸踝试验及压迫腓肠肌试验阳性，甚至是股白肿或股青肿的患者应高度警惕，需及时安排相

关辅助检查明确诊断。

2. 辅助检查

(1) 彩色多普勒超声检查：灵敏度、特异性均较高，是 DVT 诊断的首选方法。但该检查对于腹部、盆腔 DVT 诊断性较差。

(2) 螺旋 CT 静脉造影：可同时检查腹部、盆腔、下肢静脉病变。

(3) 血浆 D- 二聚体测定：可反映凝血激活及继发性纤溶的特异性分子标志物，对诊断急性 DVT 的灵敏度较高。需要说明的是，如该检查结果阴性可证实无血栓，而阳性可证实存在纤溶亢进，但并不能证明是静脉血栓。

(4) INR：反映凝血酶原时间与正常对照凝血酶原时间之比的国际敏感度指数（international sensitivity index，ISI）次方，往往用于检测华法林的用药。研究认为，急性 DVT 患者使用华法林治疗 INR 应该控制在 1.7～2.5。但该指标对于 DVT 的筛查意义有限。

(5) 阻抗体积描述测定：根据下肢血流量在不同阻力下的变化判定 VTE 的情况，操作简便、费用低，但对无症状的 DVT 敏感性差。

(6) 放射性核素血管扫描检查：通过扫描显像下肢静脉血流或血块中的核素浓度增加情况进行诊断，是对 DVT 诊断有价值的无创检查。

(7) 静脉造影：是 DVT 诊断的金标准，在其他检查难以确定诊断且如无静脉造影的禁忌证时应立即进行。

（二）术前深静脉血栓的治疗

参见术后 DVT 治疗的早期治疗部分[详见本规范“六、术后诊断深静脉血栓患者的治疗”中的“（一）早期治疗”部分]。

五、患者术前诊断深静脉血栓或小腿静脉血栓的手术时机

1. 术前非手术侧存在下肢 DVT 患者的手术时机　术前非手术侧下肢髂、股、腘处存在漂浮血栓的患者的手术风险高，暂不能手术，复查血栓稳定后再行手术；于髂、股、腘处存在稳定血栓的患者，或经规范化抗凝治疗 10～14 天且局部已建立侧支循环的 DVT 患者，可行手术治疗。

2. 术前手术侧存在下肢 DVT 患者的手术时机　术前手术侧存在下肢 DVT 患者经规范化抗凝治疗 10～14 天以上、血栓机化或部分再通、血栓远端无肢体肿胀者，可行手术治疗。

3. 术前存在小腿静脉血栓患者的手术时机　①单纯肌间静脉血栓可不进行特殊处理，术后采用常规 DVT 预防方案即可。②存在胫前、胫后及腓静脉血栓者（单纯或多个），血栓若位于胫骨结节以远 10cm 以内，且血栓长度>5cm、最大直径>7mm 者为高危患者，可进行规范化抗凝治疗 10～14 天，复查血栓稳定后再行手术。③仅存在于单一静脉（胫前、胫后或腓静脉）的血栓，血栓位于胫骨结节以远 10cm 以外，且血栓位于侧支，无明显下肢肿胀者，可进行手术，术后进行规范化抗凝治疗 10～14 天。

六、患者术后诊断深静脉血栓的治疗

术后诊断 DVT 或小腿静脉血栓患者的治疗需请血管外科医师共同评估和制定抗凝治疗方案。

（一）早期治疗

1. 抗凝治疗　抗凝是 DVT 的基本药物治疗，可以有效抑制血栓蔓延、利于血栓自溶和管腔再通，降低 PE 的发生率和病死率。但单纯抗凝不能有效消除血栓、降低血栓后综合征（postthrombotic syndrome，PTS）的发生率。常见抗凝药见本规范药物预防部分内容。对于早期 DVT 非肿瘤患者，建议直接使用新型口服抗凝药（如利伐沙班，前 3 周每次 15mg，每日 2 次；维持剂量每次 20mg，每日 1 次），或使用低分子肝素（100U/kg，每 12 小时 1 次）、维生素 K 拮抗剂，在 INR 达标（1.7～2.5）

且稳定 24 小时后，停用低分子肝素。对于早期 DVT 肿瘤患者，建议首选低分子肝素或新型口服抗凝药。

2. 溶栓治疗　对于急性近端静脉（髂、股、腘静脉）DVT 患者，如全身情况好、预期生命>1 年、出血并发症风险低，首选溶栓治疗。尿激酶为最常使用的溶栓药物，对急性期 DVT 的治疗具有起效快、效果好、过敏反应少的特点，常见的不良反应为出血。一般首剂 4 000U/kg、30 分钟内静脉注射，继以 60 万～120 万 U/d，维持 72～96 小时，必要时延长至 5～7 天。

有以下情况时禁用溶栓治疗：①溶栓药物过敏；②近期（10～14 天内）有活动性出血，包括严重的颅内、胃肠、泌尿道出血；③近期接受过大手术、活检、心肺复苏及不能实施压迫的穿刺手术；④近期有严重的外伤；⑤严重的难以控制的高血压（>160/110mmHg）；⑥严重的肝肾功能不全；⑦细菌性心内膜炎；⑧出血性或缺血性脑卒中病史；⑨动脉瘤、主动脉夹层、动静脉畸形；⑩年龄>75 岁；⑪妊娠。

3. 手术取栓　手术取栓是清除血栓的有效方法，可迅速解除静脉梗阻。常用 Fogarty 导管经股静脉取出髂静脉血栓，用挤压驱栓或顺行静脉取栓的方法清除腘静脉血栓。

4. 下腔静脉滤器　对于单纯抗凝治疗的 DVT 患者，不推荐常规应用下腔静脉滤器，对于抗凝治疗有禁忌或有并发症者，或在充分抗凝治疗的情况下仍然发生 PE 者，可以置入下腔静脉滤器。以下情况者可以考虑置入下腔静脉滤器：①髂、股静脉或下腔静脉内有漂浮血栓；②急性 DVT，拟行溶栓或手术取栓等血栓清除术者。

（二）慢性期治疗

1. 抗凝治疗时间　对于手术或一过性非手术因素导致的下肢近端或下肢孤立性远端的 DVT 或 PE 患者，推荐抗凝治疗 3 个月，3 个月后可采用 D- 二聚体值作为重要参考，判断是否需要继续抗凝治疗。

2. 抗凝治疗强度及药物选择　对于不伴有肿瘤的下肢 DVT 或 PE 患者，可使用新型口服抗凝药或维生素 K 拮抗剂。继发于手术或一过性危险因素的初发 DVT 患者，抗凝治疗 3 个月；复发者建议延长抗凝治疗时间。维生素 K 拮抗剂在整个治疗过程中应维持 INR 在 1.7～2.5，并进行定期监测。

七、患者术后诊断小腿静脉血栓的治疗

术后发现单纯肌间静脉血栓者，采用常规 DVT 治疗方案。术后存在胫前、胫后及腓静脉血栓（单纯或多个），且血栓位于胫骨结节以远 10cm 以内，且血栓长度>5cm、血栓最大直径>7mm 的患者，同术前存在小腿静脉血栓患者一样按照 DVT 进行抗凝治疗（详见本规范“术前存在小腿静脉血栓患者的手术时机”部分）。

八、患者肺栓塞的诊断与治疗

（一）肺栓塞的诊断

急性 PE 不仅临床表现缺乏特异性，常规检查如胸部 X 线片、心电图、血气分析、超声心动图等也缺乏特异性。多排螺旋 CT、放射性核素肺通气灌注扫描、肺动脉造影可明确诊断，但费用高，且均有侵入性，部分医院尚不具备检查条件。对于怀疑 PE 的患者，可以安排行肺部增强 CT 直观判断 PE 的大小及位置，但其对亚段及远端肺动脉血栓的敏感性较差，通过肺动脉造影可以明确诊断。临床上可参照欧洲心脏病学会（European Society of Cardiology，ESC）2019 年版《急性肺栓塞诊疗指南》及 2022 年版《急性肺栓塞多学科团队救治中国专家共识》的推荐，对怀疑急性 PE 的患者首先进行临床可能性评估，然后进行初始危险分层，最后逐级选择检查手段明确诊断。临床可能性评估常用 Wells 评分表（表 2-7），它简单易操作，适合广大基层医院。

表 2-7　Wells 评分表

项目	原始版 / 分	简化版 / 分
既往 PE 或 DVT 病史	1.5	1
心率≥100 次 / 分	1.5	1
过去 4 周内有手术或制动史	1.5	1
咯血	1.0	1
肿瘤活动期	1.0	1
DVT 有临床表现	1.0	1
其他鉴别诊断的可能性低于 PE	3.0	1

注：临床可能性评估根据各项得分总和推算，三分类法（简化版不推荐三分类法）中，0～1.0 分为低度可能；2.0～6.0 分为中度可能；≥7.0 为高度可能；二分类法中，对于原始版评分标准而言，0～4.0 分为可能性小；≥5.0 分为可能。对于简化版评分标准而言，0～1 分为可能性小；≥2 分为可能。

（二）肺栓塞的治疗

1. 术前合并 PE 的治疗　术前合并 PE 的骨科患者，应由心脏内科、呼吸科及血管外科共同制定治疗方案，抗凝治疗 3 个月以上，经肺动脉 CT 增强扫描证实血栓消失、血气分析结果正常时方可考虑手术。围手术期需要根据前述方案行桥接抗凝治疗。

2. 术后 PE 的防治　术后预防 PE 的重点在于 DVT 的预防，对于出血风险较高、对药物或物理预防措施具有禁忌证的患者，不建议放置下腔静脉滤器作为常规预防 PE 的措施。术后诊断 PE 的患者，需参照 2022 年版《急性肺栓塞多学科团队救治中国专家共识》，同时紧急请心脏内科、呼吸科及血管外科医师会诊共同制定治疗方案。

九、骨科大手术围手术期静脉血栓栓塞症药物预防与治疗过程中的出血风险评估

骨科手术围手术期在抗凝药物的使用过程中，主要存在出血风险，因为抗凝的目的就是从凝血途径上抑制凝血因子活性、阻止血液凝固、预防血栓的发生。目前常用的抗凝药物本身都会增加出血风险，特别是在创伤或手术后，出血风险明显增高。出血包括手术切口渗血、出血，引流管内引流出新鲜血液，牙龈出血，球结膜下出血，便血，尿血，咯血，呕血，颅内出血等。其中需要特别注意的是手术部位出血、消化道出血及颅内出血。对于手术部位出血的监测应注意观察切口渗血情况、引流管内是否引流出新鲜血液、引流血液量有无突然增多；对于消化道出血的监测应注意监测患者是否出现黑便或柏油样大便；对于颅内出血的监测应进行血压监测，防治高血压脑出血，如有颅内动脉瘤的患者抗凝时一定要慎重。

在抗凝预防或治疗过程中，应定期完善血常规检查、凝血功能检查和大便常规检查，以便及早发现问题。

（黄泽宇　谢锦伟）

参 考 文 献

[1] STEIFF M B，HAUT E R.The CMS ruling on venous thromboembolism after total knee or hip arthroplasty：weighing risks and benefits[J]. JAMA，2009，301（10）：1063-1065.

[2] THIRUGNANAM S，PINTO R，COOK DJ，et al.Economic analyses of venous thromboembolism prevention strategies in hospitalized patients：a systematic review[J].Critical Care，2012，16（2）：R43.

[3] AKPINAR EE，HOSGUN D，AKAN B，et al.Does thromboprophylaxis prevent venous thromboembolism after major orthopedic surgery?[J].J Bras Peumol，2013，39（3）：280-286.

[4] DIXON J，AHN E，ZHOU L，et al.Venous thromboembolism rates in patients undergoing major hip and knee joint surgery at Waitemata District Health Board：a retrospective audit[J]. Intern Med J，2015，45（4）：416-422.

[5] 钱文伟，翁习生，常晓，等. 人工髋关节置换后深静脉血栓形成影响因素的回顾分析[J]. 中国组织工程研究，2012，16(4)：622-625.

[6] STEVENS S M，WOLLER S C，KREUZIGER L B，et al.Antithrombotic therapy for VTE disease：second update of the CHEST guideline and expert panel report[J].Chest，2021，160(6)：e545-e608.

[7] MONT M A，JACOBS J，BOGGIO L N，et al.Preventing venous thromboembolic disease in patients undergoing elective hip and knee arthroplasty[J].J Am Acad Orthop Surg，2011，19(12)：768-776.

[8] 中华医学会骨科分会. 中国骨科大手术静脉血栓栓塞症预防指南[J]. 中华骨科杂志，2016，36(2)：65-71.

[9] 周宗科，黄泽宇，杨惠林，等. 中国骨科手术加速康复围手术期氨甲环酸与抗凝血药应用的专家共识[J]. 中华骨与关节外科杂志，2019，12(2)：3-10.

[10] CAPRINI J A.Risk assessment as a guide to thrombosis prophylaxis[J].Curr Opin Pulm Med，2010，16(5)：448-452.

[11] SZUCS G，HJZNER E，MUSZBEK L，et al. Assessment of thrombotic risk factors predisposing to thromboembolic complications in prosthetic orthopedic surgery[J].J Orthop Sci，2009，14(5)：484-490.

[12] GARCIA D A，BAGLIN T P，Weitz J I，et al.Parenteral anticoagulants：antithrombotic therapy and prevention of thrombosis，9th ed：American College of Chest Physicians evidence-based clinical practice guidelines[J].Chest，2012，141(2 Suppl)：e24S-e43S.

[13] HIRSH J，BAUER K，Donati M，et al.Parenteral anticoagulants：American College of Chest Physicians evidence-based clinical practice guidelines(8th edition)[J].Chest，2008，133(6 Suppl)：141S-159S.

[14] PALMER A J，KOPPENHAGEN K，KIRCHHOF B，et al.Efficacy and safety of low molecular weight heparin，unfractionated heparin and warfarin for thrombo-embolism prophylaxis in orthopaedic surgery：a meta-analysis of randomised clinical trials[J].Haemostasis，1997，27(2)：75-84.

[15] WESTRICH G H，HAAS S B，MOSCA P，et al.Meta-analysis of thromboembolic prophylaxis after total knee arthroplasty[J].J Bone Joint Surg Br，2000，82(6)：795-800.

[16] KUBITZA D，BERKOWITZ S D，MISSELWITZ F.Evidence-based development and rationale for once-daily rivaroxaban dosing regimens across multiple indications[J].Clin Appl Thromb Hemost，2016，22(5)：412-422.

[17] ERIKSSON B I，BORRIS L C，FRIEDMAN R J，et al.Rivaroxaban versus enoxaparin for thromboprophylaxis after hip arthroplasty[J].N Engl J Med，2008，358(26)：2765-2775.

[18] TURPIE A G，LASSEN M R，DAVIDSON B L，et al.Rivaroxaban versus enoxaparin for thromboprophylaxis after total knee arthroplasty(RECORD4)：a randomised trial[J].Lancet，2009，373(9676)：1673-1680.

[19] LASSEN M R，RASKOB G E，GALLUS A，et al.Apixaban versus enoxaparin for thromboprophylaxis after knee replacement(ADVANCE-2)：a randomised double-blind trial[J].Lancet，2010，375(9717)：807-815.

[20] LASSEN M R，GALLUS A，RASKOB G E，et al.Apixaban versus enoxaparin for thromboprophylaxis after hip replacement[J].N Engl J Med，2010，363(26)：2487-2498.

[21] STRUIJK-MULDER，ETTEMA H B，VERHEYEN C C，et al.Comparing consensus guidelines on thromboprophylaxis in orthopedic surgery[J].J Thromb Haemost，2010，8(4)：678-683.

[22] FORSTER R，STEWART.Anticoagulants(extended duration)for prevention of venous thromboembolism following total hip or knee replacement or hip fracture repair[J].Cochrane Database Syst Rev，2016，3：CD004179.

[23] CHEN B，HU N.Low molecular weight heparin and aspirin for prevention of deep vein thrombosis after orthopaedic surgery：a systematic review and meta-analysis[J].J Thromb Thrombolysis，2021，52(2)：553-559.

[24] WILSON D G G，POOLE W E C，CHAUHAN S K，et al.Systematic review of aspirin for thromboprophylaxis in modern elective total hip and knee arthroplasty[J].Bone Joint J，2016，98-B(8)：1056-1061.

[25] 中华医学会血液分会血栓与止血学组. 易栓症诊断与防治中国指南(2021 年版)[J]. 中华血液学杂志，2021，42(11)：881-888.

[26] 谢锦伟，姚欢，岳辰，等. 初次髋、膝关节置换术后纤溶变化[J]. 中国矫形外科杂志，2016，24(10)：931-936.

[27] CAO G，HUANG Z，HUANG Q，et al.Incidence and risk factors for blood transfusion in simultaneous bilateral total joint arthroplasty：a multicenter retrospective study[J].J Arthoplasty，2018，33(7)：2087-2091.

[28] KONSTANTINIDES S V，MEYER G，BECATTINI C，et al.2019 ESC Guidelines for the diagnosis and management of acute pulmonary embolism developed in collaboration with the European Respiratory Society(ERS)：the task force

for the diagnosis and management of acute pulmonary embolism of the European Society of Cardiology（ESC）[J].Eur Respir J，2019，54（3）：1901647.

[29] 中华医学会心血管病学分会，中国医师协会心血管内科医分会肺血管疾病学组，中国肺栓塞救治团队（PERT）联盟．急性肺栓塞多学科团队救治中国专家共识[J]．中华心血管病杂志，2022，50（1）：25-35.

第七节　骨科择期手术预防手术部位感染管理规范

一、概述

手术部位感染是骨科择期手术的术后严重并发症之一，特别是对关节置换术或脊柱内固定术来说更是灾难性的后果，常导致患者巨大的痛苦和创伤打击、沉重的经济负担和医患关系的恶化。骨科手术术后切口并发症是导致手术部位感染的重要原因和独立危险因素。目前，全国都在推广骨科加速康复进程，如果术后出现手术部位感染并发症势必将延缓手术康复进程，因此，预防手术部位感染十分重要。

为了进一步提高、规范和推广骨科择期手术预防手术部位感染管理措施，特撰写本管理规范，供广大骨科医师在临床工作中参考执行。

二、适用范围

适用于成年人骨科择期手术，尤其是Ⅰ类切口的手术。

三、预防手术部位感染的术前措施

（一）危险因素评估

1．患者整体因素及合并基础疾病的风险　贫血、低蛋白血症、类风湿关节炎病情控制不佳、肿瘤、免疫抑制状态、糖尿病血糖控制不佳、严重肾病、肾移植术后、重度肥胖（BMI>$35m^2/kg$）及合并其他全身性疾病，且ASA健康状况分级≥3级等均是手术部位感染的高危因素。

2．不良生活行为习惯　吸烟、酗酒对身体多器官损害大，影响手术预后，是手术部位感染的危险因素。

3．特殊药物使用的风险　患者长期使用免疫抑制剂、糖皮质激素、生物制剂、抗凝剂、抗血小板药物且术前没有规范调整和停药者均可能会增加手术部位感染的风险。

4．手术部位局部风险因素　①手术部位先前做过手术或发生过感染；②手术部位有瘢痕、皮损、皮疹；③手术部位近期做过针灸、小针刀、药物注射等有创操作。

5．手术相关因素　手术难度大；多部位同期手术；手术时间过长；因失血过多需要输血等。

（二）潜在感染灶筛查

术前如果患者存在活跃的感染灶易于被发现，是择期内置物手术尤其是关节置换术或脊柱内固定术的禁忌证，但如果是潜在感染灶则不易在术前被发现。

1．详细询问病史　需依次详细询问以下部位的感染：①鼻部：鼻炎、鼻窦炎；②口腔：溃疡、龋齿、牙龈肿胀、牙龈出血、牙周炎等；③呼吸道：肺部、上呼吸道感染；④泌尿道感染；⑤皮肤：毛囊炎、疥疮、皮癣；⑥手术部位有创操作史：如关节腔穿刺、硬脊膜外封闭、针灸、小针刀等；⑦妇科感染：如阴道炎、盆腔炎等。

2．仔细体格检查　按上述感染部位的顺序仔细检查有无以下体征：①鼻窦的红肿、压痛，黏膜充血。②口腔溃疡、龋齿、牙龈肿胀、牙龈出血、牙周炎。③咽部黏膜充血、扁桃体肿大、肺部啰音。

④肾区叩击痛，输尿管走行部位压痛。⑤皮肤破溃、疖疮、皮癣及皮疹、足癣和股癣。⑥手术部位有创操作的痕迹。⑦必要时需行妇科体格检查。⑧怀疑金黄色葡萄球菌定植者需采集可能定植部位的标本，如鼻咽部。

3. 实验室检查指标　红细胞沉降率（erythrocyte sedimentation rate，ESR）和 C 反应蛋白（C reactive protein，CRP）相结合可提高感染灶检出的敏感性和特异性。结合文献和四川大学华西医院前期的研究结果，ESR 超过正常值上限的 2 倍和 CRP>10mg/L 时检出感染灶的敏感性和特异性均可接近 90%。白介素 -6（interleukin-6，IL-6）对于感染检出的灵敏度高但阈值尚不明确，但结合 CRP 和 ESR 可明显提高感染检出的敏感性和特异性。

（三）术前手术部位感染危险因素控制措施

1. 加强营养，纠正贫血、纠正低蛋白血症

（1）加强营养：鼓励患者增加饮食摄入，尤其是优质蛋白质的摄入，建议每日至少进食鸡蛋 2～3 枚、瘦肉 100g；食欲不佳或消化不良者给予胃肠促动药（如莫沙必利）和胃蛋白酶等，争取将血清白蛋白提升到 35g/L 以上。

（2）纠正术前贫血：首先明确贫血原因，治疗原发病，缺铁性贫血者给予促红细胞生成素（erythropoietin，EPO）、铁剂、叶酸和复合维生素，具体可参考《中国骨科手术围手术期贫血诊治指南》。争取纠正术前贫血状态，使血红蛋白达到 100～110g/L。

（3）纠正水电解质紊乱：术前存在水电解质紊乱的患者需及时查明原因、尽快纠正，恢复水电解质平衡。

2. 戒烟、咳嗽锻炼改善肺功能　择期手术术前至少戒烟 2～4 周。咳嗽锻炼可增加患者肺活量、通气量，有利于排痰，对预防围手术期肺部感染具有重要意义。

3. 控制糖尿病患者的血糖水平　择期骨科大手术患者的空腹血糖控制在 8.0mmol/L 以下较为安全。入院后应连续监测空腹及三餐后 2 小时血糖水平，如血糖在目标范围内，继续维持原降糖方案不变；否则需每餐定量，限制碳水化合物摄入，但不限制蛋白质摄入，三餐前用短效胰岛素，并根据体重及餐后血糖水平调整剂量，空腹血糖水平高者睡前使用长效胰岛素。

4. 感染病灶的治疗　查明存在的感染病灶后，需进行相关的治疗，必要时需先转相关专科治疗感染病灶后再行骨科手术。

（四）预防手术部位感染术前皮肤准备

1. 皮肤清洁　住院后每日用肥皂水或沐浴液洗净手术部位皮肤。

2. 预防皮肤破损　告知患者小心保护皮肤，禁止抓破皮肤。有皮肤破损应每日用碘伏反复消毒，皮损痊愈后再手术。

3. 皮肤病治疗　有手、足、股癣者应请皮肤科治疗至无渗液后再考虑手术。银屑病患者应按皮肤科方案治疗，皮疹无发红并消退，无破损、渗出时再考虑手术。

四、预防手术部位感染的术中措施

（一）手术室与人员管理

1. 手术室环境物品管理

（1）手术室空气物品监测和管理：清洁手术，尤其是人工关节置换术或脊柱内固定手术，建议在百级层流的手术室中进行。清创手术可在万级层流的手术室中进行。手术室和医院感染管理（简称院感）部门需定期进行手术室空气采样来检测空气洁净度和细菌最大平均浓度，应在一天的第一台手术开始前和所有手术结束后进行，分别用浮游菌采样器和培养皿采集手术室内手术区和周边区的样本，并用浮游法和沉降法测定细菌浓度。百级层流手术室要求手术区洁净度达到 5 级，即空气中≥0.5μm 的微粒数在 350～3 500 粒 /m³ 范围内，且大于 5μm 的微粒数为 0，浮游法和沉降法细

菌的最大平均浓度分别低于 0.2cfu/30min·φ90 皿和 5cfu/m³；要求周边区的洁净度达到 6 级，即空气中≥0.5μm 的微粒数在 3 500～35 200 粒 /m³ 范围内，浮游法和沉降法细菌的最大平均浓度分别低于 0.4cfu/30min·φ90 皿和 10cfu/m³。具体标准参考《医院洁净手术部建筑技术规范（GB 50333—2013）》。当测定结果超标时需立即查明原因并进行整改。

（2）手术室无菌物品检测：定期对手术室使用的无菌包装的物品（包括术中使用的冲洗生理盐水）进行采样，并做细菌培养，如发现培养阳性，需严格溯源并查明污染环节。

（3）手术室常规环境和物品管理：每台手术结束后应对地面、手术灯、器具、设备等进行清洁。如前一台手术疑为污染手术，清洁后还需净化空气至少 20 分钟。手术开始前应注意对已开包的手术器械进行遮蔽，严禁无菌器械开包后在手术间内整理包布、被子、患者衣物等物品。

2. 手术室人员管理与术中照片

（1）严格控制参与和参观手术的总人数，尤其是人工关节置换术或脊柱内固定手术，应尽可能地减少不必要的人员进入手术室。手术开始前应准备充足的手术用品，尽可能减少手术室门打开的次数和手术室人员进出手术室的频次。

（2）推荐所有手术医师和护士均戴双层手套，且在消毒铺巾后更换外层手套，手术时间超过 2 小时需更换手套和吸引头。

（3）尽量减少 C 臂进出手术室的次数和手术室人员在术中透视或摄片过程中进出手术室的次数。

（二）预防性使用抗菌药物应用

一类无菌伤口的内置物手术应选择一代或二代头孢菌素作为术前预防性抗菌药物，并且应在术前 30～60 分钟开始静脉滴注。如肢体手术使用止血带，要求抗菌药物至少在止血带充气前 10 分钟输完；如患者对 β- 内酰胺酶过敏可使用克林霉素；如携带耐甲氧西林金黄色葡萄球菌（methicillin-resistant staphylococcus aureus，MRSA）的感染高风险患者，术前可使用万古霉素预防术后感染；如手术时间>3 小时或出血量>1 500ml，术中追加一剂抗菌药物可降低感染风险。

（三）手术操作技术

1. 消毒铺巾　如患者术区皮肤毛发浓密者，进手术室后再进行毛发刮除。手术消毒前应用含酒精的清洗剂刷洗手术区域肢体或躯干部位皮肤 5 分钟以上，再用含碘液消毒手术区域皮肤，范围至少超出手术切口 20cm。严格铺巾后，手术区域需贴含碘无菌手术薄膜以降低切口邻近区域毛囊腺内定植细菌的污染。

2. 切口显露　切口要尽量按照皮纹和皮肤张力方向设计，切口长度应满足术中充分显露且避免皮肤过度牵拉的需求。皮下脂肪层较厚、脂肪颗粒肥大者可行皮下脂肪刮除，有利于术中显露和缝合，且可减少术后脂肪液化的发生。

3. 贯彻微创操作理念　熟悉解剖结构，尽量沿肌肉、神经、血管间隙进行显露和操作，彻底止血，减少组织创伤和失血，在此基础上尽量缩短手术时间，可显著减少术后感染的风险。

4. 术野生理盐水冲洗　手术时间超过 30 分钟时，术野每 15～30 分钟用生理盐水冲洗 1 次（总量 3 000ml 以上）是减低术后感染风险的重要措施，特别是在安装假体、内固定器材前和关闭深筋膜前，应用大量生理盐水冲洗并清除无血供和游离失活的组织。

5. 氨甲环酸抑制纤溶　可显著减少术中创面渗血和术后手术部位隐性失血，有利于减少手术部位肿胀、血肿形成、切口渗血、渗液等并发症发生的风险，其具体应用方案可参考《中国骨科手术加速康复围手术期氨甲环酸与抗凝血药应用的专家共识》。

6. 术中抗菌药物使用　手术时间超过 3 小时，或失血量超过 1 500ml，或双侧关节置换手术完成一侧准备做另一侧时，需追加一剂预防性抗菌药物。

7. 术中输血、输血浆　手术时间长、术中出血量大时，需术中监测患者血红蛋白水平、水电解质水平和凝血功能。如血红蛋白低于 70g/L 或虽高于此水平但预计手术中和术后还将继续进一步失血者，需术中输红细胞悬液；如术中电解质紊乱，则需立即静脉补充予以纠正；如凝血功能异常，则需输血浆予以纠正，以预防弥散性血管内凝血（disseminated intravascular coagulation，DIC）的发生。

8. 切口缝合及处理

（1）缝合技术：缝合前应用大量生理盐水冲洗，尽可能严密缝合关节囊和深筋膜，尤其是关节部位手术者。张力高的肌腱、韧带等部位，可选择强度大、组织反应小的不可吸收缝线，其余部位应尽可能选择可吸收缝线。缝合时可先间断缝合 2～4 针对齐创缘，再进行连续缝合严密关闭创腔。深筋膜缝合完毕后应屈伸关节检查缝合的密闭性和关节活动度是否受影响。皮下浅筋膜层的缝合可采用间断或连续缝合，如条件允许可做皮内或真皮下的水平褥式连续缝合，有利于皮缘平整对齐。详细缝合技术可参考《中国骨科手术加速康复切口管理指南》。

（2）包扎技术：普通切口仅需常规无菌纱布覆盖后贴手术无菌敷贴即可。手术创面大或有渗血可能时应进行加压包扎，先用适量的无菌纱布松散地覆盖切口及周围区域，再用大棉垫平整包裹，然后用两层弹力绷带适度加压包扎，第一层弹力绷带的张力仅需能维持无菌纱布和大棉垫在关节活动和下地活动时保持贴附不移位即可，第二层弹力绷带可稍加压，注意保护骨性突出的部位，如髂前上棘、腓骨小头等部位，加压力度以不引起患者麻醉清醒后明显不适和不影响远端肢体血供为度。

9. 引流管管理　清洁手术，手术部位切口仔细止血后，切口内无明显渗血者可不安置引流管；如切口有明显渗血需安置引流管时，应在出血停止或出血明显减少（24 小时引流量少于 50～100ml）时拔除。引流管放置时间应<48 小时，以降低引流管逆行感染风险。如脊柱手术术后发生脑脊液漏可根据情况适当延迟拔管。

五、预防手术部位感染的术后措施

（一）术后密切观察手术部位

1. 疼痛　疼痛是患者术后最主要也是最重要的症状。在正常情况下，手术部位的疼痛是随术后时间的增加逐渐减轻的，如在没有明确的再次损伤的原因下出现疼痛突然加重则需警惕感染的发生。

2. 肿胀或红肿　在通常情况下，术后 48 小时是肿胀高峰期，如超过 72 小时肿胀还没有明显消退或出现明显的红肿、压痛、皮温升高，则感染的可能性较大。

3. 切口渗液　术后 24～48 小时后切口渗血、渗液应该停止，如术后 24 小时还存在渗血、渗液则需立即查明原因并加以处理，如持续渗液超过 48 小时则需警惕感染，详见后“术后切口管理”部分。

麻醉清醒、胃肠道功能恢复后应尽早开始经口饮食。

（二）纠正术后贫血、低蛋白血症

1. 营养支持

（1）尽早加强经口营养：麻醉清醒、胃肠道功能恢复后应尽早开始经口进食，以高蛋白、高维生素饮食为主，必要时请营养科配置高营养要素饮食，食欲欠佳者给予胃肠促动药。

（2）纠正低蛋白血症：摄入不足的患者或白蛋白<35g/L 者，可选择性输注人血白蛋白，尽快提升患者白蛋白水平至 35g/L 以上，可有效降低术后感染风险。

2. 纠正贫血　术后贫血者在充分营养支持基础上使用 rHuEPO 联合铁剂纠正贫血。根据《中国骨科手术围手术期贫血诊治指南》推荐血红蛋白<95g/L 者，每日或隔日 1 次皮下注射 1 万 U 单位 rHuEPO 联合静脉输注蔗糖铁 100～200mg；血红蛋白≥95g/L 者可仅给予口服铁剂 300mg/d。

（三）术后血糖监测

手术应激可使糖尿病患者产生胰岛素抵抗，可持续数周处于高血糖状态，增加切口相关并发症的风险。对于糖尿病患者或术前血糖异常者，术后在术前血糖控制方案的基础上，手术当日每 2～4 小时进行血糖监测，术后第 1 天监测空腹及三餐后 2 小时血糖，根据血糖水平维持或调整术前降糖方案，目标是控制血糖在 6.0～11.1mmol/L 范围内。

（四）术后切口管理

1. 一般处理　术后加强肌肉主动收缩锻炼，促进静脉、淋巴回流，休息时抬高患肢，减轻患肢水肿。

2. 密切观察切口情况　术后定时检查切口，敷料干燥没有渗出时无须每天更换敷料，但每天至少检查 2 次切口情况，重点询问患者切口和手术部位的疼痛程度，尤其注意有无异常疼痛加重，检查切口及其周围有无红肿、压痛、皮肤温度和皮肤张力有无异常增加。

3. 切口敷料管理　在通常情况下，术后加压包扎者应于术后 10～20 小时拆除外层弹力绷带，如外层弹力绷带加压压力过高引起患者不适，应及时拆除或调整绷带张力；如患者无特殊不适，且切口渗血风险高，可保持双层绷带加压 20 小时再拆除或调整。术后敷料干燥无渗血者，可 48 小时后再更换敷料。密切观察切口情况，如有发红、肿胀、压痛或渗血、渗液必须及时处理、避免逆行感染。

4. 切口渗血、渗液的处理

(1) 切口渗血：如仅为切口皮下渗血，且皮缘对合良好，24 小时内可仅做加压包扎，暂停使用抗凝药物，限制关节屈曲活动，不限制肌肉主动等长收缩运动；如 24 小时后仍有渗血，或皮缘对合不佳，须再次缝合、对齐皮缘。如为深筋膜层缝合不严或缝线断裂所致渗血，须立即在局部麻醉下进行宽边距、全层严密缝合。

(2) 切口渗液：须立即检查是否存在低蛋白血症、切口皮缘是否对齐。及时纠正低蛋白血症。如皮缘对合不佳，须拆除原缝线或缝合钉，对齐皮缘重新缝合。如渗液超过 48 小时，应高度怀疑感染或脂肪液化，应部分拆除缝线、引流，避免发生深部逆行感染。

5. 切口浅层感染管理　一旦出现切口渗血、渗液应延长预防性抗菌药物的使用时间，并在病程中做相应记录。如出现切口渗液伴红肿及疼痛明显加重等情况，则怀疑发生切口浅层感染，应立即拆除相应部位缝线、引流或做浅层清创及细菌培养，并立即先根据经验加强预防性抗菌药物的强度（建议选择二代头孢菌素联合万古霉素），可参照《中国骨科手术加速康复切口管理指南》。

6. 手术部位深部感染管理　术后切口持续渗液超过 48 小时，手术部位疼痛、肿胀、压痛明显，局部软组织张力明显增高，尤其是关节手术后关节腔出现明显肿胀、压痛、皮温升高，炎性指标呈上升趋势时，应考虑发生手术部位深部感染。此时应先经皮肤完好、无明显红肿部位做穿刺抽液送关节液有核细胞计数、分类和细菌培养，同时积极准备急诊行清创冲洗引流术，术中再送关节液培养，彻底清除感染炎性和失活组织，并置管冲洗引流。

7. 氨甲环酸应用　术后早期继续使用氨甲环酸可显著减少隐性失血，减轻手术部位肿胀和炎症反应，避免切口渗血、渗液，通常术后 3 小时、12 小时、24 小时可分别静脉输入氨甲环酸 1g，之后根据纤溶指标结果判断是否需继续使用，具体方案可参考《中国骨科手术加速康复围手术期氨甲环酸与抗凝血药应用的专家共识》。

8. 远红外线照射理疗　远红外线照射手术部位可促进局部血液循环、切口上皮生长、减轻组织水肿，可术后常规使用。

9. 切口拆线

(1) 拆线时手术部位评估：拆线时需评估患者切口和手术部位疼痛程度，正常情况下患者应无明显疼痛感。同时检查切口愈合情况和手术部位有无发红、肿胀、皮温升高、压痛。如为关节部位的手术，还需检查关节活动范围是否达到预期及关节活动时切口是否有明显牵张。

(2) 拆线时间：通常Ⅰ类切口颈椎手术术后 1 周拆线，胸、腰椎手术术后 2 周拆线，肢体非关节部位手术术后 10～14 天拆线，关节部位手术术后 2～3 周拆线；Ⅱ/Ⅲ类切口拆线时间需根据门诊检查患者伤口愈合情况后，根据患者个体情况决定，通常需在Ⅰ类切口拆线时间的基础上适当延迟。

10. 拆线后切口浅层感染　拆线后如出现切口及其周围疼痛、红肿、皮温升高、压痛、关节活动时有皮肤牵拉痛，但手术部位深部及关节腔无明显疼痛、肿胀和压痛时应考虑切口浅层感染，需立即再入院接受静脉输注抗菌药物。如之前手术有病原菌阳性培养结果，应选择之前使用有效的敏感抗菌药物继续治疗；否则，无内置物者可经验性选择一代头孢菌素 + 喹诺酮类（如莫西沙星或左氧氟沙星），有内置物者选择万古霉素 + 喹诺酮类（如莫西沙星或左氧氟沙星）抗感染治疗。如切口有分泌物者，需多次取分泌物培养，根据培养结果和临床治疗效果调整抗菌药物的种类。

如出现切口裂开、愈合不良伴感染，则需急诊行清创缝合，术中仔细检查深筋膜有无破口，浅层感染有无与深部相通，术中彻底清除感染炎性和失活组织，多次（至少 2～3 次）用双氧水和聚维酮碘溶液浸泡，并用大量生理盐水（3～10L）冲洗，根据切口感染情况和软组织张力情况行一期或二期缝合。

11. 拆线后手术部位深部感染　拆线后手术部位深部感染通常表现为关节或深部组织的疼痛、肿胀，局部皮温升高，并可能有全身感染症状，如发热、乏力、精神萎靡等。应急诊入院，行关节腔或深部脓肿穿刺抽液做有核细胞计数、分类和细菌培养。同时按前述原则选择抗菌药物静脉输注。如患者一般情况允许，应尽快急诊手术行感染病灶清除，根据感染发生的时间、宿主抵抗力强弱、细菌毒力强弱和耐药性、局部组织条件、有无骨破坏等因素选择是否保留内置物和行一期或二期翻修。

（五）术后合理使用预防性抗菌药物

术后继续按《抗菌药物临床应用指导原则》[卫生部 38 号文件（2009）]预防性使用抗菌药物 24 小时，如有切口渗液、肿胀等情况可适当延长使用时间至术后 72 小时。

（六）出院后管理

1. 出院后随访时间　主管医师与患者建立电话、微信联系，随时回应并处理突发情况。常规于术后 2～3 周、1 个月、3 个月、6 个月、1 年，之后每年进行门诊复诊。遇突发情况及时联系，及时处理。

2. 检查、评估手术部位有无感染　检查手术部位有无异常疼痛、红肿、皮温升高等情况，并指导功能锻炼。患者出院后 2～3 周内最好在医院附近驻留，切口愈合、拆线后方可远离医院，如发生手术部位异常疼痛、红肿、皮温升高、功能障碍等情况时紧急到医院进行诊治。

3. 预防性抗菌药物使用　提醒人工关节置换术或脊柱内置物手术的患者任何时候出现感冒、扁桃体炎、牙龈炎、鼻窦炎、皮肤感染等身体任何部位存在的或可能引起的感染，或接受有创操作时需口服或静脉使用抗菌药物预防或治疗感染以避免血源性假体或内置物周围感染。

4. 康复治疗　定期前往门诊评估手术肢体或颈腰椎功能，建议选择国际通用的功能评分量表进行评分。

5. 患者满意度评估　可门诊当面或通过电话或微信或第三方联系患者询问对整个手术治疗过程的满意度，建议使用手术相应的患者满意度调查量表进行评估。

（黄　强　林　吉　黄泽宇　许　宏）

参考文献

[1] PEEL T N，BUISING K L，CHOONG P F. Prosthetic joint infection：challenges of diagnosis and treatment[J]. ANZ journal of surgery，2011，81（1-2）：32-39.

[2] YIN D，LIU B，CHANG Y，et al. Management of late-onset deep surgical site infection after instrumented spinal surgery[J]. BMC Surgery，2018，18（1）：121.

[3] BONGARTZ T，HALLIGAN C S，OSMON D R，et al. Incidence and risk factors of prosthetic joint infection after total hip or knee replacement in patients with rheumatoid arthritis[J]. Arthritis Care & Research，2008，59（12）：1713-1720.

[4] CHOONG P F M，DOWSEY M M，CARR D，et al. Risk factors associated with acute hip prosthetic joint infections and outcome of treatment with a rifampinbased regimen[J]. Acta orthopaedica，2007，78（6）：755-765.

[5] Apixaban. After hip or knee replacement：LMWH remains the standard treatment[J]. Prescrire international，2012，21（130）：201-202，04.

[6] BOTTNER F，WEGNER A，WINKELMANN W，et al. Interleukin-6，procalcitonin and TNF-alpha：markers of peri-prosthetic infection following total joint replacement[J]. Journal of Bone & Joint Surgery British Volume，2007，89（1）：94.

[7] CESARE P E D, CHANG E, PRESTON C F, et al. Serum interleukin-6 as a marker of periprosthetic infection following total hip and knee arthroplasty[J]. Journal of Bone & Joint Surgery American Volume, 2005, 87(9): 1921-1927.

[8] GLEHR M, FRIESENBICHLER J, HOFMANN G, et al. Novel biomarkers to detect infection in revision hip and knee arthroplasties[J]. Clinical Orthopaedics & Related Research, 2013, 471(8): 2621-2628.

[9] VILLACIS D, MERRIMAN J A, YALAMANCHILI R, et al. Serum interleukin-6 as a marker of periprosthetic shoulder infection[J]. Journal of Bone & Joint Surgery American Volume, 2014, 96(1): 41.

[10] Prevention of pulmonary embolism and deep vein thrombosis with low dose aspirin: Pulmonary Embolism Prevention (PEP) trial[J]. Lancet, 2000, 355(9212): 1295-1302.

[11] Fondaparinux: new preparation. No better than LMWH in preventing pulmonary embolism[J]. Prescrire international, 2003, 12(63): 3-5.

[12] Intermountain Joint Replacement Center Writing Committee. A prospective comparison of warfarin to aspirin for thromboprophylaxis in total hip and total knee arthroplasty[J]. The Journal of arthroplasty, 2012, 27(1): 1-9 e2.

[13] SAHOTA S, LOVECCHIO F, HAROLD R E, et al. The Effect of Smoking on Thirty-Day Postoperative Complications After Total Joint Arthroplasty: A Propensity Score-Matched Analysis[J]. Journal of Arthroplasty, 2017, 33(1): S0883540317306745.

[14] TISCHLER E H, MATSEN K L, CHEN A F, et al. Smoking Increases the Rate of Reoperation for Infection within 90 Days After Primary Total Joint Arthroplasty[J]. Journal of Bone & Joint Surgery-american Volume, 2017, 99(4): 295-304.

[15] JÄMSEN E, NEVALAINEN P, KALLIOVALKAMA J, et al. Preoperative hyperglycemia predicts infected total knee replacement[J]. European Journal of Internal Medicine, 2010, 21(3): 196-201.

[16] MARCHANT M H, VIENS N A, COOK C, et al. The Impact of Glycemic Control and Diabetes Mellitus on Perioperative Outcomes After Total Joint Arthroplasty[J]. Journal of Bone & Joint Surgery American Volume, 2009, 91(7): 1621.

[17] 中国建筑科学研究院. 医院洁净手术部建筑技术规范[S]: GB 50333-2013, 医院洁净手术部建筑技术规范, 2014.

[18] Dabigatran: new drug. Continue to use heparin, a better-known option[J]. Prescrire international, 2009, 18(101): 97-99.

[19] JUDGE A, CHARD J, LEARMONTH I, et al. The effects of surgical volumes and training centre status on outcomes following total joint replacement: analysis of the Hospital Episode Statistics for England[J]. J Public Health (Oxf), 2006, 28(2): 116-124.

[20] ABBOTT K C, BUCCI J R, AGODOA L Y. Total hip arthroplasty in chronic dialysis patients in the United States[J]. Journal of nephrology, 2003, 16(1): 34-39.

[21] Rivaroxaban: new drug. After hip or knee replacement surgery: LMWH is safer[J]. Prescrire international, 2009, 18 (102): 151-153.

[22] BASER O, SUPINA D, SENGUPTA N, et al. Impact of postoperative venous thromboembolism on Medicare recipients undergoing total hip replacement or total knee replacement surgery[J]. American journal of health-system pharmacy: AJHP: official journal of the American Society of Health-System Pharmacists, 2010, 67(17): 1438-1445.

[23] ACKLAND G L, HARRIS S, ZIABARI Y, et al. Revised cardiac risk index and postoperative morbidity after elective orthopaedic surgery: a prospective cohort study[J]. British journal of anaesthesia, 2010, 105(6): 744-752.

[24] 中国康复技术转化及发展促进会, 中国研究型医院学会关节外科学专业委员会, 中国医疗保健国际交流促进会关节疾病防治分会, 等. 中国骨科手术加速康复围手术期氨甲环酸与抗凝血药应用的专家共识[J]. 中华骨与关节外科杂志, 2019, 12(2): 81-88.

[25] 康焱, 高鹏, 屠重棋, 等. 中国骨科手术加速康复切口管理指南[J]. 中华骨与关节外科杂志, 2018, 11(001): 3-10.

[26] ZHANG S, XU B, HUANG Q, et al. Early Removal of Drainage Tube after Fast-Track Primary Total Knee Arthroplasty [J]. The journal of knee surgery, 2017, 30(06): 571-576.

[27] WU Y, YANG T, ZENG Y, et al. Clamping drainage is unnecessary after minimally invasive total knee arthroplasty in

patients with tranexamic acid：A randomized，controlled trial[J]. Medicine，2017，96(7)：e5804.
[28] GUBIN A V，PRUDNIKOVA O G，SUBRAMANYAM K N，et al. Role of closed drain after multi-level posterior spinal surgery in adults：a randomised open-label superiority trial[J]. European Spine Journal，2019，28(1)：146-154.
[29] LJUNGQVIST O，SOOP M，HEDSTRÖM M. Why metabolism matters in elective orthopedic surgery：a review[J]. Acta orthopaedica，2009，78(5)：610-5.
[30] PILI-FLOURY S，MITIFIOT F，PENFORNIS A，et al. Glycaemic dysregulation in nondiabetic patients after major lower limb prosthetic surgery[J]. Diabetes & Metabolism，2009，35(1)：43-48.
[31] UDAGAWA Y，NAGASAWA H. Effects of far-infrared ray on reproduction，growth，behaviour and some physiological parameters in mice[J]. Vivo，2000，14(2)：321.
[32] 中华医学会. 抗菌药物临床应用指导原则[J]. 中国临床药学杂志，2006，26(2)：2026-2056.

第八节　骨科加速康复切口操作与并发症防治规范

一、概述

近年来，加速康复外科理念已在骨科迅速推广应用，取得了显著成效。手术切口并发症是术后较常见的问题，通常包括切口渗血、渗液、脂肪液化、局部肿胀、切口感染、延迟愈合等，这些问题不仅会影响加速康复进程，还会增加深部组织与外界接触的时间、增加接触媒介，从而导致手术部位深部感染甚至假体周围感染等严重问题。

研究报道，创伤骨科切口并发症可达 10% 以上，其中伤口感染患者检测出的病原菌种类繁多且多重耐药菌株也较多；脊柱手术术后切口并发症发生率为 1.6%～12.0%；关节外科手术如全膝关节置换术和全髋关节置换术术后 2 年内深部感染的发生率为 1%～2%，其中切口愈合不良及切口感染（浅层感染和深层感染）是非计划二次手术的主要原因，所占比重超过 50%。2017 年 7 月中国研究型医院学会关节外科学专业委员会伤口管理研究学组组织中国 100 家大中型医院进行了连续 3 年的全髋关节置换术和全膝关节置换术术后切口并发症问卷调查，结果显示与上述文献报道一致。因此，骨科手术切口并发症是影响手术效果的严重并发症，重视切口并发症与重视手术技术本身一样重要。循证医学证据显示切口的术前评估与科学管理是防治切口并发症的有效措施，可降低切口并发症发生率、减少患者的不适感和组织损伤、加速患者术后康复、缩短住院时间、减少医疗费用支出、节约医疗资源、实现医患双赢。为了进一步加强切口科学化管理、减少切口并发症，我们收集近年来的相关循证医学证据，经骨科专家及相关领域专家讨论形成本规范，旨在规范和指导骨科医师、护士加强切口管理，减少切口并发症，从而更好地实现加速康复。

二、切口并发症危险因素评估

（一）患者及合并基础疾病的危险因素

贫血、低蛋白血症、类风湿关节炎病情控制不佳、肿瘤、免疫抑制状态、糖尿病血糖控制不佳、严重肾病、肾移植术后、重度肥胖（BMI>35kg/m^2）、合并其他全身性疾病，以及 ASA 健康状况分级≥3 级等均是切口并发症的高危因素。

（二）不良生活行为习惯

吸烟、酗酒、不健康饮食习惯、过度劳累、不注意个人卫生等均是切口并发症的危险因素。

（三）特殊药物使用的风险

患者长期使用免疫抑制剂、糖皮质激素、生物制剂、抗凝剂、抗血小板药物且术前没有规范调整和停药者均可能会增加切口并发症的风险。

（四）手术部位局部风险因素

1. 手术部位先前做过手术或发生过感染。
2. 手术部位有瘢痕、皮损、皮疹。
3. 手术部位近期做过针灸、小针刀、药物注射等有创操作。
4. 此次手术预计手术难度大、手术时间长、住院时间长等。

三、手术切口的设计

体表的骨性标志对骨科手术的切口设计十分重要，术前通过观察和触摸在皮肤上对手术部位的体表骨性标志进行定位和标记可方便确定皮肤切口与体表标志的关系。如髋关节的后外侧入路可标记出股骨大转子和髂前上棘，膝关节部位的手术可标记出髌骨轮廓、关节间隙和腓骨小头。

所有皮肤切口尤其是关节部位屈曲侧的切口都应尽量顺皮纹方向，避免与皮肤屈曲纹垂直，以免因切口瘢痕挛缩导致相应关节活动受限，如切口实在难以顺皮纹方向，则应设计为弧形，约与皮纹成60°夹角。

所有的手术切口设计都需考虑血供的问题，尤其是手术部位已有手术瘢痕的情况下，要充分考虑皮肤血供的走行方向，比如膝关节部位先前已有手术切口瘢痕，此次手术切口应尽量选择原切口，如有多条原切口，应选择最外侧的那条；如必须新做切口，新切口与原切口之间的最小距离应至少为4cm，以降低新旧切口之间皮瓣缺血坏死的风险。

四、皮肤切开与显露的操作技术

（一）切开皮肤前准备措施

1. 术前皮肤准备、病房皮肤清洁及护理　患者术前1周应每天用沐浴液或清洁剂清洗切口周围及相关区域，保持切口周围清洁及皮肤完整。若术前皮肤有抓痕等破损，需每天3～4次以聚维酮碘或含碘液消毒后保持干燥，待皮损干燥结痂后再准备手术。其余切口周围皮肤问题，如足癣、股癣、过敏性皮炎、银屑病等，建议请相关科室会诊予以相应处理后，由手术医师及皮肤科医师共同判断皮损无渗出、红肿和急性炎症反应后再考虑手术。

2. 手术室皮肤消毒　①消毒前不常规备皮，切口部位毛发特别浓密者可选择术前1天晚或术晨用脱毛剂脱毛，或手术室消毒前剪除或用备皮刀顺毛发生长方向小心刮除毛发。②消毒前先用含酒精清洗剂或医用乙醇行手术区皮肤清洁，擦洗干净后再进行皮肤消毒。③皮肤消毒，建议用聚维酮碘或含碘液行手术区消毒3遍；或先用碘酒消毒1遍，再用医用乙醇脱碘1遍。④建议消毒铺巾后使用手术薄膜保护手术区。

3. 预防性抗菌药物使用　研究表明，合理地预防性使用抗菌药物可降低术后切口感染风险。据文献报道，感染发生率在清洁切口（Ⅰ类）为1%，在清洁-污染切口（Ⅱ类）为7%，在污染切口（Ⅲ类）为20%，在污秽-感染切口（Ⅳ类）为40%。因此，切口类型是决定是否需进行抗菌药物预防的重要依据。大多数骨科择期手术属于Ⅰ类切口，根据国卫办医发〔2015〕43号文件《抗菌药物临床应用指导原则》，手术创伤大、失血多、手术时间长或有内置物置入的手术，围手术期需预防性使用抗菌药物，一般选择一代或二代头孢菌素，于术前30～60分钟开始静脉滴注。肢体手术如使用止血带，要求抗菌药物至少应在止血带充气之前10分钟输完。

4. 氨甲环酸抗纤溶　大量研究表明氨甲环酸具有抗纤溶、减少出血、减轻局部炎症反应的作用，可缓解术后切口周围的肿胀，减少组织隐性失血，从而减少切口渗血、渗液，促进切口愈合。目前已在骨科加速康复围手术期管理中常规使用，其具体应用方案可参考《中国骨科手术加速康复围手术期氨甲环酸与抗凝血药应用的专家共识》。

（二）切开显露操作技术

1. 切开皮肤前可用无菌标记笔在皮肤上画出切口线，并垂直此线间隔 2～3cm 画数条短直线，便于术后原位缝合皮肤。

2. 切皮时手术刀刃必须垂直于皮肤表面，切迹皮缘呈斜面。

3. 切开皮肤后需换手术刀后再做深部组织切开。

4. 皮下脂肪较多、脂肪颗粒较大者，建议做脂肪颗粒刮除。

5. 表皮层和真皮层不可用电凝和电切，真皮下较浅处的皮下组织也尽量少用电凝止血。

6. 手术切口长度合理且足够显露，避免过度牵拉切口，在保证术野显露的基础上，尽量减少皮下组织的剥离范围。

7. 微创理念操作，彻底止血。切开皮下、深筋膜及关节囊时分层、分段切开、止血或显露血管后先电凝再切断。

8. 在放置拉钩显露时，要特别注意减少皮下组织的剥离、压迫等导致的损伤。

9. 避免进行关节周围过度松解。

10. 尽量缩短手术时间，如手术时间过长，在截骨操作完成后、内置物安装前、深筋膜缝合关闭前建议用大量生理盐水冲洗，必要时可选用碘伏溶液浸泡。

五、各类手术切口缝合的操作技术

（一）手术切口缝合前的准备

1. 彻底止血　应用止血带的手术，如手术创面较大，不确定是否存在活动性出血时，应松开止血带进行检查。

2. 尽量少用电凝，尤其是较大血管出血，应用可吸收缝线结扎或缝扎，切忌盲目地用电凝反复烧灼形成大量焦痂。

3. 切除创面内的失活组织，可适当修整不规整的创缘，以便于缝合。

4. 用大量生理盐水冲洗，必要时可选用碘伏溶液浸泡。

（二）切口缝合原则

骨科手术切口缝合原则：依次逐层闭合，保证解剖结构对合准确；严密闭合的同时避免缝线损伤周围组织，为切口愈合提供充足的血液供应；深部切口闭合不留腔隙；尽量快速闭合切口缩短手术进程。正确选择手术切口的缝合技术和缝合材料对确保手术切口良好愈合至关重要。

（三）骨科常用缝合技术及缝合材料的选择

1. 常用缝合技术　切口缝合主要分为连续缝合和间断缝合两大类，在此基础上又演变出包埋缝合、荷包缝合、减张缝合和免打结缝合等缝合方式，骨科手术最常使用单纯间断缝合、单纯连续缝合、连续水平褥式缝合（皮内缝合）和免打结缝合，有时也会用到“8”字缝合、垂直褥式缝合（外翻缝合）和减张缝合。

（1）单纯间断缝合：最常用的缝合方式，适用于关节囊、深筋膜、浅筋膜和皮肤的缝合。间断缝合可减少死腔，保证对合良好。间断缝合的间距一般为 5～8mm，根据缝合组织的不同，针距和间距稍有不同。一般对于关节囊、深筋膜等张力大的组织，间距可适当减小，针距也应稍小；而缝合皮下、皮肤组织的间距可适当增大。缝合完毕后应检查缝合间断处是否严密，必要时应追加缝合。

（2）单纯连续缝合：常用于筋膜和关节囊的缝合，单纯连续缝合具有缝合时间短和缝线线结少的优点，缝合时拉线应松紧适度，保证切口处血供良好。缝合完毕时应检查有无渗漏，如有渗漏，则需采用间断缝合加固。

（3）连续水平褥式缝合：主要用于皮下和皮内组织的缝合。有利于对合皮缘，且皮内缝合可减少皮肤针眼瘢痕及拆线的麻烦，提高皮肤美观效果，对于一些对减少手术瘢痕有较高要求的患者可以采用。

(4) 免打结缝合：是一种应用倒刺缝线的新兴缝合方式，张力支撑足够大，对组织的抓持力强而均匀，可单人操作快速完成缝合。需要注意缝合时松紧应适度，避免拉线过紧，收尾时需交叉回缝2～3针，贴着组织剪线，防止线尾损伤周围局部组织。

(5) “8”字缝合：对于张力较大的组织，如深筋膜或肌腱，可采用“8”字缝合，保证组织不因对合张力大而切割撕裂，促进愈合；也常用于加固连续缝合后残留的渗漏部位。

(6) 垂直褥式缝合：常用于伤口跨度大和张力大的组织或外翻缝合。

(7) 减张缝合：常用于缝合张力过高的皮肤切口，通常选用减张缝线，边距在1cm以上，可联合应用垂直褥式缝合方式进一步增加缝线拉力。有条件时采用新型带网片的皮肤胶，在皮肤表面对切口提供额外的高抗张强度，同时保持皮肤美观效果。

2. 缝合材料的选择　目前的缝合材料分为可吸收和不可吸收两大类，在骨科手术切口除了肌腱、韧带的修复应选择惰性很强的不可吸收材料外，其余情况均推荐选择含抗菌药物的可吸收缝线，以减少置入物(缝线)造成的感染和丝线造成的异物反应；尤其是对于清洁污染切口和污染切口应特别避免使用丝线，避免细菌定植在缝线纤维空隙中。选择可吸收缝线必须了解最关键的两个要素：张力支撑时间和吸收时间。张力支撑时间是指可吸收缝线能维持将切口对合良好所需张力的时间；吸收时间是指可吸收缝线在体内被人体组织完全降解吸收的时间。

选择缝合材料的原则：①肌腱、韧带等愈合较慢的组织应选择组织反应小、惰性强的不可吸收缝线，如聚丙烯，聚酯缝线或长效支撑的可吸收缝线，如聚对二氧环己酮缝线。②对于愈合时间在2～6周内的组织应尽量选择可吸收缝线，减少异物残留引起感染的风险。③了解不同部位伤口组织愈合的时间，可吸收缝线的张力支撑时间必须大于组织完全愈合的时间，如果考虑患者全身及局部有高风险因素，则要选择张力支撑时间更长、含抗菌药物的可吸收缝线。④为了减少皮肤瘢痕的形成，尽量选择不穿透表皮的方式和材料缝合切口，在情况允许时行皮内连续缝合。⑤缝合材料现在大多都自带缝针，在不破坏强度锋利度的情况下尽可能选择细的针型，这也符合微创理念。在手术过程中，刚性足以抵抗弯曲，而韧性足以抵抗断裂。针型要考虑弦长和弧度，根据部位深浅和组织厚度选择不同针型。

(四) 不同手术类型切口缝合技术

1. 髋、膝关节置换术

(1) 膝关节囊、深筋膜层

1) 缝合方式：屈膝位(30°～60°)缝合，首先使用间断“8”字缝合或间断单纯缝合的方法，在切口髌骨上下缘及切口远近端对合3～5针，然后使用连续缝合的方式从切口远端向近端关闭，缝合间距与针距均为5mm；缝合完毕后，反复屈伸活动膝关节，检查缝合是否严密，必要时追加缝合。

2) 缝线选择：基于组织特性和缝合要求，建议选用含抗菌药物的可吸收缝线进行对合，或选用免打结缝线进行连续缝合，以减少切口裂开和切口渗液的风险。

(2) 髋关节囊及外旋肌群重建

1) 缝合方式：缝合重建关节囊及外旋肌群，骨质较硬者可在大粗隆上钻两个骨道，用一根带针线辅助外旋肌群标记线从骨道穿出。将关节囊近端和远端的标记线相互打结，至少打6个方结，将梨状肌和短外旋肌群的标记线互相打结，至少打6个方结。

2) 缝线选择：基于组织特性和缝合要求，推荐使用不可吸收的聚酯线或1号含抗菌药物的可吸收缝线重建后方组织，以提供更大的缝合强度，对预防术后早期脱位具有重要意义。

(3) 臀大肌筋膜、阔筋膜

1) 缝合方式：重建关节囊和外旋肌群后，将患肢屈髋30°、屈膝60°，髋关节轻度外展，保持外旋中立位。先在大转子处间断缝合1～2针定位后，从切口远端向近端连续缝合阔筋膜。缝合的间距为5～8mm，缝合完毕后应检查缝合间断处是否严密，必要时应追加缝合。

2）缝线选择：基于组织特性和缝合要求，建议选用可吸收缝线或免打结缝线进行连续缝合，以缩短缝合时间，减少切口裂开，避免形成切口疝。

（4）皮下浅筋膜层：先去除皮下组织中较大的游离脂肪颗粒，可采用单纯间断缝合方式做内翻缝合，间距 5～8mm。注意均匀缝合，针距过密会引起局部缺血，针距过稀则会遗留死腔，易引起积液，影响切口愈合。线结过多、过大易诱发线结反应，可采用连续缝合或免打结缝合，以减少线结反应，同时还可以缩短缝合时间、降低感染风险。若组织较厚，应分层缝合。缝合完毕后，应检查缝合张力是否均匀、对合是否整齐，避免出现错位和错层缝合，必要时应追加缝合或拆线调整。

（5）皮肤层：在皮下组织层良好缝合的基础上，选择可吸收缝线或免打结缝线连续水平褥式皮内缝合可快速整齐闭合皮肤切口，切口张力较大或术后功能锻炼较积极者，可加用皮肤缝合钉或有条件者可使用新型带网片的皮肤胶加固皮肤层的缝合。

2. 脊柱手术

（1）腰部肌肉层：此处张力较大，应选择高张力缝线，以确保肌肉组织在缝线的支持下能够有效愈合。应选择圆针，以减少组织损伤。如手术保留腰椎棘突，需要在棘突的止点重建肌肉，可使用间断缝合的方式，缝线穿过两侧肌肉与棘突间韧带进行该层次闭合。如果进行全椎板切除减压手术，椎板与棘突已经完全切除，需要将两侧肌肉向正中拉拢后缝合在一起，填补硬脊膜背侧原有椎板和棘突所在的空间，避免出现胸腰筋膜深方的空腔。与此同时，可将胸腰筋膜缝合至棘上韧带，保持其与深方肌层的连续性，避免深方肌肉漂浮起来。只需聚拢对合肌肉即可，针距 2cm 左右。

（2）胸腰筋膜：胸腰筋膜张力大，组织坚韧，愈合时间为 6～8 周，胸腰筋膜的良好闭合可为腰部提供足够的张力，减少深方组织积液渗漏到皮下组织中，尤其是在术中操作导致硬脊膜撕裂，存在脑脊液渗漏的情况下，严密缝合胸腰筋膜，可以降低术后出现脑脊液囊肿和伤口感染等并发症的概率。在闭合切口的过程中，应尽量选择圆针，减少缝线本身及缝线切割筋膜的情况。同时要求缝合材料强度足够高，组织反应小，无异物残留，可选用可吸收缝线连续扣锁缝合或选用免打结缝线连续缝合，缝合间距与针距均为 5mm。

（3）皮下浅筋膜层：该层次的缝合要求为良好对合，避免脂肪液化和死腔，避免伤口裂开。肥胖者应先刮除皮下组织中较大的游离脂肪颗粒，然后采用单纯间断或连续缝合方式做内翻缝合，间距 5～8mm，有条件者可选择免打结缝线。若组织较厚，应分层缝合；若张力较大，可考虑做减张缝合。缝合完毕后，应检查缝合张力是否均匀、对合是否整齐，避免出现错位和错层缝合，必要时应追加缝合或拆线调整。

（4）皮肤层：脊柱手术切口的皮肤张力通常不大，术后功能锻炼要求也不高，在皮下组织层良好缝合的基础上，选择含抗菌药物的可吸收缝线或免打结缝线连续水平褥式皮内缝合可快速整齐闭合皮肤切口，有条件者可选择使用新型皮肤胶闭合皮肤。

3. 创伤骨科手术　创伤骨科手术因其复杂多样的发病因素，手术切口可涉及四类。Ⅰ类切口：如常见的股骨骨折切开复位内固定术、锁骨骨折切开复位内固定术及骨科内固定物取出术等。Ⅱ类切口：开放性骨折、断指再植术及肌腱吻合术等。Ⅲ类切口：软组织污染、创伤性骨折断端污染等。Ⅳ类切口：有失活组织的陈旧性创伤感染手术。伤口关闭经常是创伤骨科治疗中颇具挑战性的步骤，一期关闭切口是最理想的方式，但有时受制于受伤的时间、污染的机制和程度，以及局部软组织的条件等因素，不得不选择延迟缝合关闭切口。

（1）肌肉筋膜层：尽量严密缝合深筋膜，尤其需覆盖裸露的骨、肌腱、神经、血管等组织及内置物，张力过大时应采用间断缝合，先从张力较小的两端开始，逐渐缝向张力最高的部位。如张力实在太大，或组织缺损过多无法缝合关闭深筋膜，则需考虑用皮下组织层错层缝合以尽量覆盖裸露的骨、肌腱、神经、血管等组织及内置物。

（2）皮下浅筋膜层：一般情况下此层次的缝合同前述一致，都要求良好对合、避免死腔、避免伤口裂开、减少异物反应、避免缝线切割。但有时当创伤较重、软组织条件较差，甚至组织缺损的情况下，很难完整缝合，此时应尽量将切口两侧皮下组织向中间靠拢缝合，或考虑做皮肤和皮下的全层减张缝合。

（3）皮肤层

1）Ⅰ类切口同样在皮下组织层良好缝合的基础上，首选含抗菌药物的可吸收缝线或免打结缝线连续水平褥式皮内缝合，这样可快速整齐地闭合皮肤切口。切口张力较大或术后功能锻炼较积极者，建议再额外用皮肤缝合钉或有条件者可使用新型皮肤胶加固皮肤层次的缝合。

2）Ⅱ/Ⅲ类切口通常采用间断缝合，主要原因是如有血肿形成、水肿、伤口局部炎症和感染等情况时，可间隔拆除一些缝线来减小张力和引流。

3）张力较大且皮肤能承受一定张力的伤口，可选择皮肤和皮下全层的减张缝合。

4）对于不能承受张力的伤口（比如皮肤撕脱伤、切开减张后的创面及皮瓣的缝合），一般是在皮肤自然松弛的位置进行缝合，保留部分皮缘间隙使之二期愈合，面积较大的创面则可通过负压封闭引流（vacuum sealing drainage，VSD）和二期植皮的方式进行覆盖。

5）三角形伤口的正确缝合方法是自三角形的一边进针，在三角形的尖端处挂一针皮下组织，再从三角形的另一条边出针。

6）“Y”形伤口：应从“Y”形的一个钝角处进针，在锐角处挂一针皮下组织，再从另一个钝角处出针。

7）对于更不规则的伤口，可通过扩创使之成为较规则形状的伤口后再缝合。

8）对于两侧皮肤不等长的伤口，可以先对齐伤口的一端，进行间断缝合，直到缝至伤口末端，最终会出现“狗耳朵”现象，用刀片沿前面已缝合的伤口切开“狗耳朵”的一侧，然后将“狗耳朵”展开平铺，再沿伤口走行将另一侧切除。

9）对于手指掌侧垂直于指横纹的伤口，需要采用“Z”字的方法进行伤口处理。即以与纵行伤口两端各呈60°的夹角分别在此伤口两侧各做一与伤口等长的切口，两切口相平行，游离皮下组织，使之成为两个等边三角形的皮瓣，将两皮瓣交叉缝合，就可以使垂直的伤口两端改变75%，使之不再垂直于指横纹。

六、手术切口术后管理

（一）优化全身状态管理

术后继续原有合并基础疾病的控制，及时纠正贫血、低蛋白血症，避免切口渗液，降低切口感染风险，在规范抗凝的基础上个体化调整抗凝方案和抗凝药剂量，避免抗凝过度引发的切口渗血、渗液。

1. 营养支持，纠正低蛋白血症，尽早加强经口营养　麻醉清醒、胃肠功能恢复后应尽早经口进食，以高蛋白、高维生素饮食为主，必要时请营养科配置高营养要素饮食，食欲欠佳者给予胃肠促动药。摄入不足的患者或白蛋白<35g/L者，可选择性输注人血白蛋白，尽快提升患者白蛋白水平至35g/L以上，可有效降低术后感染的风险。

2. 纠正贫血　术后贫血者在充分营养支持的基础上使用rHuEPO联合铁剂纠正贫血。根据《中国骨科手术围手术期贫血诊疗指南》推荐Hb<95g/L者，每日或隔日1次皮下注射1万U rHuEPO联合静脉输注蔗糖铁100～200mg；Hb≥95g/L者，可仅给予口服铁剂300mg/d。创伤骨科患者或手术后出血引起的急性贫血者应按2000年我国卫生部颁发的《临床输血技术规范》中所规定的Hb>100g/L时一般不必输血；Hb<70g/L时需要输血；Hb为70～100g/L时应根据患者的情况决定是否输血。

3. 术后血糖监控　手术应激可使糖尿病患者产生胰岛素抵抗，患者可持续数周处于高血糖状态，从而增加切口相关并发症的风险。对于糖尿病患者，或术前血糖异常者，术后在术前血糖控制方案的基础上，手术当日每2～4小时进行血糖监测，术后第1天监测空腹及三餐后2小时血糖，根据血糖水平维持或调整术前降糖方案，目标是控制血糖在6.0～11.1mmol/L范围内。

（二）术后切口管理

1. 一般处理　术后加强肌肉主动收缩锻炼，以促进静脉、淋巴回流，休息时抬高患肢，减轻患肢水肿和手术部位肿胀。

2. 密切观察切口情况　术后定时检查切口，敷料干燥没有渗出时无须每天更换敷料，但每天至少检查2次切口情况，重点询问患者切口和手术部位疼痛程度，尤其注意有无异常疼痛加重，检查切口及其周围有无红肿、压痛，皮肤温度和皮肤张力有无异常增加。

3. 切口敷料管理　在通常情况下，肢体手术术后加压包扎者，术后10～20小时拆除外层弹力绷带，如外层弹力绷带加压压力过高引起患者不适，应及时拆除或调整绷带张力；如患者无特殊不适，且切口渗血风险高，可保持双层绷带加压20小时后再拆除或调整。术后敷料干燥无渗血者，可40小时后再更换敷料。密切观察切口情况，如有发红、肿胀、压痛或渗血、渗液必须及时处理，以避免逆行感染。

4. 氨甲环酸应用　术后早期继续使用氨甲环酸可显著减少隐性失血，减轻手术部位肿胀和炎症反应，避免切口渗血、渗液，通常术后3小时、12小时、24小时可分别静脉输入氨甲环酸1g，之后根据纤溶指标结果判断是否需继续使用，具体方案可参考《中国骨科手术加速康复围手术期氨甲环酸与抗凝血药应用的专家共识》。

5. 远红外线照射理疗　远红外线照射手术部位可促进局部血液循环、切口上皮生长、减轻组织水肿，可于术后常规使用。

6. 切口拆线

（1）拆线时手术部位评估：拆线时需评估患者切口和手术部位疼痛程度，正常情况下患者应无明显疼痛感，同时检查切口愈合情况和手术部位有无发红、肿胀、皮温升高、压痛。如为关节部位手术，还需检查关节活动范围是否达到预期及关节活动时切口是否有明显牵张。

（2）拆线时间：Ⅰ类切口，颈椎手术术后1周拆线；胸、腰椎手术术后2周拆线；肢体非关节部位手术术后10～14天拆线；关节部位手术术后2～3周拆线；Ⅱ/Ⅲ类切口，拆线时间需根据门诊检查患者切口愈合情况后，根据患者个体情况决定，通常需在Ⅰ类切口拆线时间的基础上适当延迟拆线时间。

七、常见手术切口并发症的防治

（一）切口渗血、渗液的防治

1. 切口渗血　如仅为切口皮下渗血，且皮缘对合良好，术后24小时内可仅做加压包扎，同时暂停使用抗凝药物，限制关节屈曲活动，但不限制肌肉主动等长收缩运动；如超过术后24小时仍有渗血，或皮缘对合不佳，须及时缝合、对齐皮缘。如为深筋膜层缝合不严或缝线断裂所致渗血，须立即在局部麻醉下进行宽边距、全层严密缝合。

2. 切口渗液　须立即检查是否存在低蛋白血症、切口皮缘是否对齐，及时纠正低蛋白血症，如皮缘对合不佳，需拆除原缝线或缝合钉，对齐皮缘重新缝合。如渗液超过48小时，应高度怀疑感染或脂肪液化，应部分拆除缝线、引流，避免引起深部逆行感染。

（二）切口周围肿胀的防治

术后切口周围轻度的肿胀是创伤后无菌性炎症反应的正常过程，通常在术后48～72小时达到高峰，之后逐渐减轻，但如果切口周围肿胀明显，且伴有明显的疼痛、发红、皮温升高、渗液等表现或术后48～72小时后仍无消退或反复加重，则应进行切口或深部感染、手术部位出血、血肿形成、深静脉血栓等并发症的相关诊断与治疗措施。

1. 术后切口周围肿胀的常见原因

（1）直接的手术创伤导致组织损伤后反应性水肿、血肿形成、关节积液。手术时间长、止血带使用时间长是术后肿胀的重要因素。

（2）与切口边缘的刺激有关，如异物、凝固的坏死物、大团的结扎线、伤口张力过大（缝合过紧、创缘错位）等。

（3）各种原因导致肢体浅静脉、淋巴回流受阻，如长期卧床，活动减少，下肢血液回流减缓；术后早期过量活动，如屈曲练习过于频繁、负重行走时间过长。

（4）抗凝药使用过度，或损伤导致的手术部位出血、血肿形成。

2. 预防及处理

（1）积极寻找肿胀原因，针对病因治疗。

（2）对症治疗可采取抬高患肢、冷敷疗法。

（3）合理应用微创技术，手术操作轻柔，减少止血带使用时间、缩短手术时间。

（4）氨甲环酸静脉输注，如无使用禁忌证，切皮前和术后静脉应用氨甲环酸有利于减少术后出血、组织炎症和肿胀。

（5）选择性放置引流管，视术后引流量决定拔管时间，应尽量早期拔除（术后 24 小时以内），针对高风险的患者可以使用预防性负压伤口治疗技术。

（6）术后麻醉苏醒后即嘱患者行踝泵功能锻炼，尽早进行主动肌肉收缩锻炼。

（7）下肢手术术后应用弹力绷带或弹力袜。

（8）早期进行适合的功能锻炼及物理治疗。

（三）切口周围水疱的防治

骨科手术后出现的水疱通常为过敏性水疱和张力性水疱，可采用以下预防措施：①避免手术部位肿胀；②对有胶布过敏史的患者应该改用其他固定敷料的方式；③切口敷料尤其是关节部位推荐选择高顺应性和拉伸性敷料；④有条件时使用新型带网片的皮肤胶，可以在伤口表面保持温和湿润的环境，减少可能由切口敷料与皮肤摩擦造成的水疱。

（四）切口周围瘀斑的防治

骨科手术术后切口周围瘀斑是由于手术损伤、止血带使用、手术时间过长、血小板减少、凝血功能异常及抗凝或抗血小板药物的使用等原因造成的切口周围的皮下斑状出血。预防与处理方式推荐如下：①术前评估患者的药物服用史，尤其是抗凝药或抗血小板药物的使用。对于血小板减少、凝血功能异常的患者，要尽量纠正或等待凝血功能正常后再进行手术。②术中应尽量避免使用止血带或缩短止血带使用时间。手术操作轻柔，减少手术时间。③平衡使用抗凝药预防 VTE 和引发出血的风险。

（五）切口愈合不良的防治

1. 切口愈合不良的定义　切口愈合可分为三个生物学阶段：炎症期（又称渗出期），纤维组织增生期和瘢痕形成修复期。切口愈合不良指的是切口愈合的三个生物学阶段出现明显的停滞或延迟而导致切口长时间不愈合甚至裂开，切口有明显的感染性或非感染性渗出，伴或不伴有坏死组织；另一种情况是Ⅰ型胶原肉芽过度增殖而致瘢痕过度增生、挛缩。

2. 原因　切口愈合不良的影响因素众多，有全身因素和局部因素。

（1）全身因素：①年龄，年龄越大，伤口愈合越慢。②肥胖，肥胖患者切口愈合慢且感染危险增加。③吸烟。④营养不良，其中主要影响切口愈合的因素是低蛋白血症，维生素缺乏（主要是 B 族和 C 族的缺乏）、微量元素（锌、铁、铜、锰等）与切口愈合也有关。⑤代谢性疾病，如糖尿病、高血压、动脉硬化、肝硬化、尿毒症等。⑥免疫性疾病，如器官移植、化疗、放疗、HIV 感染、变态反应性疾病、白血病等。⑦结缔组织疾病，如胶原合成障碍的疾病。⑧血管因素，如局部血管病变及血液循环不良，将增加伤口愈合不良的风险。

（2）局部因素：①机械损伤，如手术中过度牵拉、手术部位包扎过紧，使切口皮缘缺血、缺氧，均会对切口愈合产生不利影响，另外还有不合理使用电凝止血。②感染，切口感染时，渗出物增多，增加了伤口局部的张力，容易使伤口裂开。③切口水肿、血肿。④切口皮缘缺血坏死。⑤异物残留。⑥缝合方法。⑦局部多次手术，皮肤血循环状态不良。

3. 切口愈合不良的预防与处理 ①去除或控制影响因素；②逐层细致缝合切口，严格对齐皮缘；③酌情适当延长拆线时间。

（六）切口瘢痕的防治

瘢痕是人体创伤修复过程中必然的产物，但当其超过一定的限度，就会发生各种并发症，诸如外形的破坏、瘙痒、疼痛及功能活动障碍等，给患者带来肉体痛苦和精神痛苦，严重的瘢痕增生或挛缩会影响关节的活动，其发生可能是多个基因与外源性因素相互作用的结果。切口皮缘坏死、脂肪液化、切口感染、切口局部张力过大、延期愈合、缝合对合不良、关节活动过多是引起瘢痕形成的重要原因。高危人群为既往有增生性瘢痕病史的患者。

预防和处理措施：①早期应用硅酮胶类敷料，可能会减少增生性瘢痕的形成。②严重的增生性瘢痕病例，可同时局部注射激素。③对于严重影响关节活动功能的瘢痕，可以考虑手术切除或去瘢痕治疗并早期使用硅酮胶类敷料。④根据具体情况选择压力治疗、带网片皮肤胶切口减张、光电技术治疗等，或咨询伤口中心或瘢痕治疗中心。⑤半年内禁烟酒、禁食刺激性食物。

（七）切口浅层感染的防治

1. 诊断 切口浅层感染是指术后发生的仅累及切口皮肤或者皮下组织的感染，患者表现为切口及其周围疼痛、发红、肿胀，并有皮温升高和压痛，可伴有炎性渗液、切口裂开，如从渗出的液体或者切口内组织中培养出病原体则可确诊，但培养阴性也不能排除诊断。

2. 治疗 一旦出现切口渗血、渗液应延长预防性抗菌药物的使用时间，并在病程中做相应记录。如出现切口渗液伴红肿、疼痛明显加重等情况，应高度怀疑发生切口浅层感染，立即拆除相应部位缝线、引流，做细菌培养。必要时尽快做浅层清创，术中仔细检查深筋膜有无破口，浅层感染与深部是否相通。彻底清除感染炎性和失活组织，并多次（至少 2～3 次）用双氧水和聚维酮碘溶液浸泡、用大量生理盐水（3～10L）冲洗，根据切口感染情况和软组织张力情况行一期或二期缝合。立即根据经验先加强预防性抗菌药物的强度。如之前手术有病原菌阳性培养结果，应选择之前使用有效的敏感抗菌药物继续治疗。否则，无内置物者可经验性选择一代头孢菌素 + 喹诺酮类（如莫西沙星或左氧氟沙星）；有内置物者则选择万古霉素 + 喹诺酮类（如莫西沙星或左氧氟沙星）抗感染治疗。如有切口分泌物者，需多次取分泌物做细菌培养，根据培养药敏结果和临床实际治疗效果调整抗菌药物。

（八）切口深部感染

1. 诊断 累及切口深部组织（如深筋膜、肌层、关节腔隙）的感染，并符合下列条件之一：①从切口深部引流或穿刺出脓液；②深部组织穿刺物、分泌物或组织中培养分离出致病菌；③切口深部组织自行裂开或者成为向外开放的切口，同时患者具有感染的症状或体征，包括局部发热，肿胀及疼痛；④经临床检查、再次手术探查、病理学、细菌学或影像学检查，发现切口深部组织脓肿或其他感染证据。

2. 治疗 术后切口持续渗液超过 48 小时，手术部位疼痛、肿胀、压痛明显，局部软组织张力明显增高，尤其是关节手术后关节腔出现明显肿胀、压痛、皮温升高，炎性指标呈上升趋势，并可能有全身感染症状，如发热、乏力、精神萎靡等时，应考虑手术部位深部感染。此时应先经皮肤完好、无明显红肿的部位做穿刺抽液送穿刺液有核细胞计数、分类和细菌培养，同时积极准备急诊行清创冲洗引流术。术中再送关节液或局部组织培养，彻底清除感染炎性和失活组织，并置管冲洗、引流。同时按前述原则选择抗菌药物进行静脉输注。如有内置物或关节假体存在时，还需根据感染发生的时间、宿主抵抗力强弱、细菌毒力强弱和耐药性、局部组织条件、有无骨破坏等因素选择是否保留内置物和一期或二期翻修。

（黄 强 谢锦伟 黄泽宇 许 宏）

参考文献

[1] 张德立，陈立福．骨科医院感染病原菌及药敏结果分析[J]．中华医院感染学杂志，2001，2(11)：147-148.

[2] WALASZEK M，ZIEŃCZUK W，WOLAK Z，et al. Surgical site infections in patients of orthopedic-trauma unit in district hospital in 2008-2012[J]. Przegl Epidemiol，2013，67(3)：439-444，543-436.

[3] COOPER R A. Surgical site infections：epidemiology and microbiological aspects in trauma and orthopaedic surgery[J]. Int Wound J，2013，10 Suppl 1(Suppl 1)：3-8.

[4] 李柘黄，韦峰，许南方，等．稀碘伏溶液浸泡术野对降低术后脊柱手术切口感染风险的效果[J]．中国脊柱脊髓杂志，2016，26(3)：244-248.

[5] SCHUSTER J M，RECHTINE G，NORVELL D C，et al. The influence of perioperative risk factors and therapeutic interventions on infection rates after spine surgery：a systematic review[J]. Spine(Phila Pa 1976)，2010，35(9 Suppl)：S125-S137.

[6] LEWKONIA P，DIPAOLA C，STREET J. Incidence and risk of delayed surgical site infection following instrumented lumbar spine fusion[J]. J Clin Neurosci，2016，23：76-80.

[7] SHOUSHA M，MOSAFER A，BOEHM H. Infection rate after transoral approach for the upper cervical spine[J]. Spine (Phila Pa 1976)，2014，39(19)：1578-1583.

[8] 徐卫平，杨月楼，马海旋，等．人工关节置换术患者切口感染的病原菌分布与耐药性分析[J]．中华医院感染学杂志，2015，25(13)：2967-2969.

[9] KURTZ S M，ONG K L，LAU E，et al. Prosthetic joint infection risk after TKA in the Medicare population[J]. Clin Orthop Relat Res，2010，468(1)：52-56.

[10] ONG K L，KURTZ S M，LAU E，et al. Prosthetic joint infection risk after total hip arthroplasty in the Medicare population[J]. J Arthroplasty，2009，24(6 Suppl)：105-109.

[11] 翁习生，梁锦前，林进，等．人工关节外科非计划二次手术的分析及对策[J]．骨科临床与研究杂志，2017，2(4)：211-214.

[12] SCHAIRER W W，SING D C，VAIL T P，et al. Causes and frequency of unplanned hospital readmission after total hip arthroplasty[J]. Clin Orthop Relat Res，2014，472(2)：464-470.

[13] RASOULI M R，RESTREPO C，MALTENFORT M G，et al. Risk factors for surgical site infection following total joint arthroplasty[J]. J Bone Joint Surg Am，2014，96(18)：e158.

[14] BERBARI E F，OSMON D R，DUFFY M C，et al. Outcome of prosthetic joint infection in patients with rheumatoid arthritis：the impact of medical and surgical therapy in 200 episodes[J]. Clin Infect Dis，2006，42(2)：216-223.

[15] BONGARTZ T，HALLIGAN C S，OSMON D R，et al. Incidence and risk factors of prosthetic joint infection after total hip or knee replacement in patients with rheumatoid arthritis[J]. Arthritis Rheum，2008，59(12)：1713-1720.

[16] MARTIN E T，KAYE K S，KNOTT C，et al. Diabetes and Risk of Surgical Site Infection：A Systematic Review and Meta-analysis[J]. Infect Control Hosp Epidemiol，2016，37(1)：88-99.

[17] PEEL T N，DOWSEY M M，DAFFY J R，et al. Risk factors for prosthetic hip and knee infections according to arthroplasty site[J]. J Hosp Infect，2011，79(2)：129-133.

[18] NAMBA R S，INACIO M C，PAXTON E W. Risk factors associated with surgical site infection in 30，491 primary total hip replacements[J]. J Bone Joint Surg Br，2012，94(10)：1330-1338.

[19] RIDGEWAY S，WILSON J，CHARLET A，et al. Infection of the surgical site after arthroplasty of the hip[J]. J Bone Joint Surg Br，2005，87(6)：844-850.

[20] IANNOTTI F，PRATI P，FIDANZA A，et al. Prevention of Periprosthetic Joint Infection(PJI)：A Clinical Practice Protocol in High-Risk Patients[J]. Trop Med Infect Dis，2020，5(4)：186.

[21] SUN Y，WANG H，TANG Y，et al. Incidence and risk factors for surgical site infection after open reduction and internal fixation of ankle fracture：A retrospective multicenter study[J]. Medicine(Baltimore)，2018，97(7)：e9901.

[22] CHOONG P F，DOWSEY M M，CARR D，et al. Risk factors associated with acute hip prosthetic joint infections and outcome of treatment with a rifampinbased regimen[J]. Acta Orthop，2007，78(6)：755-765.

[23] 王浩洋，康鹏德，裴福兴，等．氨甲环酸减少全髋关节置换术围手术期失血的有效性及安全性研究[J]．中国骨与

关节杂志，2015，4（8）：649-654.
[24] 周宗科，黄泽宇，杨惠林，等. 中国骨科手术加速康复围手术期氨甲环酸与抗凝血药应用的专家共识[J]. 中华骨与关节外科杂志，2019，12（02）：81-88.
[25] 唐佩福，顾立强，吴克俭. 骨科缝合教程[M].2 版. 北京：清华大学出版社 2020：1-387.
[26] BAN K A，MINEI J P，LARONGA C，et al. American College of Surgeons and Surgical Infection Society：Surgical Site Infection Guidelines，2016 Update[J]. J Am Coll Surg，2017，224（1）：59-74.
[27] BERRÍOS-TORRES S I，UMSCHEID C A，BRATZLER D W，et al. Centers for Disease Control and Prevention Guideline for the Prevention of Surgical Site Infection[J]. JAMA Surg，2017，152（8）：784-791.
[28] ALLEGRANZI B，ZAYED B，BISCHOFF P，et al. New WHO recommendations on intraoperative and postoperative measures for surgical site infection prevention：an evidence-based global perspective[J]. Lancet Infect Dis，2016，16（12）：e288-e303.
[29] FILLINGHAM Y A，MATONICK J P，MENDOZA V，et al. Comparing the Water-Tight Closure of Barbed and Conventional Suture Under Static and Dynamic Conditions in an Ex-Vivo Human Knee Arthrotomy Model[J]. Arthroplast Today，2021，12：1-6.
[30] MA J，HUANG Z，SHEN B，et al. Blood management of staged bilateral total knee arthroplasty in a single hospitalization period[J]. J Orthop Surg Res，2014，9：116.
[31] FLETCHER J. Exudate theory and the clinical management of exuding wounds[J]. Prof Nurse，2002，17（8）：475-478.
[32] EXPERT WORKING GROUP，SATELLITE EXPERT WORKING GROUP. Wound exudate and the role of dressings. A consensus document[J]. Int Wound J，2008，5 Suppl 1（Suppl 1）：iii-12.
[33] 黄强，杨惠林，康鹏德，等. 骨科择期手术加速康复预防手术部位感染指南[J]. 中华骨与关节外科杂志，2020，13（1）：1-7.
[34] 康鹏德，黄强，沈慧勇，等. 中国骨科手术围手术期贫血诊疗指南[J]. 中华骨与关节外科杂志，2019，12（11）：833-840.
[35] TUSTANOWSKI J. Effect of dressing choice on outcomes after hip and knee arthroplasty：a literature review[J]. J Wound Care，2009，18（11）：449-450，452，454，456，458.
[36] KOVAL K J，EGOL K A，HIEBERT R，et al. Tape blisters after hip surgery：can they be eliminated completely[J]? Am J Orthop（Belle Mead NJ），2007，36（5）：261-265.
[37] DUMVILLE J C，GRAY T A，WALTER C J，et al. Dressings for the prevention of surgical site infection[J]. Cochrane Database Syst Rev，2016，12（12）：Cd003091.
[38] BLONDEEL P N，RICHTER D，STOFF A，et al. Evaluation of a new skin closure device in surgical incisions associated with breast procedures[J]. Ann Plast Surg，2014，73（6）：631-637.
[39] SINGER A J，CHALE S，GIARDANO P，et al. Evaluation of a novel wound closure device：a multicenter randomized controlled trial[J]. Acad Emerg Med，2011，18（10）：1060-1064.
[40] RICHTER D，STOFF A，Ramakrishnan V，et al. A comparison of a new skin closure device and intradermal sutures in the closure of full-thickness surgical incisions[J]. Plast Reconstr Surg，2012，130（4）：843-850.
[41] MAYER C，FRANZ A，HARMSEN J F，et al. Soft-tissue damage during total knee arthroplasty：Focus on tourniquet-induced metabolic and ionic muscle impairment[J]. J Orthop，2017，14（3）：347-353.
[42] TAI T W，CHANG C W，LAI K A，et al. Effects of tourniquet use on blood loss and soft-tissue damage in total knee arthroplasty：a randomized controlled trial[J]. J Bone Joint Surg Am，2012，94（24）：2209-2215.
[43] 周宗科，翁习生，曲铁兵，等. 中国髋、膝关节置换术加速康复——围手术期管理策略专家共识[J]. 中华骨与关节外科杂志，2016，9（01）：1-9.
[44] XIE J，MA J，HUANG Q，et al. Comparison of Enoxaparin and Rivaroxaban in Balance of Anti-Fibrinolysis and Anticoagulation Following Primary Total Knee Replacement：A Pilot Study[J]. Med Sci Monit，2017，23：704-711.
[45] AVISHAI E，YEGHIAZARYAN K，GOLUBNITSCHAJA O. Impaired wound healing：facts and hypotheses for multi-professional considerations in predictive，preventive and personalised medicine[J]. Epma j，2017，8（1）：23-33.

[46] SANDY-HODGETTS K，CARVILLE K，LESLIE G D. Determining risk factors for surgical wound dehiscence：a literature review[J]. Int Wound J，2015，12(3)：265-275.

[47] BREDOW J，OPPERMANN J，HOFFMANN K，et al. Clinical trial to evaluate the performance of a flexible self-adherent absorbent dressing coated with a soft silicone layer compared to a standard wound dressing after orthopedic or spinal surgery：study protocol for a randomized controlled trial[J]. Trials，2015，16：81.

第三章

骨科加速康复试点病种手术术前计划与手术操作规范

第一节　颈椎前路椎间盘切除减压融合术术前计划与手术操作规范

一、适应证

颈椎前路椎间盘切除减压植骨融合术（anterior cervical discectomy and fusion，ACDF）适用于治疗由于颈椎间盘退变、增生、肥厚、骨化导致颈脊髓、神经根被压迫和激惹而引发的相应临床症状，常见疾病有颈椎间盘突出症、颈椎病、后纵韧带骨化症等。适应证包括但不限于以下疾病，主要诊断ICD-10编码与名称如下。

M50.101†G55.1* 颈椎间盘突出伴神经根病。

M50.001†G99.2* 颈椎间盘突出伴脊髓病。

M47.001†G99.2* 椎动脉型颈椎病。

M47.101†G99.2* 脊髓型颈椎病。

M47.201 神经根型颈椎病。

M47.202 交感神经型颈椎病。

M47.800x024 食管型颈椎病。

M47.802 混合型颈椎病。

M48.801 颈椎后纵韧带骨化。

二、禁忌证

1. 全身状况差或有严重合并疾病，难以耐受较大手术者。

2. 手术部位或身体其他部位存在活动性感染。

3. 身体任何部位的隐匿性感染。术前隐匿性感染灶的筛查参照《骨科择期手术加速康复预防手术部位感染指南》（中华骨与关节外科杂志，2020）执行。

4. 严重精神或认知障碍。

5. 恶性肿瘤晚期。

6. 椎体平面存在狭窄、严重的椎管内突出压迫或非局灶性后纵韧带骨化。

三、术前准备

参照附录1颈椎前路椎间盘切除减压融合术加速康复临床路径（2022年版）执行。

1. 患者教育　①向患者和家属讲解手术方式、手术效果和手术风险，调整患者对手术的期望值；②教会患者心肺康复的方法，如咳嗽、咳痰和行走锻炼，教会患者疼痛自评、床上排便、气管推移训练、颈部支具的穿戴、正确的日常生活姿势、正确翻身和起床的方法、颈椎康复训练方法等；③嘱患者加强饮食营养，进食高蛋白、高维生素、高热量食物。糖尿病患者限制碳水化合物摄入量。

2. 完善实验室检查 ①血常规、尿常规、粪便常规 + 隐血；②肝肾功能、电解质、血糖、心肌酶；③术前凝血常规；④血源传染性疾病筛查（乙型肝炎、丙型肝炎、艾滋病、梅毒等）；⑤血清炎性指标：红细胞沉降率、CRP，必要时检查 IL-6 和降钙素原。

3. 完善常规辅助检查 颈椎正侧位、双斜位 X 线片；颈椎过伸过屈动力位 X 线片；颈椎 CT 三维重建；颈椎 MR 普通或增强扫描；胸部 X 线片或胸部 CT；心电图；超声心动图；双下肢静脉彩超；腹部及泌尿生殖系统彩超。

4. 必要时检查血气分析、肺功能、动态心电图、动态血压、双下肢动脉彩超、心肌酶学、心肌核素灌注 / 冠状动脉 CT/ 冠状动脉造影、肌电图、诱发电位检查、单光子发射计算机体层摄影（single photon emission computed tomography，SPECT）、PET/CT、甲状腺 / 肾上腺皮质激素、类风湿因子、抗链球菌溶血素、骨密度。

5. 术前需达到目标 ①精神食欲好，依从性好，能积极配合功能锻炼；②血红蛋白≥110g/L，白蛋白≥35g/L；③合并基础疾病控制良好，ASA≤3 级；具体合并基础疾病的评估和处理及需达到的目标参照《颈椎前路手术加速康复外科实施流程专家共识》（中华骨与关节外科杂志，2019）执行。

四、术前手术方案设计

（一）术前专科检查与手术设计

充分了解患者的症状与体征是制定手术方案的前提。

1. 症状

（1）颈痛：颈痛的位置、强度、发作频率及时间变化规律（疼痛发作的时间点、持续时间、缓解方式等），以及颈痛的诱发因素及其与体位、运动的关系等。

（2）上肢痛：是否呈放射性疼痛，疼痛范围、强度、发作频率及时间变化规律（疼痛发作的时间点、持续时间、缓解方式等），与颈部姿势、运动的关系等。

（3）神经功能：是否存在四肢及躯干部麻木，麻木的范围、强度；是否存在四肢肌力下降，下降程度；是否存在大小便功能异常等。

2. 体征

（1）压痛点：部位、疼痛程度、是否产生上肢放射痛。

（2）活动：颈部活动度，四肢主要关节活动度。

（3）神经功能：感觉减退的范围、程度，关键肌肌力大小，是否存在反射活跃，病理征（霍夫曼征、巴宾斯基征等）是否阳性等。

（4）臂丛牵拉试验、旋颈试验等情况。

（二）术前影像学评估与手术设计

1. 影像学检查是患者症状、体征等外在表现和内部病因之间的关键桥梁，也是制定手术方案的重要依据。常规应该拍摄颈椎正侧位 X 线片、颈椎过伸过屈位 X 线片、颈椎 CT 骨三维重建、颈椎 MR 普通扫描等。颈椎双斜位 X 线片及颈椎增强 MR 检查为选做。骨密度检查也是选择手术方案的重要参考。

摄片要求：拍摄时应注意正位、侧位、斜位的标准角度，其中斜位应尽可能标准地显示椎间孔。颈椎正侧位 X 线片应该双肩尽量下垂，必要时辅以外力向下牵引。照射野上缘包括外耳孔，下缘包括肩峰。正位 X 线片显示第 3～7 颈椎正位影像，第 3～7 颈椎与第 1 胸椎显示于图像正中；颈椎棘突位于椎体正中，横突左右对称显示，颈椎骨质、间隙与钩突关节显示清晰。侧位 X 线片尽可能显示全部颈椎侧位影像，下颌骨不与椎体重叠。颈椎三维 CT 应该同时提供水平面、矢状面、冠状面三个维度，水平面应该包括软组织窗和骨窗以便于辨认骨和软组织结构的细节，强调提供多个层面的矢状面和冠状面图像，矢状面图像应该包括双侧关节突的矢状面图像。颈椎 MR 检查应该作为常规术前检查，提供水平面、矢状面图像，以便于准确判断责任节段和受压部位。

2. 影像学评估

（1）颈椎的序列和稳定性：颈椎正位 X 线片有助于观察颈椎有无侧凸畸形、钩突有无增生等。侧位 X 线片有助于观察颈椎曲度、椎间高度、椎间隙前后缘是否有骨赘形成，项韧带、纤维环及前、后纵韧带有无钙化或骨化，椎管前后径的大小等。斜位 X 线片有助于观察椎间孔的前后径、高度，以及钩椎关节、关节突的增生情况等。过伸过屈位和左右侧偏位有助于评估颈椎整体活动度及各节段活动度。对于颈椎生理曲度消失甚至后凸的病例，应该测量后凸的主要节段，在手术过程中可以尽可能地恢复生理曲度。如果存在颈椎不稳，则应该考虑是否纳入融合固定的节段。

（2）颈椎椎管指数：在标准侧位 X 线片上可以测量颈椎椎管指数，椎管指数是指椎管矢状径与椎体矢状径的比值，如果该比值小于 0.75，应该警惕前方椎间盘切除减压不充分。存在发育性椎管狭窄的病例，行前路手术减压发生医源性神经损伤的风险增高，此时应该结合颈椎 MRI 观察椎体层面脑脊液信号是否通畅，如果椎体层面脊髓仍然有压迫应该考虑放弃单纯椎间隙减压。

（3）颈椎管狭窄的程度和细节：应该通过颈椎 CT 及 MRI 判断椎间盘突出或压迫的位置。特别是合并椎间孔狭窄的病例，减压时应该注意对椎间孔及钩椎关节增生骨赘的处理。颈椎间盘突出症患者应该通过 CT 明确是否存在椎间盘钙化。颈椎后纵韧带骨化症患者应通过 CT 明确骨化类型及范围。如果压迫提示主要为软性的椎间盘突出所致，减压的难度相对较小；如果为骨质增生或后纵韧带骨化压迫脊髓，应该充分评估单间隙减压的可行性，对于椎管狭窄明显或合并宽基底的骨赘形成或后纵韧带钙化，特别是椎体层面的脑脊液信号消失，可以采用椎体次全切除减压术或后路手术。

（4）骨密度：双能 X 射线吸收法（dual-energy X-ray absorptiometry，DEXA）是目前国际学术界公认的骨质疏松症诊断的金标准。T 值用于表示绝经后妇女和>50 岁男性的骨密度水平，T 值≥−1.0SD 属正常；−2.5SD<T 值 <−1.0SD 为骨量低下或骨量减少；T 值≤−2.5SD 为骨质疏松症。对于骨质疏松症或骨量减少的患者，应适当给予治疗骨质疏松症药物，促进颈椎术后骨愈合。

五、术中并发症的预防和处理方法

1. 术中更改手术方案　术中为了实现彻底减压，可能会咬除部分钩椎关节、打磨过多的上下终板，甚至由椎间隙减压变为椎体次全切减压，因此存在术中更改手术方案的可能。为了避免这种情况的出现，术前应进行充分评估，选择最适宜的手术方案。对于确实需要根据术中情况确定手术方案的患者，应于术前做好沟通工作，并做好相应器械准备。

2. 体位摆放不佳　术前应选择合适的体位摆放。颈椎前路手术采用仰卧位进行，颈后垫圆枕，避免颈部悬空。以右侧切口为例，可将头部偏向左侧以避开下颌骨的遮挡，但头颈部应保持轴线一致。用宽胶带下拉双肩并固定于手术床两侧，根据手术节段将下颌部适当后仰并用中号胶带固定于手术床床头，额部用中号胶带固定于手术床两侧，使患者头颈部呈固定姿势。

3. 手术切口位置不佳　合适的手术切口可降低显露难度、减少手术创伤。术前可采用手术切口定位膜辅助定位，以选择最佳手术切口位置。单节段手术多采用沿颈部皮肤纹理的横行切口，2 个及 2 个以上节段的手术可采用弧形切口或纵行切口。

4. 定位错误　显露完成后，可用空针头作为定位针插入椎体前缘骨质内再次透视定位，以确保手术节段定位准确。注意空针头不要插入椎间盘内，以免造成非手术节段椎间盘损伤。

5. 损伤周围重要结构　颈前有较多重要结构如食管、颈动脉、颈内静脉、腮腺、交感神经、喉返神经、喉上神经等。为避免损伤上述结构，应充分掌握颈前解剖层次，显露时沿组织间隙进入，电刀灼烧时使用骨膜剥离器等适当保护周围组织。

6. 术中止血困难　止血的前提是准确找到出血点。此外，在手术时应对可能出血的部位进行预判，如双侧椎体腰部静脉丛较为丰富，在对颈长肌进行剥离时应对双侧椎体腰部进行充分电凝止血。合适的止血方式也是止血的关键。对于显露过程中的小血管可采用双极电凝止血，椎体表面滋养孔出血可采用单极电凝止血，椎体骨质出血可采用骨蜡进行止血，椎间隙和椎间孔内出血可采用肾上腺素水棉片、明胶海绵及流体明胶止血。

7. 脑脊液漏　脑脊液漏在颈椎前路手术中偶有发生，多见于后纵韧带与硬脊膜粘连的患者。术中操作仔细、轻柔能有效避免脑脊液漏的出现。对于粘连较重的患者，可采用“漂浮法”处理，既达到充分减压的目的，又可避免分离粘连时出现脑脊液漏。若术中出现脑脊液漏，可用可吸收缝线进行缝合或采用人工硬脊膜进行封堵，术后进行通畅引流 7～10 天，并注意预防颅内感染。

8. 减压不彻底　彻底减压是保证手术疗效的关键。建立稳定、范围足够的手术通道是彻底减压的前提。可适当剥离双侧颈长肌以显露双侧钩椎关节区域，行椎间隙减压时应彻底清除椎间隙后方组织。对于椎间隙后方骨赘较大者，可采用“烧瓶样”减压的方式对上下椎体后缘进行适当扩大减压。对于双侧钩椎关节增生者，应进行钩椎关节减压。硬脊膜膨隆、搏动良好，双侧神经根管通畅，神经根松弛，是彻底减压的标志。

9. 假体置入位置不理想　恰当的体位摆放有利于假体置入，体位摆放时务必要保持颈椎中立、轴线一致。置入假体前应对手术节段上下终板进行适当打磨，以匹配假体形态。置入假体时应参考椎体双侧腰部位置、双侧钩椎关节位置，将假体置入椎间隙中央。若有 2 个及 2 个以上手术节段，置入假体时注意假体中线位置一致。

六、手术操作技术要点

（一）体位摆放

麻醉后患者应取水平仰卧位，颈肩部垫卷枕，颈椎置于中立位并维持生理曲度，避免过伸，下颌、前额分别对称固定，下肢束脚带固定，双肩向下牵引对称固定。建议对于 $C_{4/5}$、$C_{5/6}$ 节段的手术，采取上述普通标准体位即可；对于 $C_{2/3}$、$C_{3/4}$ 节段的手术，应尽量牵拉下颌，避免下颌遮挡手术区域；对于 $C_{6/7}$、C_7/T_1 的手术时尽可能向下牵拉双肩，避免肩部遮挡术中透视。

（二）显露

颈椎前路手术主要采取经椎间隙显露，可很大程度地减少组织损伤与术中出血。切口位置的选择需综合考虑目标节段数量、目标间隙角度及前方软组织厚度。术前采用解剖标记定位，一般舌骨正对 $C_{3/4}$ 椎间隙，甲状软骨正对 $C_{4/5}$ 椎间隙，环状软骨正对 $C_{5/6}$ 椎间隙，显露 $C_{6/7}$ 可采用锁骨上 2～3 横指作为解剖标记定位，也可以结合透视精准定位，应避免切口过高或过低造成的手术难度增加及颈前软组织损伤加重。

1. 皮肤切口一般取符合颈部皮纹走行的横切口，对于单节段手术可采用直线切口。

2. 切皮不宜过深或过浅，深度达真皮的 2/3，尽可能少用电刀止血以保护皮缘。

3. 切开并潜行游离颈阔肌，保护封套筋膜和肌膜完整。

4. 沿胸锁乳突肌及肩胛舌骨肌间隙进入，外侧的血管神经鞘和内侧的内脏鞘之间有一层疏松的结缔组织，用手指朝椎体前缘方向轻轻分离即达椎体前方。一般对于 C_6 以上的手术，将胸锁乳突肌及血管神经鞘牵向外侧，肩胛舌骨肌与内脏鞘牵向内侧，而对于 C_6 以下的手术，则将胸锁乳突肌、肩胛舌骨肌、血管神经鞘一起牵向外侧，内脏鞘牵向内侧。

5. 分离松解椎前筋膜，定位针插入椎体后再次透视，以确保手术节段正确。在此过程中遇到小的出血点可予结扎或电凝止血，对甲状腺上动脉及甲状腺下动脉，如不影响操作，将其牵开即可，若影响操作，应双重结扎后切断；喉上及喉返神经在附近组织中，并不妨碍操作，无须特意显露，术中亦应避免使用锐性拉钩。

6. 将双侧颈长肌稍做剥离，最终显露范围应上至上位椎体的下 1/2，下至下位椎体的上 1/2，双侧至颈长肌深面，显露过程中需小心牵开食管并严格保护，椎前使用电刀剥离时，需要用骨衣刀保护。其后可采用 Caspar 颈椎牵引器系统（Caspar cervical retractor system，CCRS）拉钩建立工作通道，同时保护血管、食管、气道等重要结构，以降低术后咽部不适的并发症。

（三）减压

颈椎前路手术的核心在于术中进行充分的脊髓神经减压，为脊髓、神经根等结构提供足够的空间，并为后续神经功能恢复提供条件和支持。

1. 在大部分颈椎前路手术中，都可采用标准减压技术，即直视下切除椎间盘及髓核组织，再用高速磨钻及椎板咬骨钳对椎体前缘及椎间隙上下表面进行处理，然后切除后方纤维环及后纵韧带，取出突入椎管的椎间盘髓核组织。

2. 经椎间隙扩大减压的关键是使用高速磨钻扩大椎间隙后方，形成前窄后宽的“烧瓶样”间隙。

3. 椎间孔扩大减压的关键是探明钩椎关节边界，磨钻打薄增生肥厚的钩椎关节内侧面以创造减压空间，枪状椎板咬骨钳咬除钩椎关节后份，扩大椎间孔，显露神经根起始部，充分解除神经根压迫。

4. 最后，应使用神经剥离子对间隙后缘、双侧椎间孔等区域进行探查，检查是否充分减压。

5. 在进行减压操作前，需综合分析术前影像学检查，主要包括颈椎 X 线片，颈椎 CT 三维重建及 MRI，评估压迫范围，确定目标减压策略。同时，操作前需要摆放好体位，以便于减压前对目标节段进行显露。术中进行减压操作时，可以结合手术显微镜、术中神经电生理监护等，进一步保证减压的安全性。

（四）止血

颈椎前路手术一般出血较少，主要是硬脊膜外静脉丛出血。但由于颈椎前路手术术野狭小，因此在手术操作过程中要求安全、迅速、精准地控制椎管内静脉丛出血，否则会因出血而模糊手术视野，增加医源性神经损伤的风险并延长手术时间。

1. 对于减少或避免颈椎前路手术中椎管内出血的发生，需要以预防为主。除了术前全面评估患者病情与术中规范操作外，清晰的术野显露是必不可少的。清晰的术野显露，可以保证所有的操作均在直视下进行，以避免损伤重要的血管结构。

2. 由于椎管内存在脊髓、硬脊膜及脊神经根等重要结构，一旦损伤将带来严重后果，故术中最好选择低损伤风险的止血方式，如压迫止血和浸润止血。

3. 术中止血应尽量干净彻底，且止血材料需要适量使用。如术中止血不彻底会导致椎管内形成较多的血凝块，并逐渐增大导致压迫脊髓和神经根；如果填塞止血材料过少则止血效果不佳，若填塞止血材料过多，它们被机化吸收前会直接压迫脊髓及神经根致手术失败。

4. 当处理椎管内出血时，首先要精准确认出血的位置与出血的解剖结构，再联合及重复使用双极电凝止血法、压迫止血法等方法，达到止血目的。减压后在直视下观察到椎管内静脉丛或出血的硬脊膜表面血管时，可采用双极电凝进行止血。常规可用条状明胶海绵及脑棉片轻柔填塞压迫，特别是使用少量流体明胶 + 小体积明胶海绵的复合止血方法，能够结合两种止血材料的优势，大大提高止血效果和手术效率，且减小耗材的浪费和患者术后并发症的发生风险。

5. 对于经椎间隙减压，由于出血量和速度相对较小，且脊髓恢复膨隆时与前方骨性结构接触对出血的静脉丛会有一定的压迫作用，故止血相对容易。建议使用吸引器清除积血后，使用明胶海绵压迫硬脊膜与术野减压范围边缘出血的间隙，利用明胶海绵的物理止血作用进行止血，必要时可使用肾水［应用 1∶200 000 的肾上腺素生理盐水（1 支肾上腺素 +200ml 生理盐水，简称“肾水”）］棉片在明胶海绵上方进行压迫，巩固明胶海绵的止血作用，直至出血终止。若使用明胶海绵、棉片止血效果不佳，可选择在出血侧注射流体明胶，再使用脑棉片压迫硬脊膜与术野减压范围边缘的间隙（出血侧)，推进流体明胶到达出血部位，利用流体明胶的弥散作用实现对被骨性结构遮挡的椎管静脉丛的止血。片刻后取出棉片，使用明胶海绵于术野减压范围内行进一步进行物理压迫止血，可联合棉片压迫，增加止血效果。

6. 在具体操作时，熟悉解剖、精细操作是减少出血的前提。对于颈椎前路手术术中出血，切忌情绪急躁、盲目吸引压迫。在颈椎前路手术围手术期，无须常规使用氨甲环酸。

（五）内固定

内固定的方式分为颈椎前路钢板内固定系统及零切迹椎间融合器两种，对于稳定性较好的病例(如大部分仅需间隙减压的颈椎退变)可以选取零切迹椎间融合器，对于稳定性要求较高的病例应该采用颈椎前路钢板内固定系统。

1. 颈椎前路钢板内固定系统

(1) 终板处理：使用高速磨钻将终板打磨平整，推荐磨去上位椎体下终板前 1/3 骨质，下位椎体上终板无须过多处理，使上下终板基本平行，从而使终板形态与植骨块或椎间融合器相契合。

(2) 植骨块 / 椎间融合器植入：建议使用 Casper 撑开器适度、平行撑开上下椎体，用分规准确测量所需植骨长度。植骨块推荐使用三面皮质的自体髂骨块，植入后的植骨块应有相当的高度使椎间隙处于轻度撑开状态，前方皮质边缘与上下椎体前缘平齐或深入 1～2mm，植骨块底部与椎管前壁保持 3～4mm 间隙；植入后的椎间融合器深度以融合器与椎体前缘平齐或低于椎体前缘 1～2mm 为宜。松开撑开器，使植骨块 / 融合器与终板紧密接触嵌紧，确认其位置满意，稳定性良好。

(3) 钢板选择：根据开槽的长度和上、下椎体高度，正确选择钢板长度。理想钢板长度为刚好跨过融合间隙的最短长度，且应满足螺钉位置需要。钢板过长将影响相邻椎间盘的功能，导致退变加速，而钢板过短将影响固定的稳定性。

(4) 钢板预弯：钢板在纵向与横向均有预弯，如需要，推荐使用弯板钳来改变钢板的弯度以适应增加或减少的颈椎曲度。但应避免过度折弯钢板，以免损坏锁定装置。

(5) 钢板放置：术中应清除准备固定的椎体前方骨赘，以利于钢板按颈椎生理曲度紧贴于椎体表面。钢板应放置于椎体中央，双侧钩椎关节、椎体双侧凹陷等解剖学标志相对恒定，可作为放置钢板的标志。在术中如果手术医师无法确定相关椎体的上、下边界，可先将钢板临时固定在椎体表面后行 X 线检查，以明确钢板的位置和长度，这样可防止钢板规格不当及螺钉置入椎间隙。钢板的最后位置应在术中经 X 线检查证实。

(6) 钻孔要求：钻孔时必须使用钻套，以免无法控制钻入的深度，使钻头进入椎管造成损伤。同时应避免多次钻孔，若在术中出现上述情况，应选用更大直径的修正螺钉替换小直径的标准螺钉固定钢板。

(7) 螺钉位置：注意勿将小直径的标准螺钉用于钢板中孔处固定。钢板螺钉一般不应固定在有病变的椎体上，严重的骨质疏松症患者应避免单独使用前路钢板。推荐上端螺钉孔位于上端椎体的下 1/3 处，下端螺钉孔位于下端椎体的上 1/3 处。深度达椎体深度的 80%～90%。螺钉角度推荐分别向头尾两端远离方向成角 10°～12°，并向内侧成角约 10° 的“三角成角”方式。

2. 零切迹椎间融合器

(1) 终板处理：术中应将穹隆状的上位椎体下终板打磨平整，并打磨、扩大增生狭窄的钩椎关节，使下位椎体上终板更为平坦，便于假体终板与椎体终板紧密贴附。

(2) 假体试模：应在松开撑开器的状态下完成。若试模无限深装置，应严防置入过深造成医源性损伤。建议根据间隙对试模的握持力度或使用 C 臂透视判断试模高度。合适的试模与椎间隙终板贴合较为紧密，松紧合适，且不会过度撑开椎间隙。节段性后凸患者推荐选择偏大的试模及假体以纠正后凸。

(3) 植入融合器：确定合适型号的假体后，将植骨材料填入椎间融合器，植骨材料可选择颗粒状自体髂骨、减压碎骨或人工骨。牢固固定融合器与配套瞄准装置后，轻轻敲击瞄准装置的尾端，辅助融合器进入椎间隙，至钢板前缘与上下椎体前缘平齐。

（4）置入螺钉：常规使用直型开口椎及改锥准备钉道、置入螺钉，若因颈前软组织、下颌或胸骨的遮挡限制了直型工具的使用，应使用角型开口锥准备钉道，角型改锥置入螺钉。

（5）融合器及螺钉位置：C 臂透视辅助判断内置物位置：在冠状面上，融合器置入位置应放置于椎间隙的正中；在矢状面上，融合器置入深度应以钢板前缘与上下椎体前缘平齐为宜，后方可参考标记物与椎体后缘的垂直距离。螺钉位置均应置入椎体骨质，不可置入假体 - 终板间隙；螺钉深度不能穿透椎体后方骨皮质，避免造成脊髓损伤、椎管内血肿等并发症。位置满意后锁紧螺钉至固定板上以防止术后螺钉退出。

（丁 琛 修 鹏）

第二节 经皮椎体成形术和经皮椎体后凸成形术术前计划与手术操作规范

一、适应证

骨质疏松伴有病理性骨折，排除后方韧带复合体损伤。主要诊断 ICD-10 编码与名称如下。

M80.000 绝经后骨质疏松伴有病理性骨折。

M80.100 卵巢切除术后骨质疏松伴有病理性骨折。

M80.200 失用性骨质疏松伴有病理性骨折。

M80.300 手术后吸收不良性骨质疏松伴有病理性骨折。

M80.400 药物性骨质疏松伴有病理性骨折。

M80.500 特发性骨质疏松伴有病理性骨折。

M80.801 老年性骨质疏松伴病理性骨折。

M80.900 骨质疏松伴有病理性骨折。

二、禁忌证

1. 绝对禁忌证 ①手术部位局部炎症或合并急性感染；②椎体爆裂型骨折合并有神经系统损伤；③骨质疏松症性椎体压缩骨折（osteoporotic vertebral compression fracture，OVCF）同时合并小关节脱位或椎间盘脱出；④严重的心、肺疾病患者，不能耐受手术的高龄患者。

2. 相对禁忌证 ①椎体压缩程度超过 75%；②病变椎体后缘骨质破坏或不完整；③向后凸出的骨折碎片或肿瘤团块；④患者体质极度虚弱不能耐受手术；⑤成骨性骨转移瘤；⑥严重心肺疾病或衰弱无法耐受手术者（如无法俯卧位）；⑦凝血功能障碍或有出血倾向的患者；⑧严重精神或认知障碍无法配合手术者；⑨严重椎体压缩，穿刺针及球囊置入困难者。

三、术前准备

参照附录 2 经皮椎体成形术和椎体后凸成形术加速康复临床路径（2022 年版）执行。

1. 患者教育 ①为患者讲解手术方式，使其了解手术风险，告知手术效果，帮助其树立康复信心。②俯卧位预适应训练：每日进行俯卧位预适应训练 2～5 次，根据患者的一般情况及疼痛状态，逐渐增加俯卧位训练时间直至患者单次俯卧时间大于 30 分钟；教会患者正确的翻身、起床方式，以及腰围（支具）的正确佩戴方法；鼓励患者下地活动。③指导患者进行心肺功能预康复：必须戒烟，学会深呼吸，进行咳嗽锻炼，要求每小时至少锻炼咳嗽、咳痰 5～10 次；鼓励患者进行肺功能锻炼（如吹气球、使用呼吸功能训练器）。④嘱患者加强营养，进食高蛋白、高维生素、高热量食物，糖尿病患者限制碳水化合物的摄入量。⑤强调规范的抗骨质疏松症药物治疗，常规补充钙剂、维生素 D。抗骨质疏松症药物则根据患者自身情况选择，如双膦酸盐类、甲状旁腺素类药物，酌情选用其他抗骨质疏松症药物，如降钙素、维生素 K_2。

2. 完善实验室检查 血尿便三大常规、血型、血生化、血源传染性疾病筛查（乙型肝炎、丙型肝炎、艾滋病、梅毒等）、红细胞沉降率、CRP、凝血功能。必要时进行骨代谢相关指标检查。

3. 完善常规辅助检查 胸 / 腰椎正侧位 X 线片、胸 / 腰椎 MR、胸 / 腰椎薄层 CT（冠、矢状面二维重建）、骨密度、胸部 X 线片、心电图、双下肢静脉彩超。

必要时根据患者基础疾病情况进行 24 小时动态心电图、心肌酶学、红细胞沉降率、CRP、冠脉造影、头颅 MR、核素骨扫描、PET/CT、降钙素原等检查。

4. 术前需达到目标 ①精神食欲好，依从性好，可理解手术医师的指令并可配合；②俯卧位预适应训练时可坚持大于 30 分钟；③合并疾病控制良好，ASA≤3 级。

四、术前手术方案设计

（一）术前专科检查与手术设计

责任椎体的确定：术前必须精确判定骨质疏松症伴有病理性骨折引起疼痛的责任椎体，即手术的目标椎体。对于多节段椎体压缩骨折的患者，术前应确定哪些节段的压缩椎体可导致疼痛。对于单椎体压缩骨折病例，也应明确疼痛是否来源于该椎体，疼痛责任椎体的判定需结合患者的症状、体格检查及影像学检查，即：患者有明确的腰背痛症状且体格检查在相应节段有压、叩痛。

（二）术前影像学评估与手术设计

1. 正侧位 X 线片 用于显示脊柱排列、有无侧弯及椎体外形，特别用于评估骨折椎体的节段判断是否准确及确定骨折椎体穿刺径路的设计；对于骨质疏松症明显的患者，术前的正侧位 X 线片有助于预判术中定位的难度。

2. 三维 CT 有助于判断骨折椎体具体的三维形态、骨折塌陷的情况及椎体内部骨小梁的分布，还有助于设计穿刺径路和骨水泥填充的部位。一般而言，应该选择椎弓根发育较好的一侧进行穿刺，同时注意针道的位置，以避免骨水泥向骨皮质破损一侧渗漏。

3. MRI 显示相应节段椎体内有信号改变，常见椎体内有水肿信号，表现为 T_1WI 低信号、T_2WI 高信号或等信号及脂肪抑制序列成像高信号，而对于椎体内含气体改变者，可表现为低信号。MR 检查有禁忌证者，可行核素骨扫描，表现为相应节段核素浓集。当 X 线检查发现椎体压缩，但在 MRI 上没有信号改变时，为陈旧性压缩骨折，不建议行经皮椎体成形术和经皮椎体后凸成形术。MR 检查发现有信号改变的椎体，即使没有椎体压缩，也是新鲜骨折，可考虑手术，以缓解患者症状。

4. 骨扫描 对于 MR 检查有禁忌的患者，骨扫描可以帮助判断责任节段，且有助于鉴别肿瘤相关疾病。

五、术中并发症的预防和处理方法

1. 骨水泥渗漏 骨水泥渗漏是经皮椎体成形术和经皮椎体后凸成形术最常见的并发症，可分为椎管内渗漏、椎旁软组织渗漏、椎间盘渗漏、椎间孔外渗漏和混合型渗漏。

发生原因：①骨折椎体本身的因素；②穿刺时进针点的位置和进针角度不当；③骨水泥注入的时机及用量不当。

预防和处理方法：①充分评估骨折情况，依据 CT 显示骨折线累及部位的不同在透视穿刺中适当调整穿刺针角度，尽量避开骨折线。当椎体骨皮质破裂明显时，可通过通道置入明胶海绵碎块，将对骨水泥的渗漏有一定预防作用。②掌握精确的穿刺技术，采用标准穿刺位置。进针过程中穿刺针应尽量减少晃动，避免产生多孔道效应。③掌握好骨水泥注入的时机，推荐在黏滞性较高的时期（拉丝晚期或面团期）进行注射，或使用高黏度骨水泥。推注剂量一般控制在胸椎 3～4ml 以内；腰椎 5～6ml 以内。④在间断 X 线透视下推注骨水泥，当骨水泥向后弥散并接近椎体后缘时停止推注或调整推注方位。

2. 术中球囊破裂

发生原因：①陈旧性骨折；②扩张压力过大；③球囊积累性疲劳。

预防和处理方法：①留意术中球囊扩张时的外形：在均质的松质骨中，球囊扩张时呈圆形或椭圆形边缘光滑的球体，如扩张时球囊出现形态不规整，边缘有凹陷时，提示球囊周围有较硬骨质。此时应适当控制扩张压力和容积，避免球囊破裂。②控制球囊压力不超过 300psi。③进行多椎体压缩骨折治疗时，复用球囊时应意识到积累性疲劳的可能，建议常规增设备用球囊。

3. 术中椎体高度丢失

发生原因：撤出球囊过早，已撑开的椎体在局部力学环境作用下产生高度丢失。

预防和处理方法：通过球囊膨胀恢复病椎理想高度后，将其保留一段时间，调配骨水泥待其可注入前再轻柔撤出球囊并立即注入骨水泥，这样可最大程度保留病椎椎体高度，注入骨水泥的量也能有所保证，能更好地提高椎体强度。

4. 肺栓塞　预防和处理方法：①在牙膏期及之后再推注骨水泥。②控制推注速度，避免过快推注导致的局部压力骤升。③推注骨水泥时告知麻醉医师密切监护患者血氧饱和度等生命体征变化。

5. 骨水泥反应　预防和处理方法：①按照骨水泥说明书规定的固、液相比例进行调配，不擅自改变其比例。②充分混合均匀。③推注骨水泥前预防性给予患者糖皮质激素（如地塞米松 10mg）。

六、手术操作技术要点

1. 体位摆放　患者采取俯卧位，在胸廓及髂前上棘水平放置横枕保持胸腰椎过伸。极少数患者由于肋骨骨折、肋软骨炎导致前胸壁疼痛，或者因为心肺功能不好，不能耐受完全俯卧位时，可根据具体情况采取其他相应体位，如侧卧或侧俯卧位。术前定位采用“一线影”基准定位法，X 线球管的投照方向使骨折椎体的终板呈“一线影”，即骨折椎体的上 / 下终板在正侧位透视像上成一直线，并且两侧的椎弓根影在正位透视像上以棘突为中心对称分布，在侧位透视像上则完全重叠。根据术前测量及穿刺方式确定入针点的旁开距离，规划穿刺方向并在背部皮肤上进行标画。

2. 穿刺技巧　T_4～T_8 椎体通常选择经椎弓根外途径穿刺（即经肋 - 横突之间在椎弓根基底部与椎体移行处穿入椎体）；T_9～L_1 椎体通常根据该节段椎弓根横径的宽度和角度选择经椎弓根外或经椎弓根途径穿刺；L_2～L_5 椎体多选择经椎弓根途径穿刺。可根据患者具体情况及术者的技术偏好采用双侧或单侧入路穿刺。

（1）双侧入路穿刺：首先将穿刺针尖置于双侧椎弓根的外上缘，左侧为 10 点钟、右侧为 2 点钟的位置，缓慢地锤击穿刺针。当正位透视显示穿刺针针尖位于椎弓根影的中线时，侧位透视显示穿刺针针尖应该抵达椎弓根影前后径的 1/2。继续锤击进针，当正位透视显示穿刺针针尖接近椎弓根影的内侧缘时，侧位透视显示针尖应抵达椎体后壁，然后继续进针 2～3mm，完成穿刺。

（2）单侧入路穿刺：通过左右调整手术床面或调整 C 臂正位投照角度确保伤椎脊突位于两侧椎弓根中点，这是防止穿刺椎进入椎管损伤神经的重要保证。穿刺点与椎弓根的关系是宁上勿下、宁外勿内。胸椎穿刺较为困难，为防止损伤脊髓，进针点应稍偏椎弓根外侧。C 臂侧位透视显示针尖到达椎体后缘前，正位透视显示针尖不应超过椎弓根内侧壁，否则会穿透椎弓根内侧壁进入椎管内。当侧位透视显示针尖超过椎体后缘后，可加大外展角度，以确保骨水泥注入器的尖端跨过中线，使骨水泥分布更靠中央，以利于有效支撑。

3. 经皮椎体后凸成形术技巧

(1) 穿刺完成后，取出穿刺针内芯，置入钝头克氏针轻轻敲击，C 臂确认其位置后，轻柔退出穿刺针外鞘。

(2) 沿克氏针插入工作套管，锤击进入椎体。

(3) 建立工作通道：用骨钻沿着工作套管插入椎体，旋转前进直至距椎体前壁 2～3mm 处，取出骨钻并将其上附着的骨组织送病理科进行活体组织检查。

(4) 置入球囊并注入显影剂：在间断 C 臂监控下，沿着工作通道置入球囊，并将显影剂缓慢注入扩张球囊，观察球囊的外形、大小及终板复位情况，同时留意注入造影剂的体积及球囊压力。

(5) 抽出显影剂并退出球囊：扩张球囊加压，当椎体高度恢复满意或球囊达到椎体上下终板时停止加压，可暂不撤出球囊，待骨水泥调制完成并且达到适宜的黏稠度时，再抽出显影剂并撤出球囊。

(6) 注入骨水泥：将 PMMA 骨水泥固相和液相混合均匀后注入推杆，在 C 臂监控下，利用推杆将调制好的骨水泥推入目标椎体，直至骨水泥沿骨小梁间隙毛刺状浸润至椎体边缘，待达到骨水泥硬化后，拔出骨水泥推杆。

(7) 局部浸润罗哌卡因后压迫止血，辅料覆盖切口，手术结束后检查患者下肢活动情况。

4. 经皮椎体成形术技巧　经皮椎体成形术手术步骤较经皮椎体后凸成形术更少。穿刺后，去除针芯，在 C 臂监控下，用注射器将调制好的 PMMA 骨水泥注入目标椎体。骨水泥会沿着骨小梁间隙进行浸润，直到边缘毛刺状达骨皮质时为止，等待骨水泥硬化后，拔出工作套管。如果在推注过程中，出现了骨水泥向椎体外渗漏的现象或者骨水泥浸润到椎体后缘的现象，应立即停止推注。局部浸润罗哌卡因后压迫止血，用敷料覆盖切口。手术结束后检查患者下肢活动情况。

（王贤帝　修　鹏）

第三节　腰椎后路短节段减压融合术术前计划与手术操作规范

本手术操作规范特指目前应用最为广泛的后路椎管减压术和腰椎椎体间植骨融合内固定术，包括经椎间孔腰椎椎体间植骨融合内固定术（transforaminal lumbar interbody fusion，TLIF）或经后外侧腰椎椎体间植骨融合内固定术（posterior lumbar interbody fusion，PLIF）。TLIF 指切除上下关节突，经椎间孔进行腰椎椎体间融合，PLIF 保留部分关节突，在关节突内侧进行椎体间融合。

一、适应证

腰椎退行性改变导致严重疼痛、功能障碍，严重影响生活质量，经保守治疗无效，需要进行减压和稳定性重建，包括但不限于以下疾病。主要诊断 ICD-10 编码与名称如下。

M53.207 腰椎不稳定。

M48.005 腰椎管狭窄。

M43.006 腰椎滑脱。

M43.100x061 腰椎前移。

M43.100x062 后天性腰椎滑脱。

二、禁忌证

1. 合并髋、膝关节病变、下肢血管病变、椎管内肿瘤、椎管内感染等，应鉴别并予以排除，以免相关症状通过拟行的腰椎手术无法缓解。

2. 全身情况差，或合并有重要脏器疾患，不能耐受麻醉和手术创伤者。

3. 切口区域皮肤皮疹、破溃或身体任何部位的活动性及隐匿性感染。术前隐匿性感染灶的筛查参照《骨科择期手术加速康复预防手术部位感染指南》(中华骨与关节外科杂志，2020) 执行。

4. 严重精神或认知障碍。

5. 恶性肿瘤晚期。

三、术前准备

参照附录3腰椎后路短节段减压融合内固定术加速康复临床路径(2022年版)执行。

1. 患者教育　①讲解手术方式选择及优缺点、手术疗效和手术风险。②教会患者心肺康复的方法，如深呼吸、吹气球、咳嗽、咳痰等；教会患者加强各肌肉特别是下肢肌肉的等长收缩锻炼；教会患者如何床上解大小便；术后需要佩戴支具者，应教会其正确的支具佩戴方法；教会患者轴向翻身和钟摆样起床技巧、各种保护腰椎的姿势、体位及从髋部开始弯腰的理念。③嘱患者加强饮食营养，进食高蛋白、高维生素、高热量食物，糖尿病患者限制碳水化合物的摄入量。

2. 完善实验室检查　①血常规、尿常规、粪便常规 + 隐血。②肝肾功能、电解质、血糖、心肌酶。③术前凝血常规。④血源传染性疾病筛查(乙型肝炎、丙型肝炎、艾滋病、梅毒等)。⑤血清炎性指标：红细胞沉降率、CRP，必要时检查IL-6和降钙素原。

3. 完善常规辅助检查　腰椎正侧位X线片、功能位X线片、腰椎的CT三维重建、腰椎普通或增强MR检查、胸部X线片或胸部CT、心电图、超声心动图、双下肢静脉彩超。

4. 必要时检查血气分析、肺功能检查、动态心电图、动态血压、双下肢动脉彩超、心肌酶学、心肌核素灌注 / 冠脉CT/ 冠脉造影、肌电图、诱发电位检查、SPECT、PET/CT；需要行内固定的患者需要检查全脊柱正侧位X线片和骨密度。

5. 术前需达到目标　①精神食欲好，依从性好，能积极配合功能锻炼。②血红蛋白≥110g/L，白蛋白≥35g/L。③合并疾病控制良好，ASA≤3级；具体合并基础疾病的评估和处理及需达到的目标参照《腰椎后路短节段手术加速康复外科实施流程专家共识》(中华骨与关节外科杂志，2019) 执行。

四、术前手术方案设计

(一) 术前病史确认与专科检查

1. 症状

(1) 腰痛：腰痛的时间、部位、变化规律、发作频率，每次腰痛发作的持续时间、缓解方式，腰痛与体位、行走、腿痛的关系。

(2) 坐骨神经痛：发作的时间、范围、具体部位、变化、诱发动作、疼痛能否缓解及缓解方式、疼痛与行走的关系及卧床休息能否完全缓解。

(3) 神经功能改变：下肢是否麻木无力，麻木的范围、程度，累及的神经根，关键肌肌力，大小便功能，鞍区感觉，下肢腱反射改变，病理征。

2. 体征

(1) 压痛点：部位、程度，是否伴有下肢放射痛。

(2) 直腿抬高试验及加强试验：是否阳性，角度大小。

(3) 间歇性跛行：行走距离，行走时的姿势，缓解方式，是否扶拐。

(4) 体位：屈伸运动是否诱发腰痛、腿痛。

(5) 神经功能查体：肌力、感觉、反射、病理征。

(6) 髋关节的检查不可或缺，包括4字试验、托马斯征、髋关节内外旋检查，排除可能的髋关节病变。

3. 腰部拟行切口的区域皮肤是否有皮疹、破溃、感染等异常状态。

（二）术前影像学评估

1．常规拍摄腰椎正侧位 X 线片、功能位 X 线片、腰椎 CT 三维重建、腰椎普通 MR 检查，必要时拍摄斜位 X 线片和全脊柱正侧位 X 线片。拍摄腰椎正侧位、功能位 X 线片必须标准，脊柱不能旋转，椎体范围包括胸 11～骶 4。

2．影像学评估

（1）X 线影像质量要好，而且为近期检查或病情变化后的检查，通过 X 线片观察以下内容。

1）是否侧弯并判断侧弯是僵硬性的还是功能性的。

2）是否存在变异（腰椎骶化或骶椎腰化），可能出现神经根分布的不一致。

3）是否有严重的退变、增生骨赘的大小及位置、椎间隙高度改变、骨性终板改变、小关节骨关节炎改变。

4）是否滑脱，如有滑脱需测量滑脱的程度，功能位测量滑脱程度的变化，术中是否有利于复位。

5）是否不稳，功能位测量椎间角度的变化和位移大小。

6）需要安置内固定装置的患者需要拍摄全脊柱正侧位 X 线片，测量骨盆入射角（pelvic incidence，PI）、骨盆倾斜角（pelvic tilt，PT）和骶骨倾斜角（sacral slope，SS）以确定内固定术后腰骶部的平衡。

（2）CT 平扫及矢状面和冠状面的二维重建。

1）不能仅仅行病变节段椎间盘 CT 平扫，这样可能会遗漏向上或向下的游离髓核。

2）全面评估不仅仅是检查椎间盘，还需要同时检查腰椎骨结构的变化，减少漏诊。

3）平扫有利于判断椎间盘突出的部位、范围、大小，是否向上或向下游离，对神经根和硬脊膜压迫的程度，椎管狭窄的部位、范围、程度，椎骨狭窄与椎间盘、黄韧带肥厚、局部骨化、先天狭窄、脂肪等的关系。CT 对于椎间盘的显示虽然不如 MRI 清晰，但对于骨结构的变化显示更清晰。

4）矢状面 CT 二维重建可以判断峡部裂及局部增生的情况、腰椎滑脱的程度、上下椎骨之间是否有连续的骨赘形成。

5）观察骨质疏松症状态、骨缺损、骨内局部硬化及位置，此与置钉操作有密切关系。

6）观察腰椎退变的严重程度、增生的骨赘大小及位置、椎间隙高度改变情况、骨性终板改变情况及小关节骨关节炎改变情况。

（3）MR 检查需要对椎间盘进行连续平扫，平扫范围应包括上下椎骨，避免漏诊。

1）有利于判断椎间盘突出的部位、范围、大小，是否向上、向下游离，对神经根和硬脊膜受压的程度，马尾神经在硬脊膜内的分布，椎管狭窄的部位、程度和范围，椎管狭窄与椎间盘、黄韧带肥厚、局部骨化、先天狭窄、脂肪等的关系。

2）症状、体征与影像学改变是否一致很重要，否则可能出现诊断错误或漏诊。

3．骨密度　双能 X 射线吸收法（dual energy X-ray absorptiometry，DEXA）是目前国际学术界公认的骨质疏松症诊断的金标准。T 值用于表示绝经后妇女和>50 岁男性的骨密度水平。T 值≥-1.0SD 属正常；-2.5SD<T 值 <-1.0SD 为骨量低下或骨量减少；T 值≤-2.5SD 为骨质疏松症。对于绝经前妇女及<50 岁的男性，其骨密度水平用 Z 值表示。Z 值 =（测定值 - 同龄人骨密度均值）/ 同龄人骨密度标准差。

定量 CT（quantitative computed tomography，QCT）：可以弥补 DEXA 的不足。腰椎 QCT 的骨质疏松症诊断标准采用 BMD 绝对值，标准为：骨密度绝对值≥120mg/cm^3 为骨密度正常；骨密度绝对值 80～120mg/cm^3 为低骨量；骨密度绝对值≤80mg/cm^3 为骨质疏松症。

五、术中并发症的预防及处理方法

1．体位准备不足　摆体位时应避免腹部受压，各种体位垫或固定装置均需要避开腹部，对于肥胖患者更需要注意，否则会导致术中出血增加，影响手术操作。俯卧位患者最好适当减少腰椎前凸，从而有利于椎板间隙和椎间隙后方扩大，侧卧位可以利用腰桥使术侧椎间隙扩大。

2. 定位错误 体位摆好后才能定位，定位时照片要求标准。术中进一步定位可以避免定位错误。术前应反复读片，结合 CT、MRI，减少因解剖变异而导致的错误。

3. 减压范围不足 术前反复读片明确病变部位、压迫部位，术前确定减压范围及术中需要切除骨质的范围。术中观察硬脊膜是否膨隆及神经根活动度情况是判断减压是否彻底的标准。

4. 术中止血困难 利用各种药物及生物材料可以有助于止血；术前评估同样重要；摆体位时应避免患者腹部受压，注意保暖。氨甲环酸的应用及术中维持血压稳定；椎管内静脉丛可以应用双极电凝预止血。

5. 椎弓根螺钉位置不良 掌握腰椎的解剖结构是关键，进钉点可以为关节突和副乳突之间的结节间凹，或人字嵴顶点，或上关节突外缘垂线与横突平分线的交点，这三种方法相结合可以减少进钉点错误。进钉方向平行于上终板。内倾角与进钉点偏外和偏内有直接关系：进钉点偏外则内倾角大，进钉点偏内则内倾角小。进钉的长度一般为 45～50mm。骶 1 的进钉点与腰椎相似，稍偏下，进钉方向指向骶岬部，而不是平行于骶 1 的上终板，因为髂嵴的阻挡内倾角往往较小，在男性更明显，必要时通过最长肌和多裂肌之间置钉，长度 40mm，尽量避免使用 35mm 的螺钉，最好能让螺钉穿出皮质 1～2 丝纹进行双皮质固定以便固定得更牢固。

6. 硬脊膜破裂 一旦硬脊膜破裂，有条件修补者应行修补缝合，应用 5-0 的缝线间断缝合，缝合间距宜小，以缝合后没有脑脊液漏出为最佳效果；无条件修补者予以封堵。术中出现硬脊膜破裂和脑脊液漏的患者需要留置引流管，同时需要注意维持电解质平衡，加强营养，应用可以通过血脑屏障的抗菌药物如头孢曲松。引流管留置时间一般为 7～10 天，如果术后没有脑脊液漏，在拔引流管前嘱患者先下地活动明确没有脑脊液漏后再拔管；如果留置至第 10 天仍有较多脑脊液流出，则拔管后封闭缝合引流管口。如果镜下手术中出现硬脊膜破裂应尽快结束手术，避免长时间硬脊膜内水压灌注导致颅内高压等不良后果，应及时与麻醉医师沟通，麻醉清醒后密切监视患者血压、心率、瞳孔、意识等情况，予抬高床头、降压、镇静等治疗措施。如遇硬脊膜破口较大或神经根损伤较重时，需要行开放手术修补，避免发生严重并发症。

7. 神经根及椎前大血管损伤 此为严重并发症，预防是关键。熟悉解剖是基础，开展微创手术需要有开放手术的操作经验，术中显露充分、彻底止血、操作手法轻柔、避免暴力可以有效避免损伤马尾神经和神经根。牵拉神经根时避免牵拉超过中线，以免造成神经轴突损伤。遇到出血别紧张，椎管内出血一般为静脉丛出血，可以先用肾水棉片直接压迫，简单有效，但是需要边吸引边操作，不能在没有确定硬脊膜和神经根位置的情况下向椎管中间直接压迫，应从侧边“迂回”。在行椎间盘切开时，刀刃背向神经，避免失手直接切割神经。髓核钳进入时必须“闭嘴”，进入椎间盘内后才能“张嘴”，钳夹时不能超过前缘的纤维环，以避免造成前方大血管的撕裂。

8. 骨质疏松症、螺钉不牢靠 对于骨质疏松症患者需要评估固定节段椎体内骨质疏松症的程度，需要行椎弓根螺钉固定的患者，需要使用骨水泥强化钉道和骨水泥螺钉，这需要在术前有充分的准备，否则可能出现椎弓根螺钉松动。术后还需要进行正规的抗骨质疏松症治疗。

六、手术操作技术要点

1. 体位 患者取俯卧位或侧卧位，腹部避免受压。对于肥胖患者和消瘦患者均要仔细检查腹部是否真正悬空，俯卧位患者腰桥的位置不当可能会导致腹部受压以致于术中出血量增加。俯卧位手术患者需要把腰椎前凸适当减少，从而有利于椎板间隙和椎间隙后方扩大，动力重建手术在减压完成后安置连接棒的过程中需要去除腰桥，以便利于腰椎生理弧度的恢复。侧卧位手术可以利用腰桥使术侧椎间隙扩大，在 C 臂 X 线透视辅助下可通过调整手术床的角度调整患者的腰椎，使其尽量保持标准的侧位，这样在手术操作中就可以把水平面作为参考面，使用挡板或宽胶带固定患者的胸部、髂嵴和大腿于手术床上，防止术中体位变动。

2. 定位　体位摆好、腰桥调整完毕以后才能进行C臂定位，否则皮肤定位可能出现偏差，特别是对于接受开窗单纯髓核摘除术的患者。定位时照片要求为标准的正位X线片或侧位X线片，这样定位才能够准确。如果有任何怀疑，术中可以进一步定位以避免定位错误。术前反复读片，结合CT、MRI，减少因解剖变异而导致的错误。

3. 切口标记线　定位完毕后在拟行切口处划线标记切口的位置及长度，并在消毒贴切口薄膜时适当保留可能延长切口的空间，避免术中需要切口延长而不得不切至保护薄膜边缘以外，这样可能会导致切口污染。使用抗菌切口薄膜是好的选择。

4. 显露　沿切口线行皮下注射肾水，并注射至双侧的关节突周围，有利于减少术中出血。腰椎后路短节段手术应全程贯彻微创理念，核心在于减小组织损伤、减少出血及避免神经损伤。合理选择手术方案是贯彻微创理念的前提。首先，应注意对皮肤的保护，避免使用电凝切开皮下脂肪层；其次，应减少不必要的肌肉剥离，减少对肌肉组织的牵拉；再次，还应加强对骨组织的保护，减少不必要的骨质切除，注意保留棘突韧带复合体，对于单纯减压不融合的患者需要保护关节突关节和融合节段上位关节突关节，避免损伤。显露范围应可以准确判断椎弓根螺钉的进钉点为宜。术中牵拉软组织时避免暴力，如果张力较大，需要间断放松，避免长期高张力牵拉，否则容易导致组织的坏死，一旦出现类似情况，关闭切口前需要行局部扩创切除失活组织。

5. 止血　术前评估患者的凝血功能，了解患者1周内是否服用过抗血小板药物或抗凝药物；以往的出血经历；是否曾被诊断为糖尿病、肾功能衰竭、癌症、肝脏疾病、类风湿关节炎、血液系统疾病、血小板异常、静脉血栓等；是否有家族出血性遗传性疾病史。切皮前使用氨甲环酸1～2g，必要时术中追加1g或切口内局部使用。术中应维持血压的稳定，控制收缩压在90～110mmHg范围内可以减少术中出血。摆体位时避免使患者腹部受压，注意保暖。脊柱外科医师要掌握好、利用好双极电凝止血技术，单极电凝止血对组织的损伤远远大于双极电凝止血。术前预估术中出血较多者可以使用自体血液回收装置。止血技术是外科医师的基本操作，应在学习中不断提高止血技术，压迫止血是最基本的止血技术。

6. 置入椎弓根螺钉　掌握腰椎的解剖结构是关键。进钉点可以为关节突和副乳突之间的结节间凹、人字嵴顶点、上关节突外缘垂线与横突平分线的交点，这三种方法相结合有利于准确置钉，所以需要显露该区域。如果为导针引导下置钉，进钉点为9点到10点位置；进钉方向平行于上终板；内倾角与进钉点是偏外还是偏内有直接的关系，进钉点偏外则内倾角大，进钉点偏内则内倾角小，内倾角范围为10°～20°；椎弓根螺钉应位于椎体的中上1/3区域，平行于上终板，长度尽可能抵近椎体前缘皮质，进钉的长度一般为45～50mm，正位X线片显示2枚椎弓根螺钉的前缘相距5～15mm，前缘交叉意味着可能出现椎弓根内侧皮质破裂，可能损伤神经根。骶1的进钉点与腰椎相似，稍偏下，进钉方向指向骶岬部，而不是平行于骶1的上终板，因为髂嵴的阻挡内倾角往往较小，这一点在男性更明显，必要时通过最长肌和多裂肌之间置钉，螺钉长度40mm，尽量避免使用35mm的螺钉，最好能让螺钉穿出皮质1～2丝纹进行双皮质固定以便固定更牢固。所有椎弓根螺钉均应争取一次性置钉成功，即使技术再熟练也建议还是先使用定位针，以避免重复和重新置钉。

7. 减压　术前反复读片，X线片、CT三维重建影像和MRI三者结合，如果能通过PACS系统读片更佳。通过读片明确病变部位及压迫部位，术前确定减压范围，预测术中切除骨质的范围。

使用椎板咬骨钳、磨钻、小骨刀、超声骨刀行椎板间开窗，将黄韧带从与椎板的附着处分离、切除，显露硬脊膜，再向外切除侧方的黄韧带，必要时在切除黄韧带之前先切除部分关节突的水平部，在黄韧带外面切除骨质非常安全。

以 $L_{4/5}$ TLIF（左侧）为例：使用椎板咬骨钳、磨钻、小骨刀、超声骨刀去除 L_4 椎板的全部及 $L_{3/4}$ 和 $L_{4/5}$ 椎板间的黄韧带，尽可能保留相应平面的硬脊膜外脂肪组织，右侧保留 L_4 下关节突相当于硬脊膜侧缘的位置，左侧切断 L_4 峡部、切除左侧下关节突、L_5 上关节突近端相当于椎弓根上缘的部分，将 L_5 上关节突水平部及侧方相应的黄韧带也一并切除以达到使中央椎管、侧隐窝和神经根管减压的目的。保护硬脊膜和神经根，小心牵开椎间盘纤维环表面的软组织，用双极电凝止血，显露突出的椎间盘。纤维环表面的血管予以双极电凝预止血切断后即可牵开，同时把神经根向中线牵开，但注意不宜超过中线。沿神经根向外下扩大神经根管。硬脊膜是否膨隆、神经根活动度是否良好是判断减压是否彻底的标准。

8．保护硬脊膜和神经根　保护硬脊膜和神经根是脊柱外科医师的灵魂所在。单纯髓核摘除术操作空间小、视野小，切除后方的黄韧带时相对安全，但切除侧方的黄韧带时则需要与神经根区分清楚。黄韧带质韧、上下连续，用神经剥离子在黄韧带下分离，有一个明确的间隙，用小的椎板咬骨钳咬除黄韧带，即可显露下方的硬脊膜和神经根，从外上方开始显露更安全，可以显露神经根在硬脊膜的起点。但若存在游离髓核，则可能影响神经根的显露，游离髓核可能导致神经根向背侧移位，或者游离的髓核位于神经根和硬脊膜之间，或者在少数情况下游离的髓核可能包裹神经根。如果神经根被突出的髓核组织压迫造成牵开困难，不要强行分离神经根向中线牵开，这样容易损伤神经根，可以先把神经根牵开少许，确认神经根深面的纤维环，并应用神经根剥离子刺破或用尖刀片切开，应用带钩的神经根剥离子向纤维环内探查，可以取出部分脱水退变的髓核组织，这样纤维环的张力减小，神经根就可以轻松地牵开了。而 L_5S_1 椎间盘突出游离在椎管的髓核可能需要先从“腋下”取出游离的髓核后，才能把神经根牵开至中线方向。

在行椎间盘切开时，刀刃背向神经，避免失手直接切割神经。髓核钳进入时必须“闭嘴”，进入椎间盘内时才能“张嘴”。

在行全椎板切除减压术时，术中显露充分，硬脊膜和神经根损伤的可能性较低，此时只要做到彻底止血、操作手法轻柔、避免暴力就可以有效地避免损伤马尾神经和神经根。牵拉神经根时避免牵拉超过中线，以免损伤神经轴突。遇到出血别紧张，椎管内出血一般为静脉丛出血，可以先用肾水棉片直接压迫，简单有效，但是需要边吸引边操作，不能在没有确定硬脊膜和神经根位置的情况下向椎管中间直接压迫，应从侧边“迂回”。

开展微创手术需要有开放手术的操作经验，微创手术亦需要显露清晰。视野清除、止血彻底是关键，始终需要坚持的原则是看到神经根、牵开神经根、保护神经根。

预防硬脊膜破裂是脊柱外科医师最基本的技术，熟悉解剖、轻柔操作、避免失手是关键。一旦硬脊膜破裂，有条件修补者行修补缝合，应用 5-0 的缝线间断缝合，间距宜小，缝合后没有脑脊液漏出为最佳效果；无条件修补者予以封堵。封堵的方法较多：耳脑胶或生物蛋白胶；明胶海绵压迫 + 耳脑胶或生物蛋白胶；自体脂肪修复 + 明胶海绵 + 耳脑胶等。术中出现硬脊膜破裂和脑脊液漏的患者需要留置引流管。如果镜下手术出现硬脊膜破裂而且破口较大或神经根损伤较重，需要行开放手术修补。

9．切椎间盘和软骨终板　需要切除纤维环、髓核和软骨终板，没有软组织的嵌入才有利于骨愈合。术中良好的视野很重要，最好能看到骨性终板。镜下椎间融合术需要反复确认骨性终板是否充分显露。

10．安置椎间融合器　对于峡部完整的患者切除一侧峡部下关节突，保留另一侧关节突关节，行一侧椎间融合手术安置一个椎间融合器足够。需要注意的是，椎间融合器内填充植骨材料固然重要，但椎间隙内先行填充椎骨材料更重要。

11．后外侧植骨　椎间植骨是否能达到真正的骨愈合，作为手术者应该心中有数。有植骨条件者应争取行后外侧植骨，处理好植骨床是保证效果的关键，这也包括残留的椎板和关节突关节的处理。骨面的处理应以骨面出血为标准，关节突关节内植骨需要切除软骨终板，横突间植骨同样需要骨面渗血。植骨材料选择应以髂骨、自体骨、同种异体骨、含活性成分的人工骨、不含活性成分的人工骨为顺序，以质优量足为标准。后外侧植骨应避免在大量生理盐水冲洗切口之前进行，即先冲洗切口再行后外侧植骨。

12. 关闭切口　失活的切口内的肌肉可予以切除，并彻底止血。留置引流管可以有效减少因术后异常出血导致可能出现的神经症状。引流管保留 1～2 个侧口，留置在距离切口 3cm 以上的位置。用可吸收缝合线间断缝合深层的肌肉组织，连续缝合深筋膜层，间断缝合皮下组织层和皮肤。

13. 翻身转运　与麻醉师一起将患者呈“一”字翻身转运至手术推床上，并呈仰卧位。避免在转运过程中出现各种管道被拔出，特别是引流管和尿管。等待患者清醒后，检查患者下肢的感觉和运动功能。

（马立泰　修　鹏）

第四节　股骨颈骨折闭合复位内固定术术前计划与手术操作规范

一、适应证

新鲜股骨颈骨折（ICD-10 编码：S72.0 股骨颈骨折），年龄小于 65 岁的患者或年龄虽然大于 65 岁但骨质条件较好且要求保留股骨头的患者。主要诊断 ICD-10 编码与名称如下。

S72.000 股骨颈骨折。

S72.000x011 股骨关节囊内骨折。

S72.000x021 股骨头骨骺分离。

S72.000x031 股骨颈头下骨折。

S72.000x041 股骨颈经颈骨折。

S72.000x051 股骨颈基底骨折。

S72.000x081 股骨头骨折。

S72.000x082 股骨髋部骨折。

S72.010 开放性股骨颈骨折。

二、禁忌证

1. 绝对禁忌证　①全身情况差，有威胁患者生命的合并疾病，无法耐受麻醉及手术；②恶性肿瘤导致的病理性骨折。

2. 相对禁忌证　①局部皮肤软组织条件差或存在创面；②无法配合术后功能康复，如帕金森病、大脑性瘫痪、智力障碍等病情严重者；③伤前已存在严重的髋关节骨关节炎。

三、术前准备与患者评估

参照附录 4 股骨颈骨折闭合复位内固定术加速康复临床路径执行。

1. 患者教育　①为患者讲解手术方式，使其了解手术风险，告知手术效果，帮助其树立康复信心。②指导患者进行肢体功能预康复：每小时至少患侧踝关节背伸及跖屈功能锻炼 15 次。③指导患者进行心肺功能预康复：必须戒烟，学会深呼吸，进行咳嗽锻炼，要求每小时至少锻炼咳嗽、咳痰 5～10 次；通过肢体功能预康复，6 分钟平路行走>375m，心肺功能接近或达到正常。④嘱患者加强营养，进食高蛋白、高维生素、高热量食物，糖尿病患者限制碳水化合物摄入量。

2. 完善实验室检查　血尿便三大常规、血型、血生化、血源传染性疾病筛查（乙型肝炎、丙型肝炎、艾滋病、梅毒等）、及凝血功能。

3. 完善常规辅助检查　胸部X线片、心电图、骨盆X线片、患髋正侧或正斜位X线片、双下肢静脉彩超。

4. 必要时检查血气分析、肺功能、超声心动图、动态心电图、动态血压、双下肢动脉彩超、心肌酶学、CT和MR。

5. 术前需达到的目标　①精神食欲好，依从性好，能积极配合功能锻炼。②血红蛋白≥110g/L，白蛋白≥35g/L。③无快速破坏骨质的任何病变，及快速进展的神经性疾病。④排除活动及隐匿性感染，术区无皮癣。术前隐匿性感染灶的筛查参照《骨科择期手术加速康复预防手术部位感染指南》（中华骨与关节外科杂志，2020）执行。⑤合并基础疾病控制良好，ASA≤3级。具体合并基础疾病的评估和处理及需达到的目标参照《成人股骨颈骨折诊治指南》（中华创伤骨科杂志，2018）和《老年髋部骨折诊疗专家共识（2017）》（中华创伤骨科杂志，2017）执行。

四、术前手术方案设计（以空心螺钉内固定术为例）

（一）术前专科检查与手术设计

1. 检查髋部手术切口周围的皮肤情况。

2. 检查髋关节畸形程度，如患侧髋关节外旋超过60°或短缩2cm以上，可先行手法复位、轴向牵引及内旋患侧下肢后穿戴防旋鞋，一般不行下肢骨牵引。

（二）术前影像学评估与手术设计

1. X线检查　术前至少应拍摄骨盆正位X线片和股骨颈正侧位X线片。

（1）骨盆X线片：要求放射科以100%放大比例打印胶片，若受限于当地硬件条件，可在摄片时在大腿上贴上测量放大率的标尺或参照物，该标尺应与股骨平行，标尺到胶片的距离（高度）应与股骨到胶片的距离（高度）相同。拍前后位X线片时将标尺贴附在大腿上段内侧，拍侧位X线片时将其移至大腿前侧。通过测量标尺计算X线放大率。骨盆片近端须至髂嵴水平，远端须包括双侧股骨上段。

（2）股骨颈正侧位X线片：要求同骨盆X线片一样放大100%，近端须包括完整的髋关节，远端须包括股骨中上段。拍侧位X线片时，身体应向患侧倾斜，确保股骨平放于X线片盒上以免影像失真。

2. 三维CT　存在复杂畸形或粉碎性骨折时，应行髋关节三维CT检查。

3. MR检查　用来评估隐匿性股骨颈骨折。

4. 骨关节结构影像学评估　获取了标准影像学资料后，阅片时注意评估是否存在骨质疏松症。由于骨折线位置、骨折移位程度、Pauwels角都是术后内固定相关并发症的重要预测指标，因此医师应据此向患者进行充分术前沟通，签署手术知情同意书。

五、术中并发症的预防和处理方法

1. 坐骨神经损伤

（1）发生原因：①直接损伤；②间接损伤。

（2）预防和处理方法：①复位时适度牵拉，避免暴力；②保护坐骨神经，尤其是钻入导针时，如果过度向股骨后方钻入，导针容易损伤坐骨神经；③麻醉清醒后检查坐骨神经功能，可保持屈髋屈膝体位。

2. 合并血管损伤

（1）发生原因：①手术器械因素；②血管因素。

（2）预防和处理方法：①术中仔细轻柔操作；②经皮钻入导针时应用套筒保护软组织，针头探及股骨外侧骨面，避免盲目穿刺损伤大腿或盆腔血管及软组织。

3. 内固定失败

（1）发生原因：①复位不良；②内固定类型选择错误或放置错误；③骨折不愈合；④全负重锻炼开始过早。

（2）预防和处理方法：①满意的复位是最重要的，可以将股骨颈骨折相关的并发症减少到最少，应尽全力避免股骨颈阴性支撑；②当闭合复位无法获得满意效果时，应通过切开复位的方式进行；③选择合适的内固定类型；④在进行康复锻炼时，应循序渐进，在骨折愈合前不应过分强调负重训练。

4. 感染

（1）发生原因：包括术中污染，体内其他部位存在感染病灶，患者体质差、长期服用激素，手术期间存在隐匿性感染可能等。

（2）预防和处理方法：选择最佳手术时机，预防性应用抗菌药物，采用层流手术室，使用紫外线消毒，仔细消毒和覆盖手术区域，严格无菌操作，精细熟练的手术操作，尽量缩短手术时间，限制手术室内流动人员的数量，防止切口污染等。

六、手术操作技术要点

1. 患者仰卧位固定于牵引床上，固定健侧髋关节于屈曲、外展、外旋位，以便术中用 C 臂进行透视。患侧髋关节伸直位，并牢固固定足部于牵引鞋中。

2. 尝试使用惠特曼（Whitman）或其他复位技术进行闭合复位，惠特曼技术包括髋部外展、伸直外旋位牵引然后内旋。尝试复位不能过于暴力，不应超过 2～3 次。

3. 复位中，成角及对线是重要的评估参数。Garden 指数是指股骨干内侧皮质与内侧承压骨小梁中央轴的夹角，该夹角在正位影像中为 160°~180°，在侧位影像中约为 180°。另外，复位满意后的股骨颈凹面与股骨头凸面应形成浅 S 形或反 S 形曲线。

4. 切口及显露

（1）应用直径 6.5mm 或 7.3mm 的半螺纹螺钉以倒三角构型配置。

（2）使用 C 臂在前后位和股骨颈轴位两个平面透视影像中确定中下部导针的布局，可在大腿前方和外侧皮肤上各粘贴 1 枚克氏针协助估计进针点和进针方向。

（3）在大转子以远股外侧做 3～5cm 皮肤切口，沿切口分离筋膜层，并分离股外侧肌纵行肌纤维直至骨面。

5. 螺钉置入

（1）在套筒保护下将导针放置于前后位和股骨颈轴位两个平面都合适的位置。不要低于小转子进针，沿着股骨距顺股骨颈长轴向股骨头方向钻入第 1 枚导针。C 臂透视后了解该导针在股骨颈内的位置及角度，通常该导针并不能完美置入，但可以此导针作为临时参照，再次进针直至位置满意，最后再去掉第 1 枚临时固定导针。

（2）用平行导向器调整好两钉间隔。其中，将保留导针放入导向器的一个孔道中，再利用另一孔道分别将其余 2 根导针打入，经 X 线透视位置深度满意后，用测深尺确认每根空心钉的长度。

（3）用空心钻头分别沿 3 根导针，将骨皮质钻透，将已经确认长度的 3 枚空心钉分别拧入股骨头中，钉尖最好达到关节软骨下 5mm 左右，再次用 C 臂透视确认螺钉位置和深度满意，去掉导针，闭合切口。

（4）3 枚空心钉应有较好的分散度，不要过于集中在股骨头的中心部，也应避免在侧位透视像上呈一字排列，否则其抗扭转能力将不足。

6. 手术结束后立即检查肢体远端血运，麻醉清醒后，立即嘱患者主动屈伸踝和伸膝，检查神经有无损伤。

七、术后影像学评价方法

术后初始评价主要包括这些参数：骨折复位质量、螺钉位置、螺钉长度。但和术前影像学评估一样，拍摄标准的 X 线片是准确评估的前提。

（陈家磊　谭　鹏　刘　洋）

第五节　股骨转子间骨折闭合复位内固定术术前计划与手术操作规范

一、适应证

第一诊断为：股骨转子间骨折（ICD-10 编码：S72.100x011 股骨转子间骨折）。

二、禁忌证

1. 绝对禁忌证　①全身情况差，无法耐受麻醉及手术；②恶性骨肿瘤导致的病理性骨折；③手术术区内有活跃感染病灶。

2. 相对禁忌证　①严重骨质疏松症，无法达到有效内固定。②受伤前已卧床，无法行走。③无法配合术后功能康复，如帕金森病、大脑性瘫痪、智力障碍等病情严重者。

三、术前准备与患者评估

参考附录 5《股骨转子间骨折闭合复位内固定术加速康复临床路径》执行。

1. 患者教育　①为患者讲解手术方式，使其了解手术风险，告知手术效果，帮助其树立康复信心。②加强照料者教育，定期翻身，积极预防褥疮；鼓励积极进行下肢足踝的背伸跖屈功能锻炼，预防下肢深静脉血栓形成。③指导患者进行心肺功能预康复：必须戒烟，学会深呼吸，进行咳嗽锻炼，要求每小时至少锻炼咳嗽、咳痰 5～10 次。④嘱患者加强营养，进食高蛋白、高维生素、高热量食物，糖尿病患者限制碳水化合物摄入量。

2. 完善实验室检查　血尿便三大常规、血型、血生化、血源传染性疾病筛查（乙型肝炎、丙型肝炎、艾滋病、梅毒等）及凝血功能。

3. 完善常规辅助检查　胸部 X 线片、心电图、骨盆 X 线片、股骨颈正斜位 X 线片、双下肢静脉彩超。

4. 必要时检查血气分析、肺功能、超声心动图、动态心电图、动态血压、双下肢动脉彩超、心肌酶学、CT 和 MR。

5. 术前需达到的目标有：①患者精神食欲好，依从性好，能够积极配合功能锻炼。②血红蛋白≥110g/L，白蛋白≥35g/L。③无快速破坏骨质的任何病变。④排除活动及隐匿性感染，术区无皮癣。术前隐匿性感染灶的筛查参照《骨科择期手术加速康复预防手术部位感染指南》（中华骨与关节外科杂志，2020）执行。⑤合并疾病控制良好，ASA≤3 级。具体合并疾病的评估和处理及需达到的目标参照《老年股骨转子间骨折诊疗指南》（中华创伤骨科杂志，2020）和《老年髋部骨折诊疗专家共识（2017）》（中华创伤骨科杂志，2017）执行。

四、术前手术方案设计（以 PFNA 内固定术为例）

（一）术前专科检查与手术设计

1. 检查髋部手术切口周围的皮肤情况　检查有无既往手术瘢痕，如有手术瘢痕，尽量沿原手术切口切开皮肤；如必须另做切口，则应距离原切口 4cm 以上。

2. 检查髋关节肌力、活动度和畸形情况　如患侧髋关节外旋超过 60° 或短缩 2cm 以上，可先行手法复位，轴向牵引及内旋患侧下肢后穿戴防旋鞋。一般不需要行下肢骨牵引术。

（二）术前影像学评估与手术设计

1. X 线片　术前至少应拍摄骨盆正位 X 线片和股骨颈正斜位 X 线片，必要时还应拍摄脊柱和膝关节 X 线片。

（1）骨盆 X 线片：要求放射科以 100% 放大比例打印胶片，若受限于当地硬件条件，可在摄片时在大腿上贴上测量放大率的标尺或参照物，该标尺应与股骨平行，标尺到胶片的距离（高度）应与股骨到胶片的距离（高度）相同。拍前后位 X 线片时将标尺贴附在大腿上段内侧，拍侧位 X 线片时将其移至大腿前侧。通过测量标尺计算 X 线放大率。骨盆 X 线片近端须至髂嵴水平，远端须包括双侧股骨上段。

（2）股骨颈正侧位 X 线片：要求同骨盆 X 线片一样放大 100%，近端须包括完整的髋关节，远端须包括股骨中上段。拍侧位 X 线片时，身体应向患侧倾斜，确保股骨平放于 X 线片盒上以免影像失真。

2. 三维 CT　股骨转子间骨折、粉碎性骨折及骨折块移位明显时，应行髋关节三维 CT 检查。

3. 骨关节结构影像学评估　获取了标准影像学资料后，阅片时注意评估是否存在骨质疏松症及骨量多少。

（三）术前模板测量

应用 PFNA 术前计划模板预估颈干角、主钉直径和长度。

1. 如需估算颈干角，应将模板放置于健侧股骨的前后位（anterior posterio，AP 位）X 线片上并确定颈干角。

2. 如需估算主钉直径，应将模板放置于健侧股骨的 AP 位 X 线片上并在主钉通过的最狭窄处确定髓腔直径。

3. 如需估算主钉长度，应将模板放置于健侧股骨的 AP 位 X 线片上并根据患者解剖情况选择合适的主钉长度。

五、术中并发症的预防和处理方法

1. 术中骨折　常常与术中粗暴操作有关，老年股骨转子间骨折患者常常合并严重的骨质疏松症，术中操作需要轻柔小心，切忌暴力。

2. 内固定失效　最常见的是由于骨折近端内翻塌陷，螺旋刀片自股骨头内切出所致。

（1）原因：①螺旋刀片在股骨头内的偏心置入；②骨折复位不佳，如髋内翻未纠正，形成较大的剪切力，形成切割作用；③严重的骨质疏松症，无法获得确切的固定。

（2）处理：①接受畸形；②手术翻修，改行切开复位内固定，可能需要使用骨水泥；③手术翻修，改行人工股骨头假体置换。

3. 不愈合　少见，发生率低于 2%，主要发生于不稳定性股骨转子间骨折。若骨量充足，可以考虑重新行内固定联合外翻截骨和植骨术；对于大多数老年患者，建议行含股骨距的假体置换术治疗。

4. 旋转畸形　由内固定时远折端内旋所致。当畸形严重并影响行走时，需考虑再次手术纠正畸形。

5. 如果主钉弧度与股骨弧度不匹配，可能导致主钉远端与股骨前方皮质发生撞击甚至穿破皮质。

六、手术操作技术要点

1. 体位摆放　患者仰卧于牵引床或透 X 线手术床上。尽可能外展健肢并固定于支架上，为了确保术中能够自由透视，必须进行术前测试。为了不阻挡扩髓导针进入髓腔，上身向健侧外展 10°～15°（或者内收患肢 10°～15°）。

2. 复位骨块　在 C 臂透视下进行闭合复位。若效果不佳，可进行有限切开或切开复位。

足轻度内旋，患肢持续牵引，多数骨折可以获得满意的复位。常用的复位技巧包括大转子外侧壁顶压复位；股骨头颈打入 2 枚斯氏钉，通过摇杆技术同时完成内翻和旋转复位；大小转子骨钩牵拉复位等。非常不稳定的骨折，复位后很容易发生再移位，可以打入克氏针临时固定。

3. 确定主钉长度和直径　C 臂置于股骨近端正位。使用长夹钳将直尺平行置于股骨外侧。调整直尺近端至主钉进钉点处，并做皮肤标记。C 臂移向远端并行正位透视，检查从近至远的骨折复位情况。从透光尺上直接读出主钉长度。对于加长型主钉，远端应位于干骺部近端或预期位置。

4. 入路　股骨大转子顶端以上做一个 5cm 纵行切口。平行切开筋膜，按肌纤维方向钝性分离臀中肌。

5. 打开股骨

（1）确定进钉点：在正位 X 线片上，因为 PFNA 的外偏角是 5°，所以 PFNA 进钉点应位于大粗隆顶点或顶点稍偏内侧，对应髓腔长轴外偏 5°。在侧位 X 线片上，PFNA 的进钉点应位于髓腔长轴上。

（2）插入导针：将导针固定于动力工具上，或者使用 T 型手柄手动置入导针。将保护套筒和钻头套筒置于进钉点。通过保护套筒与钻头套筒将导针置入。移除动力工具和钻头套筒。如需调整导针位置，无须取出第 1 枚导针，直接于多孔钻头导向套筒内置入第 2 枚导针。

（3）用空心弹性钻头打开股骨髓腔：将空心弹性钻头通过导针与保护套筒，并使用动力工具打开对应 PFNA 主钉近端部分的髓腔。取出钻头、保护套筒和导针。

（4）扩髓：股骨转子间骨折患肢一般情况下无须扩髓。如果需要，可使用扩髓系统将髓腔扩大至所需直径，扩髓后需要再检查骨折复位情况。

6. 插入主钉

（1）组装 PFNA 工具：将连接螺钉穿入置入手柄，使用六角球形头改锥将手柄与所需的 PFNA 主钉相连。

（2）插入 PFNA：在透视监控下插入主钉。手动插入 PFNA 直至最深处。如果 PFNA 主钉无法插入，可选择小一号的 PFNA，或通过扩髓使髓腔至少比所选用的主钉大 1mm。主钉合适的插入深度应使 PFNA 螺旋刀片位于股骨颈的中心。太深或太浅的主钉位置都可能导致螺旋刀片位置不合适，应予以避免。可以在股骨颈腹侧向股骨头插入导针来帮助确定股骨头前倾角。在侧位 X 线片上，将插入手柄调节至与导针平行从而保证 PFNA 的良好对线，避免错误旋转。

7. 近端锁定

（1）选择瞄准臂，用于 PFNA 螺旋刀片置入：使用六角球形头改锥，确认置入手柄和 PFNA 主钉连接牢固。根据对应长度和颈干角的 PFNA，选择正确的瞄准臂并固定于置入手柄上。将塞子插入瞄准臂与本次手术无关的主钉长度的锁定孔内。

（2）准备及置入导针：在套管针尖部位置刺开一切口，将套管组合通过软组织插入至外侧皮质。轻轻将支持螺母按顺时针方向拧动，将保护套筒推至外侧皮质。转动内部金色套筒以帮助保护套筒的通过。移除套管针。经金色套筒插入新的导针。行 AP 位和侧位透视检查导针的位置及方向。在 AP 位和侧位透视像中，导针的最佳位置应该位于股骨头正中，置入至距离股骨头软骨下 10mm 处，距离关节至少应 5mm。导针尖即表示螺旋刀片件的预定位置。

（3）测量PFNA螺旋刀片的长度：测量前应行正侧位透视确定导针的位置。导针测深器沿导针尾部推至保护套筒处，读出所需螺旋刀片的长度。测量装置显示导针在骨内的实际长度。在AP位与侧位透视影像中，PFNA的正确位置是关节面下10mm，距离关节面最近不得超过5mm。如果导针的位置已经到关节软骨下，应在常规测深后减去10mm。

（4）打开外侧皮质，用于插入PFNA螺旋刀片：沿3.2mm导针推动空心钻头，钻至限深处，打开外侧皮质。

（5）扩孔，用于插入PFNA螺旋刀片：在空心扩孔器上将定位套筒设于测量出的长度标记上。定位套筒朝向钻头尖端的那一面所显示的即为所选长度。在C臂透视监控下沿导针推进扩孔器直至限深处。定位套筒能防止钻得过深。

（6）安装PFNA螺旋刀片与推进器，置入PFNA螺旋刀片。

（7）锁定PFNA螺旋刀：按照“lock”的方向顺时针旋转推进器，螺旋刀片即可被锁紧。术中确认PFNA螺旋刀片是否锁紧，如果所有的缝隙闭合，表示刀片已经锁紧。

（8）术中加压：老年股骨转子间骨折患者，通常存在骨质疏松症，不需要术中加压。

8. 远端锁定　通过PFNA短型（长度170～240mm）瞄准臂可进行静态或者动态交锁。

9. 置入尾帽，取下PFNA工具，移除瞄准臂。使用六角球形头改锥拧松连接螺钉。取下连接螺钉和插入手柄，置入尾帽。

10. 根据术中情况可安置或不安置血浆引流管。

11. 手术结束后立即检查肢体远端血运，麻醉清醒后立即嘱患者主动屈伸踝和伸膝，检查神经有无损伤。

七、术后影像学评价方法

老年股骨转子间骨折闭合复位PFNA固定术术后初始评价主要包括这些参数：复位质量、尖顶距（tip to apex distance，TAD）。和术前影像学评估一样，拍摄标准的X线片是前提。

1. 复位质量　由于老年股骨转子间骨折的精确复位和坚强固定是允许患者术后早期功能锻炼和负重的前提，因此当闭合复位效果不满意时，应该进行有限切开复位以追求优良的复位效果。满意的复位需尽量恢复内后侧骨皮质的完整性，应在前后位X线片见到内侧皮质骨接触良好，螺旋刀片位于股骨头中下1/3；在侧位X线片中见到中后侧皮质接触良好，螺旋刀片位于股骨头中1/3。

2. 螺旋刀片置入深度　螺旋刀片远端置入到软骨下骨1cm以内，以提供可靠的固定。

3. TAD　螺旋刀片应位于股骨头中心位置，TAD可用于确定螺旋刀片在股骨头内的位置。需测量前后位和侧位X线片中螺旋刀片尖端到股骨头顶点的距离之和（校正X线片的放大率之后），测量结果应<25mm以最大程度降低螺旋刀片切出的风险。

（陈家磊　谭　鹏　刘　洋）

第六节　三踝骨折切开复位内固定术术前计划与手术操作规范

一、适应证

第一诊断为三踝骨折（ICD-10编码：S82.801三踝骨折、S82.811开放性三踝骨折）的患者。

二、禁忌证

1. 绝对禁忌证　无。

2. 相对禁忌证 ①严重的内科基础性疾病，无法耐受麻醉及手术；②骨折前合并沙尔科关节患者；③开放性踝关节骨折。

三、术前准备与患者评估

参照附录6三踝骨折切开复位内固定术诊治加速康复临床路径（2022年版）执行。

1. 患者教育 ①为患者讲解手术方式，使其了解手术风险，告知手术效果，帮助其树立康复信心。②教会患者进行肢体功能预康复：每小时至少进行踝关节跖屈、背伸功能锻炼10次。③指导患者进行心肺功能预康复：必须戒烟，学会深呼吸，进行咳嗽锻炼，要求每小时至少锻炼咳嗽、咳痰5～10次。④嘱患者加强营养，进食高蛋白、高维生素、高热量食物，糖尿病患者限制碳水化合物摄入量。

2. 完善实验室检查 血尿便三大常规、血型、血生化、血源传染性疾病筛查（乙型肝炎、丙型肝炎、艾滋病、梅毒等）、及凝血功能。

3. 完善常规辅助检查 胸部X线片、心电图、骨盆X线片、股骨颈正斜位X线片、双下肢静脉彩超。

4. 必要时检查血气分析、肺功能、超声心动图、动态心电图、动态血压、双下肢动脉彩超、心肌酶学、CT和MR。

5. 术前评估及支持治疗 踝关节骨折建议待软组织条件合适后再手术。

6. 营养评估及支持 注意术前评估白蛋白水平。

四、术前手术方案设计

（一）术前专科检查与手术设计

1. 检查踝部手术切口周围的皮肤情况，有无既往手术瘢痕。如有手术瘢痕，尽量沿原手术切口切开皮肤；如必须另做切口，则应距离原切口4cm以上。

2. 检查踝关节肌力、活动度和畸形情况。

（二）术前影像学评估与手术设计

1. X线片 术前至少应拍摄踝关节正侧位X线片，必要时还应拍摄膝关节X线片。踝关节正侧位X线片拍摄时要求放大100%，近端须包括完整膝关节和胫腓骨。

2. 三维CT 对于三踝骨折的手术入路选择十分重要，应行踝关节三维CT检查。

3. 骨关节结构影像学评估 获取了标准影像学资料后，阅片时注意评估是否存在骨质疏松症及骨量多少，特别注意评估畸形和关节面压缩情况。

（三）术前三踝骨折切开复位及内固定顺序

三踝骨折术前评估切开复位及内固定顺序需根据骨折的Lauge-Hansen分型和受伤机制进行。原则上是逆暴力机制或受伤顺序进行复位和固定，采用外—后—内踝复位及内固定顺序对其进行手术治疗。后—外—内踝的固定顺序将最难复位固定的后踝优先处理，此时后踝骨折块的复位固定操作可在较为宽松的条件下完成，可以保证治疗质量，但由于此时下胫腓后韧带未得到有效处理，其牵拉作用可能影响手术进程，造成手术时间延长、术中出血量增加。内—后—外踝方案中内踝的优先固定可造成踝穴紧张、显露困难并伴有距骨持续向后外侧脱位，使手术难度显著增加。鉴于上述两种复位内固定顺序存在的弊端，以外—后—内踝顺序实施治疗方为最为理想的术式选择。如需估算后踝螺钉长度，应将模板放置于健侧踝关节拍摄AP位X线片，并根据患者解剖特点选择合适的主钉长度。

（四）并发症的预防和处理方法

1. 软组织损伤 常常与术中粗暴操作有关，踝关节骨折通常合并明显的软组织损伤，术中操作需要轻柔小心，切忌暴力。

2. 不愈合　少见，发生率低于 2%，主要发生于高能量踝关节骨折病例。

3. 感染　多为手术操作不当和手术时机选择不当造成，需换药处理，甚至转瓣覆盖。

五、手术操作技术要点

1. 内踝前下或后下弧形切口，长 6～8cm，逐层显露至骨膜。

2. 切开皮肤及深筋膜，用爪拉钩牵开皮瓣作暴露，纵行切开骨膜，行锐性分离，显露内踝骨折及内侧关节间隙，用有齿血管钳及刮匙清除碎骨片及软组织。骨膜外皮瓣向前后分离至踝前方和后方，术中注意保护胫后肌腱并注意观察有无胫后肌腱卡压在骨折块中。

3. 用点式复位钳复位内踝骨折块，并用 1～2 枚克氏针临时固定后，选用空心螺钉固定内踝骨折。

4. 外后侧显露可在腓骨后缘做直切口。做腓骨下端后外侧切口，为腓骨后缘与跟腱前缘的中线处的纵行切口，长约 10cm。切开皮肤、深筋膜，显露腓骨长短肌及腓长屈肌外侧的肌纤维和胫骨后侧骨膜，用骨膜剥离器剥离显露外踝和后踝的骨折片。

5. 整复后，外踝都选用 6 孔以上的钢板作内固定；以 1～2 枚克氏针将后踝临时固定，沿克氏针从后向前置入空心加压螺钉固定后踝骨折块。

6. 冲洗伤口，逐层缝合骨膜、肌肉、皮下组织、皮肤。用碘伏擦拭皮肤后，两侧伤口用纱布覆盖，放松止血带。用石膏托做外固定。

六、术后影像学评价方法

三踝骨折切开复位内固定术术后初始评价主要包括这些参数：下胫腓净间隙。但和术前影像学评估一样，拍摄标准的 X 线片是前提。同时需行 CT 三维重建检查评估下胫腓复位程度。

（陈家磊　谭　鹏　刘　洋）

第七节　初次髋关节置换术术前计划与手术操作规范

一、适应证

任何原因所致的髋关节疼痛、功能障碍，影响工作和生活质量，保守治疗无效者，包括但不限于以下疾病。主要诊断 ICD-10 编码与名称如下。

M05.900 血清反应阳性的类风湿关节炎；M06.800x051 髋关节类风湿关节炎。

M16.000 原发性双侧髋关节病；M16.101 原发性单侧髋关节病。

M16.200 发育异常导致的双侧髋关节病；M16.301 发育异常导致的单侧髋关节病。

M16.400 创伤后双侧髋关节病；M16.501 创伤后单侧髋关节病；M16.701 继发性单侧髋关节病；M16.900 髋关节病；M16.900x002 双侧髋关节骨性关节病；M16.900x011 髋关节周围炎；M16.900x012 髋关节退行性病变；M16.901 老年性髋关节病。

M45.x00 强直性脊柱炎。

M87.800x051 股骨头缺血性坏死。

T93.102 陈旧性股骨颈骨折。

S72.000 股骨颈骨折。

二、禁忌证

1. 绝对禁忌证 ①存在髋关节活动性感染和身体其他部位的隐匿性感染。术前隐匿性感染灶的筛查参照《骨科择期手术加速康复预防手术部位感染指南》(中华骨与关节外科杂志，2020)执行。②存在威胁患者生命的合并基础疾病。

2. 相对禁忌证 ①全身或局部严重骨质疏松症，进行性骨量丢失疾病。②髋外展肌肌力不足或丧失。③曾有髋关节化脓性感染或结核病史，病变未静止者。④无法配合术后功能康复者，如帕金森病、大脑性瘫痪、智力障碍等病情严重者。⑤股骨上段严重畸形，髓腔硬化性疾病，以致假体柄难以插入股骨髓腔者。⑥神经营养性疾病，如沙尔科关节。

三、术前准备

参照附录7初次髋关节置换术加速康复临床路径(2022年版)执行。

1. 患者教育 ①为患者讲解手术方式，使其了解手术风险，告知手术效果，帮助其树立康复信心。②肢体功能预康复：每小时至少髋关节屈曲、外展、伸膝功能锻炼10次；教会患者使用助行器，学会正确上下床(患侧先下、健侧先上)；鼓励患者下地活动。③心肺功能预康复：必须戒烟；学会深呼吸咳嗽锻炼，要求每小时至少锻炼咳嗽咳痰5～10次；通过肢体功能预康复，6分钟平路行走>375m，心肺功能接近或达到正常。④嘱患者加强营养，进食高蛋白、高维生素、高热量食物，糖尿病患者限制碳水化合物摄入量。

2. 完善实验室检查 血尿便三大常规、血型、血生化、血源传染性疾病筛查(乙型肝炎、丙型肝炎、艾滋病、梅毒等)、红细胞沉降率、CRP、IL-6及凝血功能。

3. 完善常规辅助检查 胸部X线片、心电图、骨盆X线片、患髋正侧或正斜位X线片、双下肢静脉彩超。

4. 必要时检查血气分析、肺功能、超声心动图、动态心电图、动态血压、双下肢动脉彩超、心肌酶学、CT和MR。

5. 术前需达到目标 ①精神食欲好，依从性好，能够积极配合功能锻炼。②血红蛋白≥110g/L，白蛋白≥35g/L。③无快速破坏骨质的任何病变，无沙尔科关节外展肌力缺如或相对功能不足，无快速进展的神经性疾病。④排除活动性及隐匿性感染，即无眼口鼻黏膜充血，无口腔溃疡、牙龈肿胀、鼻旁窦压痛及扁桃体肿大，全身皮肤无破溃、疖疮。患足癣和股癣但皮肤干燥，术区无皮癣。术前隐匿性感染灶的筛查参照《骨科择期手术加速康复预防手术部位感染指南》(中华骨与关节外科杂志，2020)执行。⑤合并疾病控制良好，ASA≤3级。具体合并基础疾病的评估和处理及需达到的目标参照《现代关节置换术加速康复与围手术期管理》(人民卫生出版社，2017)执行。

四、术前手术方案设计

(一)术前专科检查与手术设计

1. 检查髋部手术切口周围的皮肤情况及有无既往手术瘢痕，如有手术瘢痕，尽量沿原手术切口切开皮肤；如必须另做切口，则应距离原切口4cm以上。还可以通过不同手术入路避开原手术瘢痕，例如选择后外侧入路避开前方手术瘢痕，选择DAA入路避开后侧或外侧手术瘢痕。

2. 检查髋关节肌力、活动度和畸形情况

(1) 臀中肌是全髋关节置换术后功能保障和关节稳定性最重要的肌肉，若既往因髋关节感染史、髋部后外侧多次手术史导致臀中肌损伤，或长期髋关节僵硬、强直导致臀中肌萎缩，手术设计时应考虑是否需利用臀大肌、阔筋膜张肌等重建臀中肌，以及是否需要选用双动全髋假体预防脱位。

（2）明确关节活动度和有无严重畸形：①若髋关节存在外展、外旋僵硬或强直畸形，后方显露会很困难，后外侧入路时可能需要前后联合行股骨颈截骨，或者术前设计为直接前方入路（direct anterior approach，DAA）。②若髋关节存在内收僵硬或强直畸形时，应考虑是否行髋内收肌肌腱切断术。

（二）术前影像学评估与手术设计

1. X线片　术前至少应拍摄骨盆正位X线片和股骨颈正侧位X线片，有必要时还应拍双下肢负重全长、脊柱和膝关节X线片。

（1）骨盆X线片：要求放射科以100%放大比例打印胶片，若受限于当地硬件条件，可于摄片时在大腿上贴上测量放大率的标尺或参照物，该标尺应与股骨平行，标尺到胶片的距离（高度）应与股骨到胶片的距离（高度）相同。拍前后位X线片时将标尺贴附在大腿上段内侧，拍侧位X线片时将其移至大腿前侧。通过测量标尺计算X线放大率。骨盆片近端须至髂嵴水平，远端须包括双侧股骨上段。将髋关节内旋15°拍正位X线片可以更清楚地显示股骨的形状和偏心距，但内旋过多偏心距预判可能过大，当髋关节处于外旋位时，则将导致股骨的偏心距评估偏小。

（2）股骨颈正侧位X线片：要求同骨盆X线片一样放大100%，近端须包括完整髋关节，远端须包括股骨中上段。拍侧位X线片时，身体应向患侧倾斜，确保股骨平放于X线片盒上以免影像失真。

2. 三维CT　髋臼或股骨近端存在复杂畸形或严重骨缺损时，应行髋关节三维CT检查。

3. 骨关节结构影像学评估　获取了标准影像学资料后，阅片时注意评估是否存在骨质疏松症及骨量多少，特别注意评估是否存在畸形和骨缺损。

（1）类风湿关节炎患者往往存在髋臼内陷畸形，部分还合并髋臼内侧壁骨折，术前评估时要考虑如何恢复正常的旋转中心，初次置换术一般可以利用截取的股骨头、颈部自体骨打压植骨，但需预估自体骨骨量是否足够填充内陷的髋臼，否则需要准备同种异体骨。

（2）原发性骨关节炎或有感染史、手术史的患者，髋关节周围可能大量骨赘增生，另外强直性脊柱炎患者或既往关节融合者，术中脱位均较困难。这样的患者骨量往往较丰富，但是关节周围软组织容易挛缩，术前需要考虑好如何脱位、如何去除多余的骨赘、如何做好软组织松解。

（3）复杂病例（如陈旧性骨折脱位者或既往有髋关节手术史的患者）需通过三维CT评估髋臼前后结构性骨缺损情况确定是否需设计自体股骨头植骨或者准备金属垫块支撑。

（4）发育性髋关节发育不良的患者，尤其是Crowe Ⅲ型或Ⅳ型患者，往往髋臼侧骨量少，臼顶、前方存在骨缺损，而且股骨头发育也较差，如果自体骨不足以填充缺损、支撑臼杯，需要准备金属垫块。

（5）髋关节发育不良的患者除髋臼侧畸形外，可能还存在股骨髓腔狭窄，术前评估时要注意髓腔宽度，可能需要用直柄或特制的细柄股骨假体。前倾角异常增大也是髋关节发育不良患者常常存在的股骨畸形表现，此时应考虑选择组配式可调节前倾角的假体。

（6）肢体长度的调整也是术前评估时需要考虑的因素。髋关节高位脱位者，手术恢复旋转中心后，肢体会被延长，术前必须进行精确设计，当延长超过4cm时发生神经和血管牵拉损伤的风险较大，应该考虑转子下短缩截骨。

（7）股骨近端畸形，如佩吉特病、股骨干陈旧性骨折、截骨术后等，若存在过度前弓或旋转畸形，除关节置换之外，还需考虑股骨截骨的可能。

（三）术前模板测量、假体选择与手术设计

术前仔细地用模板测量，预判好假体型号和安放位置。第一，可以避免许多的术中测试过程，减少重复步骤，加快手术进程，缩短切口暴露时间，从而降低感染风险；第二，由于假体尺寸和股骨颈长往往有很多规格，如果术前模板测量不仔细，则可在假体尺寸和肢体长度方面发生错误；第三，模板测量还可以帮助确定假体类型，例如是否需要高偏心距假体重建髋关节旋转中心，保持肢体长度和股骨偏距相等。可以使用厂商提供的塑料模板在X线片上进行测量，有条件的还可以选择数字化模

板在电脑上进行模拟截骨，将会更加精准。

传统胶片测量法是利用厂商提供的塑料模板在X线片上进行手工测量，存在较大误差。目前各人工关节制造商均开始推出数字化模板，可以使用数字化模板替代胶片模板，大幅减少术前测量的难度。不过二维术前规划软件受X线片放大率及拍摄时投照角度的影响较大，准确性并不太高，目前最先进的是三维术前规划软件。这些软件的缺点在于均需对髋关节CT图像进行手动分割，操作较二维术前规划软件更复杂、更繁琐，耗时较长，优点是可以通过术前三维CT扫描获取患者的骨骼数据，不仅可进行测量、规划，还可以在术前模拟假体安放后关节极限运动状态，例如髋关节置换后前屈、后伸、内收外展、内旋、外旋的运动状态，判断有无撞击和脱位风险，而且术前规划可以直接嫁接术中导航，实现更精准的定位，也可以应用于机器人辅助手术中。

1. 模板测量方法及需要确定的重要参数

（1）臼杯和股骨柄大小：将髋臼数字模板覆于X线片上，选择外形与患者髋臼轮廓匹配而又不必过度去除软骨下骨的假体尺寸。髋臼模板的内侧位于泪滴和闭孔水平的髋臼下缘。在X线片上标明髋臼假体的中心，此点将对应新的髋关节旋转中心。将股骨数字模板覆于X线片上，选择合适的假体使之与近端髓腔精确匹配并完全充填髓腔。生物型假体要考虑股骨柄涂层的厚度，骨水泥型假体则需为骨水泥层留出足够的空间。

（2）股骨头颈长：在坐骨结节水平画线，并与两侧小转子相交。比较两个交点的位置，测量两者的差距以确定肢体短缩程度，选择合适的颈长以恢复下肢长度和股骨偏距。若无短缩，则股骨头中心与先前标明的髋臼中心重叠。如果两者之间有差距，则股骨头中心与髋臼中心的距离应与先前测量的肢体长度的差异一致。

（3）股骨颈保留截骨位置：一旦选定颈长，则标记预计股骨颈截骨水平，测量其到小转子顶点的距离作为术中参考。用相同的方法在股骨侧位X线片上进行测量，以便确定在前后位X线片上所取的假体能否在不过度去除骨质的情况下置入。

（4）如果使用骨水泥则需测量柄尖端以下髓腔直径，以确定髓腔塞的尺寸。

（5）如果髋关节有固定的外旋畸形，则模板测量会不准确。若对侧髋关节无畸形，用模板测量正常的髋关节，测得的结果作为手术侧的参考。

2. 模板测量与假体选择　不同品牌、不同型号的假体设计理念不同，形态各异，并不能完美匹配所有人，尤其是股骨柄的选择，术前模板测量时应该根据患者的年龄、骨量、髓腔形态、天然偏心距等考虑好选择哪种类型的假体。

（1）短柄假体：年轻、骨量较好的患者，基于保留骨量、未来翻修可能的考虑，建议选择短柄假体。

（2）高偏心距假体：术前发现天然偏心距较大的患者，应要求准备高偏心距假体。

（3）髓腔形态与假体：股骨髓腔狭窄的患者，术前应注意髓腔宽度是否能匹配股骨柄，可能需要用直柄或特制的细柄股骨假体。

（四）全髋关节置换术畸形矫正和骨缺损重建

对于初次置换的处理，髋臼侧的难度在于骨缺损重建，基本原则就是在骨量最多的位置，重建旋转中心，自身骨量不足时，利用截断的股骨头颈或金属垫块等增加臼杯覆盖；而股骨侧的处理难度在于畸形矫正，基本原则是恢复旋转中心，恢复下肢长度，恢复肌肉张力。

（1）髋臼内陷畸形的处理：Paprosky Ⅱc型缺损，髋臼环尚完整，可提供足够的初始稳定性，可将截取的股骨头、颈部等制备成颗粒骨，合适的颗粒大小为0.5～1.0cm，太小支撑能力不够，可能再次内陷，太大不易被压实，填充不满。如果骨量不足可添加同种异体骨，通过髋臼锉反转压实，填充内陷的臼底。注意内陷髋臼的准备与普通全髋关节置换术不同，需要分为髋臼环准备和髋臼底准备两步。注意首先处理髋臼环，然后处理髋臼底。

1）髋臼环准备：为了使髋臼环能够为假体提供稳定支撑，要最大限度地保持骨量和臼环的完整性。根据术前X线测量情况和术中实际情况，选择较真臼环小1～2号的髋臼锉对臼环进行磨锉，髋臼锉的底部不与髋臼底接触，仅去除臼环的软骨。逐步增加髋臼锉直径直至暴露软骨下骨。注意磨锉过程中动作要轻柔，勿损坏髋臼环，保证至少覆盖60%～70%的假体，以提供初始机械稳定性。

2）髋臼底准备：髋臼底常有一层膜包绕，需刮除，如存在软骨面可用直径小于髋臼环的髋臼锉轻微磨锉，或仅用刮匙刮除即可，必要时使用克氏针钻孔至有新鲜血渗出。注意不要过度磨锉髋臼底，以免锉穿造成进一步的骨量丢失和骨缺损。

若骨缺损较大（如Paprosky Ⅲb型，或髋臼环不完整），则无法稳定支持假体。可采用上文相同方法用颗粒骨打压植骨，配合椎间融合器、钛网和骨水泥杯或组配式骨小梁金属杯重建。

（2）髋关节强直畸形的处理：大量骨赘增生或强直性脊柱炎髋关节强直患者，或既往行关节融合术者，骨量往往丰富，但是关节周围软组织容易挛缩，脱位困难时应避免暴力，可采取前后联合入路先截断股骨颈，并尽量去除髋臼周围的骨赘，帮助松解。强直性脊柱炎患者注意找到原股骨头与髋臼融合的界限，避免将臼杯安放到股骨头内，这种患者注意找到髋臼的卵圆窝，它是判断髋臼底很好的解剖标志。

（3）髋臼骨缺损的处理：髋臼骨缺损多见于发育性髋关节发育不良的患者。Crowe Ⅰ型和Ⅱ型患者虽然髋臼往往有骨缺损，但却不影响臼杯安放；Crowe Ⅲ型或Ⅳ型患者，臼顶、前方存在骨缺损，一般需要股骨头植骨或金属垫块支撑。这类病例尤其适合使用数字化模板帮助明确臼杯大小、深度、股骨头或金属垫块的安放位置等。

（4）股骨颈短缩畸形的处理：如果双髋均存在短缩畸形且均需要手术，无须特别处理。如果为单侧病变，术后可能出现肢体延长，术前测量和计划就显得非常重要，一般可通过高位造臼，上调髋关节旋转中心，控制肢体长度；选择小一号的股骨假体，降低股骨头高度也可接受，但需要注意大转子撞击风险。

（5）髋内翻畸形的处理：髋内翻畸形的主要影响在于旋转中心低而偏心距大，很多假体都提供有高偏心距版本，如果受限于当地条件，使用标准偏心距假体配合长颈股骨头也能增大偏心距，但要注意有肢体延长的风险。极端的髋内翻畸形还可能存在股骨大转子上移导致术后撞击的可能，术中置入试模后，测试关节活动度和稳定性，如果撞击不可避免，应行大转子滑移截骨。

（6）股骨大转子内翻畸形的处理：股骨大转子内翻会折叠髓腔，影响股骨柄置入。如股骨大转子轻度内翻，可将股骨开髓点适当外移，但对于严重内翻者则应考虑行大转子延长截骨，置入股骨柄后再固定大转子。

（7）股骨前倾角异常增大的处理：多发生在发育性髋关节发育不良病例中，可选择组配式可调节股骨前倾角的假体。

（8）股骨干骺端畸形的处理：主要困难在于髋关节远端与近端不匹配，这种情况应采用组配式假体或转子下截骨。

（9）股骨骨干畸形的处理：股骨骨干的畸形必然导致股骨柄无法顺利植入，应行截骨矫形。假体应选择长柄全涂成或组配式假体，长度须超过截骨水平。

（五）术中并发症的预防和处理方法

1. 坐骨神经损伤

（1）发生原因：①直接损伤；②骨水泥及电刀所致热灼伤；③神经周围血管损伤。

（2）预防和处理方法：①脱位复位时小心牵拉，避免暴力。②注意保护坐骨神经。尤其在显露髋臼后方时，拉钩容易挤压和牵拉坐骨神经。③使用骨水泥型假体时，注意防止骨水泥渗透到神经周围。④避免过度延长肢体，术前应根据X线片及假体型号，计划下肢延长的长度。⑤复位后检查坐骨神经张力，在麻醉完全清醒前，保持屈髋屈膝体位。

2. 合并血管损伤

（1）发生原因：①手术器械因素；②骨水泥因素；③血管因素。

（2）预防和处理方法：①术中仔细和轻柔地操作。②髋臼边缘放置拉钩应靠近骨面，避免直接凿伤血管。③髋臼假体固定螺钉应固定在骨中，避免损伤盆腔血管及软组织。④盆腔血管损伤一般发生在髋臼置钉时，一旦发生，立即用纱布填充髋臼，关闭切口，行血管造影封堵或行开腹手术。

3. 骨折

（1）发生原因：①骨质疏松症；②先天性或后天性骨质结构异常改变；③手术医师粗暴操作，如暴力脱位、复位等。

（2）预防和处理方法：①不要暴力脱位，充分松解后仍不能脱位者，可先行股骨颈截骨。暴力脱位极易导致髋臼后方骨折。②骨质坚硬的患者，可使用同号或略大一号的髋臼锉磨锉外环，防止击打臼杯时髋臼环撑破。③股骨骨折多出现在以下情况，取内固定物遗留空洞造成应力增高；骨骼发育不良或存在畸形；软组织严重挛缩；插入过大的假体锉或假体；骨质疏松症造成骨强度下降。如果仅是股骨距劈裂，骨折线未向小转子以远延伸，用钢丝或线缆环扎即可；如果骨折向远端延伸，应立即延长切口，评估骨折累及范围，更换长柄假体以绕过骨折。

4. 感染

（1）发生原因：包括术中污染、体内其他部位存在感染病灶、患者体质差、长期服用激素、手术期间存在隐匿性感染等。

（2）预防：选择最佳手术时机、预防性应用抗菌药物、采用层流手术室、使用紫外线、仔细消毒和覆盖手术区域、严格无菌操作、精细熟练的手术操作、尽量缩短手术时间、应用抗生素骨水泥、限制手术室内流动人员人数、防止切口污染等。

5. 术后脱位原因分析

（1）术前因素：患髋术前有手术史；翻修手术。

（2）术中因素：后侧手术入路的选择；假体头尺寸不合适；假体放置失误。

（3）术后因素：关节活动过早，尤其是术后早期过早屈髋超过 90°，或过早进行髋关节内旋和外旋活动。

6. 术后假体松动

（1）发生原因：①生物力学因素。作用于界面的应力；界面结合强度；应力遮挡和骨吸收。②生物性因素。磨损颗粒的产生和扩散；界面纤维膜的形成；破骨细胞的激活和骨溶解。③外科技术因素。

（2）预防：①改进外科技术，获得假体 - 骨水泥 - 骨组织或假体 - 骨组织界面间的最大结合力，同时减少作用在界面上的应力强度。②减少应力遮挡。③减少磨损颗粒的产生。④治疗骨质疏松症。

7. 双下肢不等长

（1）发生原因：①股骨颈截骨面不准确；②选用假体股骨颈过长；③特殊手术要求。

（2）预防和处理方法：①准确地术前测量。②术中测量比较。增加股骨颈截骨可调节柄置入的深度，或者选择小一号柄打深一点，可缩短肢体长度；调整股骨头的颈长，也可以调节肢体长度，但要注意偏心距会随之改变。③难以判断肢体长度时，应在术中行 C 臂透视。

五、手术操作技术要点

目前临床应用最广的手术入路选择有：①后外侧入路，经臀中肌后方和臀大肌间隙进入；②直接前方入路，经 Heuter 间隙（缝匠肌 / 股直肌 - 阔筋膜张肌）的肌间界面入路。

（一）后外侧入路全髋关节置换术操作技术要点

1. 体位摆放　后外侧入路全髋关节置换术对于侧卧位摆放要求较高，骨盆需要固定牢靠，不能出现侧俯卧位或侧仰卧位，否则术中对于臼杯前倾角的判断会受到影响。另外，健侧肢体需垫枕头，双髋保持内收中立位，防止健侧髋关节外展而患髋内收，影响术中肢体长度判断。

2. 切口及显露　以大转子为中心做一略呈弧形的切口，一般长约 12cm。

（1）从髂后上棘以远约 10cm 沿臀大肌纤维方向，经大转子后方，略呈弧形向后沿股骨干纵轴向远端切开皮肤。切口远近端均略呈弧形向后，有利于后方软组织的牵开。

（2）切开皮下组织，直至阔筋膜及覆盖于臀大肌上部表面的深筋膜。切开深筋膜之前，使用骨刀钝性搔刮切口脂肪组织，去除突起的脂肪颗粒，保留脂肪分隔。这样利于缝合，更利于降低切口脂肪液化的风险，减少感染。

（3）经大转子结节表面沿皮肤切口切开筋膜。向远端充分延长筋膜切口以显露股骨后缘的臀大肌肌腱附着点。

（4）钝性分离筋膜前后缘与附着于该筋膜内面的臀中肌纤维。将湿巾或腹腔纱布垫缝于筋膜的前后缘以隔开皮肤，既可以避免皮下组织干燥，又可以收集术中产生的骨碎屑或骨水泥。

（5）紧贴股骨剥离切断短外旋肌群，包括股方肌的上半部分。电凝切断沿梨状肌肌腱走行的血管及股方肌内的旋股内侧动脉终末支。向后翻转短外旋肌群，保护坐骨神经。然后钝性剥离臀小肌和上关节囊之间隙。

（6）向上、向下分别插入锥板拉钩或 Hohmann 拉钩，充分显露关节囊的上部、后部及下部。沿关节囊的股骨附着部将其彻底切开，可以将切开的关节囊切除以利于显露，也可以保留后缝合。

3. 股骨头脱位及股骨颈截骨

（1）切开或切除后方关节囊，屈曲、内收并轻轻内旋髋关节使之后脱位。可在小转子水平股骨颈下插一骨钩，在屈髋内收内旋的状态下，骨钩轻轻用力即可将股骨头从髋臼内提出。脱位时圆韧带常从股骨头上撕裂下来，然而对于年轻患者，在将股骨头脱位移入手术窗口之前可能需要将其切断。

（2）若髋关节不易脱位，勿用暴力内旋股骨，否则可致使股骨干螺旋形骨折。将关节囊上、下部分尽可能地向前做充分松解，切除髋臼后缘所有可能阻碍股骨头脱位的骨赘。

（3）如果在没有过度用力的情况下仍不能将髋关节脱位，或者髋关节强直，则需先在合适的水平用摆锯将股骨颈切断，随后用取头器或将股骨头碎成几块后取出。

（4）髋关节脱位后，保持髋关节于极度内旋状态，股骨颈前后各插入一把 Hohmann 拉钩，切除转子间线处残留的软组织并显露小转子的上缘。用电凝在股骨颈预定截骨部位标出截骨线。不同假体的标准截骨线不同，但一般起自梨状窝，止于小转子上缘以近 0.5～1.0cm。

（5）用电动摆锯进行股骨颈截骨。如果截骨水平低于股骨颈外侧与大转子的交界部，则需做纵向外侧截骨。在这两个截骨方向的交界处避免造成大转子切迹，否则转子容易发生骨折。

（6）分离连于股骨头上的任何软组织，将其从切口内取出。将股骨头置于无菌区以备自体骨移植用。

4. 髋臼显露与准备

（1）截骨后，患髋可放回初始体位，进一步松解前方关节囊。可使用骨钩牵住股骨颈残端，向前牵拉，拉紧前方关节囊后切开。

（2）前方关节囊切开后，顺势在髋臼前方插入眼镜蛇样髋臼拉钩，将股骨近端向前方顶开，显露髋臼前侧。注意此拉钩应紧贴髋臼插入，放置不当可造成股神经及邻近血管损伤。牵开器的位置越靠下，神经血管损伤的风险越大。在髂前上棘水平放置该牵开器最为安全。

（3）在髋臼横韧带下放置一牵开器以显露髋臼下方。后上壁和后方各安放椎板拉钩一把，向前上牵开臀中肌，向后牵开臀大肌，完整显露髋臼。

（4）切除股骨头圆韧带并刮除卵圆窝内所有残留软组织。在这一操作过程中可能会遇到闭孔动脉分支的活动性出血，需要止血。

（5）清理卵圆窝后，可以显示髋臼内侧壁，偶尔会遇到增生性骨赘完全覆盖卵圆窝的情况，妨碍术者判断髋臼内壁的位置，此时用骨刀和咬骨钳去除骨赘以确定髋臼底，否则髋臼假体可能安装到过度偏外的位置。

（6）用保留骨屑的髋臼锉磨削髋臼。从最小号的髋臼锉开始，向内侧磨削但不要穿透内壁。反复检查磨削的深度，确保内壁未被破坏，在此前提下多磨深几毫米可增加髋臼假体外侧的覆盖程度。每一锉的骨屑均应分别保存，以备植骨。在髋臼磨削的过程中，应将股骨向前充分牵开，使髋臼锉能够无妨碍地从前下方放入髋臼。若未能向前充分牵开股骨，则髋臼锉可能被向后挤压而造成髋臼后柱的过度磨削。

（7）逐步增大髋臼锉的型号。反复冲洗髋臼以判断磨削程度和方向，确保髋臼周围均受到磨削。除去所有髋臼软骨后停止磨削，此时髋臼锉已切至髋臼周缘骨质，髋臼已成半球形，显露有新鲜出血的软骨下骨床并尽可能保留软骨下骨。

5. 髋臼假体置入

（1）非骨水泥型髋臼假体置入：术前以假体试模测量假体的型号及置入方向。髋臼假体的正确定位为外展 40°±10°、前倾角 15°±10°，直柄假体前倾角可以稍大些。安放试模，若试模与髋臼贴合紧密，则取出试模，安放髋臼假体，锤击至假体与髋臼贴合紧密，此时可经假体底部小孔检查假体与臼底骨面的贴合情况，并置入少量骨松质，如有必要可加用螺钉固定。

（2）骨水泥型髋臼假体置入：置入骨水泥前，可以在髋臼顶的髂骨、坐骨、耻骨上钻数个直径为 6mm 左右的骨孔。擦干骨面，将湿砂期骨水泥用骨水泥枪注入骨孔，再用面团期骨水泥充填髋臼骨面，可用加压器保持骨水泥均匀充填。用定位器将髋臼假体置入，假体边缘应正好与髋臼骨缘吻合。不能过分加压，以免髋臼假体过多置入造成骨水泥分布不均，维持压力至骨水泥完全固化。固定后假体周围与骨面应有 2～3mm 厚度均匀的骨水泥，也可以预置 2～3mm 厚的骨水泥钉或采用带突起的假体，以保证骨水泥充填厚度的均匀一致，清除周围溢出的骨水泥。

6. 股骨假体置入

（1）非骨水泥型股骨假体的置入：暴露股骨上端，开槽器紧贴大转子内侧开槽，髓腔探针插入髓腔，将扩髓锉从小到大先后击入。最后的试模不取出，仅取出手柄，安装合适的头试模，检查肢体长度和患髋各个方向活动的稳定性，直到满意。脱出关节，取出试模，安装股骨柄、股骨头，关节复位，轻度外展。非骨水泥型股骨假体有直柄与解剖柄等不同种类，有时患者髓腔不能完全匹配扩髓锉，可以使用髓腔钻先行扩大髓腔，直柄假体可用直的髓腔钻扩大髓腔，解剖柄假体可用软钻以适应股骨干的生理弧度，髓腔钻扩大髓腔至合适型号。

（2）骨水泥型股骨假体的置入：扩髓步骤同前，髓腔准备好后，首先冲刷髓腔清除骨屑、血凝块及脂肪组织，用聚乙烯髓腔栓填塞髓腔。用纱条填塞止血并吸干髓腔，将骨水泥枪伸入髓腔，至枪头接近髓腔栓后注入骨水泥，边注边退，骨水泥注入时可将枪头自然顶出，插入假体柄，保持 15° 左右的前倾角。清理溢出的骨水泥，在假体近端持续加压至骨水泥干固。使用带领假体时，领部应完全坐于股骨颈内侧残端上。安装假体头，关节复位，轻度外展。

7. 根据术中情况可安置或不留置血浆引流管，四川大学华西医院一般情况不留置引流管，但对于骨赘去除较多，软组织松解较广的患者，会选择性留置。之后术区彻底止血并冲洗，修复臀大肌止点，逐层缝合创口，并将患肢置于轻度外展位。

8. 手术结束后立即检查肢体远端血运，麻醉清醒后，立即嘱患者主动屈伸踝和伸膝，检查神经有无损伤。

（二）直接前方入路全髋关节置换术操作技术要点

1. 体位摆放　患者取仰卧位，注意手术床腰桥正对髂前上棘水平面放置，术中可根据需要以此位置折叠手术床，以利于显露股骨侧。

2. 消毒铺巾 抬高双下肢，从腹部剑突及双足踝处用聚维酮碘溶液常规消毒铺巾，显露上至髂嵴平面、前至腋前线，后至腋后线，下至大腿中上段，贴无菌薄膜，小腿及足踝用无菌巾包裹。

3. 切口及显露

（1）左髋伸直内旋，切口通常起于髂前上棘远端 3cm 并向外 3cm 处，在大多数情况下，该点恰位于腹股沟皱褶附近。如果阔筋膜张肌易于触及，切口也可位于该肌肉的上方。

（2）切开皮肤及皮下组织，显露阔筋膜张肌表面的筋膜层，切开筋膜，将筋膜向前牵开，沿肌间隙将阔筋膜张肌向后拉开，阔筋膜张肌便与缝匠肌分离，包括旋股外侧动脉升支的主要分支在内的很多主要血管走行于这两块肌肉间，需仔细结扎或电凝。

（3）牵开阔筋膜张肌和缝匠肌即可显露髋关节深部的两块肌肉——股直肌和臀中肌。可用电刀少量松解股直肌的反折头来获得更好的暴露，之后便可以清楚地观察到髋关节囊。

（4）在关节囊外，于股骨颈外上、内下位置插入 2 把 Hohmann 拉钩，“工”字形切开关节囊，显露髋关节。

4. 髋臼准备及假体置入

（1）“工”字形切开关节囊后，将 2 把 Hohmann 拉钩分别置于关节囊内股骨颈外上及内下，显露股骨颈及大小转子，保留股骨距 1.5cm 截骨。取头器旋入股骨头，旋转取出股骨头，进一步松解关节囊，于髋臼前下、前上及后方放置 Hohmann 拉钩，充分暴露髋臼。

（2）电刀紧贴滑膜与关节囊纤维组织间隙切除增生、肥厚的滑膜，点状电凝止血。向远端牵拉患髋，示指触诊确认挛缩紧张的关节囊、瘢痕组织及周围肌腱、增生骨赘，用齿镊钳夹并用电刀缓慢逐层切除，用骨刀凿除增生骨赘，反复牵拉触诊，直至关节周围软组织松解满意。

（3）髋臼磨锉方法与后外侧入路一样，依次扩大髋臼锉，磨削髋臼内软骨，注意深浅及前倾外展角度，至软骨下骨质均匀渗血为止。反复冲洗髋臼以判断磨削的方向和程度，确保髋臼周围均受到磨削、髋臼锉刚刚切至髋臼边缘骨质内，髋臼成半球形。

（4）安放髋臼假体，维持前倾 20°、外展 40°，用骨锤均匀用力锤击，至假体中央孔与髋臼贴合紧密，安放内衬，再次修整髋臼周缘滑膜组织，以免阻挡关节活动。

5. 股骨侧准备及假体置入

（1）取出髋臼拉钩，折叠手术床呈 30°，保持髋过伸位置，将患肢置于对侧肢体下方，内收、外旋。

（2）骨钩置于骨距，向上、外牵拉股骨上段，股骨小转子处置 Muller 拉钩向外顶出股骨上端，大转子尖下置 Hohmann 拉钩，松解外侧关节囊，向上顶出股骨近端，充分显露股骨近端。

（3）开槽器紧贴大粗隆内侧，于股骨近端开槽，维持前倾 15°，开槽后对应大转子内侧截骨面将髓腔探针顺行插入髓腔；冲洗并吸干髓腔。用股骨假体试模击入扩髓，并将试模手柄推向外侧，以确保去除外侧足够的骨质，避免假体柄内翻。打入过程中控制髓腔试模前倾，使其与股骨颈轴线精确匹配，至其锯齿缘与截骨边缘平齐，逐步扩大髓腔试模。

（4）最后，不取出试模，仅取下手柄，安放股骨头颈试模。将髋臼冲洗干净后助手单手使患肢伸膝内旋，牵引关节复位，检查确认双侧下肢等长。外展、屈曲、内旋、伸直、外展、过伸各方向髋关节稳定，且无阻挡、撞击，过伸外旋位脱出关节，取出柄及头试模，将髓腔冲洗干净后安放假体。

6. 手术结束后根据需要可透视了解假体安置位置和无假体周围骨折。切口周围罗哌卡因局部浸润镇痛，术野反复冲洗后关闭切口。

7. 手术结束后立即检查肢体远端血运，待麻醉清醒后，立即嘱患者主动屈伸踝和伸膝，检查神经有无损伤。

六、术后影像学评价方法

髋关节置换术术后初始评价主要包括这些参数：髋臼假体安放位置、髋臼假体安放角度、股骨假体位置、假体-髓腔匹配情况、肢体长度。但和术前影像学评估一样，拍摄标准的X线片是前提。

1. 髋臼假体安放位置

（1）髋臼假体垂直位置：测量股骨头中心至坐骨结节连线（或泪滴连线）的长度，位置安放较高可能导致肢体短缩、外展肌无力，容易发生脱位。

（2）髋臼假体水平位置：测量股骨头中心至骨盆中垂线的距离，旋转中心内移可能导致偏心距缩小、外展肌无力。

2. 髋臼假体安放角度

（1）髋臼假体外展角：为臼杯面与水平面的夹角。测量方法：在骨盆正位X线片中，臼杯边缘连线与坐骨结节连线的夹角，一般以30°～50°为宜。外展角过小，可能发生撞击、外展受限；外展角过大则有脱位风险。

（2）髋臼假体前倾角：为臼杯轴与冠状面的夹角，一般以5°～20°为宜。测量方法：①在标准侧位X线片中，臼杯边缘连线与水平面垂直线的夹角。②在骨盆正位X线片中，髋臼假体边缘会投射为椭圆形，利用该投射影可计算髋臼假体前倾角度，需要利用PolyWare软件进行计算。

3. 股骨假体位置　通过正位X线片测量假体柄长轴与股骨解剖轴的夹角来判断股骨柄是否存在内外翻。夹角≤3°判断为中心固定，超过则为内翻或外翻，术后容易发生假体松动和应力骨折。

4. 假体-髓腔匹配情况

（1）生物型股骨假体：在正位和侧位X线片中，在3个水平面（小转子上缘、股骨柄中部和股骨柄尖部）测量假体宽度与髓腔宽度之比。在正位X线片中>80%、在侧位X线片中>70%为匹配满意。

（2）骨水泥型股骨假体：通过假体周围骨水泥壳的分级标准来判断。根据Barrack标准，可分为4级。A级，股骨髓腔完全由骨水泥充填，骨水泥-骨界面呈一片白色，无透亮带；B级，骨水泥-骨界面有轻微透亮带；C级，骨水泥-骨界面的50%～95％范围内有透亮带或股骨柄区骨水泥有部分缺损；D级，骨水泥-骨界面的100％范围内有透亮带或骨水泥充填失误以致假体远端没有骨水泥。

5. 肢体长度　髋关节置换术后肢体延长较短缩更常见，而且肢体延长更难以被患者接受。一般延长<1cm可耐受，通过骨盆倾斜多数可自适应；延长超过2.5cm可能存在神经牵拉损伤和跛行。测量方法比较简单，通过测量双侧解剖标志的高度对比即可，例如小转子中心点、大转子尖等。

（马　俊　黄泽宇　许　宏）

第八节　初次膝关节置换术术前计划与手术操作规范

一、适应证

膝关节原发或继发的终末期疾病导致患者严重疼痛、功能障碍，严重影响患者生活质量，且保守治疗无明显效果，包括但不限于以下疾病。主要诊断ICD-10编码与名称如下。

M05.900 血清反应阳性的类风湿关节炎；M06.906 膝关节类风湿关节炎。

M17.000 原发性双侧膝关节病；M17.101 原发性单侧膝关节病。

M17.200 创伤后双侧膝关节病；M17.301 创伤后单侧膝关节病。

M17.400x001 继发性双侧膝关节病；M17.501 继发性单侧膝关节病；M17.900x002 膝关节退行性病变；M17.900x003 双侧膝关节骨性关节病；M17.900x004 单侧膝关节骨关节病。

二、禁忌证

1. 全身状况差或有严重合并疾病，难以耐受较大手术者。

2. 术侧膝关节或身体其他部位存在活动性感染。

3. 合并快速破坏骨质的任何病变、沙尔科关节、股四头肌缺如或肌力小于 3 级或不能自主控制术侧肢体、快速进展的神经性疾病。

4. 身体任何部位的隐匿性感染。术前隐匿性感染灶的筛查参照《骨科择期手术加速康复预防手术部位感染指南》（中华骨与关节外科杂志，2020）执行。

5. 严重精神或认知障碍。

6. 恶性肿瘤晚期。

三、术前准备

参照附录 8 初次膝关节置换术加速康复临床路径（2022 年版）执行。

1. 患者教育　向患者和家属或照料者进行围手术期宣教。①为患者讲解手术方式，使其了解手术风险，告知手术效果，帮助其树立康复信心。②指导患者进行肢体功能预康复：肌力好的每小时至少伸踝、伸膝、直腿抬高功能锻炼 10 次；肌力 3 级以下的则做伸踝、伸膝锻炼，每小时 10～20 次；鼓励患者下地活动；教会患者使用助行器和床上解小便。③心肺功能预康复：必须戒烟 2～4 周；学会深呼吸咳嗽锻炼，要求每小时至少锻炼咳嗽咳痰 5～10 次。④嘱患者加强营养，进食高蛋白、高维生素、高热量食物，糖尿病患者限制碳水化合物摄入量。

2. 完善实验室检查　血尿便三大常规、血型、血生化、血源传染性疾病筛查（乙型肝炎、丙型肝炎、艾滋病、梅毒等）、红细胞沉降率、CRP、IL-6 及凝血功能。

3. 完善常规辅助检查　胸部 X 线片、心电图、患膝正侧位 X 线片、站立位双下肢全长 X 线片、双下肢静脉彩超。

4. 必要时检查血气分析、肺功能、超声心动图、动态心电图、动态血压、双下肢动脉彩超、心肌酶学、CT 和 MR。

5. 术前需达到目标　①患者精神食欲好，患者及照料者积极参与功能锻炼。②血红蛋白≥110g/L，白蛋白≥35g/L。③股四头肌肌力达到 3 级或以上。④排除活动性及隐匿性感染，术前隐匿性感染灶的筛查参照《骨科择期手术加速康复预防手术部位感染指南》（中华骨与关节外科杂志，2020）执行。⑤无下肢新发 DVT，下肢知名动脉无闭塞或侧支循环良好，肢端无缺血。⑥合并疾病控制良好，ASA≤3 级。具体合并基础疾病的评估和处理及需达到的目标参照《现代关节置换术加速康复与围手术期管理》（人民卫生出版社，2017）执行。

四、术前手术方案设计

（一）术前专科检查与手术设计

1. 检查膝关节手术切口周围的皮肤情况，有无既往手术瘢痕，如有手术瘢痕，则尽量沿原手术切口切开皮肤；如有多条手术切口瘢痕，尽量沿最外侧的原切口进入；如必须另做切口，则必须距离原切口 4cm 以上。

2. 检查膝关节畸形情况和手术设计

（1）明确关节活动度和有无屈曲畸形：如屈伸关节的活动度超过 90° 且屈曲畸形小于 20°，则术中可常规截骨，去除股骨后方骨赘并适当松解后方关节囊即可；否则术中应较彻底松解后方关节囊或考虑股骨远端截骨适当增加 2～4mm。

（2）查体直接判断内外翻畸形和侧方稳定性：先在膝关节伸直的状态下测量内外翻畸形角

度，如外翻畸形在伸直位时明显但在屈膝位时不明显则表示畸形原因主要在于股骨外髁远端发育小或过度磨损和髂胫束挛缩而非股骨外后髁过小和外侧副韧带挛缩。外翻膝做外翻应力试验如阳性则表示内侧副韧带松弛，提示术中可能会做内侧副韧带紧缩和用到限制性假体；如做内翻应力试验可部分矫正外翻畸形，则表示外侧软组织尚存一定弹性，适当加以松解就有可能获得可接受的内外侧软组织平衡。明显的内翻畸形通常会伴有外侧韧带结构的松弛、内翻应力试验阳性，此种情况应该考虑术中减少股骨髁远端和胫骨平台的截骨量，同时做内侧副韧带胫骨附着点广泛的骨膜下松解，必要时还需松解鹅足腱，通过以上操作通常可获得较满意的内外侧软组织平衡。

（二）术前影像学评估与手术设计

1. 常规拍摄术侧膝关节正侧位和站立位双下肢全长 X 线片，必要时拍摄髌骨轴位 X 线片和进行膝关节 CT 三维重建检查。

摄片要求：膝关节正侧位 X 线片最好取站立位拍摄，拍正位 X 线片时，膝关节应完全伸直（有屈曲畸形者则尽量伸直），且应处于旋转中立位，髌骨正对前方。拍双下肢全长 X 线片时，患者必须取站立位拍摄，双膝完全伸直，双下肢位于中立位，双侧髌骨和双足正对前方，拍摄范围上至第 5 腰椎，下至双足。髌骨轨迹不佳或髌股关节半脱位的患者需加拍髌骨轴位 X 线片，最好分别在屈膝 30°、60° 和 90° 的位置进行拍摄。

2. 影像学评估

（1）确定股骨远端截骨外翻角：从下肢全长 X 线片上确定下肢力线和股骨远端截骨外翻角（图 3-1）。如图所示，首先确定股骨头同心圆中心（O）、膝关节髁间凹中心（A）和股骨髓腔峡部中心（B），A、O 两点连线即为股骨的力线轴，A、B 两点连线近似于股骨的解剖轴，可看作与股骨髓腔导向杆插入的方向一致，AO 和 AB 两线的夹角∠OAB 即为股骨远端截骨的外翻角。

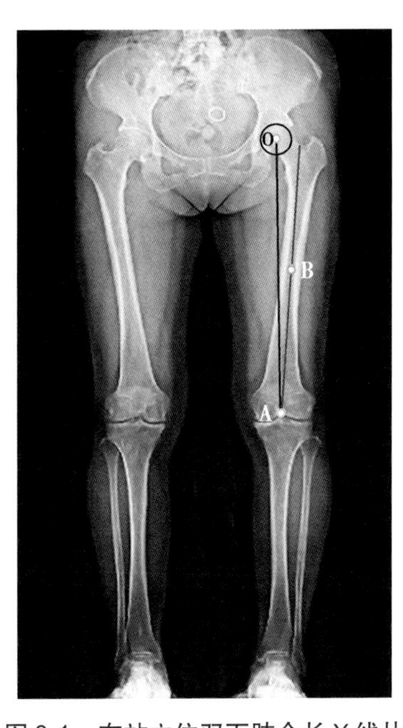

图 3-1 在站立位双下肢全长 X 线片上确定股骨远端截骨外翻角∠OAB

O 点为股骨头同心圆中心；A 点为膝关节髁间凹中心；B 点为股骨髓腔峡部中心。

（2）通过膝关节正侧位 X 线片明确关节退变程度、髌骨位置高低及胫骨近端相对于股骨远端移位的距离，位移距离越大（通常是外移）说明膝关节越松弛，则术中股骨远端和胫骨平台截骨时应考虑适当少截 2～4mm。髌骨位置偏低，可考虑适当减少股骨远端截骨、增加胫骨平台截骨，使关节线稍下移。

（3）可从膝关节正侧位 X 线片中股骨远段和胫骨近段骨皮质的厚度及松质骨相对于外周软组织的密度来大致判断骨质疏松症的程度。当在 X 线片中看到皮质骨菲薄、松质骨骨小梁稀疏，密度明显降低，基本可考虑骨质疏松症的诊断，必要时可做双能 X 线骨密度检测加以证实。骨质疏松症严重者，术中骨折发生率会显著增高，术后假体松动和假体周围骨折的风险也会明显增高。

（4）可从下肢全长 X 线片中进一步明确术前体格检查所发现的膝关节畸形情况，尤其是内外翻畸形，可直接在站立位全长 X 线片中测量股骨和胫骨解剖轴之间的夹角。并且可通过站立位膝关节正位 X 线片中内外侧关节间隙高度的差异间接判断内外侧副韧带结构的完整性和张力。如外翻膝内侧关节间隙明显增宽，则说明内侧韧带结构松弛或完整性受损；反之，如内翻膝外侧关节间隙明显增宽，则说明外侧韧带结构松弛。

（5）骨缺损的情况也可以直观地从 X 线片上反映出来，从膝关节正侧位 X 线片上可以判断骨缺损的位置、范围和深度，还可以判断是否累及韧带的起止点，如骨缺损的程度较严重或形态较复杂，还可以通过CT三维重建进一步加以明确。

（三）选择假体类型与手术设计

全膝关节置换假体从限制程度上可分为表面置换假体、髁限制性假体、铰链假体，其中表面置换假体又可根据术中是否保留后交叉韧带分为后交叉韧带保留型假体和后交叉韧带替代型假体，根据假体与骨之间的固定方式是否需要骨水泥分为骨水泥型假体和非骨水泥型假体；根据垫片是否固定在胫骨假体上，可分为旋转平台假体和固定平台假体。

对于不同限制程度的假体类型的选择取决于患者内外侧韧带结构的完整性，在能获得满意的侧方稳定性的前提下，尽量选择限制程度最小的假体类型。如内、外侧副韧带都是完整的，侧方稳定性是完好的，则选择表面置换假体，此时，可再根据患者膝关节畸形程度、后交叉韧带的完好情况及术者的习惯选择后交叉韧带保留型假体或后交叉韧带替代型假体。如患者的骨质量较好，还可选择非骨水泥型假体。如内、外侧副韧带有一侧的完整性受损，但没有缺失，则需选择髁限制性假体，通过胫骨侧垫片加高加粗的中央柱和股骨侧加深加宽的髁间凹来增加内外翻的稳定性以部分代偿侧副韧带的功能，同时需要使用股骨和胫骨侧的髓内延长杆将关节面的应力传递到股骨和胫骨髓腔内，以获得更好的假体稳定性和生存寿命。同样的原理，对于骨质条件差的患者，尤其是胫骨侧骨质条件差的患者，就算选择表面置换假体，也可考虑使用延长杆以分散截骨面上的应力，避免截骨面塌陷和假体松动。如内、外侧副韧带有一侧或两侧缺失，则需选择铰链假体，铰链假体的机械稳定性高，可代偿侧副韧带的功能。虽然现在临床上更多地选择旋转铰链假体，它相比于单纯铰链假体可获得除单纯屈伸之外的部分旋转功能，但是其远期松动率仍较高。

（四）模板测量、假体选择与手术设计

虽然全膝关节置换术前模板测量没有髋关节置换那么重要，但对于初学者和假体、器械备货可能不够充分的基层医院的手术医师而言，还是有十分重要的作用。模板测量可以使用厂商提供的塑料模板在X线片上进行测量，有条件的还可以选择数字化模板在电脑软件中进行测量甚至模拟截骨。在确定了所选择的假体类型后就可使用对应的假体模板进行术前模板测量。

1. 股骨假体大小　先在膝关节侧位X线片上使用股骨假体模板进行测量，模板假体的前方应紧贴股骨前方皮质，假体侧方的轴线应保持和股骨侧方的轴线一致，根据股骨髁前后径的大小选择合适的假体型号以便使患者术后能恢复原本的股骨后髁偏心距，如股骨髁前后径的大小刚好位于相邻的两个假体型号之间，则需做以下考虑：①术中用前参照选较小号假体，后参照选较大号假体。②如患者存在屈膝受限，则选择较小号假体以减小术后的股骨后髁偏心距、增加屈膝间隙，这样利于患者术后屈膝。③股骨髁内外径相对于前后径更小时，选较小号假体；反之内外径相对前后径更大时，选较大号假体。然后在正位X线片上用对应大小的模板进行测量，模板的远端应和股骨的力线轴相垂直，高度和原股骨髁远端保持一致以保持术后关节线高度和术前一致，此时通常正位X线片上模板的内外径相对于患者股骨髁的内外径而言基本合适，但也存在假体的前后径确定后对应的内外径与患者股骨髁的内外径相差很大的情况，这时应首先确定正位X线片是否是在膝关节伸直的情况下拍摄的，如为屈曲位拍摄，则内外径会明显大于前后径。

2. 截骨厚度和胫骨假体大小　通常参考健侧平台截骨8mm左右，截骨平面要与胫骨力线垂直，截骨线不应低于腓骨小头，否则会导致关节线下移、平台假体过小和松质骨质量欠佳。所选择的胫骨平台假体应在正位和侧位上都能最大限度地覆盖平台截骨面，以获得最佳的力学支撑，但要避免假体过大出现悬挂突出于截骨面从而导致术后激惹痛的情况。胫骨假体和股骨假体的型号应在所选择假体的厂家容许匹配范围内，否则需核实是否测量准确。

（五）全膝关节置换术畸形矫正、骨缺损重建的手术设计

1. 畸形矫正

（1）内翻畸形：内翻畸形的严重程度通常根据内翻的角度（股骨和胫骨解剖轴的夹角）来分，轻度

≤10°；10°<中度≤20°；重度>20°。中、重度内翻畸形通常会伴有胫骨内侧平台骨缺损和外侧副韧带松弛。

1）轻度内翻畸形：除常规操作外无须过度松解内侧软组织，仅需取出内侧胫骨平台和股骨内髁边缘的骨赘即可。

2）中、重度内翻畸形：去除股骨内髁和胫骨平台内侧的骨赘后再适度松解内侧副韧带浅层即可获得较满意的内外侧软组织平衡，内翻伴有屈曲时可沿胫骨平台内侧缘一直松解到平台的内后方，极少情况下需松解鹅足腱。

3）内翻畸形伴有外侧副韧带松弛：该类病例通常外侧副韧带的完整性是存在的，通过内侧的充分松弛均可获得较满意的内外侧软组织的平衡，但这类患者手术的关键是尽量减少股骨远端和胫骨平台的截骨，这样才能以最少的内侧软组织的松解来获得内外侧软组织的平衡。这类患者通常情况下股骨远端的截骨厚度较常规减少2～4mm（伴有屈曲畸形的病例除外），胫骨平台截骨厚度减少2mm。

4）内翻畸形伴内侧平台骨缺损：该类病例的处理见“骨缺损重建”。

（2）外翻畸形：外翻畸形的严重程度和手术的难易程度通常取决于Krackow分型。Krackow Ⅰ型为外翻畸形不伴有内侧韧带的明显松弛和结构的不完整；Krackow Ⅱ型为外翻畸形伴有内侧副韧带的明显松弛或结构的不完整；Krackow Ⅲ型特指胫骨高位截骨后继发的外翻畸形。根据胫骨和股骨解剖轴外翻的角度还可采用Keblish的方法分为轻度≤15°；15°<中度<30°；重度>30°。通常，中、重度外翻畸形常为Krackow Ⅱ型，也是比较难处理的类型。

1）轻度外翻畸形：不伴有内侧副韧带松弛的轻度外翻畸形通常仅在伸膝状态下存在外翻畸形，屈膝状态下无外翻畸形。此种情况说明外翻畸形的产生是由于股骨外侧髁远端发育过小和髂胫束的紧张挛缩所致，而无外侧副韧带的挛缩和股骨外侧髁后方的发育不良。术中通常只需去除胫骨平台外侧边缘和股骨外侧髁远端边缘突出的骨赘并适度松解髂胫束即可，无须做进一步的后外侧关节囊的松解。

2）中、重度外翻畸形：此种类型的外翻畸形，首先还是要明确屈膝位是否还存在外翻畸形及内侧副韧带是否明显松弛，如屈膝位无外翻畸形且内侧副韧带无明显松弛，术中操作除了前述轻度外翻畸形的处理外，往往还需要进行后外侧关节囊的松解。如外侧髂胫束和后外侧关节囊已充分松解，但还是不能获得较满意的内外侧平衡，内侧副韧带松弛，术中外翻应力试验阳性，则需选用髁限制性假体。对于术前严重外翻，内侧明显松弛，且屈膝位也存在明显外翻的病例，应直接准备髁限制性假体。必要时术中除松解髂胫束和后外侧关节囊外，有时还需要松解腘肌腱联合体，或者做内侧副韧带紧缩缝合或滑移截骨以增加内侧的张力。

（3）屈曲畸形：20°以内的屈曲畸形，常规截骨，彻底清除股骨后髁和胫骨平台后方的骨赘并松解后方关节囊即可。超过20°的屈曲畸形，通常需要增加股骨远端截骨厚度2～4mm（2mm起，屈曲畸形每增加10°，增加1mm截骨厚度，但不能影响到侧副韧带起点），胫骨平台截骨可适当减少后倾角度有利于进一步伸膝。40°以上的屈曲畸形，术中松解后很难达到伸膝0°，在麻醉情况下只要能达到用力压膝时伸膝接近0°～10°（即弹性伸膝）即可，术后通过功能锻炼也可获得较满意的效果。

（4）过伸畸形：膝关节过伸的患者通常韧带、关节囊都较松弛，股骨远端和胫骨平台截骨厚度都应减少2～4mm，不要另外做软组织的松解，也不要松解后方关节囊，可适度增大胫骨平台后倾角。

（5）胫股关节半脱位：胫股关节半脱位通常是胫骨近端相对于股骨远端后外侧移位，通常伴有侧方稳定性和侧副韧带的完整性受损，以及平台的骨缺损。畸形程度较轻的患者术中通过适当增加股骨远端截骨和后方关节囊松解即可获得满意的关节对位、屈伸间隙和内外侧软组织平衡，选择普通的表面置换假体即可完成手术。对于畸形程度较重的患者，术中用表面置换假体难以维持满意的关节对位和软组织平衡，则需选择髁限制性假体。

（6）髌股关节脱位或半脱位：术前存在髌骨关节脱位或半脱位的患者通常合并后股骨滑车的发育不良，术中安放假体后适当松解髌骨外侧支持带、修整髌骨或部分切除髌骨外侧关节面（1/5～1/4）。在修整髌骨后，大部分患者可获得较满意的髌骨轨迹，少部分患者可通过髌骨置换，将髌骨假体向内、向上放置或增加股骨外旋来获得更好的髌骨轨迹。

2. 骨缺损重建

（1）股骨远端骨缺损：对于股骨远端骨缺损的处理，首要原则是不能为了减少截骨后的骨缺损而增加远端截骨厚度和改变外翻截骨角度。按照计划截骨后，如股骨远端骨缺损在 2mm 以内，可直接用骨水泥填充，但要注意在击入股骨假体的时候，假体向骨缺损一侧歪斜，可事先用适当厚度的骨片填充在远端骨缺损处，再涂抹骨水泥和击入假体。如骨缺损在 2～5mm 以内且范围在股骨内侧或外侧髁的 1/2 以内，可植骨修复骨缺损或仅用 1～2 枚螺钉做支撑，螺钉高度要保证股骨假体的外翻角。如骨缺损超过 5mm 或累及股骨内侧或外侧髁的 1/2 以上，则需选择垫块加股骨侧延长杆。

（2）股骨后髁骨缺损：单侧 5mm 以内或范围在单侧后髁 1/2 以内的骨缺损如对侧骨结构完整可直接用骨水泥填充；5mm 以上且范围在单侧后髁 1/2 以上的骨缺损或对侧还存在超过后髁 1/2 的骨缺损则需用垫块加股骨髓内延长杆。

（3）胫骨平台骨缺损：平台截骨后残留骨缺损面积超过内侧平台的 1/3 但缺损深度不超过 5mm，可用 1～2 枚皮质骨螺钉拧入缺损处作为支撑；如缺损面积超过内侧平台的 1/3，且缺损深度超过 5mm，则应选择垫块加胫骨延长杆来进行处理。

（4）严重骨质疏松症：严重骨质疏松症尤其是胫骨侧骨质疏松的患者，需加用股骨髓内延长杆以增加假体的稳定性。

五、术中并发症的预防及处理方法

（一）内外侧副韧带损伤

全膝关节置换术术中侧副韧带损伤可能是最容易出现的术中并发症。

1. 截骨时摆锯直接损伤　行股骨髁后方截骨和胫骨平台截骨时较容易伤及外侧副韧带。预防方法是截骨时将两把 Hohmann 拉钩分别插在内、外侧副韧带和胫骨内、外侧缘之间进行阻挡保护。另外，在做股骨后髁截骨时，还可将 Hohmann 拉钩移到侧副韧带股骨内、外侧髁起点的远端加以保护，可将截骨锯片换成较窄的型号，摆锯方向由外向内，使侧副韧带在直视下进行截骨。如术中发现侧副韧带已被摆锯损伤，不全断裂可用带铆钉的肌腱线进行修复，术后戴支具保护 2～3 个月，如完全断裂，除韧带修复外还需改用髁限制性假体。

2. 切半月板时误伤　尤其是切除内侧半月板时较容易伤到内侧副韧带，因为两者之间没有明显的间隙。预防方法是保留少部分内侧半月板边缘，不追求完全切除干净。如损伤，修复方法同前。

3. 韧带起止点撕脱　此种情况通常发生于骨质疏松症患者或由于术中暴力牵拉所致，且绝大多数为股骨侧起点的撕脱。预防方法为术中轻柔操作，尤其是对骨质疏松症患者，保护侧副韧带的两把 Hohmann 拉钩尽量插于侧副韧带和胫骨平台边缘起阻隔作用即可，不要向外牵拉。如已发生撕脱，则用带铆钉的肌腱线或普通肌腱线将侧副韧带进行编织缝合并固定于原起点处。术后戴支具 2～3 个月。

（二）腘血管损伤

术中腘血管损伤通常发生于显露胫骨平台的后方 Hohmann 拉钩插入位置不当或切除半月板后角或后方关节囊时损伤。预防方法：①后方的 Hohmann 拉钩选择钝头的弧形 Hohmann 拉钩。②放置后方 Hohmann 拉钩时应顺着胫骨平台后方紧贴骨面向下滑，然后在后交叉韧带胫骨止点下方约 1cm 处紧贴骨面放置。③切除半月板后角或后方关节囊时，需先用咬骨钳夹住向外牵拉后，再用电刀沿半月板或关节囊边缘小心切除，切迹向后方深部戳刺。若发生腘血管损伤，第一时间按压止血，立即请血管外科手术台上急会诊进行处理。

（三）腓总神经损伤

膝关节置换术的腓总神经损伤通常是因为拉钩位置不当、局部浸润麻醉不当或重度外翻畸形矫正后腓总神经被牵拉所致，通常无须进一步行外科处理，术后加强与患者沟通，对症支持可逐渐恢复。

1. 外侧 Hohmann 拉钩位置不当　拉钩放置位置偏后容易造成损伤，注意应将外侧 Hohmann 拉钩放置在外侧平台前、中 1/3 的位置。

2. 重度外翻畸形矫正后腓总神经牵拉　此种情况通常难以预防，术中主刀医师和助手轻柔操作可降低发生率。对于此类患者，术前应充分沟通，让患者充分理解和有心理准备也是避免术后纠纷的关键。

3. 切口局部麻醉药浸润麻醉操作不当　关切口前进行局部麻醉药浸润麻醉时最好避免在关节后外侧进行操作。

（四）股骨髁骨折

股骨髁骨折通常发生于显露或击入假体时，尤其是骨质疏松症患者更易发生术中骨折，通常发生于以下情况。

1. 髁间开槽过深或偏向一侧　髁间开槽模板应放置在股骨髁的正中央，固定稳定后严格将摆锯沿模板的导向槽进行开槽，警惕开槽过深。

2. 拉钩暴力牵拉　术中显露不佳时，应分析原因、充分松解，切忌盲目依靠过度牵拉拉钩来获得更好的术野。

3. 假体击入不当　骨水泥过干、假体击入方向偏差、暴力击入假体、骨质疏松症等都是术中股骨髁骨折的常见原因，应加以注意和避免。

术中出现股骨髁骨折后，应立即停止进一步操作，解除导致骨折的应力，复位并稳定骨折块，根据骨折类型和程度选择内固定方式，通常采用 2 枚空心拉力螺钉可获得较满意的固定效果，置钉过程中要注意螺钉方向，避免影响假体安放。如影响到假体的稳定性，需加用股骨髓内延长杆。

（五）胫骨平台骨折

全膝关节置换术术中胫骨平台骨折的常见原因如下。

1. 骨质疏松症　骨质疏松症患者击入胫骨假体时发生平台骨折尤其是塌陷骨折的风险较高，应在骨水泥成团期的早期稍提前击入假体，注意敲击轻柔，且严格顺平台开槽方向击入。对于严重骨质疏松症的患者，应加用胫骨髓内延长杆。

2. 平台骨质硬化　对于胫骨平台有骨质硬化的患者，胫骨平台开槽和假体击入时出现骨折的风险都会增高。对于此类患者，在平台开槽时可先用电钻或窄摆锯沿开槽导向槽进行预开槽，开槽后还可再用电钻或窄摆锯将骨质硬化那侧的槽适当加宽。击入假体时严格沿开槽方向击入，若出现假体击入卡顿时应立即停止敲击，并查找原因，切忌暴力击入。

若出现术中平台骨折，应首先明确骨折位置和累及范围。若仅为平台边缘的小块骨折，不影响平台的承重结构，且患者骨质条件尚可，可选择拉力螺钉固定即可。若骨折影响了平台的承重结构，则需根据具体情况选择适当的内固定方式，并加用胫骨髓内延长杆分散平台面的应力。

（六）髌骨骨折

全膝关节置换术术中髌骨骨折通常发生于髌骨置换或行髌骨修整成形的病例。预防方法是行髌骨置换时，应保留髌骨厚度至少 12mm，且应在股骨、胫骨假体安置完成后再行髌骨截骨。做髌骨修整成形时也要注意适度，避免将髌骨修整得过小、过薄，最好保留一定的髌骨软骨下骨。如发生术中髌骨骨折，则按创伤髌骨骨折的处理原则，首选张力带钢丝固定。

（七）髌腱断裂

全膝关节置换术术中髌腱断裂通常发生于以下情况。

1. 平台截骨时摆锯损伤 常见于平台近端显露不充分和平台截骨技术不熟练。预防方法为充分松解髌骨外侧支持带和平台外侧边缘关节囊和髂胫束附着，外侧 Hohmann 拉钩放置在平台外侧缘和髌腱之间加以阻挡保护，截骨时摆锯稳定，选择槽外截骨可减少髌腱损伤风险。

2. 髌骨下极松解过度 低位髌骨和髌骨翻转困难的患者通过髌骨下极的适当松解可获得较好的显露和更好的髌骨轨迹，但松解切忌过度，以免造成髌腱起点处断裂。

术中髌腱断裂的处理方法为用钢丝从髌骨上缘进行编织减张后 I 期修复。

六、手术操作技术要点

（一）常规全膝关节置换术手术操作技术要点

1. 体位 患者取仰卧位，踝下放一窄枕垫，高约 8～10cm，其上固定一脚挡。

2. 消毒铺巾 含酒精消毒剂清洗皮肤后，用聚维酮碘溶液消毒 3 次，先消毒踝关节以下至足趾尖，再消毒到大腿根部。常规铺巾，整个术侧下肢贴无菌手术覆膜，切口区域贴含碘抗菌覆膜。

3. 皮肤切口 屈膝约 45° 位做膝前正中切口，自髌骨上缘 5～7cm 至胫骨结节内侧 1.0～1.5cm，约 15cm 长。

4. 手术入路 髌旁内侧入路，沿股四头肌肌腱、内侧髌旁支持带、髌腱内侧缘依次分段切开止血，注意电凝髌骨内侧上下缘的膝内上和膝内下动脉。

5. 修整髌骨 翻转髌骨，松解髌骨外侧支持带，摆锯修整髌骨外 1/5～1/4 的关节面，并去除髌骨周围骨赘。

6. 显露股骨髁 屈膝 90°，2 把 Hohmann 拉钩分别置于胫骨内侧和外侧边缘，充分显露并保护内外侧副韧带。

7. 股骨髓内定位杆开口 通常于股骨髁间前交叉韧带起点外上 5mm 钻孔，向股骨髓腔插入髓内定位杆过髓腔峡部，根据术前测量确定股骨髁远端外翻截骨度数，通常为 5°～7°。

8. 股骨远端截骨 根据髌骨高度和膝关节松紧度确定股骨远端截骨厚度，通常为 7～9mm。

9. 股骨假体大小选择与股骨远端四合一截骨 测量股骨髁前后径大小，选用合适的四合一截骨模板；注意股骨髁前方截骨不能出现股骨前方骨皮质切迹，股骨后髁截骨通常取外旋 3°～5°，与通髁线平行、与胫骨轴线垂直。

10. 股骨髁间截骨 放置相应大小的股骨髁间截骨模板，行股骨髁间截骨。用前半部分截骨块填塞封堵股骨髓内定位之开槽口。

11. 胫骨平台显露 用纱布卷保护股骨髁间，用弯 Hohmann 拉钩使胫骨前脱位，显露胫骨平台。

12. 胫骨近端截骨 延胫骨长轴放置髓外定位杆，上自胫骨结节内 1/3，下至踝穴中心。通常以外侧平台为参照，截骨厚度为 6～10mm，后倾 3°，行胫骨近端截骨。

13. 清理股骨髁后方骨赘 截骨后将胫骨向后方推移，股骨向上方牵引，显露关节间隙后方，进一步去除股骨内外髁后方骨赘及残留并挛缩的内外侧半月板后角。

14. 假体试模测试 安放股骨及胫骨平台假体试模和垫片试模。

15. 测试下肢力线与内外侧间隙平衡 伸膝关节，膝关节在重力作用下可完全伸直，稍加外力可过伸 3°～5°。测量下肢力线。髂前上棘内侧两横指、膝关节中点及踝穴中点应在一条直线上。检查伸直位和屈膝 90° 位内外侧间隙平衡，松紧合适。

16. 测试髌骨轨迹 屈伸膝测试髌骨轨迹，如髌骨轨迹欠佳，可用 2 把巾钳夹持髌骨上下方加以稳定，进一步修整髌骨成形，使其与股骨滑车匹配良好。

17. 胫骨近端开髓 屈膝超过 90° 位取出假体试模，用纱布卷保护股骨髁间，用弯 Hohmann 拉钩使胫骨前脱位，显露胫骨平台。行胫骨开髓，选与平台骨面匹配的假体型号再次检查胫骨力线，力线杆指向踝关节中心。

18. 冲洗创面、清理骨屑　脉冲冲洗器反复冲洗术区。

19. 股骨假体安放　屈膝并用干纱布吸干截骨面残留液体，将成团期骨水泥填塞进平台开槽内并加压，再涂抹于骨面并加压；将涂抹了骨水泥的胫骨假体垂直放入胫骨开槽内，注意控制旋转及方向，击入器反复敲击并加压，使其与骨面紧密贴合，神经剥离子刮除多余外溢的骨水泥。

20. 股骨假体安放　取出股骨髁间放置的弯 Hohmann 拉钩，将胫骨平台向后推，充分显露股骨髁，安放股骨假体。用成团期骨水泥涂抹股骨截骨面和假体内表面，顺前后髁截骨面方向安放股骨假体，注意保持假体适度外旋并避免假体前后倾，击入器反复敲击，使其与骨面紧密贴合，神经剥离子刮除多余外溢的骨水泥。

21. 安放垫片试模再次测试　安放大小匹配、厚度合适的垫片试模；伸直膝关节，加压骨水泥 - 假体界面。甲状腺拉钩显露股骨髁和平台假体边缘，再次清除多余外溢的骨水泥。

22. 安放合适试模　再次脉冲冲洗术区。骨水泥固化后，屈膝 90°，取出垫片试模，再次检查有无多余可能产生撞击的骨水泥后安放聚乙烯垫片。

23. 股四头肌腱、髌旁支持带及深筋膜缝合　再次脉冲冲洗术区后，逐层关闭缝合伸膝装置、皮下组织，皮肤以缝合器对合。

24. 缝合皮下组织及皮肤　于皮下组织及深筋膜浅层将 0.25%～0.33% 的罗哌卡因溶液 40～60ml 用细针多点局部注射麻醉后，再次用脉冲冲洗切口。然后再次彻底电凝止血后用 2-0 抗菌可吸收缝线或 2-0 鱼骨线连续缝合皮下组织层，注意切口内、外侧皮缘进针位置应一致，以免对合不佳。如特别肥胖、皮下脂肪特别厚的患者，可先用 2-0 抗菌可吸收缝线间断缝合对齐皮下深层组织后再行连续缝合。

25. 膝关节稍加压包扎，支具制动于伸直位。

26. 麻醉清醒后患者主动屈伸踝关节良好，扪及足背动脉搏动，可主动咳嗽后平安出手术室。

（二）内翻膝手术操作关键点

1. 在骨膜下用骨膜剥离器适度松解内侧副韧带浅层后再插入内侧 Hohmann 拉钩。

2. 充分显露后，先用骨刀凿除胫骨内侧平台边缘及股骨内侧髁边缘的骨赘，释放内侧软组织的张力后再行股骨和胫骨的截骨。必要时需从前方到后方凿除胫骨内侧平台所有突出的骨赘（特别是胫骨平台内后侧角）或骨质，并松解贴附其上的挛缩、粘连的内侧副韧带深层和关节囊。

3. 胫骨平台截骨后及股骨四合一截骨后，助手将膝关节极度屈曲，将胫骨平台向后推，充分显露关节间隙和股骨后髁，主刀医师用骨刀凿除股骨内侧后髁的多余骨质，并将挛缩到内后侧的内侧半月板彻底切除，必要时切除后内侧关节囊，以此充分松解后内侧屈曲关节间隙。

4. 对于比较严重的膝内翻畸形病例，通常伴有胫骨内侧平台的磨损和骨缺损，一般情况下，在凿除胫骨平台内侧骨赘和平台截骨后，如果残留骨缺损不明显即可直接安放平台假体；如果平台截骨后，缺损面积超过内侧平台的 1/3 但缺损深度不超过 5mm，则可用 1～2 枚皮质骨螺钉拧入缺损处作为支撑；如果缺损面积超过内侧平台的 1/3 且缺损深度超过 5mm，则应选择垫块加胫骨髓内延长杆来进行处理。

（三）外翻膝手术操作关键点

1. 内侧软组织、关节囊附着及内侧副韧带浅层尽量不做松解，能插入内侧 Hohmann 拉钩进行充分显露即可。

2. 外翻膝常伴有髌骨外翻或半脱位，因此做髌骨外侧支持带松解时需要更加充分，髌骨外侧关节面切除可达 1/4 以上。

3. 股骨外端外翻截骨度数可选择比实际在全长 X 线片上测量度数的小 1°～2°，股骨远端截骨应适当少截 2～3mm，避免截骨量大造成内侧副韧带更松（间隙过大）。

4. 股骨后髁截骨的外旋度数已经根据实际测量来选择。

5. 伸膝状态外翻明显但屈膝状态无外翻者，提示外翻的主要原因为股骨外髁远端塌陷或发育不良（过小）及髂胫束紧张挛缩。此情况下，在假体试模安放后，于伸直位在关节线上方充分松解髂胫束。

6. 如屈膝状态仍有外翻者，则提示股骨后外髁发育小且外侧副韧带和后外侧关节囊挛缩。此情况下，需松解后外侧关节囊，彻底清除外侧副韧带附着点周围的骨赘。

7. 如外侧已彻底松解，试模安放后测试内侧关节间隙松弛明显，外翻应力下内侧间隙张开超过3mm，则需选择髁限制性假体并做内侧副韧带紧缩缝合或做内侧副韧带股骨髁起点向上滑移截骨。

（四）屈曲挛缩膝手术操作关键点

1. 充分显露后首先去除股骨髁和胫骨平台边缘骨赘。

2. 股骨髁远端截骨厚度可适当增加 2～4mm，注意不要伤及内外侧副韧带起点。

3. 胫骨平台截骨后倾角可减小，平台后倾角可为 0°。

4. 股骨、胫骨截骨完成后极度屈膝状态下骨刀凿除股骨后髁骨赘，彻底切除内、外侧半月板后角，并可紧贴股骨后方骨质松解后方关节囊及腓肠肌肌腱长头附着点。

5. 麻醉状态下屈膝畸形超过 30° 的患者，术中达到弹性伸直膝即可，即用力压膝关节可伸直，松手后仍有 10° ～20° 的屈曲畸形，这是由于患者长期屈膝膝关节后组织挛缩所致，术后通过功能锻炼再进一步纠正。

（五）过伸膝手术操作关键点

1. 尽量少做软组织松解，尽量少截骨，股骨远端截骨厚度可减少 4～5mm，平台截骨厚度 4～5mm 即可。

2. 平台后倾角可适当增大，可为左右后倾。

3. 必要时可选择增加伸直位稳定性的垫片或选择可限制性假体。

（六）强直膝手术操作关键点

1. 切口需较长，确保能够足够显露股四头肌肌腱。

2. 行股四头肌肌腱斜切或 V-Y 成形，向下翻开髌骨，充分显露关节间隙部位。

3. 沿原关节间隙残留部位先用摆锯开槽，再用骨刀打断，然后行二次截骨打开关节间隙。关节完全骨性融合者，需根据股骨内外上髁确定关节线位置，通常位于内外上髁下方 2.5cm 处。

4. 在屈膝 45° 位缝合修复股四头肌肌腱，髌骨外侧支持带松解后张力过高无法缝合可仅严密缝合皮下浅筋膜。

（黄　强　黄泽宇　许　宏）

第九节　Pilon 骨折切开复位内固定术术前计划与手术操作规范

一、适应证

关节面骨折移位超过 2mm，并有足够的软组织覆盖且首选治疗为切开复位内固定术的胫骨远端损伤，第一诊断为 Pilon 骨折，ICD-10 编码：S82.300。

二、禁忌证

1. 绝对禁忌证　存在踝关节活动性感染，以及威胁患者生命的合并疾病。

2. 相对禁忌证　①足踝部的皮肤软组织肿胀，或骨折处皮肤有血性水疱及闭合性脱套伤。②有踝关节化脓性感染史或结核病史，病变未静止者。③无法配合术后功能康复，如帕金森病、大脑性瘫痪、智力障碍等病情严重者。④有严重金属过敏者。⑤开放骨折或关节开放损伤且污染严重者。

三、术前准备与患者评估

参照附录9 Pilon骨折切开复位内固定术加速康复临床路径（2022年版）执行。

1. 患者教育　①为患者讲解手术方式，使其了解手术风险，告知手术效果，帮助其树立康复信心。②指导患者进行肢体功能预康复：教会患者加强股四头肌锻炼的方法，如主动伸膝；教会患者在床上解小便；教会患者进行健侧踝关节活动训练。③指导患者进行心肺功能预康复：必须戒烟；学会深呼吸及咳嗽锻炼，要求每小时至少锻炼咳嗽、咳痰5～10次，心肺功能接近或达到正常。④嘱患者加强营养，进食高蛋白、高维生素、高热量食物，糖尿病患者限制碳水化合物摄入量。

2. 完善实验室检查　血尿便三大常规、血型、血生化、血源传染性疾病筛查（乙型肝炎、丙型肝炎、艾滋病、梅毒等）、及凝血功能。

3. 完善常规辅助检查　胸部X线片、心电图、双下肢全长片、踝关节正侧位X线片，踝关节CT三维重建、双下肢静脉彩超。

4. 必要时检查血气分析、肺功能、超声心动图、动态心电图、动态血压、双下肢动脉彩超、心肌酶学、CT和MR。

5. 术前需达到目标　①精神食欲好，依从性好，能够积极配合功能锻炼；②血红蛋白≥100g/L，白蛋白≥35g/L；③合并疾病控制良好，ASA≤3级；④无下肢新发DVT，下肢知名动脉无闭塞或侧支循环良好，肢端无缺血；⑤踝关节皮肤皱褶征（+）。

四、术前手术方案设计

（一）术前专科检查与手术设计

1. 检查踝部手术切口周围的皮肤情况，有无既往手术瘢痕，如有手术瘢痕，尽量沿原手术切口切开皮肤；如必须另做切口，则应距离原切口4cm以上。

2. 检查踝关节肌力、活动度和畸形情况

（1）明确患者有无胫后神经、腓浅神经、腓深神经损伤表现，并排查原因。若有损伤，则设计手术切口时需考虑到神经探查的需要。

（2）明确关节活动度和有无严重畸形。若患者出现足趾活动异常情况，在排除神经损伤的情况下，需要考虑是否存在足部肌腱被移位的骨折块卡压等情况，术中需要进行探查。

（二）术前影像学评估与手术设计

1. X线片　术前至少应拍摄患侧踝关节正侧位和踝穴位X线片（mortise位），有必要时还应拍摄双下肢全长、脊柱X线片及健侧的踝关节侧位和踝穴位X线片。

（1）患侧踝关节正侧位及踝穴位X线片：要求对踝关节进行初步固定（石膏、夹板或骨牵引）后在正常或接近正常解剖位时进行拍摄。然后使踝关节内旋15°～25°拍摄踝穴位X线片，若骨折不利于摆放体位，需要外旋拍摄球管进行调整。

（2）双下肢全长、脊柱X线片及健侧踝关节侧位和踝穴位X线片：若患者既往存在肢体短缩及下肢发育畸形，需行上述检查以明确该患者伤前踝关节的解剖关系。同样健侧可作为计划模板，以确定内固定的长短。

2. 三维CT检查　所有的Pilon骨折患者均应行踝关节三维CT检查。

3. 骨关节结构的影像学评估　获取了标准影像学资料后，阅片时注意评估患者是否存在骨质疏松症及其骨量多少，特别要注意评估畸形和骨缺损情况。

（1）患者若存在病理性骨折，包括骨质疏松症性骨折，需要明确病因并进行治疗；同时需要明确内固定的类型，尽量选择锁定的钢板螺钉固定系统。

（2）患者若存在粉碎性骨折，需要明确是进行结构植骨还是填充植骨，并准备相关骨缺损修复材料（自体骨、同种异体骨、人工骨等）。

（3）既往存在踝关节发育不良的患者，需要明确是否在行骨折复位的同时行关节矫正手术。

（4）肢体长度的调整也是术前评估时需要考虑的因素。若骨折严重粉碎，肢体会出现短缩，术前必须进行精确设计，如果短缩大于2cm，需向患者交代相关风险，以及需要二期延长肢体的可能。

（三）术中及术后并发症的预防和处理方法

1. 胫后神经、腓深神经、腓浅神经及腓肠神经损伤

（1）发生原因：①直接损伤；②电刀所致热灼伤；③变异神经遮挡术野；④止血带麻痹。

（2）预防和处理方法：①显露及复位时小心牵拉，避免暴力；②减少在神经周围使用电刀；③避免暴力牵拉肢体进行复位；④术前精准设计，尽量减少手术时间。

2. 合并血管损伤

（1）发生原因：①手术器械因素；②血管因素。

（2）预防和处理方法：①术中仔细和轻柔操作；②低张力拉钩，避免直接挫伤血管；③避免出现内固定激惹及螺钉过长。

3. 感染

（1）发生原因：包括术中污染、体内其他部位存在感染病灶、患者体质差、长期服用激素、手术期间存在隐匿性感染等。

（2）预防：选择最佳的手术时机；预防性应用抗菌药物；采用层流手术室；手术区域仔细消毒、覆盖；严格无菌操作；精细熟练的手术操作；尽量缩短手术时间；限制手术室内流动人员的数量；防止切口污染等。

4. 术后皮瓣坏死原因分析

（1）发生原因：包括术中暴力牵拉、医源性损伤、手术切口选择不正确、患者皮肤条件差、长期服用激素等。

（2）预防：选择最佳手术时机；预防性应用抗菌药物；精细熟练的手术操作；尽量缩短手术时间；术后正确包扎伤口等。

五、手术操作技术要点

目前临床应用最广的手术入路选择：①前方入路，包括前内侧入路、后前外侧入路。②外侧入路，包括外侧入路、后外侧入路。③后方入路：包括后内侧入路、后外侧入路。④联合入路，有时复杂的 Pilon 骨折往往需要 2 个或者 3 个手术入路的联合，但是需要注意 2 个切口间至少相距 7cm。下面以最常用的前方入路进行介绍。

1. 体位

（1）大多数 Pilon 骨折可以选择前方入路进行手术，所以患者常取仰卧位平躺于手术床上，但需要确保手术床的部件不遮挡术中 X 线拍摄部位。

（2）臀后放置垫枕以利于手术过程中控制小腿外旋。

（3）术中常常需要使用止血带，压力控制在240～300mmHg，以保证术中可以清楚地暴露视野。

（4）术中根据植骨需要，可进行同侧髂骨部位的消毒。

2. 手术入路　常规采用单一的手术切口，但根据患者的骨折类型及移位情况，制定个体的手术入路更为适合，但需要注意原则，即有效的软组织处理及切口间的足够距离（特别是针对长切口和延伸的切口）。

（1）前内侧入路：传统的前内侧入路是在胫骨嵴外侧 1cm 左右做一纵向切口并斜行绕过胫骨前肌腱，以充分暴露内侧柱及胫骨。注意小心处理皮下组织，不可切断胫前肌腱的腱周组织。

（2）前外侧入路：位于趾长伸肌和第三腓骨肌外侧，不暴露内侧的胫前血管及腓深神经束，术中注意保护腓浅神经。

（3）后内侧和后外侧入路：这些切口往往作为其他入路的联合应用。后内侧入路是在胫骨内侧面后方的皮肤做一切口并牵拉，注意保护胫后肌腱及神经血管束。后外侧入路往往需要患者取俯卧位，切口位于标准的腓骨切口后 1～2cm，也可用于腓骨的复位和固定，利用了踇长屈肌和腓骨肌之间的间隙。

3. 腓骨的复位和固定　术中先固定腓骨还是胫骨，并无统一的标准，往往采取谁简单谁先复位的原则进行。

（1）首先复位和固定腓骨可以间接复位胫骨。如果先固定腓骨，则必须做到解剖复位，否则会影响二期的胫骨复位。

（2）腓骨的固定往往可采用 1/3 管型或锁定重建板，但需避免因过度加压导致的腓骨复位的丢失。

4. 胫骨远端关节面及干骺端的骨折复位和固定

（1）首先需要对关节进行清理，明确骨折的粉碎程度及软骨的损伤程度，清理骨折断端组织。

（2）其次需要对关节面的骨块进行复位，复位顺序用由后到前、由简单到复杂的原则，争取将 C 型骨折变为 B 型骨折。进一步复位所有的骨折碎块，采用克氏针临时固定，小于 1mm 的台阶和间隙是可以被允许的。术中需要注意压缩塌陷的骨块，需要被复原并进行软骨下骨的支撑。

（3）在完成关节面的复位后，需要将远端关节骨块与近端骨干固定（多数情况下两者是同时进行的），然后采用钢板螺钉进行固定。

5. 切口的关闭以及护理

（1）逐层缝合支持带以覆盖其下的骨与内置物。

（2）无张力缝合切口，根据术中肿胀以及渗血情况，酌情安置引流管。

（3）踝关节背伸 90° 进行加压包扎，避免胫前皮肤区域压力过大。

六、围手术期快速康复要点及术后处理

1. 术前禁食禁饮及输液　按照《ERAS 理念下踝关节骨折诊疗方案优化的专家共识》执行。

2. 预防性抗菌药物　常规选择二代头孢菌素，具体参照《抗菌药物临床应用指导原则》（卫医发〔2015〕43 号）执行。

3. 术前使用氨甲环酸　常规于切皮前或松止血带前 5～10 分钟静脉滴注氨甲环酸 20mg/kg，具体参照《中国骨科手术加速康复围手术期氨甲环酸与抗凝血药应用的专家共识》（中华骨与关节外科杂志，2019）执行。

4. 麻醉方式　椎管内麻醉、神经阻滞麻醉或全身麻醉。

5. 控制性降压　可选择性使用控制性降压，将血压控制在基础血压的 70%～80%，具体参照《ERAS 理念下踝关节骨折诊疗方案优化的专家共识》执行。

6. 止血带使用　提倡尽量缩短止血带使用时间，单次使用时间不超过 1.5 小时，间隔不低于 15 分钟。具体参照《ERAS 理念下踝关节骨折诊疗方案优化的专家共识》（中华骨与关节外科杂志，2019）执行。

7. 术中导尿　不建议常规导尿，仅在预计手术时间超过 1.5 小时的情况下选择进行导尿，具体参照《ERAS 理念下踝关节骨折诊疗方案优化的专家共识》（中华骨与关节外科杂志，2019）执行。

8. 手术当天氨甲环酸应用　可在第一剂氨甲环酸使用后 3 小时、6 小时、12 小时各再重复静脉滴注 1g 氨甲环酸，具体参照《中国骨科手术加速康复围手术期氨甲环酸与抗凝血药应用的专家共识》执行。

9. 预防手术部位感染及手术切口并发症的预防　具体参照《骨科择期手术加速康复预防手术部位感染指南》（中华骨与关节外科杂志，2020）和《中国骨科手术加速康复切口管理指南》（中华骨与关节外科杂志，2018）执行。

10. 术后尽早开始康复锻炼　具体参照《ERAS 理念下踝关节骨折诊疗方案优化的专家共识》（人民卫生出版社，2017）执行。

（尹诗九　刘　熹　陈　宇）

第十节　初次全踝关节置换术术前计划与手术操作规范

一、适应证

任何原因所致的踝关节疼痛、功能障碍，影响工作和生活质量，保守治疗无效。主要诊断 ICD-10 编码与名称如下。

M19.001 原发性关节病。

M19.101 创伤后关节病。

M05.900 血清反应阳性的类风湿性关节炎；M06.907 踝关节类风湿性关节炎。

M19.201 继发性关节病、绒毛结节性滑膜炎 M12.200x071 踝关节色素沉着绒毛结节性滑膜炎。

二、禁忌证

1. 绝对禁忌证　①存在踝关节活动性感染或近期踝关节内或周围感染；②沙尔科关节；③全身或局部严重骨质疏松症，进行性骨量丢失性疾病，距骨体骨坏死范围>50% 或缺血性坏死所致骨量下降；④踝关节周围皮肤情况较差和软组织包裹，包括存在引起伤口裂开或感染的皮肤疾病；⑤存在中枢神经疾病或精神疾病，无法有效沟通或无法配合术后功能康复，如帕金森病、大脑性瘫痪、智力障碍等病情严重者；⑥无法重建的下肢、踝、足力线异常；⑦周围血管疾病；⑧依从性不佳；⑨存在威胁患者生命的合并疾病；⑩主要脏器功能障碍，不能耐受手术及麻醉。

2. 相对禁忌证　①年轻患者；②对体育运动要求高；③肥胖；④长期接受免疫抑制治疗者。

三、术前准备与患者评估

参照附录 10 初次全踝关节置换术加速康复临床路径（2022 年版）执行。

1. 患者教育　①为患者讲解手术方式，使其了解手术风险，告知手术效果，帮助其树立康复信心。②指导患者进行肢体功能预康复：每小时至少进行踝关节屈曲、外展、伸膝、踝背伸跖屈功能锻炼 10 次；教会患者使用助行器，学会在床上进行股四头肌等长收缩训练；鼓励患者下地活动。③指导患者进行心肺功能预康复：必须戒烟；学会深呼吸及咳嗽锻炼，要求每小时至少锻炼咳嗽、咳痰 5～10 次；通过肢体功能预康复达到 6 分钟平路行走>375m，心肺功能接近或达到正常。④嘱患者加强营养，进食高蛋白、高维生素、高热量食物，糖尿病患者限制碳水化合物摄入量。

2. 完善实验室检查　血尿便三大常规、血型、血生化、血源传染性疾病筛查（乙型肝炎、丙型肝炎、艾滋病、梅毒等）、红细胞沉降率、CRP、IL-6 及凝血功能。

3. 完善常规辅助检查　胸部 X 线片、心电图、双下肢站立位全长 X 线片、患侧负重足正侧位 X 线片、负重踝关节正侧位 X 线片、负重位跟骨长轴位 X 线片、踝关节 CT 三维重建（必要时行踝关节 MR 检查）、双下肢静脉彩超。

4. 必要时检查血气分析、肺功能、超声心动图、动态心电图、动态血压、双下肢动脉彩超、心肌酶学、CT和MR。

5. 术前需达到目标　①精神食欲好，依从性好，能够积极配合功能锻炼。②血红蛋白≥110g/L，白蛋白≥35g/L。③无快速破坏骨质的任何病变、沙尔科关节、外展肌力缺如或相对功能不足、快速进展的神经性疾病。④排除活动性及隐匿性感染：无眼口鼻黏膜充血、口腔溃疡、牙龈肿胀、鼻旁窦压痛、扁桃体肿大；全身皮肤无破溃、疖疮；患足癣和股癣等皮肤干燥，术区无皮癣。术前隐匿性感染灶的筛查参照《骨科择期手术加速康复预防手术部位感染指南》（中华骨与关节外科杂志，2020）执行。⑤合并疾病控制良好，ASA≤3级。具体合并基础疾病的评估和处理及需达到的目标参照《现代关节置换术加速康复与围手术期管理》（人民卫生出版社，2017）执行。

四、术前手术方案设计

（一）术前专科检查与手术设计

1. 检查足踝部手术切口周围的皮肤情况，有无既往手术瘢痕，如有手术瘢痕，评估原手术瘢痕是否影响踝关节置换直接前入路。

2. 检查踝关节周围肌力、活动度和畸形情况

（1）胫前肌、胫后肌、腓骨短肌及腓肠肌是全踝关节置换术术后功能保障和影响关节稳定性最重要的肌肉，若既往合并中枢或外周神经损伤所导致的肌力不足或丧失，手术设计时应考虑是否需行肌腱转位以平衡关节稳定性。

（2）明确关节活动度和有无严重畸形：①若踝关节存在被动屈伸活动受限，可能需要适当做软组织松解。②若合并足踝部畸形，术中可能需同时行足部截骨矫形。

（二）术前影像学评估与手术设计

1. X线片　术前应拍摄双下肢站立位全长X线片、患侧负重足正侧位X线片、负重踝关节正侧位X线片、负重跟骨长轴位X线片，必要时行踝关节应力位X线片。

（1）负重踝关节正侧位X线片（必要时行踝关节应力位X线片）：要求为标准的踝穴位X线片，以评估踝关节冠状面的稳定性。

（2）负重跟骨长轴位X线片：对于足部无畸形的患者，要求第二足趾与胫骨重叠，但对于合并中、前足内收或外展畸形的患者，常规的拍摄体位会导致对跟骨内外翻程度的评估误差，需结合踝关节三维CT了解胫距或距下关节有无内外翻畸形。

2. 三维CT　行踝关节三维CT检查时需保证髌骨朝前，冠状面三维重建需真实反映胫距关节及距下关节情况。

3. 踝关节MR检查　对于术前查体存在踝关节不稳的情况，需通过MR检查了解踝关节周围韧带情况。

4. 骨关节结构影像学评估　获取了标准影像学资料后，阅片时注意评估患者是否存在骨质疏松症及骨量多少，特别注意评估畸形和骨缺损情况。

（1）原发性骨关节炎或者有感染史、手术史的患者，踝关节周围可能有大量骨赘增生，术前需要考虑到骨赘清理后是否会出现踝关节稳定性下降的情况。

（2）创伤性关节炎等复杂病例，可通过三维CT评估距骨结构性骨缺损情况，以便决定是否需取髂骨植骨。

（3）下肢力线的调整也是术前评估时需要考虑的因素。下肢力线异常的患者，术前必须进行精确设计，对于胫骨上段或股骨畸形的患者，需先行股骨截骨矫形恢复下肢力线或同期行胫骨近端截骨矫形恢复下肢力线。

(4) 后足力线异常，需考虑距下关节或跟骨截骨矫形。

（三）术中并发症的预防和处理方法

1. 胫前神经血管损伤

(1) 发生原因：①直接损伤；②神经周围血管损伤。

(2) 预防和处理方法：①可以选择经胫前肌和伸踇长肌腱之间的间隙进入。②熟悉解剖结构，逐层分离，一旦分离开血管神经束，用拉钩拉开妥善保护。

2. 胫后神经血管损伤

(1) 发生原因：①手术器械因素；②血管因素。

(2) 预防和处理方法：①术中仔细和轻柔操作。②摆锯截骨前应预置拉钩，避免损伤血管。③摆锯截骨时不应突破后皮质，应使用骨刀截开后皮质。④取出骨块时，可将骨块截成小块，用角刀切断连接的软组织，轻柔旋转取出，不可暴力撕扯。

3. 骨折

(1) 发生原因：①骨质疏松症；②先天性或后天性骨质结构异常改变；③手术医师粗暴操作，例如暴力脱位、复位等。

(2) 预防和处理方法：①内踝处可预置克氏针，避免截骨时发生内踝骨折；②锤击时力量不可过大；③两侧踝穴应清理干净，避免阻挡。

4. 感染

(1) 发生原因：包括术中污染、体内其他部位存在感染病灶、患者体质差、患者长期服用激素、手术期间存在隐匿性感染等。

(2) 预防：选择最佳手术时机、预防性抗菌药物应用、采用层流手术室、手术区域仔细消毒和覆盖、严格无菌操作、精细熟练的手术操作、尽量缩短手术时间、限制手术室内流动人员数量、防止切口污染等。

5. 术后假体松动

(1) 原因：①生物力学因素，作用于界面的应力、界面结合强度、应力遮挡和骨吸收。②生物性因素，磨损颗粒的产生和扩散、界面纤维膜的形成、破骨细胞的激活和骨溶解。③外科技术因素，假体力线不正，合并的下肢、踝部及足部畸形没有得到纠正。

(2) 预防：①改进外科技术，保证假体正确安放，同时处理好合并畸形；②减少应力遮挡；③减少磨损颗粒的产生；④骨质疏松症的治疗。

6. 活动度差

(1) 发生原因：①假体安放过紧，松解不足；②术后没有很好地进行康复训练。

(2) 预防和解决方法：①充分的术中软组织松解，截骨时避免过度撑开导致假体安放过紧；②术后适时且正确的康复训练。

五、手术操作技术要点

目前临床应用最广的手术入路：前正中入路(经胫前肌与踇长伸肌间隙进入)。

1. 体位摆放　将患者置于仰卧位，足底与手术台末端平齐，维持踝部、足部于中立位，在同侧髋部下垫软垫，避免髋部外旋。

2. 切口及显露

(1) 做踝关节前正中纵行直切口，起自胫距关节近端 10cm、胫骨嵴外侧 1cm，向远端延伸至距舟关节。

(2) 皮缘不应有牵拉张力，采用深部及全层牵开，尽可能减少皮肤并发症风险。找到腓浅神经并向外牵开，予以保护。暴露伸肌支持带，找到䠀长伸肌腱，小心地从䠀长伸肌腱上锐性切开伸肌支持带。保护独立腱鞘内的胫前肌腱，保留胫前肌腱上方的伸肌支持带，避免其呈弓弦样弹起并对切开造成张力。将胫前肌腱和䠀长伸肌腱分别向内外侧牵开。

（3）找到深部神经血管束（胫前 - 足背动脉和腓深神经）并在余下的手术操作中小心地将其向外牵开保护。

（4）将前方关节囊纵行切开并纵行剥离胫骨和距骨背侧骨膜分别至胫骨踝穴顶近端 6～8cm 及距舟关节处。将分开的关节囊和骨膜向内外侧剥离以暴露踝关节，显露内外侧踝沟和内外踝。去除胫骨及距骨前方骨赘，以便手术显露及假体安放。

（5）将下肢置于足踝固定器前，先进行踝关节软组织内外侧充分松解，保证软组织平衡。

3. 髓内对线

（1）确认足踝支架组装正确并校准钻孔力线导向器轨迹。将足部和小腿固定在腿部支架上，足跟必须与导向器的足板齐平。去除胫、距前方所有骨赘，恢复跖行足。

（2）调整钻孔力线导向器使其在冠、矢状面上均与下肢力线对齐。在透视下确认力线良好后，在足底做一个长度 1cm 的切口，切口深度不超过 5mm，以免损伤足底外侧神经。

（3）在足部支架的开口处直接插入定位钻。插入钻孔导向器直抵跟骨跖侧，固定钻孔导向器。从跟骨向胫骨打入定位钻。一旦钻透跟骨跖侧皮质，则继续向前推进钻头。推进钻头进入胫骨远端，深入 8～10cm。再次在透视下确认冠状面及矢状面上定位钻位置良好。

4. 准备胫距关节

（1）测量假体大小：通过术前影像学资料测量患侧或健侧踝关节来选择适当大小的关节组件。术中以定位钻导向器作为参考，放置调整截骨导向器位置。在冠状面上将截骨导向器和定位钻导向器对齐。在侧位平面上使用锯刃通过截骨导向器确定截骨面。注意内踝截骨不能超过 1mm。确认无误后用固定针固定截骨导向器。退出轴向定位钻。用连接在截骨模块上的抗旋钻在胫骨上钻取抗旋槽。

（2）胫骨和距骨截骨：注意保护内外侧软组织及内外踝。一旦截骨块后皮质被突破，可以去除截骨导向器，从关节内清除截骨块。

（3）利用扩髓器扩髓：推进扩髓器，将胫骨扩髓至 55mm。注意退出扩髓器时只能正转退出，以防止钻头在髓腔内脱落，难以取出。

（4）准备距骨：使用距骨试模来确定理想的固定针位置。将距骨试模在冠状面上摆放到理想位置，矢状面后方紧贴皮质。利用固定针固定距骨试模。用距骨柄导针扩髓。

5. 组件置入

（1）在关节内组配胫骨柄组：在器械台上组装好第一个两节段胫骨柄组，用扳手将其插入扩髓后的胫骨。用专用夹子将第二个节段的胫骨柄置入关节内，用扳手固定胫骨内的前两个节段，用 X 形螺丝刀经足底将第三个节段安装至胫骨柄。用顶棒经足底将 3 个节段的胫骨柄向胫骨内推进。透视确认假体柄放置角度是否正确。根据需要重复上述步骤将第四个节段连接至第三个节段。

（2）安放胫骨底座：将胫骨底座置入关节，利用 Morse 锥将胫骨底座与胫骨柄连接锁定形成复合组件。控制胫骨假体方向，利用顶棒敲击使其与胫骨充分压配。注意在底座和柄的复合组件即将完全就位前，确认有足够的空间容纳底座，小心清理侧方骨赘。

（3）安放距骨组件：在胫骨底座上插入一个保护塑套，避免距骨穹组件划伤胫骨假体。距骨穹组件上连接把手便于将距骨穹向后方推进。一旦距骨穹组件落到柄上，敲击顶棒锁定 Morse 锥，此时螺纹扳手仍要置于距骨组件与预备好的距骨面之间。移除螺纹扳手并检查距骨穹组件和柄之间的界面，确认距骨的两个组件牢固连接。

（4）使用聚乙烯试模确定所需聚乙烯衬垫的厚度：拆除腿部固定支架，行前后位和侧位透视，确认假体组件的位置和软组织平衡是否合适。对不平衡者，需进行松解和修复等软组织平衡操作。检查踝关节活动度，踝关节至少要能背伸过中立位5°，若不能达到，可能说明聚乙烯衬垫过厚。若聚乙烯衬垫厚度适当，踝关节仍不能背伸过90°，则考虑行腓肠肌松解或跟腱延长。随后轻度跖屈踝关节，使用专用工具置入聚乙烯衬垫。手术结束前再次行正侧位透视，确认假体安放位置。

（尹诗九　刘　熹　陈　宇）

第十一节　肿瘤膝关节置换术术前计划与手术操作规范

一、适应证

主要诊断ICD-10编码与名称如下。

C40.201股骨恶性肿瘤；C40.202胫骨恶性肿瘤。

D16.201股骨良性肿瘤；D16.202胫骨良性肿瘤；D48.020下肢骨动态未定肿瘤；D48.021下肢骨肿瘤。

C79.508下肢骨继发恶性肿瘤。

C49.200下肢（包括髋）结缔组织和软组织恶性肿瘤；C49.200x001下肢结缔组织恶性肿瘤；C49.200x002下肢软组织恶性肿瘤；C49.200x005膝部结缔组织和软组织恶性肿瘤。

T84.000x008人工膝关节置换术后假体松动；T84.004膝关节假体障碍；T84.502膝关节假体植入感染。

二、术前准备

参照附录12肿瘤膝关节置换术加速康复临床路径（2022年版）执行。

1. 患者教育　向患者和家属或照料者进行围手术期宣教。①讲解手术方式、手术效果和手术风险。②教会患者心肺康复的方法，如咳嗽、咳痰和行走锻炼；教会患者加强股四头肌锻炼的方法，如伸踝、伸膝。③教会患者使用助行器和在床上解小便。④嘱患者加强营养，进食高蛋白、高维生素、高热量食物。

2. 完善实验室检查　血尿便三大常规、血型、血生化、血源传染性疾病筛查（乙型肝炎、丙型肝炎、艾滋病、梅毒等）、红细胞沉降率、CRP、IL-6及凝血功能。化疗患者需特别注意纠正贫血、白细胞降低和低蛋白血症。具体术前各项需达到的目标参照《中国骨肿瘤大手术加速康复围手术期管理专家共识》（中华骨与关节外科杂志，2019）执行。

三、术前手术方案设计

肿瘤膝关节置换术包括三个主要步骤：①切除肿瘤达到良好的外科边界；②置入假体重建骨关节缺损；③软组织修复、假体覆盖（肌肉转位、肌腱止点重建等）。手术的最终目的是在获得足够的肿瘤切除的同时，保留维持一个无痛的有功能的肢体。由于骨肿瘤主要位于股骨下段或胫骨上段，肿瘤膝关节置换术可分为股骨或胫骨肿瘤膝关节置换术两大类。

四、术前评估与手术计划

1. 影像学检查　应该包括肿瘤骨全长及膝关节X线片、CT、MR、骨扫描和血管造影。骨扫描显示骨内肿瘤的范围及是否有跳跃病灶，也可以发现多中心病灶或其他骨的转移性病灶。MR 检查可以显示肿瘤的软组织侵犯及髓腔内远近端的侵及范围，可以最准确地发现跳跃性转移灶。X 线及 CT 检查作为 MR 有效的补充，可以显示截骨水平骨干的情况。同时，确保肿瘤切除后残段骨有足够的长度可以置入假体柄。血管造影可以用于评估主要血管束与肿瘤的关系。综合这些影像学检查结果，可以帮助术前判断肿瘤切除范围及确定截骨水平，同时确认有足够长度的残留骨以接纳假体柄。恶性骨肿瘤应在安全的肿瘤学边界（术前检查所显示的边界外 3～5cm）截骨。

2. 全身及局部情况评估　对于接受术前化疗及放疗的患者，应在治疗结束后 2～3 周实施手术。白细胞及血小板需要在安全范围内并且处于上升期，手术部位局部皮肤应已经不受放疗影响，同时不能有红斑等异常情况。

3. 对于恶性骨肿瘤保肢手术方案的选择，应遵循如下原则：①肿瘤水平主要神经血管束未受侵袭、位于肿瘤间室外或反应区外，手术中可疏松分离。②切除受累的骨周围各方向必须有正常的肌肉包绕以保证广泛切除边界。③必须整块切除原活检切口、通道及所有可能被污染的部位。④广泛切除肿瘤后，存留可接受的软组织覆盖，或通过软组织转移获得可接受的软组织覆盖。

五、手术操作技术要点

（一）股骨肿瘤膝关节置换术

1. 患者麻醉后取平卧位，如长度允许，手术应尽可能在使用止血带的情况下进行，以减少出血。

2. 根据肿瘤部位的特点及活检通道的位置，选择手术切口及入路，应包括活检穿刺点或切口，并梭形切除活检通道。下面以股骨下段外侧入路为例进行讲解。

3. 从股直肌和股外侧肌间劈开进入，将穿刺道经过的股外侧肌全层连同肿瘤一并切除，为防止肿瘤细胞脱落可将穿刺道皮肤与穿刺道全层边缘缝合。股中间肌及邻近肿块的部分股外侧肌连同肿块一并切除。

4. 翻开外侧软组织，在关节囊外剥离关节外侧，股外侧肌剥离至后缘并切断，在脂肪组织中游离后方坐骨神经，分离腓肠肌外侧头，在距起点 1cm 处切断。

5. 断开腓肠肌外侧头后，从外后方进一步分离开胫神经和腓总神经，进而游离后方的腘动、静脉，结扎切断穿支。

6. 将髌骨、髌韧带连同内侧肌肉向内侧翻开显露被关节囊包裹的膝关节。

7. 在胫骨平台软骨面下缘下切开关节囊一周，将双侧半月板、前后交叉韧带起点连同关节囊及股骨下端一同掀起。

8. 翻开内侧肌肉至股内侧肌后缘并切断，在关节囊外剥离关节内侧，显露收肌裂孔。仔细游离后切开收肌止点，扩大裂孔，充分显露股动、静脉。

9. 分离腓肠肌内侧头，在距起点 1cm 处切断，结扎分支，游离股动、静脉至后关节囊后并达胫骨平台后缘水平以下。切开后关节囊，完全游离股骨下端，测量截骨平面，剥离骨膜，用摆锯截断股骨。

10. 取下股骨下端后可于截骨上端髓腔取骨髓组织做快速冰冻病理切片以确认截骨处髓腔正常。此时根据需要可松止血带止血。

11. 在胫骨侧钻孔、开髓、插入导向器，安装、调整截骨导向平台，行胫骨平台截骨。

12. 专用髓腔挫扩髓，冲洗，应用水泥枪填充骨水泥，打入胫骨侧假体并加压至水泥凝固。

13. 在股骨侧扩髓，冲洗，根据选用假体类型（骨水泥型或生物型）对髓腔进行处理，处理满意后置入假体。

14. 组合假体，冲洗伤口，放置负压引流管 2 根、逐层缝合髌周扩张部、劈开的股四头肌，逐层缝合皮下组织和皮肤，加压包扎。

（二）胫骨肿瘤膝关节置换术

1. 患者取仰卧位，常规消毒铺单，根据肿瘤的部位特点及活检通道位置，选择手术切口及入路，应包括活检穿刺点或切口，并梭形切除活检通道。下面以胫骨上段内侧入路为例进行讲解。

2. 切开深筋膜，掀起皮瓣，在距髌韧带止点 2cm 处切断，切除部分胫骨前肌。

3. 切开髌旁支持带，显露出膝关节腔，切除半月板及交叉韧带，切断腓骨头处股二头肌及外侧副韧带的止点，显露出腓骨上端。

4. 腘窝显露及血管束游离　切开后关节囊，显露并辨认腘窝血管三叉分支，确认胫骨后方及胫腓干之间的间隙（被腘肌分隔）未受肿瘤侵犯。切断腘绳肌显露腘窝，显露三叉分支。部分分离腓肠肌内侧头，劈开比目鱼肌显露神经血管束。保护内侧腓肠动脉。结扎切断胫前血管后，可将全部的神经血管束从胫骨后方分离。

5. 在结扎切断膝下血管、将腘血管向后方游离后，在直视下小心切开后关节囊。

6. 在距肿瘤下缘远端 3～5cm 处截断胫骨从而切除肿瘤，在直视下切断肌间隔，完整地切除整个肿瘤，然后掀起腓肠肌内侧头。

7. 按假体置入的要求，行股骨侧截骨并置入股骨侧假体、以骨水泥固定。先测量置入假体的长度是否合适，然后置入胫骨侧假体（骨水泥型或生物型）固定，复位假体。

8. 重建伸膝装置及内侧腓肠肌瓣　在适当的张力下，把髌韧带缝合于胫骨侧假体上（视缺损情况可使用 MESH 人工补片重建髌韧带止点和关节囊），行内侧腓肠肌瓣转位覆盖假体。

9. 放置引流管后，逐层关闭切口，皮肤缺损处可行植皮。

六、术后处理

1. 术后检查项目

（1）术后影像学检查：术侧膝关节正侧位 X 线片、双下肢全长 X 线片。

（2）复查血常规、肝肾功能、电解质、凝血常规。

（3）下肢静脉彩超：出院前 1 天或出院当天复查。

2. 术后处理要点

（1）抗菌药物：常规选择二代头孢菌素，术后预防性使用 24 小时，具体参照《抗菌药物临床应用指导原则》（卫医发〔2015〕43 号）执行。当术中失血量大、手术时间长、感染风险高时，可酌情提高预防性抗菌药物的等级并延长使用时间，具体参照《中国骨肿瘤大手术加速康复围手术期管理专家共识》（中华骨与关节外科杂志，2019）执行。

（2）术后镇痛及镇静：个体化、多模式镇痛，具体参照《中国骨肿瘤大手术加速康复围手术期管理专家共识》（中华骨与关节外科杂志，2019）执行。

（3）术后康复锻炼：麻醉清醒后即可开始，股骨肿瘤膝关节置换术术后患者以早期开始主动伸膝肌力锻炼为主；胫骨肿瘤膝关节置换术术后患者则不同，具体康复方案需根据患者情况进行个体化制定。

（4）术后抗纤溶药应用：根据具体情况可选择性继续使用氨甲环酸减少隐性失血和炎症反应，具体参照《中国骨科手术加速康复围手术期氨甲环酸与抗凝血药应用的专家共识》（中华骨与关节外科杂志，2019）执行。

（5）抗凝，预防 DVT/PE：根据具体情况可参照《中国骨肿瘤大手术加速康复围手术期管理专家共识》（中华骨与关节外科杂志，2019）执行。

（6）切口及引流管处理：切口干燥无渗出者，可在术后 24 小时以后再更换敷贴，具体参照《骨科择期手术加速康复预防手术部位感染指南》（中华骨与关节外科杂志，2020）和《中国骨科手术加速康复复围手术期氨甲环酸与抗凝血药应用的专家共识》(中华骨与关节外科杂志，2019)执行。

(张闻力　罗　翼)

第十二节　肿瘤半髋/全髋关节置换术术前计划与手术操作规范

一、适应证

任何原因所致的股骨近端骨质改变，包括肿瘤、骨病、创伤、缺损等导致的髋关节疼痛、功能障碍，影响工作和生活质量，甚至危及生命，无法行保头、保颈治疗。主要诊断 ICD-10 编码与名称如下。

C40.201 股骨恶性肿瘤；C79.508 下肢骨继发恶性肿瘤。

D48.020 下肢骨动态未定肿瘤；D48.021 下肢骨肿瘤。

M89.500 骨质溶解；M89.500x091 大块溶骨病；M89.500x092 特发性骨溶解症；M89.818 骨质破坏。

髋关节置换后的并发症(T84.000x005 人工髋关节置换术后髋臼松动；T84.000x007 人工髋关节置换术后异位骨化；T84.000x013 人工股骨头置换术后假体功能障碍；T84.002 髋关节假体松动；T84.003 髋关节假体障碍；T84.501 髋关节假体植入感染)。

二、禁忌证

1. 绝对禁忌证　存在髋关节活动性感染，或存在威胁患者生命的合并疾病。

2. 相对禁忌证　①局部或全身急性或慢性感染。②全身情况差无法耐受手术。③对置入材料过敏。④恶性肿瘤伴全身多发转移或预计生存时间短者。⑤评估关节置换后功能差，低于义肢功能者。⑥合并肌肉、神经、血管或其他特殊疾病。

三、术前准备与患者评估

参照附录 12 肿瘤半髋/全髋关节置换术加速康复临床路径(2022 年版)执行。

1. 患者教育　患者得知自己可能患有肿瘤后，常常会有不同程度的心理应激反应，部分患者还会产生悲观、厌世的情绪，甚至需要服用抗焦虑药物。由于本身强烈的求生欲望，患者又会通过各种途径去获取大量杂乱的甚至具有误导性的有关疾病的“知识”。患者面对疾病的复杂情感及自身知识的不系统性会使患者产生烦躁、焦虑，甚至对医师不信任等心理问题。因此，对患者进行术前心理康复指导是非常重要的。医师应向患者和家属详细讲述所患肿瘤的基本知识，将手术及康复流程、术后进一步治疗方案及预后(必要时)等与患者进行沟通。还可以让已康复治愈的患者现身说法、讲述自己的治疗经验，帮助患者树立康复的信心，同时做好患者家属的工作，让患者家属多开导、关心患者。通过术前心理护理，在患者、家属及医护人员之间形成相互信任的关系，让患者树立乐观向上的心态和战胜疾病的信心。

2. 完善实验室检查　血尿便三大常规、血型、血生化、血源传染性疾病筛查(乙型肝炎、丙型肝炎、艾滋病、梅毒等)、红细胞沉降率、CRP、IL-6 及凝血功能。

3. 完善常规辅助检查　胸部 X 线片、心电图、骨盆正位 X 线片、患侧股骨近端肿瘤正侧位或正斜位 X 线片、双下肢静脉彩超。

4. 必要时检查血气分析、肺功能、超声心动图、动态心电图、动态血压、双下肢动脉彩超、超声检查腹股沟淋巴结、心肌酶学、肿瘤标志物、血浆轻链、患侧股骨三维 CT、患侧大腿 MR、全身骨显像

SPECT，甚至行 PET/CT 检查。

5. 术前需达到目标 ①患者精神食欲好，依从性好，能够积极配合功能锻炼。②血红蛋白≥110g/L，白蛋白≥35g/L，化疗患者白细胞≥110g/L。③无快速破坏骨质的任何病变、沙尔科关节、外展肌力缺如或相对功能不足、快速进展的神经性疾病。④排除活动性及隐匿性感染：无眼口鼻黏膜充血、口腔溃疡、牙龈肿胀、鼻旁窦压痛、扁桃体肿大；全身皮肤无破溃、疖疮；患足癣和股癣但皮肤干燥，术区无皮癣。术前隐匿性感染灶的筛查参照《骨科择期手术加速康复预防手术部位感染指南》(中华骨与关节外科杂志，2020)执行。⑤合并疾病控制良好，ASA≤3 级。具体合并疾病的评估和处理及需要达到的目标参照《现代关节置换术加速康复与围手术期管理》(人民卫生出版社，2017)执行。

四、术前手术方案设计

（一）术前专科检查与手术设计

1. 检查大腿近端外侧手术切口周围的皮肤情况 明确是否有皮肤破溃、静脉显露、感染等，有无既往手术瘢痕或活检通道，如有手术瘢痕，尽量沿原手术切口周围梭形切除手术 / 活检通道。根据肿瘤所在的位置，选择不同的手术切口，包括后外侧切口、K-L 入路、S-P 入路及相应的改良入路。

2. 检查髋关节肌力及活动度 检查髋关节外展、屈髋、外旋等功能，臀中肌和髂腰肌是全髋关节置换术术后功能保障和维持关节稳定性最重要的肌肉，若因肿瘤累及需切除的话，应牺牲关节功能而确保肿瘤切除干净。而重建时采用毛毡补片或是 LARS 韧带等重建关节囊以维持术后髋关节功能。

3. 检查股骨近端及髋臼情况 检查股骨近端是否存在畸形，包括股骨内翻、髋内翻等。若存在内翻畸形的话，在假体置换的过程中需要进行截骨。并要考虑远端残留骨的长度，必要时准备短柄肿瘤半髋甚至全股骨假体。仔细评估髋臼侧的情况，可根据关节活动的情况，评估肿瘤是否累及髋臼侧。若髋关节轻微活动后疼痛或不能活动，则说明近端肿瘤巨大，需结合 MRI 评估髋关节滑膜、软骨、软骨下骨情况，必要时需行关节外切除。

（二）术前影像学评估与手术设计

1. X 线片 骨盆正位 X 线片、股骨正侧位 X 线片、双下肢负重全长 X 线片，必要时检查脊柱和膝关节 X 线片。

(1) 骨盆 X 线片：要求放射科以 100% 放大比例打印胶片，若受限于当地硬件条件，可于摄片时在大腿上贴上测量放大率的标尺或参照物，该标尺应与股骨平行，标尺到胶片的距离(高度)应与股骨到胶片的距离(高度)相同。拍摄前后位 X 线片时将标尺贴附在大腿上段内侧，拍摄侧位 X 线片时将其移至大腿前侧。通过测量标尺计算 X 线放大率。骨盆 X 线片近端须至髂嵴水平，远端须包括双侧股骨上段。将髋关节内旋 15° 拍摄正位 X 线片可更清楚地显示股骨的形状和偏心距，但要注意如果内旋过多，偏心距预判可能过大，当髋关节处于外旋位时，将导致股骨的偏心距评估偏小。

(2) 股骨正侧位 X 线片：要求同骨盆 X 线片一样放大 100%，近端须包括完整髋关节，远端包括膝关节。

(3) 双下肢负重全长 X 线片：测量双下肢股骨、胫骨长度，评估患侧股骨短缩情况及后期生长情况，必要时根据术中情况 I 期延长肢体。

2. 股骨三维 CT 行股骨三维 CT 检查，评估股骨肿瘤生长情况、股骨受累长度、是否侵犯神经血管等，以及确定髋臼侧是否存在肿瘤侵犯及骨关节炎，以便评估后选择行肿瘤半髋关节或全髋关节置换术。

3. 患侧大腿 MR 检查　行患侧大腿 MR 检查，评估肿瘤范围、水肿范围、股骨肿瘤长度、肌肉受累情况和切除边界、神经血管受累情况等，以及确定髋臼侧是否存在肿瘤侵犯，以便评估后选择行肿瘤半髋关节或全髋关节置换术。

4. 股骨近端影像学评估　根据相关影像学检查资料，充分评估骨质条件，包括股骨骨质疏松症及骨量多少等情况，特别注意评估畸形和骨缺损情况。

（1）良性肿瘤、交界性肿瘤、原发恶性肿瘤患者：复发良性肿瘤行边缘切除；交界性肿瘤切除边界 1～2cm；原发恶性肿瘤根据恶性程度切除 3～5cm 范围。若骨质条件好，评估后期骨长入、骨愈合好，尽可能选择生物型假体进行重建。反之，老年或高龄患者，选择骨水泥型假体置入。

（2）转移性肿瘤患者：采取广泛性切除术或姑息性切除术，根据情况进行相应的选择，尽可能选择骨水泥型假体置入。

（3）髋关节置换术后股骨侧溶解或严重缺损患者：取除股骨侧假体后，尽可能保持骨量，尤其是对大小转子及附着肌肉的保护。因股骨近端严重骨缺损需采用肿瘤髋关节假体翻修时，应注重肌肉的重建。通过三维 CT 评估髋臼前后结构性骨缺损情况，决定是否进行髋臼假体翻修，需考虑植骨或用金属垫块进行支撑。

（三）术前评估确定股骨近端节段性切除范围与重建假体选择

1. 股骨近端节段性切除范围　根据影像学材料，术前仔细评估股骨近端骨、软组织切除的范围，评估股动静脉、股深动静脉、坐骨神经、股神经等的保留情况，评估重要肌肉（髂腰肌、臀中肌等）的切除与保留情况。若大小转子区无肿瘤，可截骨保留。对复杂肿瘤切除重建患者，必要时通过 MR/三维 CT 融合图像，甚至是进行 3D 打印疾病模型的方式来指导手术。

2. 测量髋臼杯大小和股骨头大小　若是肿瘤全髋关节置换术，将髋臼数字模板覆于 X 线片上，选择外形与患者髋臼轮廓匹配而又不必过度去除软骨下骨的假体尺寸。髋臼模板的内侧位于泪滴和闭孔水平的髋臼下缘，在 X 线片上标明髋臼假体的中心。若是肿瘤半髋关节置换术，则测量股骨头直径，以此确定双动股骨头假体直径。

3. 测量股骨假体长度　根据 CT、MRI 等影像学检查，结合病理结果评估肿瘤边界、切除范围、截骨长度，确定假体组配长度。

4. 测量股骨远端插入柄的直径及长度　根据截骨长度，于 X 线片上标记后，测量截骨断端髓腔直径，测量远端残留长度以选择合适的柄长。生物型假体通常选择 100mm 柄长，骨水泥型假体有多种选择，包括 125mm、135mm、145mm，部分患者甚至可根据要求定制长度。

（四）术中并发症的预防和处理方法

1. 坐骨神经损伤

（1）发生原因：①肿瘤侵犯、包裹坐骨神经；②骨水泥及电刀所致热灼伤；③神经周围血管损伤；④牵拉损伤。

（2）预防和处理方法：①手术脱位复位时应小心牵拉，避免暴力。②切除肿瘤的过程中注意保护坐骨神经，游离时采用钝性分离，减少高频电刀的应用，防止灼伤等；游离坐骨神经后不要牵拉过度，防止进一步损伤。③使用骨水泥型假体时，注意防止骨水泥渗透到神经周围。④避免过度延长肢体，术前应根据 X 线片及假体型号，计划下肢延长长度。⑤复位后检查坐骨神经张力，麻醉完全清醒前，保持患者屈髋屈膝体位。⑥若神经受侵犯或包裹严重，予直接切除。

2. 合并血管损伤

（1）发生原因：①肿瘤侵犯、包裹股动静脉；②骨水泥外溢导致压迫；③血管因素；④手术器械因素。

（2）预防和处理方法：①术前充分评估，若肿瘤包裹血管，予切除血管桥接或置换；若肿瘤毗邻血管，可分离者，术中应仔细、轻柔操作。②在髋臼边缘放置拉钩时应靠近骨面，避免直接凿伤血管；

在切除肿瘤过程中，警惕电刀灼伤血管。③若选择全髋关节置换术，髋臼假体固定螺钉应固定在骨中，避免损伤盆腔血管及软组织。④术中若肿瘤累及除股动静脉以外的血管，包括股深静脉、闭孔动静脉等，均可予以切除。

3. 假体周围骨折

(1) 发生原因：①骨质疏松症，或多发骨病变；②先天性或后天性骨质结构异常改变；③手术医师粗暴操作，例如暴力脱位、复位等。

(2) 预防和处理方法：①术前充分评估骨质强度，若骨质条件差，不要暴力脱位，充分松解后仍不能脱位者，可先行瘤段远端截骨。②对骨多发病变患者，尽可能全部切除病灶；部分姑息性手术患者，术中操作轻柔，截骨、安装假体、复位时都需注意。③股骨骨折多出现在取内固定物所遗留的空洞造成应力增高、骨骼发育不良或存在畸形、软组织严重挛缩、插入过大的假体、骨质疏松症造成骨强度下降等情况下。如果仅是股骨劈裂，骨折线未向远端延伸，用钢丝或线缆环扎即可。

4. 感染

(1) 发生原因：①恶性肿瘤患者，尤其是转移癌患者全身情况差，免疫力低下。②化疗患者，白细胞低，全身情况差。③包括术中污染、体内其他部位存在感染病灶、长期服用激素、手术期间存在隐匿性感染等。

(2) 预防：①选择最佳的手术时机、预防性应用抗菌药物、采用层流手术室、手术区域仔细消毒和覆盖、严格无菌操作、精细熟练的手术操作、尽量缩短手术时间、应用抗生素骨水泥、限制手术室内流动人员的数量、防止切口污染等。②若术前红细胞沉降率、CRP、白细胞等升高者，判断是否存在感染可能，必要时先治疗性使用抗菌药物，根据复查血情况确定手术时机。

5. 术后脱位原因分析

(1) 术前因素：①长期卧床的患者肌肉萎缩，髋周肌肉力量弱。②肿瘤巨大，切除后关节周围肌肉薄弱，或者髋周关节囊等结构切除广泛，术后髋周空虚，稳定性差。

(2) 术中因素：①髋周肌肉被广泛切除或髋周关节囊等结构被广泛切除，未进行关节囊或髋周肌肉重建者。②术中假体双动股骨头或全髋股骨头的尺寸选择失误或假体放置失误。

(3) 术后因素：关节活动过早，尤其是术后早期过早屈髋超过 90°，或过早进行髋关节内旋和外旋活动。

6. 术后假体松动

(1) 发生原因：①生物力学因素，作用于界面的应力、界面结合强度、应力遮挡和骨吸收。②生物性因素，磨损颗粒的产生和扩散、界面纤维膜的形成、破骨细胞的激活和骨溶解。③外科技术因素，骨水泥植入技术。

(2) 预防：①改进外科技术，获得假体 - 骨水泥 - 骨组织或假体 - 骨组织界面间的最大结合力，同时减少作用在界面上的应力强度。②减少应力遮挡。③减少磨损颗粒的产生。④抗骨质疏松症治疗，转移癌患者选用双磷酸盐或地舒单抗治疗。

7. 双下肢不等长

(1) 发生原因：①股骨截骨长度与组配长度不准确。②肢体病理性骨折，长期短缩，术中松解软组织亦无法满足肢体长度的恢复。③血管损伤或神经张力高等，需要术中短缩假体。

(2) 预防和解决方法：①准确的术前测量，无法恢复肢体长度者需提前告知。②术中精准测量，根据术前截骨长度进行截骨和组配假体，如果假体长度不合适，必要时可通过沉头、增加假体颈长等方法调整双下肢长度。③难以判断肢体长度时，可以行术中透视。

五、手术操作技术要点

目前临床应用最广泛的手术入路有：①后外侧入路：经臀中肌后方和臀大肌间隙进入。②直接前方入路：经 Heuter 间隙（缝匠肌 / 股直肌 - 阔筋膜张肌）的肌间界面入路。下面以最常用的侧卧位、后外侧入路进行介绍。

1. 体位摆放　后外侧入路全髋关节置换术对于侧卧位摆放要求较高，尤其是肿瘤全髋关节置换术时，需要牢靠固定骨盆，不能出现侧俯卧位或侧仰卧位，否则术中臼杯前倾角判断会受到影响。另外，健侧肢体需垫枕头，双髋保持内收中立位，防止健侧髋关节外展而患髋内收，影响术中对肢体长度的判断。

2. 切口及显露　根据肿瘤的范围，若肿瘤主要累及坐骨神经，切口设计应以外侧为主，近端向后倾斜；若肿瘤主要累及前方肌肉、股深动静脉等结构，切口近端向髂前上棘方向延伸。切口长度应超过截骨长度。

（1）皮肤切口根据肿瘤累及情况选择延长方向，沿臀大肌纤维方向，经大转子后方，再略呈弧形向后，沿股骨干纵轴向远端切开。切口远近端均略呈弧形向后，这样有利于后方软组织的牵开。

（2）切开皮下组织，直至阔筋膜及覆盖于臀大肌上部表面的深筋膜。切开深筋膜之前，使用骨刀钝性搔刮切口脂肪组织，去除突起的脂肪颗粒，保留脂肪分隔，这样利于缝合，更利于降低切口脂肪液化的风险，减少感染。

（3）臀大肌止点切断：经大转子结节表面沿皮肤切口切开筋膜。向远端充分延长筋膜切口以显露股骨后缘的臀大肌肌腱附着点并予以切断。

（4）臀中肌、臀小肌、髂腰肌止点切断：根据肿瘤累及大转子的情况，行臀中肌、臀小肌止点切断，若无肿瘤累及，可行大转子截骨。同样方法截断髂腰肌止点。若近端肿瘤巨大，无法进行髋关节脱位切除肿瘤，或担心脱位过程中出现病理性骨折，可行远端截骨后进行 360° 游离，进行髋周游离松解和切除，实现肿瘤整体切除。

（5）神经血管探查松解：根据肿瘤的情况行坐骨神经、股神经、股深动静脉、股动静脉等的探查松解保护，部分肿瘤巨大患者可行切除重建。但整体上，若恶性肿瘤巨大无法保留坐骨神经、股神经或股动脉的患者，通常采取截肢术。

（6）关节囊切除：在关节囊上、下放置拉钩，充分显露关节囊的上部、后部及下部。沿关节囊的股骨附着部将其彻底切开，可以将切开的关节囊切除，利于显露，根据肿瘤的大小情况决定是否部分保留关节囊。

3. 股骨瘤段切除　根据肿瘤的生长情况，逐步显露，各个突破，最终达到整体切除。整体上，恶性肿瘤要考虑软组织切除边界、骨切除边界，采取广泛性切除，充分评估后注意保护神经血管。而良性肿瘤的话，可采取边缘切除。

4. 股骨假体重建　根据术前评估的切除长度及瘤段切除长度，组配假体。并根据髓腔粗细、残留骨长度选择柄长。依据肿瘤类型、患者年龄、骨质条件，选择骨水泥型假体或是生物型假体。

5. 双动股骨头或髋臼假体置入　若是选择双动股骨头置换，根据切除后股骨头的直径选择合适大小的双动股骨头。若是采用全髋置换，先进行髋臼处理，使用髋臼锉磨削髋臼。从最小号的髋臼锉开始，向内侧磨削但不要穿透内壁。反复检查磨削的深度，确保内壁未被破坏，在此前提下多磨深几毫米可增加髋臼假体外侧的覆盖程度。每一锉的骨屑均应分别保存，以备植骨。逐步增大髋臼锉的型号。反复冲洗髋臼以判断磨削程度和方向，确保髋臼周围均受到磨削。除去所有髋臼软骨后停止磨削，此时髋臼锉已切至髋臼周缘骨质，髋臼已成半球形，显露有新鲜出血的软骨下骨骨床并尽可能保留软骨下骨。

（1）非骨水泥型髋臼假体置入：术前以假体试模测量假体的型号及置入方向。髋臼假体的正确定位为外展 40°±10°、前倾角 15°±10°，直柄假体前倾角可以稍大些。安放试模，若试模与髋臼贴合紧密，则取出试模，安放髋臼假体，锤击至假体与髋臼贴合紧密，此时可经假体底部小孔检查假体与臼底骨面的贴合情况，并置入少量骨松质，如有必要可加用螺钉固定。

（2）骨水泥型髋臼假体植入：置入骨水泥前，可以在髋臼顶的髂骨、坐骨及耻骨上钻数个直径6mm左右的骨孔。擦干骨面，将湿砂期骨水泥用骨水泥枪注入骨孔，再将面团期骨水泥充填髋臼骨面，可用加压器保持骨水泥分布均匀。用定位器将髋臼假体置入，假体边缘应正好与髋臼骨缘吻合。不能过分加压，以免髋臼假体过多置入造成骨水泥分布不均。维持压力至水泥完全固化。固定后假体周围与骨面应有2～3mm厚的均匀骨水泥，也可以预置2～3mm厚的骨水泥钉或采用带突起的假体，以保证骨水泥充填厚度的均匀一致，清除周围溢出的骨水泥。

6. 根据术中情况可安置或不安置血浆引流管，通常情况下需要安置，对于部分肿瘤巨大、切除范围广的患者，甚至应选择性安置2根血浆引流管。

7. 重建肌肉起止点　根据关节周围切除范围，明确是否需补片修复关节囊及是否需重建髂腰肌、臀中肌、臀小肌止点，重建臀大肌止点。逐层缝合深筋膜、皮下组织、皮肤切口，并将患肢置于轻度外展位，两腿间夹T形枕维持体位。

8. 手术结束后立即检查肢体远端血运，可通过触摸足背动脉搏动，亦可检查足趾氧饱和度。待麻醉清醒后，立即嘱患者主动屈伸踝和伸膝，检查重要神经、血管有无损坏。

六、术后影像学评价方法

髋关节置换术术后初始评价主要包括这些参数：肿瘤切除长度、髋臼安放位置、髋臼安放角度、股骨假体位置、假体-髓腔匹配情况、肢体长度。但和术前影像学评估一样，拍摄标准的X线片是前提。

1. 肿瘤切除长度　根据远端残留股骨的长度、假体长度等换算截骨长度。确保按照术前计划精准切除肿瘤长度，务必确保肿瘤边界切除达预期标准。

2. 髋臼安放位置　针对肿瘤全髋关节置换术患者进行髋臼假体的测量。

（1）髋臼垂直位置：测量股骨头中心至坐骨结节连线（或泪滴连线）的距离。髋臼垂直位置安放过高可能导致肢体短缩，外展肌无力，容易发生脱位。

（2）髋臼水平位置：测量股骨头中心至骨盆中垂线的距离。旋转中心内移可能导致偏心距缩小，外展肌无力。

3. 髋臼安放角度　①髋臼外展角：为臼杯面与水平线的夹角。测量方法为在骨盆正位X线片中臼杯边缘连线与坐骨结节连线的夹角。一般以30°～50°为宜。外展角过小，可能发生撞击，外展受限；外展角过大则有脱位风险。②髋臼前倾角：为臼杯轴与冠状面的夹角，一般以5°～20°为宜。测量方法为在标准侧位X线片中，臼杯边缘连线与水平面垂直线的夹角；在骨盆正位X线片中，髋臼假体边缘会投射为椭圆形，利用该投射影可计算髋臼假体的前倾角度（需要利用PolyWare软件进行计算）。

4. 股骨假体位置　通过正位X线片测量假体柄长轴与股骨解剖轴的夹角来判断股骨柄是否存在内外翻。夹角若≤3°则判断为中心固定，超过为内翻或外翻，容易发生假体松动和应力骨折。

5. 假体-髓腔匹配情况

（1）生物型股骨：在正位和侧位X线片中，在三个水平面（小转子上缘、股骨柄中部和尖部）测量假体宽度与髓腔宽度之比。在正位X线片中>80%，在侧位X线片中>70%为匹配满意。

（2）骨水泥型股骨：通过假体周围骨水泥壳的分级标准来判断。根据Barrack标准，可分为4级。A级，股骨髓腔完全由骨水泥充填，骨水泥-骨界面呈一片白色，无透亮带。B级，骨水泥-骨界面有轻微透亮带。C级，骨水泥-骨界面的50%～95%的范围内有透亮带或股骨柄区骨水泥有部分缺损。D级，骨水泥-骨界面的100%范围内有透亮带或骨水泥充填失误以致假体远端没有骨水泥。

6. 肢体长度　肿瘤全髋/半髋关节置换术术后肢体延长较短缩更常见，而且肢体延长更难以被患者接受。一般延长<1cm 可耐受，通过骨盆倾斜多数可自适应。延长超过 2.5cm 则可能存在神经牵拉损伤和跛行。测量方法比较简单，通过测量双侧解剖标志的高度对比即可，例如双侧坐骨结节水平线、髋臼顶、股骨头中心等。

（张闻力　罗　翼）

第四章

骨科加速康复试点病种单病种质量控制指标

单病种质量控制是以病种为管理单元，通过构建基于病种的诊疗全过程的质量控制指标和评价体系进行医疗质量管理，以规范临床诊疗行为、持续改进医疗质量和医疗安全的管理方法。国家卫健委自2009年起在全国开展了单病种质量控制工作，建立了“单病种质量监测平台”，持续监测单病种质控指标并发布质控结果：《卫生部办公厅关于印发第一批单病种质量控制指标的通知》（卫办医政函〔2009〕425号）、《卫生部办公厅关于开展单病种质量管理控制工作有关问题的通知》（卫办医政函〔2009〕757号）。并于2020年再次发布《国家卫生健康委办公厅关于进一步加强单病种质量管理与控制工作的通知》（国卫办医函〔2020〕624号），进一步推动单病种质量管理与控制工作。

骨科加速康复试点病种中的髋、膝关节置换术本属于国家卫健委监测的第一批病种 / 手术，且纳入三级公立医院绩效考核指标。质量控制监测指标包括：①术前评估。②围手术期预防性抗菌药物的使用情况。预防性抗菌药物的种类选择；首剂抗菌药物使用的起始时间；术中追加抗菌药物的情况；预防性抗菌药物的停药时间。③术前进行Caprini血栓风险因素评估情况；术前与术后预防深静脉血栓措施的实施情况。④输血量。⑤术后康复治疗情况。⑥手术后并发症与再手术情况。⑦住院期间为患者提供术前、术后健康教育与出院时提供教育告知五要素情况。⑧手术切口愈合情况。⑨离院方式。⑩患者对服务的体验及评价及资源消耗（住院天数、住院总费用、药费、手术治疗费、手术一次性医用材料费）。

为了提升骨科加速康复试点病种的精细化、科学化管理水平，特根据国家卫健委髋、膝关节置换术单病种质量控制标准制定了其余试点病种的质量控制指标。

第一节　颈椎前路椎间盘切除减压融合术加速康复质量控制指标

* 报告医师：　　　　　　* 复核医师：　　　　　　* 报告时间：　　年　　月　　日　　时　　分

患者信息	* 主要诊断 ICD-10 编码与名称	M50.001†G99.2* 颈椎间盘突出伴脊髓病 M50.101†G55.1* 颈椎间盘突出伴神经根病 M47.001†G99.2* 椎动脉型颈椎病 M47.101†G99.2* 脊髓型颈椎病 M47.201 神经根型颈椎病 M47.202 交感神经型颈椎病 M47.800x024 食管型颈椎病 M47.802 混合型颈椎病 M48.801 颈椎后纵韧带骨化

续表

<table>
<tr><td rowspan="2">患者信息</td><td>*ICD-9-CM-3 编码与手术名称</td><td colspan="3">颈椎前路椎间盘切除减压融合术（ACDF）（ICD-9-CM-3：81.02001，81.65001，03.09005，78.09008，80.51008）</td></tr>
<tr><td>* 住院号：____</td><td>* 姓名：</td><td>* 性别：</td><td>出生日期：
年 月 日</td></tr>
<tr><td rowspan="4">手术基本信息</td><td rowspan="4">颈 -1：术前评估与手术时间</td><td colspan="3">1.1 全身评估
1.1.1 全身状态评估：ASA 分级____级
1.1.2 心肺功能评估
NYH 心功能分级____级、代谢当量____MET
1.1.3 心血管疾病：
A. 冠心病；B. 高血压；C. 心律失常；
D. 下肢动脉狭窄（轻、中、重）；E. 下肢深静脉血栓
1.1.4 呼吸系统：
A. 肺部感染；B. 慢性阻塞性肺疾病；C. 过敏性哮喘；
D. 支气管扩张症；E. 肺动脉高压
1.1.5 消化系统：
A. 慢性肝脏疾病；B. 消化性溃疡
1.1.6 肾脏疾病：
A. 急性肾功能不全；B. 慢性肾功能不全
1.1.7 血液系统：
A. 贫血；B. 血小板减少
1.1.8 内分泌系统：
A. 糖尿病；B. 甲状腺功能亢进；C. 甲状腺功能减低；D. 肾上腺皮质功能不全
1.1.9 神经系统：
A. 帕金森病；B. 阿尔茨海默病；C. 焦虑症；D. 抑郁症；E. 脑梗死；F. 脑出血</td></tr>
<tr><td colspan="3">1.2 专科评估
1.2.1 影像学评估：术前已完善____检查
1.2.2 疼痛及颈椎功能评分：
VAS 评分____分、JOA 评分____分、NDI 评分____分
1.2.3 骨密度评估____（BMD 值）</td></tr>
<tr><td colspan="3">1.3 手术类型
A. 单段手术；B. 连续多节段手术；C. 跳跃多节段手术；
D. 翻修手术；E. 二次手术</td></tr>
<tr><td colspan="3">1.4 手术时间
1.4.1 手术起始（切皮）时间：____年__月__日__时__分
1.4.2 手术结束时间：____年__月__日__时__分</td></tr>
<tr><td>过程质量</td><td>颈 -2：预防性抗菌药物应用</td><td colspan="3">2.1 预防性抗菌药物的选择
A. 第一代头孢菌素（头孢唑林、头孢拉定、头孢硫脒）；
B. 第二代头孢菌素（头孢呋辛、头孢克洛）；
C. 林可霉素类（克林霉素）；
D. 喹诺酮类（氧氟沙星、环丙沙星、莫西沙星）；
E. 多肽类（万古霉素、多黏菌素、多黏菌素 E）；
F. 未使用抗菌药物</td></tr>
</table>

续表

过程质量	颈 -2：预防性抗菌药物应用	2.2 术前使用首剂抗菌药物的时间：__时__分 切皮时间：__时__分
		2.3 术中追加用药 A. 手术时间>3 小时追加 1 次；B. 术中出血量≥1 500ml 追加 1 次； C. 术中未追加用药
		2.4 术后结束使用抗菌药物的时间 A. 术后 24 小时内结束使用； B. 术后 2 天内结束使用； C. 术后 3 天内结束使用； D. 术后 4 天内结束使用； E. 术后 5 天内结束使用； F. 术后 5 天之后继续使用
		2.5 术后 3 天之后继续使用抗菌药物的原因 A. 在主要或次要诊断中术前有感染或具备潜在高危感染因素的患者； B. 术前 24～48 小时内接受抗菌药物治疗的患者，术后仍需继续使用； C. 在手术 2 天后，被确认为感染者并行治疗的患者； D. 切口渗液、渗血或切口感染； E. 临床医师认为有继续使用抗菌药物治疗适应证的患者； F. 病程记录中有上级医师认定继续用药的其他原因
	颈 -3：预防 VTE 措施	3.1 药物预防 DVT 治疗医嘱的下达时间 ______年____月______日______时______分
		3.2 预防性给予药物治疗 A. 华法林；B. 普通肝素；C. 低分子肝素； D. 新型抗凝剂（达比加群、利伐沙班）；E. 其他
		3.3 物理治疗 A. 足底泵；B. 弹力袜
		3.4 康复治疗 A. 肢体主动活动；B. 肢体被动活动
	颈 -4：输红细胞量	4.1 输红细胞量 4.1.1 术中输红细胞量：________ml 4.1.2 术后输红细胞量：________ml
	颈 -5：专业康复治疗	5.1 康复治疗前评估 术前康复开始时间______天
		5.2 术后首次接受康复的时间 距手术后______小时
		5.3 手术后康复方式 A. 卧床恢复性训练；B. 早期离床活动；C. 吞咽训练
		5.4 出院时康复效果评价 MMT____级 颈椎活动度____°（度） 手术节段活动度____°（度） 改良 Barthel 指数____分 SF-36 量表____分 一次行走的距离______米
		5.5 评估患者和家属在康复过程中的参与度 A. 强；B. 中；C. 一般；D. 差

续表

过程质量	颈-6：合并基础疾病引起的并发症	6.1 是否出现由合并的基础疾病引起的并发症（是、否）
		6.2 合并基础疾病种类 A. 心血管系统；B. 呼吸系统；C. 消化系统；D. 肾脏疾病； E. 血液系统；F. 内分泌系统；G. 神经系统
		6.3 影响程度 A. 按时出院；B. 延迟出院；C. 转科（院）治疗；D. 死亡
	颈-7：患者宣教与沟通、决策	7.1 门诊宣教与沟通决策 向患者和家属讲明病情和各种治疗方法的利弊，共同决策治疗和康复方案，并告知预期结果与预计费用、手术前准备工作
		7.2 住院期间医护人员与患者和家属进一步进行宣教与沟通、决策工作。告知所患疾病的防治方法、本次手术可能发生的问题及防治方法
		7.3 护士向患者和家属进行用药、饮食、康复和环境介绍，同时讲解缓解疼痛、失眠和焦虑的方法
		7.4 评估心理障碍类型及程度 A. 焦虑症；B. 抑郁症；C. 强迫症；D. 恐怖症；E. 疑病症；F. 精神分裂症
		7.5 评估患者和家属在治疗过程中的参与度 A. 很满意；B. 较满意；C. 满意；D. 不满意；E. 很不满意
	颈-8：手术后出现并发症	8.1 手术后并发症 A. 深静脉血栓形成；B. 肺栓塞；C. 肺部感染； D. 生理和代谢紊乱；E. 切口并发症；F. 手术部位深部感染； G. 内固定松动或假体移位；H. 术后血肿；I. 未出现并发症
		8.2 影响程度 A. 按时出院；B. 延迟出院；C. 转科（院）治疗； D. 非计划再次手术；E. 30 天内非计划再次住院； F. 30 天内死亡
	颈-9：手术切口	9.1 手术切口 9.1.1 手术切口类型： A. Ⅰ类；B. Ⅱ类；C. Ⅲ类 9.1.2 手术愈合情况： A. 甲级愈合；B. 乙级愈合；C. 丙级愈合
调查与评价	颈-10：平均住院日与费用	10.1 住院日：__天
		10.2 离院方式 A. 医嘱回家；B. 医嘱转医联体；C. 医嘱转社区 / 乡镇卫生院；D. 医嘱转本院康复科；E. 非医嘱离院；F. 死亡
		10.3 治疗结果 A. 治愈；B. 好转；C. 未愈；D. 死亡；E. 其他
		10.4 住院总费用____元
		10.5 其中药费____元
		10.6 其中假体费用____元
	颈-11：患者对服务的体验与评价	11.1 门诊医师是否与您和家属讲明病情，共同决策治疗与康复方案，并告知预期结果、预计费用和手术前准备工作 □否； □是：A. 很满意；B. 较满意；C. 满意；D. 不满意；E. 很不满意
		11.2 医师手术前是否告知您和家属手术麻醉方法、围手术期可能发生的问题及防治方法 □否； □是：A. 很满意；B. 较满意；C. 满意；D. 不满意；E. 很不满意

续表

调查与评价	颈 -11：患者对服务的体验与评价	11.3　护士向您和家属介绍您的疾病状况、住院环境、围手术期可能发生的问题及防治方法 A. 很满意；B. 较满意；C. 满意；D. 不满意；E. 很不满意
		11.4　您对医院住院病房的生活环境、方便程度的评价 A. 很满意；B. 较满意；C. 满意；D. 不满意；E. 很不满意
		11.5　您对医院住院病房提供的膳食满意程度的评价 A. 很满意；B. 较满意；C. 满意；D. 不满意；E. 很不满意
		11.6　您经过本次治疗后对病痛减轻与生活质量改善程度的评价 A. 很满意；B. 较满意；C. 满意；D. 不满意；E. 很不满意
		11.7　对医师向您提供本次所患疾病相关的防治与康复知识的满意程度的评价 A. 很满意；B. 较满意；C. 满意；D. 不满意；E. 很不满意
		11.8　您和家属对在治疗与康复过程中参与度的评价（患者和家属自评） A. 很满意；B. 较满意；C. 满意；D. 不满意；E. 很不满意

（丁　琛　修　鹏　周艾婧）

第二节　经皮椎体成形术和经皮椎体后凸成形术加速康复质量控制指标

*报告医师：　　　　*复核医师：　　　　*报告时间：　　年　　月　　日　　时　　分

患者信息	*主要诊断 ICD-10 编码与名称	M80.000 绝经后骨质疏松伴有病理性骨折 M80.100 卵巢切除术后骨质疏松伴有病理性骨折 M80.200 失用性骨质疏松伴有病理性骨折 M80.300 手术后吸收不良性骨质疏松伴有病理性骨折 M80.400 药物性骨质疏松伴有病理性骨折 M80.500 特发性骨质疏松伴有病理性骨折 M80.801 老年性骨质疏松伴病理性骨折 M80.900 骨质疏松伴有病理性骨折		
	*ICD-9-CM-3 编码与手术名称	经皮椎体成形术（ICD-9-CM-3：81.65003）或经皮椎体后凸成形术（ICD-9-CM-3：81.65001）		
	*住院号：____	*姓名：	*性别：	出生日期： 年　月　日
手术基本信息	腰 -1：术前功能评估与手术时间	1.1　全身评估 1.1.1　全身状态评估：ASA 分级____级 1.1.2　心肺功能评估： NYH 心功能分级__级、代谢当量____MET 1.1.3　心血管疾病： A. 冠心病；B. 高血压；C. 心律失常；D. 下肢动脉狭窄（轻、中、重）； E. 下肢深静脉血栓 1.1.4　呼吸系统： A. 肺部感染；B. 慢性阻塞性肺疾病；C. 过敏性哮喘； D. 支气管扩张症；E. 肺动脉高压		

续表

手术基本信息	腰 -1：术前功能评估与手术时间	1.1.5　消化系统： A. 慢性肝脏疾病；B. 消化性溃疡 1.1.6　肾脏疾病： A. 急性肾功能不全；B. 慢性肾功能不全 1.1.7　血液系统： A. 贫血；B. 血小板减少 1.1.8　内分泌系统： A. 糖尿病；B. 甲状腺功能亢进；C. 甲状腺功能减低；D. 肾上腺皮质功能不全 1.1.9　神经系统： A. 帕金森病；B. 阿尔茨海默病；C. 焦虑症；D. 抑郁症；E. 脑梗死；F. 脑出血
		1.2　手术节段 1.2.1　第____胸椎 1.2.2　第____腰椎
		1.3　手术类型 A. 首次手术；B. 再次手术
		1.4　手术时间 1.4.1　手术起始（切皮）时间：____年__月__日__时__分 1.4.2　手术结束时间：____年__月__日__时__分
过程控制	腰 -2：预防性抗菌药物应用	2.1　预防性抗菌药物的选择 A. 第一代头孢菌素（头孢唑林、头孢拉定、头孢硫脒）； B. 第二代头孢菌素（头孢呋辛、头孢克洛）； C. 林可霉素类（克林霉素）； D. 喹诺酮类（氧氟沙星、环丙沙星、莫西沙星）； E. 多肽类（万古霉素、多黏菌素、多黏菌素 E）； F. 未使用抗菌药物
		2.2　术前使用首剂抗菌药物的时间：__时__分 切皮时间：__时__分
		2.3　术中追加用药 A. 手术时间>3 小时追加 1 次；B. 术中出血量≥1 500ml 追加 1 次； C. 术中未追加用药
		2.4　术后结束使用抗菌药物的时间 A. 术后 24 小时内结束使用； B. 术后 2 天内结束使用； C. 术后 3 天内结束使用； D. 术后 4 天内结束使用； E. 术后 5 天内结束使用； F. 术后 5 天之后继续使用
		2.5　术后 3 天之后继续使用抗菌药物的原因 A. 在主要或次要诊断中术前有感染或具备潜在高危感染因素的患者； B. 术前 24～48 小时内接受抗菌药物治疗的患者，术后仍需继续使用； C. 在手术 2 天后，被确认为感染者并行治疗的患者； D. 切口渗液、渗血或切口感染； E. 临床医师认为有继续使用抗菌药物治疗适应证的患者； F. 病程记录中有上级医师认定继续用药的其他原因

续表

<table>
<tr><td rowspan="21">过程控制</td><td rowspan="3">腰-3：抗骨质疏松症措施</td><td>3.1　抗骨质疏松症治疗医嘱的下达时间
______年____月______日______时______分</td></tr>
<tr><td>3.2　抗骨质疏松症治疗药物
A. 双膦酸盐类（唑来膦酸、阿仑膦酸、依班磷酸、利塞膦酸）；
B. 单抗类药物（地舒单抗）；C. rh-PTH；D. 降钙素类；E. 其他</td></tr>
<tr><td>3.3　基础抗骨质疏松症药物
A. 钙剂；B. 维生素 D</td></tr>
<tr><td rowspan="5">腰-4：专业康复治疗</td><td>4.1　康复治疗前评估　术前康复开始的时间______天</td></tr>
<tr><td>4.2　术后首次接受康复的时间　距手术后______小时</td></tr>
<tr><td>4.3　手术后康复方式
A. 力量训练；B. 有氧训练；C. 平衡训练；D. 拉伸训练</td></tr>
<tr><td>4.4　出院时对康复效果评价
一次行走的距离______米</td></tr>
<tr><td>4.5　评估患者和家属在康复过程中的参与度
A. 强；B. 中；C. 一般；D. 差</td></tr>
<tr><td rowspan="3">腰-5：合并基础疾病引起的并发症</td><td>5.1　是否出现由合并的基础疾病引起的并发症（是、否）</td></tr>
<tr><td>5.2　合并基础疾病种类
A. 心血管系统；B. 呼吸系统；C. 消化系统；D. 肾脏疾病；
E. 血液系统；F. 内分泌系统；G. 神经系统</td></tr>
<tr><td>5.3　影响程度
A. 按时出院；B. 延迟出院；C. 转科（院）治疗；D. 死亡</td></tr>
<tr><td rowspan="5">腰-6：患者宣教与沟通、决策</td><td>6.1　门诊宣教与沟通决策　向患者和家属讲明病情和各种治疗方法的利弊，共同决策治疗和康复方案，并告知预期结果与预计费用、手术前准备工作</td></tr>
<tr><td>6.2　住院期间医护人员与患者和家属进一步进行宣教与沟通、决策工作。告知所患疾病的防治方法、本次手术可能发生的问题及防治方法</td></tr>
<tr><td>6.3　护士向患者和家属进行用药、饮食、康复和环境介绍，同时讲解缓解疼痛、失眠、焦虑的方法</td></tr>
<tr><td>6.4　评估心理障碍类型及程度
A. 焦虑症；B. 抑郁症；C. 强迫症；D. 恐怖症；E. 疑病症；F. 精神分裂症</td></tr>
<tr><td>6.5　评估患者和家属在治疗过程中的参与度
A. 很满意；B. 较满意；C. 满意；D. 不满意；E. 很不满意</td></tr>
<tr><td rowspan="2">腰-7：手术后出现并发症</td><td>7.1　手术后并发症
A. 深静脉血栓形成；B. 肺栓塞；C. 肺部感染；D. 生理和代谢紊乱；
E. 切口并发症；F. 手术部位深部感染；G. 未出现并发症</td></tr>
<tr><td>7.2　影响程度
A. 按时出院；B. 延迟出院；C. 转科（院）治疗；
D. 非计划再次手术；E. 30 天内非计划再次住院；F. 30 天内死亡</td></tr>
<tr><td>腰-8：手术切口</td><td>8.1　手术切口
8.1.1　手术切口类型：
A. Ⅰ类；B. Ⅱ类；C. Ⅲ类
8.1.2　手术愈合情况：
A. 甲级愈合；B. 乙级愈合；C. 丙级愈合</td></tr>
</table>

续表

过程控制	腰 -9：平均住院日与费用	9.1 住院日____天
		9.2 离院方式 A. 医嘱回家；B. 医嘱转医联体；C. 医嘱转社区 / 乡镇卫生院； D. 医嘱转本院康复科；E. 非医嘱离院；F. 死亡
		9.3 治疗结果 A. 治愈；B. 好转；C. 未愈；D. 死亡；E. 其他
		9.4 住院总费用____元
		9.5 其中药费____元
调查与评价	腰 -10：患者对服务的体验与评价	10.1 门诊医师是否与您和家属讲明病情，共同决策治疗与康复方案，并告知预期结果、预计费用和手术前准备工作 □否； □是：A. 很满意；B. 较满意；C. 满意；D. 不满意；E. 很不满意
		10.2 医师手术前是否告知您和家属手术麻醉方法、围手术期可能发生的问题及防治方法 □否； □是：A. 很满意；B. 较满意；C. 满意；D. 不满意；E. 很不满意
		10.3 护士向您和家属介绍您的疾病状况、住院环境和围手术期可能发生的问题及防治方法 A. 很满意；B. 较满意；C. 满意；D. 不满意；E. 很不满意
		10.4 您对医院住院病房的生活环境、方便程度的评价 A. 很满意；B. 较满意；C. 满意；D. 不满意；E. 很不满意
		10.5 您对医院住院病房提供的膳食满意程度的评价 A. 很满意；B. 较满意；C. 满意；D. 不满意；E. 很不满意
		10.6 您经过本次治疗后对病痛减轻与生活质量改善程度的评价 A. 很满意；B. 较满意；C. 满意；D. 不满意；E. 很不满意
		10.7 对医师向您提供本次所患疾病相关的防治与康复知识的满意程度的评价 A. 很满意；B. 较满意；C. 满意；D. 不满意；E. 很不满意
		10.8 您和家属对在治疗与康复过程中参与度的评价（患者和家属自评） A. 很满意；B. 较满意；C. 满意；D. 不满意；E. 很不满意

（王贤帝　修　鹏　周艾婧）

第三节　腰椎后路短节段减压融合术加速康复质量控制指标

＊报告医师：　　＊复核医师：　　＊报告时间：　年　月　日　时　分

患者信息	＊主要诊断 ICD-10 编码与名称	M53.207 腰椎不稳定 M48.005 腰椎管狭窄 M43.006 腰椎滑脱 M43.100x061 腰椎前移 M43.100x062 后天性腰椎滑脱		
	*ICD-9-CM-3 编码与手术名称	腰椎后路短节段减压融合术（ICD-9-CM-3：81.05002，80.51013，81.08018）		
	＊住院号：____	＊姓名：	＊性别：	＊出生日期： 年　月　日

续表

<table>
<tr><td rowspan="5">手术基本信息</td><td rowspan="5">腰 -1：术前评估与手术时间</td><td>1.1 全身评估
1.1.1 全身状态评估：ASA 分级____级
1.1.2 心肺功能评估
NYH 心功能分级__级、代谢当量____MET
1.1.3 心血管疾病：
A. 冠心病；B. 高血压；C. 心律失常；D. 下肢动脉狭窄（轻、中、重）；
E. 下肢深静脉血栓
1.1.4 呼吸系统：
A. 肺部感染；B. 慢性阻塞性肺疾病；C. 过敏性哮喘；D. 支气管扩张症；
E. 肺动脉高压
1.1.5 消化系统：
A. 慢性肝脏疾病；B. 消化性溃疡
1.1.6 肾脏疾病
A. 急性肾功能不全；B. 慢性肾功能不全
1.1.7 血液系统：
A. 贫血；B. 血小板减少
1.1.8 内分泌系统：
A. 糖尿病；B. 甲状腺功能亢进；C. 甲状腺功能减低；D. 肾上腺皮质功能不全
1.1.9 神经系统：
A. 帕金森病；B. 阿尔茨海默病；C. 焦虑症；D. 抑郁症；E. 脑梗死；F. 脑出血</td></tr>
<tr><td>1.2 术前评估量表
A. Oswestry 功能障碍问卷调查____；
B. 腰椎 JOA 评分______；
C. 腰痛 VAS______；
D. 下肢疼痛 VAS________</td></tr>
<tr><td>1.3 重点减压侧别
A. 左侧；B. 右侧；C. 双侧</td></tr>
<tr><td>1.4 手术类型
A. 单纯减压；B. 减压 + 植骨融合</td></tr>
<tr><td>1.5 手术时间
1.5.1 手术起始（切皮）时间：______年__月__日__时__分
1.5.2 手术结束时间：______年__月__日__时__分</td></tr>
<tr><td rowspan="4">过程质量</td><td rowspan="4">腰 -2：预防性抗菌药物应用</td><td>2.1 预防性抗菌药物的选择
A. 第一代头孢菌素（头孢唑林、头孢拉定、头孢硫脒）；
B. 第二代头孢菌素（头孢呋辛、头孢克洛）；
C. 林可霉素类（克林霉素）；
D. 未使用抗菌药物</td></tr>
<tr><td>2.2 术前使用首剂抗菌药物的时间__时__分
切皮时间__时__分</td></tr>
<tr><td>2.3 术中追加用药
A. 手术时间>3 小时追加 1 次；
B. 术中出血量≥1 500ml 追加 1 次；C. 术中未追加用药</td></tr>
<tr><td>2.4 术后结束使用抗菌药物的时间
A. 术后 24 小时内结束使用；B. 术后 2 天内结束使用；
C. 术后 3 天内结束使用；D. 术后 4 天内结束使用；
E. 术后 5 天内结束使用；F. 术后 5 天之后继续使用</td></tr>
</table>

续表

过程质量	腰 -2：预防性抗菌药物应用	2.5　术后 24 小时之后继续使用抗菌药物的原因 A. 在主要或次要诊断中术前有感染或具备潜在高危感染因素的患者； B. 术前 24～48 小时内接受抗菌药物治疗的患者，术后仍需继续使用； C. 在手术 2 天后，被确认为感染者并行治疗的患者； D. 切口渗液、渗血或切口感染； E. 临床医师认为有继续使用抗菌药物治疗适应证的患者； F. 病程记录中有上级医师认定继续用药的其他原因
	腰 -3：预防 VTE 措施	3.1　术后药物预防 DVT 的时间 A. 未使用；B. 术后第 1 天；C. 术后第 2 天；D. 术后第 3 天； E. 术后第 4 天；F. 术后第 5 天
		3.2　预防性给予药物治疗 A. 华法林；B. 普通肝素；C. 低分子肝素； D. 新型抗凝剂（达比加群、利伐沙班）；E. 其他
		3.3　物理治疗 A. 未使用；B. 足底泵；C. 弹力袜
		3.4　康复治疗 A. 未使用；B. 肢体主动活动；C. 肢体被动活动
	腰 -4：输红细胞量	4.1　自体血回输 4.1.1　未使用 4.1.2　回输自体血量：__ml
		4.2　输红细胞量 4.2.1　术中输红细胞量：__ml 4.2.2　术后输红细胞量：__ml
	腰 -5：专业康复治疗	5.1　康复治疗前评估　术前康复开始时间____天
		5.2　术后首次接受康复的时间　距手术后____小时
		5.3　手术后康复方式 A. 下肢直腿抬高锻炼；B. 辅助下地
		5.4　出院时康复效果评价 5.4.1　腰痛和下肢疼痛： A. 腰痛 VAS__；B. 下肢疼痛 VAS__ 5.4.2　下肢感觉较前： A. 减轻；B. 不变；C. 加重 5.4.3　下肢肌力： A. 减轻；B. 不变；C. 加重
		5.5　评估患者和家属在康复过程中的参与度 A. 强；B. 中；C. 一般；D. 差
	腰 -6：合并基础疾病引起的并发症	6.1　是否出现由合并的基础疾病引起的并发症（是、否）
		6.2　合并基础疾病种类 A. 心血管系统；B. 呼吸系统；C. 消化系统；D. 肾脏疾病；E. 血液系统； F. 内分泌系统；G. 神经系统
		6.3　影响程度 A. 按时出院；B. 延迟出院；C. 转科（院）治疗；D. 死亡
	腰 -7：患者宣教与沟通、决策	7.1　门诊宣教与沟通决策　向患者和家属讲明病情和各种治疗方法的利弊，共同决策治疗和康复方案，并告知预期结果与预计费用、手术前准备工作
		7.2　住院期间向医护人员与患者和家属进一步进行宣教与沟通、决策工作。告知所患疾病的防治方法、本次手术可能发生的问题及防治方法
		7.3　护士向患者和家属进行用药、饮食、康复和环境介绍，同时讲解缓解疼痛、失眠和焦虑的方法

续表

过程质量	腰 -7：患者宣教与沟通、决策	7.4 评估心理障碍类型及程度 A. 焦虑症；B. 抑郁症；C. 强迫症；D. 恐怖症；E. 疑病症；F. 精神分裂症
		7.5 评估患者和家属在治疗过程中的参与度 A. 很满意；B. 较满意；C. 满意；D. 不满意；E. 很不满意
	腰 -8：手术后出现并发症	8.1 手术后并发症 A. 无；B. 切口并发症无感染；C. 手术部位浅表感染；D. 手术部位深部感染；E. 肺部感染；F. 尿路感染；G. 深静脉血栓形成；H. 肺栓塞；I. 其他
		8.2 影响程度 A. 按时出院；B. 延迟出院；C. 转科（院）治疗；D. 非计划再次手术；E. 30 天内非计划再次住院；F. 30 天内死亡
	腰 -9：手术切口	9.1 手术切口 9.1.1 手术切口类型： A. Ⅰ类；B. Ⅱ类；C. Ⅲ类 9.1.2 手术愈合情况： A. 甲级愈合；B. 乙级愈合；C. 丙级愈合
调查与评价	腰 -10：平均住院日与费用	10.1 住院日：__天
		10.2 离院方式 A. 医嘱回家；B. 医嘱转医联体；C. 医嘱转社区 / 乡镇卫生院；D. 医嘱转本院康复科；E. 非医嘱离院；F. 死亡
		10.3 治疗结果 A. 治愈；B. 好转；C. 未愈；D. 死亡；E. 其他
		10.4 住院总费用____元
		10.5 其中药费______元
		10.6 其中内置物（或射频费）费用______元
	腰 -11：患者对服务的体验与评价	11.1 门诊医师是否与您和家属讲明病情，共同决策治疗与康复方案，并告知预期结果、预计费用和手术前准备工作 □否； □是：A. 很满意；B. 较满意；C. 满意；D. 不满意；E. 很不满意
		11.2 医师手术前是否告知您和家属手术麻醉方法、围手术期可能发生的问题及防治方法 □否； □是：A. 很满意；B. 较满意；C. 满意；D. 不满意；E. 很不满意
		11.3 护士向您和家属介绍您的疾病状况、住院环境和围手术期可能发生的问题及防治方法 A. 很满意；B. 较满意；C. 满意；D. 不满意；E. 很不满意
		11.4 您对医院住院病房的生活环境方便程度的评价 A. 很满意；B. 较满意；C. 满意；D. 不满意；E. 很不满意
		11.5 您对医院住院病房提供的膳食满意程度的评价 A. 很满意；B. 较满意；C. 满意；D. 不满意；E. 很不满意
		11.6 您经过本次治疗后对病痛减轻与生活质量改善程度的评价 A. 很满意；B. 较满意；C. 满意；D. 不满意；E. 很不满意
		11.7 对医师向您提供本次所患疾病相关的防治与康复知识的满意程度的评价 A. 很满意 B. 较满意 C. 满意 D. 不满意 E. 很不满意
		11.8 您和家属对在治疗与康复过程中参与度的评价（患者和家属自评） A. 很满意；B. 较满意；C. 满意；D. 不满意；E. 很不满意

（马立泰　修　鹏　周艾婧）

第四节 股骨颈骨折闭合复位内固定术加速康复质量控制指标

* 报告医师： * 复核医师： * 报告时间： 年 月 日 时 分

<table>
<tr><td rowspan="3">患者信息</td><td>* 主要诊断 ICD-10 编码与名称</td><td colspan="3">S72.000 股骨颈骨折
S72.000x011 股骨关节囊内骨折
S72.000x021 股骨头骨骺分离
S72.000x031 股骨颈头下骨折
S72.000x041 股骨颈经颈骨折
S72.000x051 股骨颈基底骨折
S72.000x081 股骨头骨折
S72.000x082 股骨髋部骨折
S72.010 开放性股骨颈骨折</td></tr>
<tr><td>*ICD-9-CM-3 编码与手术名称</td><td colspan="3">股骨颈骨折闭合复位内固定术（包括空心螺钉内固定、动力髋螺钉内固定、股骨颈动力交叉钉系统内固定、股骨近端髓内钉、钢板螺钉）（ICD-9-CM-3：79.15008）</td></tr>
<tr><td>* 住院号：____</td><td>* 姓名：</td><td>* 性别：</td><td>出生日期：
年 月 日</td></tr>
<tr><td rowspan="4">手术基本信息</td><td rowspan="4">股骨颈 -1：术前评估与手术时间</td><td colspan="3">1.1 全身评估
1.1.1 全身状态评估：ASA 分级____级
1.1.2 心肺功能评估
NYH 心功能分级__级、代谢当量____MET
1.1.3 心血管疾病：
A. 冠心病；B. 高血压；C. 心律失常；D. 下肢动脉狭窄（轻、中、重）；
E. 下肢深静脉血栓
1.1.4 呼吸系统：
A. 肺部感染；B. 慢性阻塞性肺疾病；C. 过敏性哮喘；D. 支气管扩张症；
E. 肺动脉高压
1.1.5 消化系统：
A. 慢性肝脏疾病；B. 消化性溃疡
1.1.6 肾脏疾病：
A. 急性肾功能不全；B. 慢性肾功能不全
1.1.7 血液系统：
A. 贫血；B. 血小板减少
1.1.8 内分泌系统：
A. 糖尿病；B. 甲状腺功能亢进；C. 甲状腺功能减低；D. 肾上腺皮质功能不全
1.1.9 神经系统：
A. 帕金森病；B. 阿尔茨海默病；C. 焦虑症；D. 抑郁症；E. 脑梗死；F. 脑出血</td></tr>
<tr><td colspan="3">1.2 骨折分型与手术侧别 *
1.2.1 Pauwels 分型
A. Ⅰ型；B. Ⅱ型；C. Ⅲ型
1.2.2 Garden 分型
A. Ⅰ型；B. Ⅱ型；C. Ⅲ型；D. Ⅳ型
1.2.3 手术侧别
A. 左侧；B. 右侧</td></tr>
<tr><td colspan="3">1.3 内固定类型
A. 空心螺钉；B. DHS；C. FNS；D. 股骨近端髓内钉；E. 钢板螺钉</td></tr>
<tr><td colspan="3">1.4 手术时间
1.4.1 手术起始（切皮）时间：____年__月__日__时__分
1.4.2 手术结束时间：____年__月__日__时__分</td></tr>
</table>

续表

过程质量	股骨颈 -2：预防性抗菌药物应用	2.1 预防性抗菌药物的选择 A. 第一代头孢菌素（头孢唑林、头孢拉定、头孢硫脒）； B. 第二代头孢菌素（头孢呋辛、头孢克洛）； C. 林可霉素类（克林霉素）； D. 喹诺酮类（氧氟沙星、环丙沙星、莫西沙星）； E. 多肽类（万古霉素、多黏菌素、多黏菌素 E）； F. 未使用抗菌药物
		2.2 术前使用首剂抗菌药物的时间__时__分 切皮时间__时__分
		2.3 术中追加用药 A. 手术时间>3 小时追加 1 次； B. 术中出血量≥1 500ml 追加 1 次；C. 术中未追加用药
		2.4 术后结束使用抗菌药物的时间 A. 术后 24 小时内结束使用；B. 术后 2 天内结束使用； C. 术后 3 天内结束使用；D. 术后 4 天内结束使用； E. 术后 5 天内结束使用；F. 术后 5 天之后继续使用
		2.5 术后 3 天之后继续使用抗菌药物的原因 A. 在主要或次要诊断中术前有感染或具备潜在高危感染因素的患者； B. 术前 24～48 小时内接受抗菌药物治疗的患者，术后仍需继续使用； C. 在手术 2 天后，被确认为感染者并行治疗的患者； D. 切口渗液、渗血或切口感染； E. 临床医师认为有继续使用抗菌药物治疗适应证的患者； F. 病程记录中有上级医师认定继续用药的其他原因
	股骨颈 -3：预防 VTE 措施	3.1 药物预防 DVT 治疗医嘱的下达时间 ______年___月______日______时______分
		3.2 预防性给予药物治疗（请选择） A. 华法林；B. 普通肝素；C. 低分子肝素； D. 新型抗凝剂（达比加群、利伐沙班）；E. 其他
		3.3 物理治疗 A. 足底泵；B. 弹力袜
		3.4 康复治疗 A. 肢体主动活动；B. 肢体被动活动
	股骨颈 -4: 输红细胞量	4.1 输红细胞量 4.1.1 术中输红细胞量：____ml 4.1.2 术后输红细胞量：____ml
	股骨颈 -5：合并基础疾病引起的并发症	5.1 是否出现由合并的基础疾病引起的并发症（是、否）
		5.2 合并基础疾病种类 A. 心血管系统；B. 呼吸系统；C. 消化系统；D. 肾脏疾病；E. 血液系统； F. 内分泌系统；G. 神经系统
		5.3 影响程度 A. 按时出院；B. 延迟出院；C. 转科（院）治疗；D. 死亡
	股骨颈 -6：专业康复治疗	6.1 康复治疗前评估 术前康复开始时间______天
		6.2 术后首次接受康复的时间 距手术后______小时
		6.3 手术后康复方式 A. 主动康复；B. 被动康复
		6.4 出院时康复效果评价 伸髋______°（度），屈髋______°（度），外展髋______°（度） 一次行走距离______米
		6.5 评估患者和家属在康复过程中的参与度 A. 强；B. 中；C. 一般；D. 差

续表

<table>
<tr><td rowspan="9">过程质量</td><td rowspan="5">股骨颈 -7：患者宣教与沟通、决策</td><td>7.1　门诊宣教与沟通决策　向患者和家属讲明病情和各种治疗方法的利弊，共同决策治疗和康复方案，并告知预期结果与预计费用、手术前准备工作</td></tr>
<tr><td>7.2　住院期间医护人员与患者和家属进一步进行宣教与沟通、决策工作。告知所患疾病的防治方法、本次手术可能发生的问题及防治方法</td></tr>
<tr><td>7.3　护士向患者和家属进行用药、饮食、康复和环境介绍，同时讲解缓解疼痛、失眠、焦虑的方法</td></tr>
<tr><td>7.4　评估心理障碍类型及程度
A. 焦虑症；B. 抑郁症；C. 强迫症；D. 恐怖症；E. 疑病症；F. 精神分裂症</td></tr>
<tr><td>7.5　评估患者和家属在治疗过程中的参与度
A. 很满意；B. 较满意；C. 满意；D. 不满意；E. 很不满意</td></tr>
<tr><td rowspan="2">股骨颈 -8：手术后出现并发症</td><td>8.1　手术后并发症
A. 深静脉血栓形成；B. 肺栓塞；C. 肺部感染；D. 生理和代谢紊乱；
E. 切口并发症；F. 手术部位深部感染；G. 未出现并发症</td></tr>
<tr><td>8.2　影响程度
A. 按时出院；B. 延迟出院；C. 转科（院）治疗；D. 非计划再次手术；
E. 30 天内非计划再次住院；F. 30 天内死亡</td></tr>
<tr><td>股骨颈 -9：手术切口</td><td>9.1　手术切口
9.1.1　切口类型：
A. Ⅰ类；B. Ⅱ类；C. Ⅲ类
9.1.2　手术愈合情况：
A. 甲级愈合；B. 乙级愈合；C. 丙级愈合</td></tr>
<tr><td colspan="2"></td></tr>
<tr><td rowspan="14">调查与评价</td><td rowspan="6">股骨颈 -10：平均住院日与费用</td><td>10.1　住院日：__天</td></tr>
<tr><td>10.2　离院方式
A. 医嘱回家；B. 医嘱转医联体；C. 医嘱转社区 / 乡镇卫生院；
D. 医嘱转本院康复科；E. 非医嘱离院；F. 死亡</td></tr>
<tr><td>10.3　治疗结果
A. 治愈；B. 好转；C. 未愈；D. 死亡；E. 其他</td></tr>
<tr><td>10.4　住院总费用____元</td></tr>
<tr><td>10.5　其中药费____元</td></tr>
<tr><td>10.6　其中内固定费用____元</td></tr>
<tr><td rowspan="8">股骨颈 -11：患者对服务的体验与评价</td><td>11.1　门诊医师是否与您和家属讲明病情，共同决策治疗与康复方案，并告知预期结果、预计费用和手术前准备工作
□否；
□是：A. 很满意；B. 较满意；C. 满意；D. 不满意；E. 很不满意</td></tr>
<tr><td>11.2　医师手术前是否告知您和家属手术麻醉方法、围手术期可能发生的问题及防治方法
□否；
□是：A. 很满意；B. 较满意；C. 满意；D. 不满意；E. 很不满意</td></tr>
<tr><td>11.3　护士向您和家属介绍您的疾病状况、住院环境和围手术期可能发生的问题及防治方法
A. 很满意；B. 较满意；C. 满意；D. 不满意；E. 很不满意</td></tr>
<tr><td>11.4　您对医院住院病房的生活环境方便程度的评价
A. 很满意；B. 较满意；C. 满意；D. 不满意；E. 很不满意</td></tr>
<tr><td>11.5　您对医院住院病房提供的膳食满意程度的评价
A. 很满意；B. 较满意；C. 满意；D. 不满意；E. 很不满意</td></tr>
<tr><td>11.6　您经过本次治疗后对病痛减轻与生活质量改善程度的评价
A. 很满意；B. 较满意；C. 满意；D. 不满意；E. 很不满意</td></tr>
<tr><td>11.7　对医师向您提供本次所患疾病相关的防治与康复知识的满意程度的评价
A. 很满意；B. 较满意；C. 满意；D. 不满意；E. 很不满意</td></tr>
<tr><td>11.8　您和家属对在治疗与康复过程中参与度的评价（患者和家属自评）
A. 很满意；B. 较满意；C. 满意；D. 不满意；E. 很不满意</td></tr>
</table>

（陈家磊　谭　鹏　刘　洋　周艾婧）

第五节　股骨转子间骨折闭合复位内固定术加速康复质量控制指标

* 报告医师：　　　　　　　　　　* 复核医师：　　　　　　　　　　* 报告时间：　　　年　　月　　日　　时　　分

<table>
<tr><td rowspan="3">患者信息</td><td>* 主要诊断 ICD-10 编码与名称</td><td colspan="3">S72.100x011 股骨转子间骨折</td></tr>
<tr><td>*ICD-9-CM-3 编码与手术名称</td><td colspan="3">股骨转子间骨折闭合复位内固术（ICD-9-CM-3：79.15006，79.35018）</td></tr>
<tr><td>* 住院号：____</td><td>* 姓名：</td><td>* 性别：</td><td>出生日期：
年　月　日</td></tr>
<tr><td rowspan="4">手术基本信息</td><td rowspan="4">髋 -1：术前评估与手术时间</td><td colspan="3">1.1　全身评估
1.1.1　全身状态评估：ASA 分级____级
1.1.2　心肺功能评估
NYH 心功能分级__级、代谢当量____MET
1.1.3　心血管疾病：
A. 冠心病；B. 高血压；C. 心律失常；
D. 下肢动脉狭窄（轻、中、重）；E. 下肢深静脉血栓
1.1.4　呼吸系统：
A. 肺部感染；B. 慢性阻塞性肺疾病；C. 过敏性哮喘；
D. 支气管扩张症；E. 肺动脉高压
1.1.5　消化系统：
A. 慢性肝脏疾病；B. 消化性溃疡
1.1.6　肾脏疾病：
A. 急性肾功能不全；B. 慢性肾功能不全
1.1.7　血液系统：
A. 贫血；B. 血小板减少
1.1.8　内分泌系统：
A. 糖尿病；B. 甲状腺功能亢进；C. 甲状腺功能减低；D. 肾上腺皮质功能不全
1.1.9　神经系统：
A. 帕金森病；B. 阿尔茨海默病；C. 焦虑症；D. 抑郁症；E. 脑梗死；F. 脑出血</td></tr>
<tr><td colspan="3">1.2　手术侧肢体功能评估 *
1.2.1　左髋：Harris 评分____分
1.2.2　右髋：Harris 评分____分</td></tr>
<tr><td colspan="3">1.3　手术类型
A. 首次手术　B. 二次手术　C. 翻修手术</td></tr>
<tr><td colspan="3">1.4　手术时间
1.4.1　手术起始（切皮）时间：____年__月__日__时__分
1.4.2　手术结束时间：____年__月__日__时__分</td></tr>
<tr><td>过程质量</td><td>髋 -2：预防性抗菌药物应用</td><td colspan="3">2.1　预防性抗菌药物的选择
A. 第一代头孢菌素（头孢唑林、头孢拉定、头孢硫脒）；
B. 第二代头孢菌素（头孢呋辛、头孢克洛）；
C. 林可霉素类（克林霉素）；
D. 喹诺酮类（氧氟沙星、环丙沙星、莫西沙星）；
E. 多肽类（万古霉素、多黏菌素、多黏菌素 E）；
F. 未使用抗菌药物</td></tr>
</table>

续表

<table>
<tr><td rowspan="25">过程质量</td><td rowspan="4">髋-2：预防性抗菌药物应用</td><td>2.2　术前使用首剂抗菌药物时间__时__分
切皮时间__时__分</td></tr>
<tr><td>2.3　术中追加用药
A. 手术时间>3小时追加1次；
B. 术中出血量≥1 500ml追加1次；C. 术中未追加用药</td></tr>
<tr><td>2.4　术后结束使用抗菌药物的时间
A. 术后24小时内结束使用；B. 术后2天内结束使用；
C. 术后3天内结束使用；D. 术后4天内结束使用；
E. 术后5天内结束使用；F. 术后5天之后继续使用</td></tr>
<tr><td>2.5　术后3天之后继续使用抗菌药物的原因
A. 在主要或次要诊断中术前有感染或具备潜在高危感染因素的患者；
B. 术前24～48小时内接受抗菌药物治疗的患者，术后仍需继续使用；
C. 在手术2天后，被确认为感染者并行治疗的患者；
D. 切口渗液、渗血或切口感染；
E. 临床医师认为有继续使用抗菌药物治疗适应证的患者；
F. 病程记录中有上级医师认定继续用药的其他原因</td></tr>
<tr><td rowspan="4">髋-3：预防VTE措施*</td><td>3.1　药物预防DVT治疗医嘱的下达时间
______年____月______日______时______分</td></tr>
<tr><td>3.2　预防性给予药物治疗
A. 华法林；B. 普通肝素；C. 低分子肝素；
D. 新型抗凝剂（达比加群、利伐沙班）；E. 其他</td></tr>
<tr><td>3.3　物理治疗
A. 足底泵；B. 弹力袜</td></tr>
<tr><td>3.4　康复治疗
A. 肢体主动活动；B. 肢体被动活动</td></tr>
<tr><td>髋-4：输红细胞量</td><td>4.1　输红细胞量
4.1.1　术中输红细胞量：____ml
4.1.2　术后输红细胞量：____ml</td></tr>
<tr><td rowspan="5">髋-5：专业康复治疗</td><td>5.1　康复治疗前评估　术前康复开始时间______天</td></tr>
<tr><td>5.2　术后首次接受康复的时间　距手术后______小时</td></tr>
<tr><td>5.3　手术后康复方式
A. 主动康复；B. 被动康复</td></tr>
<tr><td>5.4　出院时康复效果评价
伸髋______°（度），屈髋______°（度），外展髋______°（度）
一次行走距离______米</td></tr>
<tr><td>5.5　评估患者和家属在康复过程中的参与度
A. 强；B. 中；C. 一般；D. 差</td></tr>
<tr><td rowspan="3">髋-6：合并基础疾病引起的并发症</td><td>6.1　是否出现由合并的基础疾病引起的并发症（是、否）</td></tr>
<tr><td>6.2　合并基础疾病种类
A. 心血管系统；B. 呼吸系统；C. 消化系统；D. 肾脏疾病；
E. 血液系统；F. 内分泌系统；G. 神经系统</td></tr>
<tr><td>6.3　影响程度
A. 按时出院；B. 延迟出院；C. 转科（院）治疗；D. 死亡</td></tr>
<tr><td rowspan="2">髋-7：患者宣教与沟通、决策</td><td>7.1　门诊宣教与沟通决策　向患者和家属讲明病情和各种治疗方法的利弊，共同决策治疗和康复方案，并告知预期结果与预计费用、手术前准备工作</td></tr>
<tr><td>7.2　住院期间医护人员与患者和家属进一步进行宣教与沟通、决策工作。告知所患疾病的防治方法、本次手术可能发生的问题及防治方法</td></tr>
</table>

续表

过程质量	髋-7：患者宣教与沟通、决策	7.3 护士向患者和家属进行用药、饮食、康复和环境介绍，同时讲解缓解疼痛、失眠、焦虑的方法
		7.4 评估心理障碍类型及程度 A. 焦虑症；B. 抑郁症；C. 强迫症；D. 恐怖症；E. 疑病症；F. 精神分裂症
		7.5 评估患者和家属在治疗过程中的参与度 A. 很满意；B. 较满意；C. 满意；D. 不满意；E. 很不满意
	髋-8：手术后出现并发症	8.1 手术后并发症 A. 深静脉血栓形成；B. 肺栓塞；C. 肺部感染；D. 生理和代谢紊乱； E. 切口并发症；F. 手术部位深部感染；G. 未出现并发症
		8.2 影响程度 A. 按时出院；B. 延迟出院；C. 转科（院）治疗；D. 非计划再次手术； E. 30 天内非计划再次住院；F. 30 天内死亡
	髋-9：手术切口	9.1 手术切口 9.1.1 切口类型： A. Ⅰ类；B. Ⅱ类；C. Ⅲ类 9.1.2 手术愈合情况： A. 甲级愈合；B. 乙级愈合；C. 丙级愈合
调查与评价	髋-10：平均住院日与费用	10.1 住院日：__天
		10.2 离院方式 A. 医嘱回家；B. 医嘱转医联体；C. 医嘱转社区 / 乡镇卫生院； D. 医嘱转本院康复科；E. 非医嘱离院；F. 死亡
		10.3 治疗结果 A. 治愈；B. 好转；C. 未愈；D. 死亡；E. 其他
		10.4 住院总费用______元
		10.5 其中药费_______元
		10.6 其中内固定费用__元
	髋-11：患者对服务的体验与评价	11.1 门诊医师是否与您和家属讲明病情，共同决策治疗与康复方案，并告知预期结果、预计费用和手术前准备工作 □否； □是：A. 很满意；B. 较满意；C. 满意；D. 不满意；E. 很不满意
		11.2 医师手术前是否告知您和家属手术麻醉方法、围手术期可能发生的问题及防治方法 □否； □是：A. 很满意；B. 较满意；C. 满意；D. 不满意；E. 很不满意
		11.3 护士向您和家属介绍您的疾病状况、住院环境和围手术期可能发生的问题及防治方法 A. 很满意；B. 较满意；C. 满意；D. 不满意；E. 很不满意
		11.4 您对医院住院病房的生活环境方便程度的评价 A. 很满意；B. 较满意；C. 满意；D. 不满意；E. 很不满意
		11.5 您对医院住院病房提供的膳食满意程度的评价 A. 很满意；B. 较满意；C. 满意；D. 不满意；E. 很不满意
		11.6 您经过本次治疗后对病痛减轻与生活质量改善程度的评价 A. 很满意；B. 较满意；C. 满意；D. 不满意；E. 很不满意
		11.7 对医师向您提供本次所患疾病相关的防治与康复知识的满意程度的评价 A. 很满意；B. 较满意；C. 满意；D. 不满意；E. 很不满意
		11.8 您和家属对在治疗与康复过程中参与度的评价（患者和家属自评） A. 很满意；B. 较满意；C. 满意；D. 不满意；E. 很不满意

（陈家磊 谭 鹏 刘 洋 周艾婧）

第六节 三踝骨折切开复位内固定术加速康复质量控制指标

* 报告医师： * 复核医师： * 报告时间： 年 月 日 时 分

<table>
<tr><td rowspan="3">患者信息</td><td>* 主要诊断 ICD-10 编码与名称</td><td colspan="3">S82.801 三踝骨折
S82.811 开放性三踝骨折</td></tr>
<tr><td>*ICD-9-CM-3 编码与手术名称</td><td colspan="3">三踝骨折切开复位内固定术（ICD-9-CM-3：79.36）</td></tr>
<tr><td>* 住院号：____</td><td>* 姓名：</td><td>* 性别：</td><td>出生日期：
年 月 日</td></tr>
<tr><td rowspan="4">手术基本信息</td><td rowspan="4">踝 -1：术前功能评估与手术时间</td><td colspan="3">1.1 全身评估
1.1.1 全身状态评估：ASA 分级____级
1.1.2 心肺功能评估
NYH 心功能分级__级、代谢当量____MET
1.1.3 心血管疾病：
A. 冠心病；B. 高血压；C. 心律失常；D. 下肢动脉狭窄（轻、中、重）
E. 下肢深静脉血栓
1.1.4 呼吸系统：
A. 肺部感染；B. 慢性阻塞性肺疾病；C. 过敏性哮喘；D. 支气管扩张症；
E. 肺动脉高压
1.1.5 消化系统：
A. 慢性肝脏疾病；B. 消化性溃疡
1.1.6 肾脏疾病：
A. 急性肾功能不全；B. 慢性肾功能不全
1.1.7 血液系统：
A. 贫血；B. 血小板减少
1.1.8 内分泌系统：
A. 糖尿病；B. 甲状腺功能亢进；C. 甲状腺功能减低；D. 肾上腺皮质功能不全
1.1.9 神经系统：
A. 帕金森病；B. 阿尔茨海默病；C. 焦虑症；D. 抑郁症；E. 脑梗死；F. 脑出血</td></tr>
<tr><td colspan="3">1.2 手术侧肢体功能评估 *
1.2.1 Harris 评分____分
1.2.2 FAOS 评分____分</td></tr>
<tr><td colspan="3">1.3 手术类型
A. 首次手术；B. 二次手术；C. 翻修手术；D. 复杂踝关节骨折手术</td></tr>
<tr><td colspan="3">1.4 手术时间
1.4.1 手术起始（切皮）时间____年__月__日__时__分
1.4.2 手术结束时间____年__月__日__时__分</td></tr>
<tr><td rowspan="2">过程质量</td><td rowspan="2">踝 -2：预防性抗菌药物应用</td><td colspan="3">2.1 预防性抗菌药物的选择
A. 第一代头孢菌素（头孢唑林、头孢拉定、头孢硫脒）；
B. 第二代头孢菌素（头孢呋辛、头孢克洛）；
C. 林可霉素类（克林霉素）；
D. 喹诺酮类（氧氟沙星、环丙沙星、莫西沙星）；
E. 多肽类（万古霉素、多黏菌素、多黏菌素 E）；
F. 未使用抗菌药物</td></tr>
<tr><td colspan="3">2.2 术前使用首剂抗菌药物的时间__时__分
切皮时间__时__分</td></tr>
</table>

续表

<table>
<tr><td rowspan="17">过程质量</td><td rowspan="3">踝 -2：预防性抗菌药物应用</td><td>2.3 术中追加用药
A. 手术时间>3 小时追加 1 次；
B. 术中出血量≥1 500ml 追加 1 次；C. 术中未追加用药</td></tr>
<tr><td>2.4 术后结束使用抗菌药物的时间
A. 术后 24 小时内结束使用；B. 术后 2 天内结束使用；
C. 术后 3 天内结束使用；D. 术后 4 天内结束使用；
E. 术后 5 天内结束使用；F. 术后 5 天之后继续使用</td></tr>
<tr><td>2.5 术后 3 天之后继续使用抗菌药物的原因
A. 在主要或次要诊断中术前有感染或具备潜在高危感染因素的患者；
B. 术前 24～48 小时内接受抗菌药物治疗的患者，术后仍需继续使用；
C. 在手术 2 天后，被确认为感染者并行治疗的患者；
D. 切口渗液、渗血或切口感染；
E. 临床医师认为有继续使用抗菌药物治疗适应证的患者；
F. 病程记录中有上级医师认定继续用药的其他原因</td></tr>
<tr><td rowspan="4">踝 -3：预防 VTE 措施</td><td>3.1 药物预防 DVT 治疗医嘱的下达时间
______年____月______日______时______分</td></tr>
<tr><td>3.2 预防性给予药物治疗
A. 华法林；B. 普通肝素；C. 低分子肝素；
D. 新型抗凝剂（达比加群、利伐沙班）；E. 其他</td></tr>
<tr><td>3.3 物理治疗
A. 足底泵；B. 弹力袜</td></tr>
<tr><td>3.4 康复治疗
A. 肢体主动活动；B. 肢体被动活动</td></tr>
<tr><td rowspan="2">踝 -4：输红细胞量</td><td>4.1 输红细胞量
4.1.1 术中输红细胞量：________ml
4.1.2 术后输红细胞量：________ml</td></tr>
<tr><td>4.2 双侧手术
4.2.1 术中输血量：________ml
4.2.2 术后输血量：________ml</td></tr>
<tr><td rowspan="5">踝 -5：专业康复治疗</td><td>5.1 康复治疗前评估 术前康复开始时间______天</td></tr>
<tr><td>5.2 术后首次接受康复的时间 距手术后______小时</td></tr>
<tr><td>5.3 手术后康复方式
A. 主动康复；B. 被动康复</td></tr>
<tr><td>5.4 出院时康复效果评价
踝背伸______°（度），跖屈______°（度）
一次行走距离______米</td></tr>
<tr><td>5.5 评估患者和家属在康复过程中的参与度
A. 强；B. 中；C. 一般；D. 差</td></tr>
<tr><td rowspan="3">踝 -6：合并基础疾病引起的并发症</td><td>6.1 是否出现由合并的基础疾病引起的并发症（是、否）</td></tr>
<tr><td>6.2 合并基础疾病种类
A. 心血管系统；B. 呼吸系统；C. 消化系统；D. 肾脏疾病；E. 血液系统；
F. 内分泌系统；G. 神经系统</td></tr>
<tr><td>6.3 影响程度
A. 按时出院；B. 延迟出院；C. 转科（院）治疗；D. 死亡</td></tr>
</table>

续表

过程质量	课 -7：患者宣教与沟通、决策	7.1　门诊宣教与沟通决策　向患者和家属讲明病情和各种治疗方法的利弊，共同决策治疗和康复方案，并告知预期结果与预计费用、手术前准备工作
		7.2　住院期间医护人员与患者和家属进一步进行宣教与沟通、决策工作。告知所患疾病的防治方法、本次手术可能发生的问题及防治方法
		7.3　护士向患者和家属进行用药、饮食、康复和环境介绍，同时讲解缓解疼痛、失眠、焦虑的方法
		7.4　评估心理障碍类型及程度 A. 焦虑症；B. 抑郁症；C. 强迫症；D. 恐怖症；E. 疑病症；F. 精神分裂症
		7.5　评估患者和家属在治疗过程中的参与度 A. 很满意；B. 较满意；C. 满意；D. 不满意；E. 很不满意
	课 -8：手术后出现并发症	8.1　手术后并发症 A. 深静脉血栓形成；B. 肺栓塞；C. 肺部感染；D. 生理和代谢紊乱； E. 切口并发症；F. 手术部位深部感染；G. 未出现并发症
		8.2　影响程度 A. 按时出院；B. 延迟出院；C. 转科（院）治疗；D. 非计划再次手术； E. 30 天内非计划再次住院；F. 30 天内死亡
	课 -9：手术切口	9.1　手术切口 9.1.1　切口类型： A. Ⅰ类；B. Ⅱ类；C. Ⅲ类 9.1.2　手术愈合情况： A. 甲级愈合；B. 乙级愈合；C. 丙级愈合
调查与评价	课 -10：平均住院日与费用	10.1　住院日____天
		10.2　离院方式 A. 医嘱回家；B. 医嘱转医联体；C. 医嘱转社区 / 乡镇卫生院； D. 医嘱转本院康复科；E. 非医嘱离院；F. 死亡
		10.3　治疗结果 A. 治愈；B. 好转；C. 未愈；D. 死亡；E. 其他
		10.4　住院总费用______元
		10.5　其中药费______元
		10.6　其中内置物费用______元
	课 -11：患者对服务的体验与评价	11.1　门诊医师是否与您和家属讲明病情，共同决策治疗与康复方案，并告知预期结果、预计费用和手术前准备工作 □否； □是：A. 很满意；B. 较满意；C. 满意；D. 不满意；E. 很不满意
		11.2　医师手术前是否告知您和家属手术麻醉方法、围手术期可能发生的问题及防治方法 □否； □是：A. 很满意；B. 较满意；C. 满意；D. 不满意；E. 很不满意
		11.3　护士向您和家属介绍您的疾病状况、住院环境和围手术期可能发生的问题及防治方法 A. 很满意；B. 较满意；C. 满意；D. 不满意；E. 很不满意
		11.4　您对医院住院病房的生活环境方便程度的评价 A. 很满意；B. 较满意；C. 满意；D. 不满意；E. 很不满意

续表

调查与评价	髁 -11：患者对服务的体验与评价	11.5 您对医院住院病房提供的膳食满意程度的评价 A. 很满意；B. 较满意；C. 满意；D. 不满意；E. 很不满意
		11.6 您经过本次治疗后对病痛减轻与生活质量改善程度的评价 A. 很满意；B. 较满意；C. 满意；D. 不满意；E. 很不满意
		11.7 对医师向您提供本次所患疾病相关的防治与康复知识的满意程度的评价 A. 很满意；B. 较满意；C. 满意；D. 不满意；E. 很不满意
		11.8 您和家属对在治疗与康复过程中参与度的评价（患者和家属自评） A. 很满意；B. 较满意；C. 满意；D. 不满意；E. 很不满意

（陈家磊 谭 鹏 刘 洋 周艾婧）

第七节 初次髋关节置换术加速康复质量控制指标

* 报告医师： * 复核医师： * 报告时间： 年 月 日 时 分

患者信息	* 主要诊断 ICD-10 编码与名称	M05.900 血清反应阳性的类风湿关节炎 M06.800x051 髋关节类风湿关节炎 M16.000 原发性双侧髋关节病 M16.101 原发性单侧髋关节病 M16.200 发育异常导致的双侧髋关节病 M16.301 发育异常性单侧髋关节病 M16.400 创伤后双侧髋关节病 M16.501 创伤后单侧髋关节病 M16.701 继发性单侧髋关节病 M16.900 髋关节病 M16.900x002 双侧髋关节骨性关节病 M16.900x011 髋关节周围炎 M16.900x012 髋关节退行性病变 M16.901 老年性髋关节病 M45.x00 强直性脊柱炎 M87.800x051 股骨头缺血性坏死 T93.102 陈旧性股骨颈骨折 S72.000 股骨颈骨折		
	*ICD-9-CM-3 编码与手术名称	全髋关节置换术（ICD-9-CM-3：81.51）		
	* 住院号：____	* 姓名：	* 性别：	出生日期： 年 月 日
手术基本信息	髋 -1：术前功能评估与手术时间	1.1 全身评估 1.1.1 全身状态评估：ASA 分级____级 1.1.2 心肺功能评估： NYH 心功能分级__级、代谢当量____MET 1.1.3 心血管疾病： A. 冠心病；B. 高血压；C. 心律失常；D. 下肢动脉狭窄（轻、中、重）； E. 下肢深静脉血栓		

续表

<table>
<tr><td rowspan="4">手术基本信息</td><td rowspan="4">髋 -1：术前功能评估与手术时间</td><td>1.1.4　呼吸系统：
A. 肺部感染；B. 慢性阻塞性肺疾病；C. 过敏性哮喘；D. 支气管扩张症；
E. 肺动脉高压
1.1.5　消化系统：
A. 慢性肝脏疾病；B. 消化性溃疡
1.1.6　肾脏疾病：
A. 急性肾功能不全；B. 慢性肾功能不全
1.1.7　血液系统：
A. 贫血；B. 血小板减少
1.1.8　内分泌系统：
A. 糖尿病；B. 甲状腺功能亢进；C. 甲状腺功能减低；D. 肾上腺皮质功能不全
1.1.9　神经系统：
A. 帕金森病；B. 阿尔茨海默病；C. 焦虑症；D. 抑郁症；E. 脑梗死；F. 脑出血</td></tr>
<tr><td>1.2　手术侧肢体功能评估 *
1.2.1　左髋：Harris 评分____分
1.2.2　右髋：Harris 评分____分</td></tr>
<tr><td>1.3　手术类型
A. 首次手术；B. 二次手术；C. 双侧同时手术；D. 翻修手术；
E. 高难复杂全髋手术</td></tr>
<tr><td>1.4　手术时间
1.4.1　手术起始（切皮）时间：____年__月__日__时__分
1.4.2　手术结束时间：____年__月__日__时__分</td></tr>
<tr><td rowspan="6">过程质量</td><td rowspan="6">髋 -2：预防性抗菌药物应用</td><td>2.1　预防性抗菌药物的选择
A. 第一代头孢菌素（头孢唑林、头孢拉定、头孢硫脒）；
B. 第二代头孢菌素（头孢呋辛、头孢克洛）；
C. 林可霉素类（克林霉素）；
D. 喹诺酮类（氧氟沙星、环丙沙星、莫西沙星）；
E. 多肽类（万古霉素、多黏菌素、多黏菌素 E）；
F. 未使用抗菌药物</td></tr>
<tr><td>2.2　术前使用首剂抗菌药物的时间__时__分
切皮时间__时__分</td></tr>
<tr><td>2.3　首剂抗菌药物治疗途径
A. 肌肉注射；B. 静脉注射；C. 静脉滴注；D. 口服</td></tr>
<tr><td>2.4　术中追加用药
A. 手术时间>3 小时追加 1 次；B. 术中出血量≥1 500ml 追加 1 次；
C. 术中未追加用药</td></tr>
<tr><td>2.5　术后结束使用抗菌药物的时间
A. 术后 24 小时内结束使用；B. 术后 2 天内结束使用；
C. 术后 3 天内结束使用；D. 术后 4 天内结束使用；
E. 术后 5 天内结束使用；F. 术后 5 天之后继续使用</td></tr>
<tr><td>2.6　术后 3 天之后继续使用抗菌药物的原因
A. 在主要或次要诊断中术前有感染或具备潜在高危感染因素的患者；
B. 术前 24～48 小时内接受抗菌药物治疗的患者，术后仍需继续使用；
C. 在手术 2 天后，被确认为感染者并行治疗的患者；
D. 切口渗液、渗血或切口感染；
E. 临床医师认为有继续使用抗菌药物治疗适应证的患者；
F. 病程记录中有上级医师认定继续用药的其他原因</td></tr>
</table>

续表

过程质量	髋-3：预防VTE措施	3.1　药物预防DVT治疗医嘱的下达时间： ______年____月______日______时______分
		3.2　预防性给予药物治疗 A. 华法林；B. 普通肝素；C. 低分子肝素； D. 新型抗凝剂（达比加群、利伐沙班）；E. 其他
		3.3　物理治疗 A. 足底泵；B. 弹力袜
		3.4　康复治疗 A. 肢体主动活动；B. 肢体被动活动
	髋-4：输红细胞量	4.1　输红细胞量 4.1.1　术中输红细胞量：__ml 4.1.2　术后输红细胞量：__ml
		4.2　双侧手术 4.2.1　术中输红细胞量：__ml 4.2.2　术后输红细胞量：__ml
	髋-5：专业康复治疗	5.1　康复治疗前评估　术前康复开始时间______天
		5.2　术后首次接受康复时间　距手术后______小时
		5.3　手术后康复方式 A. 主动康复；B. 被动康复
		5.4　出院时康复效果评价 屈髋____°（度），外展____°（度） 一次行走距离__米
	髋-6：患者宣教与沟通、决策	6.1　门诊宣教与沟通决策　向患者和家属讲明病情和各种治疗方法的利弊，共同决策治疗和康复方案，并告知预期结果与预计费用、手术前准备工作
		6.2　住院期间医护人员与患者和家属进一步进行宣教与沟通、决策工作。告知所患疾病的防治方法、本次手术可能发生的问题及防治方法
		6.3　护士向患者和家属进行用药、饮食、康复和环境介绍，同时讲解缓解疼痛、失眠、焦虑的方法
		6.4　评估心理障碍类型及程度 A. 焦虑症；B. 抑郁症；C. 强迫症；D. 恐怖症；E. 疑病症；F. 精神分裂症
		6.5　评估患者和家属在治疗过程中的参与度 A. 强；B. 中；C. 一般；D. 差
	髋-7：合并基础疾病引起的并发症	7.1　是否出现由合并的基础疾病引起的并发症（是、否） 7.2　合并基础疾病种类 A. 心血管系统；B. 呼吸系统；C. 消化系统；D. 肾脏疾病；E. 血液系统； F. 内分泌系统；G. 神经系统
		7.3　影响程度 A. 按时出院；B. 延迟出院；C. 转科（院）治疗；D. 死亡
	髋-8：手术后出现并发症	8.1　手术后并发症 A. 深静脉血栓形成；B. 肺栓塞；C. 肺部感染；D. 生理和代谢紊乱； E. 切口并发症；F. 手术部位深部感染；G. 未出现并发症
		8.2　影响程度 A. 按时出院；B. 延迟出院；C. 转科治疗；D. 非计划再次手术； E. 30天内非计划再次住院；F. 30天内死亡
	髋-9：手术切口	9.1　手术切口 9.1.1　切口类型： A. Ⅰ类；B. Ⅱ类；C. Ⅲ类 9.1.2　手术愈合情况： A. 甲级愈合；B. 乙级愈合；C. 丙级愈合

续表

调查与评价	髋 -10：平均住院日与费用	10.1　住院日__天
		10.2　离院方式 A. 医嘱回家；B. 医嘱转医联体；C. 医嘱转社区 / 乡镇卫生院； D. 医嘱转本院康复科；E. 非医嘱离院；F. 死亡
		10.3　治疗结果 A. 治愈；B. 好转；C. 未愈；D. 死亡
		10.4　住院总费用______元
		10.5　其中药费____元
		10.6　其中关节假体费用____元
	髋 -11：患者对服务的体验与评价	11.1　入住病房时护士以口头形式或书面形式主动向您介绍住院环境和注意事项 □否； □是：A. 很满意；B. 较满意；C. 满意；D. 不满意；E. 很不满意
		11.2　医师诊断后是否主动告知您治疗的方案、预期结果及预计费用 □否； □是：A. 很满意；B. 较满意；C. 满意；D. 不满意；E. 很不满意
		11.3　您对医院住院病房与床单清洁的满意程度评价 A. 很满意；B. 较满意；C. 满意；D. 不满意；E. 很不满意
		11.4　您对医院住院病房的生活环境方便程度的评价 A. 很满意；B. 较满意；C. 满意；D. 不满意；E. 很不满意
		11.5　您对医院住院病房提供的膳食满意程度的评价 A. 很满意；B. 较满意；C. 满意；D. 不满意；E. 很不满意
		11.6　您经过本次治疗后对病痛减轻与生活质量改善程度的评价 A. 很满意；B. 较满意；C. 满意；D. 不满意；E. 很不满意
		11.7　对医师向您提供本次所患疾病相关的防治与康复知识的满意程度的评价 A. 很满意；B. 较满意；C. 满意；D. 不满意；E. 很不满意

（马　俊　黄泽宇　许　宏　周艾婧）

第八节　初次膝关节置换术加速康复质量控制指标

＊报告医师：　　　　　＊复核医师：　　　　　＊报告时间：　　年　　月　　日　　时　　分

患者信息	＊主要诊断 ICD-10 编码与名称	M05.900 血清反应阳性的类风湿性关节炎 M06.906 类风湿性膝关节关节炎 M17.000 原发性双侧膝关节病 M17.101 原发性单侧膝关节病 M17.200 创伤后双侧膝关节病 M17.301 创伤后单侧膝关节病 M17.400x001 继发性双侧膝关节病 M17.501 继发性单侧膝关节病 M17.900x002 膝关节退行性病变 M17.900x003 双侧膝关节骨性关节病 M17.900x004 单侧膝关节骨性关节病		
患者信息	*ICD-9-CM-3 编码与手术名称	全膝关节置换术（ICD-9-CM-3：81.54）		
	＊住院号：____	＊姓名：	＊性别：	＊出生日期： 年　月　日

续表

手术基本信息	膝 -1：术前评估与手术时间	1.1 全身评估 1.1.1 全身状态评估：ASA 分级____级 1.1.2 心肺功能评估 NYH 心功能分级__级；代谢当量____MET 1.1.3 心血管疾病： A. 冠心病；B. 高血压；C. 心律失常； D. 下肢动脉狭窄（轻、中、重）；E. 下肢深静脉血栓 1.1.4 呼吸系统： A. 肺部感染；B. 慢性阻塞性肺疾病；C. 过敏性哮喘； D. 支气管扩张症；E. 肺动脉高压 1.1.5 消化系统： A. 慢性肝脏疾病；B. 消化性溃疡 1.1.6 肾脏疾病： A. 急性肾功能不全；B. 慢性肾功能不全 1.1.7 血液系统：A. 贫血；B. 血小板减少 1.1.8 内分泌系统： A. 糖尿病；B. 甲状腺功能亢进；C. 甲状腺功能减低；D. 肾上腺皮质功能不全 1.1.9 神经系统： A. 帕金森病；B. 阿尔茨海默病；C. 焦虑症；D. 抑郁症；E. 脑梗死；F. 脑出血
		1.2 手术侧肢体功能评估 1.2.1 左膝：HSS 评分______分 1.2.2 右膝：HSS 评分______分
		1.3 手术类型 A. 左侧手术；B. 右侧手术；C. 双侧同时手术；D. 翻修手术； E. 高难复杂全膝手术
		1.4 止血带使用时间 A. 无；B. 持续应用时间______分； C. 安放假体时应用时间______分
		1.5 手术时间 1.5.1 手术起始（切皮）时间：__年__月__日__时__分 1.5.2 手术结束时间：__年__月__日__时__分
过程质量	膝 -2：预防性抗菌药物应用	2.1 预防性抗菌药物的选择 A. 第一代头孢菌素（头孢唑林、头孢拉定、头孢硫脒）； B. 第二代头孢菌素（头孢呋辛、头孢克洛）； C. 林可霉素类（克林霉素）； D. 喹诺酮类（氧氟沙星、环丙沙星、莫西沙星）； E. 多肽类（万古霉素、多黏菌素、多黏菌素 E）； F. 未使用抗菌药物
		2.2 术前使用首剂抗菌药物时间__时__分 切皮时间__时__分
		2.3 首剂抗菌药物治疗途径 A. 静脉注射；B. 静脉滴注
		2.4 术中追加用药 A. 手术时间>3 小时追加 1 次； B. 术中出血量≥1 500ml 追加 1 次；C. 术中未追加用药

续表

过程质量	膝 -2：预防性抗菌药物应用	2.5　术后结束使用抗菌药物的时间 A. 术后 24 小时内结束使用；B. 术后 2 天内结束使用； C. 术后 3 天内结束使用；D. 术后 4 天内结束使用； E. 术后 5 天内结束使用；F. 术后 5 天之后继续使用
		2.6　术后 3 天之后继续使用抗菌药物的原因 A. 在主要或次要诊断中术前有感染或具备潜在高危感染因素的患者； B. 术前 24～48 小时内接受抗菌药物治疗的患者，术后仍需继续使用； C. 在手术 2 天后，被确认为感染者并行治疗的患者； D. 切口渗液、渗血或切口感染； E. 临床医师认为有继续使用抗菌药物治疗适应证的患者； F. 病程记录中有上级医师认定继续用药的其他原因
	膝 -3：预防 VTE 措施	3.1　药物预防 DVT 治疗医嘱的下达时间　术后______时______分
		3.2　预防性给予药物治疗 A. 华法林；B. 普通肝素；C. 低分子肝素； D. 新型抗凝剂（达比加群、利伐沙班）；E. 其他
		3.3　物理治疗 A. 足底泵；B. 弹力袜
		3.4　康复治疗 A. 主动活动；B. 被动活动
	膝 -4：输红细胞量	4.1　输红细胞量 4.1.1　术中输红细胞量：____ml 4.1.2　术后输红细胞量：____ml
	膝 -5：专业康复治疗	5.1　康复治疗前评估　术前康复开始时间______天
		5.2　术后首次接受康复时间　距手术后______小时
		5.3　手术后康复方式 A. 主动康复；B. 被动康复
		5.4　出院时康复效果评价 伸膝____°（度），屈膝____°（度） 一次行走距离____米
	膝 -6：患者宣教与沟通、决策	6.1　门诊宣教与沟通决策　向患者和家属讲明病情和各种治疗方法的利弊，共同决策治疗和康复方案，并告知预期结果与预计费用、手术前准备工作
		6.2　住院期间医护人员与患者和家属进一步进行宣教与沟通、决策工作。告知所患疾病的防治方法、本次手术可能发生的问题及防治方法
		6.3　护士向患者和家属进行用药、饮食、康复和环境介绍，同时讲解缓解疼痛、失眠、焦虑的方法
		6.4　评估心理障碍类型及程度 A. 焦虑症；B. 抑郁症；C. 强迫症；D. 恐怖症；E. 疑病症； F. 精神分裂症
		6.5　评估患者和家属在治疗过程中的参与度 A. 强；B. 中；C. 一般；D. 差

续表

过程质量	膝 -7：合并基础疾病引起的并发症	7.1 是否出现由合并的基础疾病引起的并发症（是、否）
		7.2 合并基础疾病种类 A. 心血管系统；B. 呼吸系统；C. 消化系统 D. 肾脏疾病；E. 血液系统； F. 内分泌系统；G. 神经系统
		7.3 影响程度 A. 按时出院；B. 延迟出院；C. 转科（院）治疗；D. 死亡
	膝 -8：手术后出现并发症	8.1 手术后并发症 A. 深静脉血栓形成；B. 肺栓塞；C. 肺部感染；D. 生理和代谢紊乱； E. 切口并发症；F. 手术部位深部感染；G. 未出现并发症
		8.2 影响程度 A. 按时出院；B. 延迟出院；C. 转科（院）治疗；D. 非计划再次手术；E. 30 天内非计划再次住院；F. 30 天内死亡
	膝 -9：手术切口	9.1 手术切口 9.1.1 切口类型： A. Ⅰ类；B. Ⅱ类；C. Ⅲ类 9.1.2 手术愈合情况： A. 甲级愈合；B. 乙级愈合；C. 丙级愈合
调查与评价	髋 -10：平均住院日与费用	10.1 住院日__天
		10.2 离院方式 A. 医嘱回家；B. 医嘱转医联体；C. 医嘱转社区 / 乡镇卫生院； D. 医嘱转本院康复科；E. 非医嘱离院；F. 死亡
		10.3 治疗结果 A. 治愈；B. 好转；C. 未愈；D. 死亡；E. 其他
		10.4 住院总费用____元
		10.5 其中药费____元
		10.6 其中关节假体费用____元
	髋 -11：患者对服务的体验与评价	11.1 入住病房时护士以口头形式或书面形式主动向您介绍住院环境和注意事项 □否； □是：A. 很满意；B. 较满意；C. 满意；D. 不满意；E. 很不满意
		11.2 医师诊断后是否主动告知您治疗的方案、预期结果及预计费用 □否； □是：A. 很满意；B. 较满意；C. 满意；D. 不满意；E. 很不满意
		11.3 您对医院住院病房与床单清洁、舒适程度的评价 A. 很满意；B. 较满意；C. 满意；D. 不满意；E. 很不满意
		11.4 您对医院住院病房的生活环境方便程度的评价 A. 很满意；B. 较满意；C. 满意；D. 不满意；E. 很不满意
		11.5 您对医院住院病房提供的膳食满意程度的评价 A. 很满意；B. 较满意；C. 满意；D. 不满意；E. 很不满意
		11.6 您经过本次治疗后对病痛减轻与生活质量改善程度的评价 A. 很满意；B. 较满意；C. 满意；D. 不满意；E. 很不满意
		11.7 对医师向您提供本次所患疾病相关的防治与康复知识的满意程度的评价 A. 很满意；B. 较满意；C. 满意；D. 不满意；E. 很不满意

（黄 强 黄泽宇 许 宏 周艾婧）

第九节　Pilon 骨折切开复位内固定术加速康复质量控制指标

*报告医师：　　*复核医师：　　*报告时间：　　年　月　日　时　分

<table>
<tr><td rowspan="3">患者信息</td><td>*主要诊断 ICD-10 编码与名称</td><td colspan="3">S82.300 Pilon 骨折</td></tr>
<tr><td>*ICD-9-CM-3 编码与手术名称</td><td colspan="3">Pilon 骨折切开复位内固定术（ICD-9-CM-3：79.3600）</td></tr>
<tr><td>*住院号：____</td><td>*姓名：</td><td>*性别：</td><td>*出生日期：
年　月　日</td></tr>
<tr><td rowspan="5">手术基本信息</td><td rowspan="5">Pilon 骨折 -1：术前评估与手术时间</td><td colspan="3">1.1　全身评估
1.1.1　全身状态评估：ASA 分级____级
1.1.2　心肺功能评估：
NYH 心功能分级__级、代谢当量____MET
1.1.3　心血管疾病：
A. 冠心病；B. 高血压；C. 心律失常；
D. 下肢动脉狭窄（轻、中、重）；E. 下肢深静脉血栓
1.1.4　呼吸系统：
A. 肺部感染；B. 慢性阻塞性肺疾病；C. 过敏性哮喘；D. 支气管扩张症；
E. 肺动脉高压
1.1.5　消化系统：
A. 慢性肝脏疾病；B. 消化性溃疡
1.1.6　肾脏疾病：
A. 急性肾功能不全；B. 慢性肾功能不全
1.1.7　血液系统：
A. 贫血 B. 血小板减少
1.1.8　内分泌系统：
A. 糖尿病；B. 甲状腺功能亢进；C. 甲状腺功能减低；D. 肾上腺皮质功能不全
1.1.9　神经系统：
A. 帕金森病；B. 阿尔茨海默病；C. 焦虑症；D. 抑郁症；E. 脑梗死；F. 脑出血</td></tr>
<tr><td colspan="3">1.2　手术类型
A. 左侧手术；B. 右侧手术；C. 双侧同时手术；D. 翻修手术；E. 开放 Pilon 手术</td></tr>
<tr><td colspan="3">1.3　手术入路（可多选）
A. 前内侧；B. 前外侧；C. 后内侧；D. 后外侧</td></tr>
<tr><td colspan="3">1.4　止血带使用时间
A. 无；B. 持续应用时间__分；C. 安放内固定时应用时间__分</td></tr>
<tr><td colspan="3">1.5　手术时间
1.5.1　手术起始（切皮）时间：__年__月__日__时__分
1.5.2　手术结束时间：__年__月__日__时__分</td></tr>
<tr><td rowspan="2">过程质量</td><td rowspan="2">Pilon 骨折 -2：预防性抗菌药物应用</td><td colspan="3">2.1　预防性抗菌药物的选择
A. 第一代头孢菌素（头孢唑林、头孢拉定、头孢硫脒）；
B. 第二代头孢菌素（头孢呋辛、头孢克洛）；
C. 林可霉素类（克林霉素）；
D. 喹诺酮类（氧氟沙星、环丙沙星、莫西沙星）；
E. 多肽类（万古霉素、多黏菌素、多黏菌素 E）；
F. 未使用抗菌药物</td></tr>
<tr><td colspan="3">2.2　术前使用首剂抗菌药物时间__时__分
切皮时间__时__分</td></tr>
</table>

续表

<table>
<tr><td rowspan="18">过程质量</td><td rowspan="3">Pilon 骨折 -2：预防性抗菌药物应用</td><td>2.3 术中追加用药
A. 手术时间>3 小时追加 1 次；
B. 术中出血量≥1 500ml 追加 1 次；C. 术中未追加用药</td></tr>
<tr><td>2.4 术后结束使用抗菌药物的时间
A. 术后 24 小时内结束使用；B. 术后 2 天内结束使用；
C. 术后 3 天内结束使用；D. 术后 4 天内结束使用；
E. 术后 5 天内结束使用；F. 术后 5 天之后继续使用</td></tr>
<tr><td>2.5 术后 3 天之后继续使用抗菌药物的原因
A. 在主要或次要诊断中术前有感染或具备潜在高危感染因素的患者；
B. 术前 24～48 小时内接受抗菌药物治疗的患者，术后仍需继续使用；
C. 在手术 2 天后，被确认为感染者并行治疗的患者；
D. 切口渗液、渗血或切口感染；
E. 临床医师认为有继续使用抗菌药物治疗适应证的患者；
F. 病程记录中有上级医师认定继续用药的其他原因；</td></tr>
<tr><td rowspan="4">Pilon 骨折 -3：预防 VTE 措施</td><td>3.1 药物预防 DVT 治疗医嘱的下达时间 术后______时______分
3.2 围手术期是否使用氨甲环酸 是 / 否</td></tr>
<tr><td>3.3 预防性给予药物治疗
A. 华法林；B. 普通肝素；C. 低分子肝素；
D. 新型抗凝剂（达比加群、利伐沙班）；E. 其他</td></tr>
<tr><td>3.4 物理治疗
A. 足底泵；B. 弹力袜</td></tr>
<tr><td>3.5 康复治疗
A. 肢体主动活动；B. 肢体被动活动</td></tr>
<tr><td>Pilon 骨折 -4：输红细胞量</td><td>4.1 输红细胞量
4.1.1 术中输红细胞量：____ml
4.1.2 术后输红细胞量：____ml</td></tr>
<tr><td rowspan="5">Pilon 骨折 -5：专业康复治疗</td><td>5.1 康复治疗前评估 术前康复开始时间______天</td></tr>
<tr><td>5.2 术后首次接受康复时间 距手术后______小时</td></tr>
<tr><td>5.3 手术后康复方式
A. 主动康复；B. 被动康复</td></tr>
<tr><td>5.4 出院时康复效果评价
伸踝____°（度），屈踝__°（度）
一次行走距离____米
AOFAS 评分____</td></tr>
<tr><td>5.5 评估患者和家属在康复过程的参与度
A. 强；B. 中；C. 一般；D. 差</td></tr>
<tr><td rowspan="3">Pilon 骨折 -6：合并基础疾病引起的并发症</td><td>6.1 是否出现由合并疾病引起的并发症（是、否）</td></tr>
<tr><td>6.2 合并基础疾病种类
A. 心血管系统；B. 呼吸系统；C. 消化系统；D. 肾脏疾病 E. 血液系统；
F. 内分泌系统；G. 神经系统</td></tr>
<tr><td>6.3 影响程度
A. 按时出院；B. 延迟出院；C. 转科（院）治疗；D. 死亡</td></tr>
<tr><td rowspan="2">Pilon 骨折 -7：患者宣教与沟通、决策</td><td>7.1 门诊宣教与沟通决策 向患者和家属讲明病情和各种治疗方法的利弊，共同决策治疗和康复方案，并告知预期结果与预计费用、手术前准备工作</td></tr>
<tr><td>7.2 住院期间向医护人员与患者和家属进一步进行宣教，沟通、决策工作。告知所患疾病的防治方法、本次手术可能发生的问题及防治方法</td></tr>
</table>

续表

<table>
<tr><td rowspan="12">过程质量</td><td rowspan="3">Pilon 骨折 -7：患者宣教与沟通、决策</td><td>7.3　护士向患者和家属进行用药、饮食、康复和环境介绍，同时讲解缓解疼痛、失眠、焦虑的方法</td></tr>
<tr><td>7.4　评估心理障碍类型及程度
A. 焦虑症；B. 抑郁症；C. 强迫症；D. 恐怖症；E. 疑病症；F. 精神分裂症</td></tr>
<tr><td>7.5　评估患者和家属在治疗过程中的参与度
A. 很满意；B. 较满意；C. 满意；D. 不满意；E. 很不满意</td></tr>
<tr><td rowspan="2">Pilon 骨折 -8：手术后出现并发症</td><td>8.1　手术后并发症
A. 深静脉血栓形成；B. 肺栓塞；C. 肺部感染；D. 生理和代谢紊乱；
E. 切口并发症；F. 手术部位深部感染；G. 未出现并发症</td></tr>
<tr><td>8.2　影响程度
A. 按时出院；B. 延迟出院；C. 转科（院）治疗；D. 非计划再次手术；
E. 30 天内非计划再次住院；F. 30 天内死亡</td></tr>
<tr><td>Pilon 骨折 -9：手术切口</td><td>9.1　手术切口
9.1.1　切口类型：
A. Ⅰ类；B. Ⅱ类；C. Ⅲ类
9.1.2　手术愈合情况：
A. 甲级愈合；B. 乙级愈合；C. 丙级愈合</td></tr>
<tr><td rowspan="6">Pilon 骨折 -10：平均住院日与费用</td><td>10.1　住院日__天</td></tr>
<tr><td>10.2　离院方式
A. 医嘱回家；B. 医嘱转医联体；C. 医嘱转社区 / 乡镇卫生院；D. 医嘱转本院康复科；
E. 非医嘱离院；F. 死亡</td></tr>
<tr><td>10.3　治疗结果
A. 治愈；B. 好转；C. 未愈；D. 死亡；E. 其他</td></tr>
<tr><td>10.4　住院总费用____元</td></tr>
<tr><td>10.5　其中药费____元</td></tr>
<tr><td>10.6　其中内固定费用____元</td></tr>
<tr><td rowspan="8">调查与评价</td><td rowspan="8">Pilon 骨折 -11：患者对服务的体验与评价</td><td>11.1　门诊医师是否与您和家属讲明病情，共同决策治疗与康复方案，并告知预期结果、预计费用和手术前准备工作
□否；
□是：A. 很满意；B. 较满意；C. 满意；D. 不满意；E. 很不满意</td></tr>
<tr><td>11.2　医师手术前是否告知您和家属手术麻醉方法、围手术期可能发生的问题及防治方法
□否；
□是：A. 很满意；B. 较满意；C. 满意；D. 不满意；E. 很不满意</td></tr>
<tr><td>11.3　护士向您和家属介绍您的疾病状况、住院环境和围手术期可能发生的问题及防治方法
A. 很满意；B. 较满意；C. 满意；D. 不满意；E. 很不满意</td></tr>
<tr><td>11.4　您对医院住院病房的生活环境方便程度的评价
A. 很满意；B. 较满意；C. 满意；D. 不满意；E. 很不满意</td></tr>
<tr><td>11.5　您对医院住院病房提供的膳食满意程度的评价
A. 很满意；B. 较满意；C. 满意；D. 不满意；E. 很不满意</td></tr>
<tr><td>11.6　您经过本次治疗后对病痛减轻与生活质量改善程度的评价
A. 很满意；B. 较满意；C. 满意；D. 不满意；E. 很不满意</td></tr>
<tr><td>11.7　对医师向您提供本次所患疾病相关的防治与康复知识的满意程度的评价
A. 很满意；B. 较满意；C. 满意；D. 不满意；E. 很不满意</td></tr>
<tr><td>11.8　您和家属对在治疗与康复过程中参与度的评价（患者和家属自评）
A. 很满意；B. 较满意；C. 满意；D. 不满意；E. 很不满意</td></tr>
</table>

（尹诗九　刘　熹　陈　宇　周艾婧）

第十节　初次全踝关节置换术加速康复质量控制指标

* 报告医师：　　　　　　* 复核医师：　　　　　　* 报告时间：　　年　　月　　日　　时　　分

<table>
<tr><td rowspan="3">患者信息</td><td>* 主要诊断 ICD-10 编码与名称</td><td colspan="3">M19.001 原发性关节病
M19.101 创伤后关节病
M05.900 血清反应阳性的类风湿关节炎
M06.907 踝关节类风湿关节炎
M19.201 继发性关节病、绒毛结节性滑膜炎
M12.200x071 踝关节色素沉着绒毛结节性滑膜炎</td></tr>
<tr><td>*ICD-9-CM-3 编码与手术名称</td><td colspan="3">全踝关节置换术（ICD-9-CM-3：81.56001）</td></tr>
<tr><td>* 住院号：____</td><td>* 姓名：</td><td>* 性别：</td><td>出生日期：
年　月　日</td></tr>
<tr><td rowspan="4">手术基本信息</td><td rowspan="4">踝 -1：术前功能评估与手术时间</td><td colspan="3">1.1　全身评估
1.1.1　全身状态评估：ASA 分级____级
1.1.2　心肺功能评估：
NYH 心功能分级__级；代谢当量____MET
1.1.3　心血管疾病：
A. 冠心病；B. 高血压；C. 心律失常；
D. 下肢动脉狭窄（轻、中、重）；E. 下肢深静脉血栓
1.1.4　呼吸系统：
A. 肺部感染；B. 慢性阻塞性肺疾病；C. 过敏性哮喘；D. 支气管扩张症；
E. 肺动脉高压
1.1.5　消化系统：
A. 慢性肝脏疾病；B. 消化性溃疡
1.1.6　肾脏疾病：
A. 急性肾功能不全；B. 慢性肾功能不全
1.1.7　血液系统：
A. 贫血；B. 血小板减少
1.1.8　内分泌系统：
A. 糖尿病；B. 甲状腺功能亢进；C. 甲状腺功能减低；D. 肾上腺皮质功能不全
1.1.9　神经系统：
A. 帕金森病；B. 阿尔茨海默病；C. 焦虑症；D. 抑郁症；E. 脑梗死；F. 脑出血</td></tr>
<tr><td colspan="3">1.2　手术侧肢体功能评估
1.2.1　左踝：AOFAS 评分____分
1.2.2　右踝：AOFAS 评分____分</td></tr>
<tr><td colspan="3">1.3　手术类型
A. 首次手术；B. 二次手术；C. 翻修手术；D. 高难复杂全踝手术</td></tr>
<tr><td colspan="3">1.4　手术时间
1.4.1　手术起始（切皮）时间：____年__月__日__时__分
1.4.2　手术结束时间：____年__月__日__时__分</td></tr>
</table>

续表

过程质量	课-2：预防性抗菌药物应用	2.1 预防性抗菌药物的选择 A. 第一代头孢菌素（头孢唑林、头孢拉定、头孢硫脒）； B. 第二代头孢菌素（头孢呋辛、头孢克洛）； C. 林可霉素类（克林霉素）； D. 喹诺酮类（氧氟沙星、环丙沙星、莫西沙星）； E. 多肽类（万古霉素、多黏菌素、多黏菌素 E）； F. 未使用抗菌药物
		2.2 术前使用首剂抗菌药物时间__时__分 切皮时间__时__分
		2.3 术中追加用药 A. 手术时间>3 小时追加 1 次； B. 术中出血量≥1 500ml 追加 1 次；C. 术中未追加用药
		2.4 术后结束使用抗菌药物的时间 A. 术后 24 小时内结束使用；B. 术后 2 天内结束使用； C. 术后 3 天内结束使用；D. 术后 4 天内结束使用； E. 术后 5 天内结束使用；F. 术后 5 天之后继续使用
		2.5 术后 3 天之后继续使用抗菌药物的原因 A. 在主要或次要诊断中术前有感染或具备潜在高危感染因素的患者； B. 术前 24～48 小时内接受抗菌药物治疗的患者，术后仍需继续使用； C. 在手术 2 天后，被确认为感染者并行治疗的患者； D. 切口渗液、渗血或切口感染； E. 临床医师认为有继续使用抗菌药物治疗适应证的患者； F. 病程记录中有上级医师认定继续用药的其他原因
	课-3：预防 VTE 措施	3.1 药物预防 DVT 治疗医嘱的下达时间 ______年____月______日______时______分
		3.2 预防性给予药物治疗 A. 华法林；B. 普通肝素；C. 低分子肝素； D. 新型抗凝剂（达比加群、利伐沙班）；E. 其他
		3.3 物理治疗 A. 足底泵；B. 弹力袜
		3.4 康复治疗 A. 肢体主动活动；B. 肢体被动活动
	课-4：输红细胞量	4.1 输红细胞量 4.1.1 术中输红细胞量：____ml 4.1.2 术后输红细胞量：____ml
	课-5：合并基础疾病引起的并发症	5.1 是否出现由合并的基础疾病引起的并发症（是、否）
		5.2 合并基础疾病种类 A. 心血管系统；B. 呼吸系统；C. 消化系统；D. 肾脏疾病；E. 血液系统； F. 内分泌系统；G. 神经系统
		5.3 影响程度 A. 按时出院；B. 延迟出院；C. 转科（院）治疗；D. 死亡
	课-6：专业康复治疗	6.1 康复治疗前评估 术前康复开始时间______天
		6.2 术后首次接受康复时间 距手术后______小时
		6.3 手术后康复方式 A. 主动康复；B. 被动康复
		6.4 出院时康复效果评价 背伸__°（度），跖屈__°（度），距下关节旋前__°（度），距下关节旋后____°（度） 一次行走距离____米
		6.5 评估患者和家属在康复过程的参与度 A. 强；B. 中；C. 一般；D. 差

续表

<table>
<tr><td rowspan="14">过程质量</td><td rowspan="3">踝-7：假体安放位置及力线情况</td><td>7.1 在冠状面上假体轴线与肢体力线间夹角______°（度），距离______厘米</td></tr>
<tr><td>7.2 在冠状面上假体轴线与肢体力线间夹角______°（度），距离______厘米</td></tr>
<tr><td>7.3 距骨侧假体大小与距骨是否匹配 是 / 否
胫骨侧假体与踝穴是否匹配 是 / 否
跟骨内 / 外翻______°（度）</td></tr>
<tr><td rowspan="5">踝-8：患者宣教与沟通、决策</td><td>8.1 门诊宣教与沟通决策 向患者和家属讲明病情和各种治疗方法的利弊，共同决策治疗和康复方案，并告知预期结果与预计费用、手术前准备工作。</td></tr>
<tr><td>8.2 住院期间医护人员与患者和家属进一步进行宣教与沟通、决策工作。告知所患疾病的防治方法、本次手术可能发生的问题及防治方法。</td></tr>
<tr><td>8.3 护士向患者和家属进行用药、饮食、康复和环境介绍，同时讲解缓解疼痛、失眠、焦虑的方法。</td></tr>
<tr><td>8.4 评估心理障碍类型及程度
A. 焦虑症；B. 抑郁症；C. 强迫症；D. 恐怖症；E. 疑病症；F. 精神分裂症</td></tr>
<tr><td>8.5 评估患者和家属在治疗过程中的参与度
A. 很满意；B. 较满意；C. 满意；D. 不满意；E. 很不满意</td></tr>
<tr><td rowspan="2">踝-9：手术后出现并发症</td><td>9.1 手术后并发症
A. 深静脉血栓形成；B. 肺栓塞；C. 肺部感染；D. 生理和代谢紊乱；
E. 切口并发症；F. 手术部位深部感染；G. 未出现并发症</td></tr>
<tr><td>9.2 影响程度
A. 按时出院；B. 延迟出院；C. 转科（院）治疗；D. 非计划再次手术；
E. 30 天内非计划再次住院；F. 30 天内死亡</td></tr>
<tr><td>踝-10：手术切口</td><td>10.1 手术切口
10.1.1 切口类型：
A. Ⅰ类；B. Ⅱ类；C. Ⅲ类
10.1.2 手术愈合情况：
A. 甲级愈合；B. 乙级愈合；C. 丙级愈合</td></tr>
<tr><td rowspan="9">调查与评价</td><td rowspan="6">踝-11：平均住院日与费用</td><td>11.1 住院日__天</td></tr>
<tr><td>11.2 离院方式
A. 医嘱回家；B. 医嘱转医联体；C. 医嘱转社区 / 乡镇卫生院；
D. 医嘱转本院康复科；E. 非医嘱离院；F. 死亡</td></tr>
<tr><td>11.3 治疗结果
A. 治愈；B. 好转；C. 未愈；D. 死亡；E. 其他</td></tr>
<tr><td>11.4 住院总费用____元</td></tr>
<tr><td>11.5 其中药费____元</td></tr>
<tr><td>11.6 其中关节假体费用____元</td></tr>
<tr><td rowspan="3">踝-12：患者对服务的体验与评价</td><td>12.1 门诊医师是否与您和家属讲明病情，共同决策治疗与康复方案，并告知预期结果、预计费用和手术前准备工作
□否；
□是：A. 很满意；B. 较满意；C. 满意；D. 不满意；E. 很不满意</td></tr>
<tr><td>12.2 医师手术前是否告知您和家属手术麻醉方法、围手术期可能发生的问题及防治方法
□否；
□是：A. 很满意；B. 较满意；C. 满意；D. 不满意；E. 很不满意</td></tr>
<tr><td>12.3 护士向您和家属介绍您的疾病状况、住院环境和围手术期可能发生的问题及防治方法
A. 很满意；B. 较满意；C. 满意；D. 不满意；E. 很不满意</td></tr>
</table>

续表

调查与评价	踝-12：患者对服务的体验与评价	12.4　您对医院住院病房的生活环境方便程度的评价 A. 很满意；B. 较满意；C. 满意；D. 不满意；E. 很不满意
		12.5　您对医院住院病房提供的膳食满意程度的评价 A. 很满意；B. 较满意；C. 满意；D. 不满意；E. 很不满意
		12.6　您经过本次治疗后对病痛减轻与生活质量改善程度的评价 A. 很满意；B. 较满意；C. 满意；D. 不满意；E. 很不满意
		12.7　对医师向您提供本次所患疾病相关的防治与康复知识的满意程度的评价 A. 很满意；B. 较满意；C. 满意；D. 不满意；E. 很不满意
		12.8　您和家属对在治疗与康复过程中参与度的评价（患者和家属自评） A. 很满意；B. 较满意；C. 满意；D. 不满意；E. 很不满意

（尹诗九　刘　熹　陈　宇　周艾婧）

第十一节　肿瘤膝关节置换术加速康复质量控制指标

*报告医师：　　　　*复核医师：　　　　*报告时间：　　年　　月　　日　　时　　分

患者信息	*主要诊断 ICD-10 编码与名称	C40.201 股骨恶性肿瘤 C40.202 胫骨恶性肿瘤 D16.201 股骨良性肿瘤 D16.202 胫骨良性肿瘤 D48.020 下肢骨动态未定肿瘤 D48.021 下肢骨肿瘤 C79.508 下肢骨继发恶性肿瘤 C49.200 下肢（包括髋）结缔组织和软组织恶性肿瘤 C49.200x001 下肢结缔组织恶性肿瘤 C49.200x002 下肢软组织恶性肿瘤 C49.200x005 膝部结缔组织和软组织恶性肿瘤 T84.000x008 人工膝关节置换术后假体松动 T84.004 膝关节假体障碍 T84.502 膝关节假体植入感染		
	*手术名称与 ICD-9-CM-3 编码	肿瘤膝关节置换术（ICD-9-CM-3：81.54）		
	*住院号：____	*姓名：	*性别：	*出生日期： 年　月　日
手术基本信息	肿瘤膝-1：术前评估与手术时间	1.1　全身评估 1.1.1　全身状态评估：ASA 分级____级 1.1.2　心肺功能评估： NYH 心功能分级__级、代谢当量____MET 1.1.3　心血管疾病： A. 冠心病；B. 高血压；C. 心律失常； D. 下肢动脉狭窄（轻、中、重）；E. 下肢深静脉血栓 1.1.4　呼吸系统： A. 肺部感染；B. 慢性阻塞性肺疾病；C. 过敏性哮喘； D. 支气管扩张症；E. 肺动脉高压		

续表

<table>
<tr><td rowspan="14">手术基本信息</td><td rowspan="7">肿瘤膝 -1：术前评估与手术时间</td><td>1.1.5 消化系统：
A. 慢性肝脏疾病；B. 消化性溃疡
1.1.6 肾脏疾病：
A. 急性肾功能不全；B. 慢性肾功能不全
1.1.7 血液系统：
A. 贫血；B. 血小板减少
1.1.8 内分泌系统：
A. 糖尿病；B. 甲状腺功能亢进；C. 甲状腺功能减低；
D. 肾上腺皮质功能不全
1.1.9 神经系统：
A. 帕金森病；B. 阿尔茨海默病；C. 焦虑症；D. 抑郁症；E. 脑梗死；F. 脑出血</td></tr>
<tr><td>1.2 肿瘤分期（MSTS/Enneking 外科分期）
A. ⅠA 期；B. ⅠB 期；C. ⅡA 期；D. ⅡB 期；E. Ⅲ期</td></tr>
<tr><td>1.3 术前辅助治疗情况
A. 无任何治疗；B. 化疗；C. 手术部位放疗；D. 靶向药物；
E. 介入治疗；F. 免疫治疗；G. 中医药及其他</td></tr>
<tr><td>1.4 手术类型
A. 左侧股骨肿瘤膝关节置换术；B. 右侧股骨肿瘤膝关节置换术；
C. 左侧胫骨肿瘤膝关节置换术；D. 右侧胫骨肿瘤膝关节置换术</td></tr>
<tr><td>1.5 病理性骨折
A. 已发生骨折；B. 未发生骨折 Mirels 评分____分</td></tr>
<tr><td>1.6 体能状态评估（ECOG 评分）：____分</td></tr>
<tr><td>1.7 手术时间
1.7.1 手术起始（切皮）时间：__年__月__日__时__分
1.7.2 手术结束时间：__年__月__日__时__分</td></tr>
<tr><td rowspan="5">肿瘤膝 -2：预防性抗菌药物应用</td><td>2.1 预防性抗菌药物的选择
A. 第一代头孢菌素（头孢唑林、头孢拉定、头孢硫脒）；
B. 第二代头孢菌素（头孢呋辛、头孢克洛）；
C. 林可霉素类（克林霉素）；
D. 喹诺酮类（氧氟沙星、环丙沙星、莫西沙星）；
E. 多肽类（万古霉素、多黏菌素、多黏菌素 E）；
F. 未使用抗菌药物</td></tr>
<tr><td>2.2 术前使用首剂抗菌药物时间__时__分
切皮时间__时__分</td></tr>
<tr><td>2.3 术中追加用药
A. 手术时间>3 小时追加 1 次；
B. 术中出血量≥1 500ml 追加 1 次；C. 术中未追加用药</td></tr>
<tr><td>2.4 术后结束使用抗菌药物的时间
A. 术后 24 小时内结束使用；B. 术后 2 天内结束使用；
C. 术后 3 天内结束使用；D. 术后 4 天内结束使用；
E. 术后 5 天内结束使用；F. 术后 5 天之后继续使用</td></tr>
<tr><td>2.5 术后 3 天之后继续使用抗菌药物的原因
A. 在主要或次要诊断中术前有感染或具备潜在高危感染因素的患者；
B. 术前 24～48 小时内接受抗菌药物治疗的患者，术后仍需继续使用；
C. 在手术 2 天后，被确认为感染者并行治疗的患者；
D. 切口渗血、渗液或切口感染者；
E. 临床医师认为有继续使用抗菌药物治疗适应证的患者；
F. 病程记录中有上级医师认定继续用药的其他原因</td></tr>
</table>

续表

手术基本信息	肿瘤膝 -3：预防 VTE 措施	3.1　药物预防 DVT 治疗医嘱下达的时间　术后______时______分
		3.2　预防性给予药物治疗 A. 华法林；B. 普通肝素；C. 低分子肝素 D. 新型抗凝剂（达比加群、利伐沙班）；E. 其他
		3.3　物理治疗 A. 足底泵；B. 弹力袜
		3.4　康复治疗 A. 肢体主动活动；B. 肢体被动活动
	肿瘤膝 -4：输红细胞量	4.1　输红细胞量 4.1.1　术中输红细胞量：__ml 4.1.2　术后输红细胞量：__ml
	肿瘤膝 -5：专业康复治疗	5.1　康复治疗前评估　术前康复开始时间______天
		5.2　术后首次接受康复时间　距手术后______小时
		5.3　手术后康复方式 A. 主动康复；B. 被动康复
		5.4　出院时康复效果评价 伸膝____°（度），屈膝____°（度） 一次行走距离____米
		5.5　评估患者和家属在康复过程的参与度 A. 强；B. 中；C. 一般；D. 差
	肿瘤膝 -6：合并基础疾病引起的并发症	6.1　是否出现由合并的基础疾病引起的并发症（是、否） 6.2　合并基础疾病种类 A. 心血管系统；B. 呼吸系统；C. 消化系统；D. 肾脏疾病；E. 血液系统； F. 内分泌系统；G. 神经系统
		6.3　影响程度 A. 按时出院；B. 延迟出院；C. 转科（院）治疗；D. 死亡
	肿瘤膝 -7：患者宣教与沟通、决策	7.1　门诊宣教与沟通决策　向患者和家属讲明病情和各种治疗方法的利弊，共同决策治疗和康复方案，并告知预期结果与预计费用、手术前准备工作
		7.2　住院期间向医护人员与患者和家属进一步进行宣教，沟通、决策工作。告知所患疾病的防治方法、本次手术可能发生的问题及防治方法
		7.3　护士向患者和家属进行用药、饮食、康复和环境介绍，同时讲解缓解疼痛、失眠、焦虑的方法
		7.4　评估心理障碍类型及程度 A. 焦虑症；B. 抑郁症；C. 强迫症；D. 恐怖症；E. 疑病症；F. 精神分裂症
		7.5　评估患者和家属在治疗过程中的参与度 A. 很满意；B. 较满意；C. 满意；D. 不满意；E. 很不满意
	肿瘤膝 -8：手术后出现并发症	8.1　手术后并发症 A. 深静脉血栓形成；B. 肺栓塞；C. 肺部感染；D. 骨髓抑制；E. 切口并发症； F. 手术部位深部感染；G. 假体松动、移位；H. 未出现并发症
		8.2　影响程度 A. 按时出院；B. 延迟出院；C. 转科（院）治疗； D. 非计划再次手术；E. 30 天内非计划再次住院；F. 30 天内死亡
	肿瘤膝 -9：手术切口	9.1　手术切口 9.1.1　切口类型： A. Ⅰ类；B. Ⅱ类；C. Ⅲ类 9.1.2　手术愈合情况： A. 甲级愈合；B. 乙级愈合；C. 丙级愈合

续表

<table>
<tr><td rowspan="14">调查与评价</td><td rowspan="6">肿瘤膝 -10：平均住院日与费用</td><td>10.1　住院日__天</td></tr>
<tr><td>10.2　离院方式
A. 医嘱回家；B. 医嘱转医联体；C. 医嘱转社区 / 乡镇卫生院；
D. 医嘱转本院康复科；E. 非医嘱离院；F. 死亡</td></tr>
<tr><td>10.3　治疗结果
A. 治愈；B. 好转；C. 未愈；D. 死亡；E. 其他</td></tr>
<tr><td>10.4　住院总费用______元</td></tr>
<tr><td>10.5　其中药费______元</td></tr>
<tr><td>10.6　其中关节假体费用______元</td></tr>
<tr><td rowspan="8">肿瘤膝 -11：患者对服务的体验与评价</td><td>11.1　门诊医师是否与您和家属讲明病情，共同决策治疗与康复方案，并告知预期结果、预计费用和手术前准备工作
□否；
□是：A. 很满意；B. 较满意；C. 满意；D. 不满意；E. 很不满意</td></tr>
<tr><td>11.2　医师手术前是否告知您和家属手术麻醉方法、围手术期可能发生的问题及防治方法
□否；
□是：A. 很满意；B. 较满意；C. 满意；D. 不满意；E. 很不满意</td></tr>
<tr><td>11.3　护士向您和家属介绍您的疾病状况、住院环境和围手术期可能发生的问题及防治方法
A. 很满意；B. 较满意；C. 满意；D. 不满意；E. 很不满意</td></tr>
<tr><td>11.4　您对医院住院病房的生活环境方便程度的评价
A. 很满意；B. 较满意；C. 满意；D. 不满意；E. 很不满意</td></tr>
<tr><td>11.5　您对医院住院病房提供的膳食满意程度的评价
A. 很满意；B. 较满意；C. 满意；D. 不满意；E. 很不满意</td></tr>
<tr><td>11.6　您经过本次治疗后对病痛减轻与生活质量改善程度的评价
A. 很满意；B. 较满意；C. 满意；D. 不满意；E. 很不满意</td></tr>
<tr><td>11.7　对医师向您提供本次所患疾病相关的防治与康复知识的满意程度的评价
A. 很满意；B. 较满意；C. 满意；D. 不满意；E. 很不满意</td></tr>
<tr><td>11.8　您和家属对在治疗与康复过程中参与度的评价（患者和家属自评）
A. 很满意；B. 较满意；C. 满意；D. 不满意；E. 很不满意</td></tr>
</table>

（罗　翼　张闻力　闵　理　周艾婧）

第十二节　肿瘤半髋 / 全髋关节置换术加速康复质量控制指标

* 报告医师：　　　　* 复核医师：　　　　* 报告时间：　　年　　月　　日　　时　　分

<table>
<tr><td>患者信息</td><td>* 主要诊断 ICD-10 编码与名称</td><td>C40.201 股骨恶性肿瘤
D48.020 下肢骨动态未定肿瘤
D48.021 下肢骨肿瘤
C79.508 下肢骨继发恶性肿瘤
M89.500 骨质溶解
M89.500x091 大块溶骨病
M89.500x092 特发性骨溶解症
M89.818 骨质破坏
T84.000x005 人工髋关节置换术后髋臼松动</td></tr>
</table>

续表

<table>
<tr><td rowspan="3">患者信息</td><td>* 主要诊断 ICD-10 编码与名称</td><td colspan="3">T84.000x007 人工髋关节置换术后异位骨化
T84.000x013 人工股骨头置换术后假体功能障碍
T84.002 髋关节假体松动
T84.003 髋关节假体障碍
T84.501 髋关节假体植入感染</td></tr>
<tr><td>*ICD-9-CM-3 编码与手术名称</td><td colspan="3">肿瘤半髋 / 全髋关节置换术（ICD-9-CM-3：81.5100）</td></tr>
<tr><td>* 住院号：____</td><td>* 姓名：</td><td>* 性别：</td><td>出生日期：
年　月　日</td></tr>
<tr><td rowspan="6">手术基本信息</td><td rowspan="6">肿瘤髋 -1：术前功能评估与手术时间</td><td colspan="3">1.1　全身评估
1.1.1　全身状态评估：ASA 分级____级
1.1.2　心肺功能评估：
NYH 心功能分级__级、代谢当量____MET
1.1.3　心血管疾病：
A. 冠心病；B. 高血压；C. 心律失常；
D. 下肢动脉狭窄（轻、中、重）；E. 下肢深静脉血栓
1.1.4　呼吸系统：
A. 肺部感染；B. 慢性阻塞性肺疾病；C. 过敏性哮喘；
D. 支气管扩张症；E. 肺动脉高压
1.1.5　消化系统：
A. 慢性肝脏疾病；B. 消化性溃疡
1.1.6　肾脏疾病：
A. 急性肾功能不全；B. 慢性肾功能不全
1.1.7　血液系统：
A. 贫血；B. 血小板减少
1.1.8　内分泌系统：
A. 糖尿病；B. 甲状腺功能亢进；C. 甲状腺功能减低；D. 肾上腺皮质功能不全
1.1.9　神经系统：
A. 帕金森病；B. 阿尔茨海默病；C. 焦虑症；D. 抑郁症；E. 脑梗死；F. 脑出血</td></tr>
<tr><td colspan="3">1.2　肿瘤类型 *
A. 原发骨肿瘤；B. 原发软组织肿瘤；C. 转移性肿瘤</td></tr>
<tr><td colspan="3">1.3　手术前相应的治疗 *
A. 化疗后；B. 靶向治疗后；C. 放疗后；D. 二次手术</td></tr>
<tr><td colspan="3">1.4　手术侧肢体功能评估 *
患髋：Harris 评分____分；MSTS 评分____分</td></tr>
<tr><td colspan="3">1.5　手术类型
A. 首次手术；B. 二次手术；C. 翻修手术；D. 高难复杂肿瘤半 / 全髋手术</td></tr>
<tr><td colspan="3">1.6　手术时间
1.6.1　手术起始（切皮）时间：____年__月__日__时__分
1.6.2　手术结束时间：____年__月__日__时__分</td></tr>
<tr><td>过程质量</td><td>肿瘤髋 -2：预防性抗菌药物应用</td><td colspan="3">2.1　预防性抗菌药物的选择
A. 第一代头孢菌素（头孢唑林、头孢拉定、头孢硫脒）；
B. 第二代头孢菌素（头孢呋辛、头孢克洛）；
C. 林可霉素类（克林霉素）；
D. 喹诺酮类（氧氟沙星、环丙沙星、莫西沙星）；
E. 多肽类（万古霉素、多黏菌素、多黏菌素 E）；
F. 未使用抗菌药物</td></tr>
</table>

续表

过程质量	肿瘤髋-2：预防性抗菌药物应用	2.2 术前使用首剂抗菌药物时间__时__分 切皮时间__时__分
		2.3 术中追加用药 A. 手术时间>3 小时追加 1 次； B. 术中出血量≥1 500ml 追加 1 次；C. 术中未追加用药
		2.4 术后结束使用抗菌药物的时间 A. 术后 24 小时内结束使用；B. 术后 2 天内结束使用； C. 术后 3 天内结束使用；D. 术后 4 天内结束使用； E. 术后 5 天内结束使用；F. 术后 5 天之后继续使用
		2.5 术后 3 天之后继续使用抗菌药物的原因 A. 在主要或次要诊断中术前有感染或具备潜在高危感染因素的患者； B. 术前 24～48 小时内接受抗菌药物治疗的患者，术后仍需继续使用； C. 在手术 2 天后，被确认为感染者并行治疗的患者； D. 切口渗液、渗血或切口感染； E. 临床医师认为有继续使用抗菌药物治疗适应证的患者； F. 病程记录中有上级医师认定继续用药的其他原因
	肿瘤髋-3：预防VTE措施	3.1 药物预防 DVT 治疗医嘱下达的时间 ______年____月______日______时______分
		3.2 预防性给予药物治疗 A. 华法林；B. 普通肝素；C. 低分子肝素； D. 新型抗凝剂（达比加群、利伐沙班）；E. 其他
		3.3 物理治疗 A. 足底泵；B. 弹力袜
		3.4 康复治疗 A. 肢体主动活动；B. 肢体被动活动
	肿瘤髋-4：输红细胞量	4.1 输红细胞量 4.1.1 术中输红细胞量：____ml 4.1.2 术后输红细胞量：____ml
	肿瘤髋-5：专业康复治疗	5.1 康复治疗前评估 术前康复开始时间______天
		5.2 术后首次接受康复时间 距手术后______小时
		5.3 手术后康复方式 A. 主动康复；B. 被动康复
		5.4 出院时康复效果评价 伸髋______°（度），屈髋______°（度），外展髋______°（度） 一次行走距离______米
		5.5 评估患者和家属在康复过程的参与度 A. 强；B. 中；C. 一般；D. 差
	肿瘤髋-6：合并基础疾病引起的并发症	6.1 是否出现由合并的基础疾病引起的并发症（是、否）
		6.2 合并基础疾病种类： A. 心血管系统；B. 呼吸系统；C. 消化系统；D. 肾脏疾病； E. 血液系统；F. 内分泌系统；G. 神经系统
		6.3 影响程度 A. 按时出院；B. 延迟出院；C. 转科（院）治疗；D. 死亡

续表

<table>
<tr><td rowspan="8">过程质量</td><td rowspan="5">肿瘤髋 -7：患者宣教与沟通、决策</td><td>7.1　门诊宣教与沟通决策
向患者和家属讲明病情和各种治疗方法的利弊，共同决策治疗和康复方案，并告知预期结果与预计费用、手术前准备工作。</td></tr>
<tr><td>7.2　住院期间医护人员与患者和家属进一步进行宣教与沟通、决策工作。告知所患疾病的防治方法、本次手术可能发生的问题及防治方法。</td></tr>
<tr><td>7.3　护士向患者和家属进行用药、饮食、康复和环境介绍，同时讲解缓解疼痛、失眠、焦虑的方法。</td></tr>
<tr><td>7.4　评估心理障碍类型及程度
A. 焦虑症；B. 抑郁症；C. 强迫症；D. 恐怖症；E. 疑病症；F. 精神分裂症</td></tr>
<tr><td>7.5　评估患者和家属在治疗过程中的参与度
A. 很满意；B. 较满意；C. 满意；D. 不满意；E. 很不满意</td></tr>
<tr><td rowspan="2">肿瘤髋 -8：手术后出现并发症</td><td>8.1　手术后并发症
A. 深静脉血栓形成；B. 肺栓塞；C. 肺部感染；D. 生理和代谢紊乱；
E. 切口并发症；F. 手术部位深部感染；G. 未出现并发症</td></tr>
<tr><td>8.2　影响程度
A. 按时出院；B. 延迟出院；C. 转科（院）治疗；D. 非计划再次手术；
E. 30 天内非计划再次住院；F. 30 天内死亡</td></tr>
<tr><td>肿瘤髋 -9：手术切口</td><td>9.1　手术切口
9.1.1　切口类型
A. Ⅰ类；B. Ⅱ类；C. Ⅲ类
9.1.2　手术愈合情况
A. 甲级愈合；B. 乙级愈合；C. 丙级愈合</td></tr>
<tr><td rowspan="10">调查与评价</td><td rowspan="6">肿瘤髋 -10：平均住院日与费用</td><td>10.1　住院日__天</td></tr>
<tr><td>10.2　离院方式
A. 医嘱回家；B. 医嘱转医联体；C. 医嘱转社区 / 乡镇卫生院；
D. 医嘱转本院康复科；E. 非医嘱离院；F. 死亡</td></tr>
<tr><td>10.3　治疗结果
A. 治愈；B. 好转；C. 未愈；D. 死亡；E. 其他</td></tr>
<tr><td>10.4　住院总费用______元</td></tr>
<tr><td>10.5　其中药费____元</td></tr>
<tr><td>10.6　其中关节假体费用____元</td></tr>
<tr><td rowspan="4">肿瘤髋 -11：患者对服务的体验与评价</td><td>11.1　门诊医师是否与您和家属讲明病情，共同决策治疗与康复方案，并告知预期结果、预计费用和手术前准备工作
□否；
□是：A. 很满意；B. 较满意；C. 满意；D. 不满意；E. 很不满意</td></tr>
<tr><td>11.2　医师手术前是否告知您和家属手术麻醉方法的、围手术期可能发生的问题及防治方法
□否；
□是：A. 很满意；B. 较满意；C. 满意；D. 不满意；E. 很不满意</td></tr>
<tr><td>11.3　护士向您和家属介绍您的疾病状况、住院环境和围手术期可能发生的问题及防治方法
A. 很满意；B. 较满意；C. 满意；D. 不满意；E. 很不满意</td></tr>
<tr><td>11.4　您对医院住院病房的生活环境方便程度的评价
A. 很满意；B. 较满意；C. 满意；D. 不满意；E. 很不满意</td></tr>
</table>

续表

调查与评价	肿瘤髋-11：患者对服务的体验与评价	11.5　您对医院住院病房提供的膳食满意程度的评价 A. 很满意；B. 较满意；C. 满意；D. 不满意；E. 很不满意
		11.6　您经过本次治疗后对病痛减轻与生活质量改善程度的评价 A. 很满意；B. 较满意；C. 满意；D. 不满意；E. 很不满意
		11.7　对医师向您提供本次所患疾病相关的防治与康复知识的满意程度的评价 A. 很满意；B. 较满意；C. 满意；D. 不满意；E. 很不满意
		11.8　您和家属对在治疗与康复过程中参与度的评价（患者和家属自评） A. 很满意；B. 较满意；C. 满意；D. 不满意；E. 很不满意

（罗　翼　张闻力　闵　理　周艾婧）

第五章

骨科加速康复围手术期康复治疗规范

第一节　颈椎前路椎间盘切除减压融合术加速康复围手术期康复治疗规范

一、康复治疗总目标

颈椎前路手术主要包括经前路颈椎椎间盘切除减压融合术（anterior cervical discectomy and fusion，ACDF）、经前路颈椎椎体次全切除减压植骨融合术（anterior cervical corpectomy and fusion，ACCF）等，用以解决颈椎常见问题造成的对颈脊髓、神经根压迫和激惹而引发的相应临床症状。加速康复外科的整体目标为减少患者围手术期的应激反应和相关并发症，促进患者康复，通过科学规范地围手术期康复治疗，预防手术并发症，促进颈椎功能恢复，促进组织修复，恢复或改善患者日常生活活动能力和社会参与能力。颈椎前路融合术针对多种颈椎疾病，对于不同的颈椎疾病采取的手术切除、植骨范围和固定方法略有不同，围手术期康复治疗的阶段目标也不同，具体术后康复的阶段目标应由手术主刀医师根据手术中植骨和内固定的情况提出，或与康复医师协商决定，康复医师应与手术主刀医师保持联系。

二、术前康复治疗

术前康复治疗目标：加强对患者和照料者的宣教，促使其坚定信心，积极参与康复治疗；指导患者了解术前活动相关禁忌，掌握主动康复方法，学会自我管理；改善患者机体和心肺功能，使患者能够通过麻醉及手术评估，顺利接受手术。

（一）术前专科康复治疗的评估

首先，熟悉患者病史（包括主诉、现病史、专科查体、术前检查及手术方案），同时进行全身评估。具体参照第二章《骨科加速康复围手术期麻醉管理规范》《骨科加速康复围手术期疼痛管理规范》《骨科加速康复围手术期营养管理规范》的基本内容，并参照附录1颈椎前路融合术加速康复临床路径，及第四章《颈椎前路椎间盘切除减压融合术加速康复质量控制指标》的内容。

其次，进行术前康复评定。评定方法与内容详见美国脊柱脊髓损伤协会脊髓损伤标准神经学分类量表、颈椎功能障碍指数（neck disability index，NDI）、日本骨科协会脊髓功能评分（Japanese orthopaedic association score，JOA）等。颈椎前路手术的患者需要特别关注对于吞咽功能的评估，可使用“改良洼田饮水试验”进行。

（二）术前康复治疗

1. 康复宣教　目的是使患者了解术前康复治疗的必要性和重要性，提升其围手术期康复的配合度，使其主动参与到康复治疗计划中来；指导患者及照料者掌握围手术期功能康复的方法及生活活动策略，指导患者学习使用支具，掌握支具佩戴状态下的生活活动及转移技巧；降低或消除患者不良心理因素，增强其对于手术的信心。由于照料者是患者康复全程最重要的监督者，因此对照料者进行康复宣教同样重要。具体宣教内容如下。

（1）患者整体健康状况的维持及改善：包括患者慢病的自我管理，如高血压，糖尿病等的规范控制；改良生活习惯，戒烟、戒酒，均衡营养，控制体重等。

（2）居家运动方式指导：根据患者的康复评定结果指导入院前居家训练，包括有氧运动、抗阻训练、平衡功能训练等。

（3）疼痛宣教：指导患者通过综合手段控制疼痛，如物理治疗或生活方式指导。提醒患者若因疼痛无法完成术前运动的内容，则通过康复治疗师对运动方式进行改良或暂停。

（4）颈托的使用方法及时长指导，佩戴颈托时的转移方式指导。

（5）指导患者进行术前适应训练：气管推移训练，体位适应训练等。

2. 康复治疗　颈椎前路融合术的患者常出现上肢麻木及疼痛、感觉异常，严重者可出现踩棉感、步态不稳。日常生活活动能力（activities of daily living，ADL）受限，参与活动受限。应根据术前康复评定结果选择相应的康复治疗方法。

（1）消炎镇痛：选择低、中频电疗，或牵引、超声波疗法，或者等长运动疗法。

（2）术式针对性训练：气管推移训练，体位适应训练。

（3）心肺功能锻炼：患者受到本身健康状态低下或合并心肺疾病等因素影响，可能出现心肺功能下降，要求于术前进行心肺功能锻炼。具体方法如下，需酌情选择。

（4）肌肉的协调性、力量及耐力训练

1）肌肉的协调性训练：肌肉激活训练、生物反馈训练。

2）肌肉力量训练：颈部肌肉力量训练、上胸段肌肉力量训练、肩部肌肉力量训练，等张运动，可进行抗阻训练。

3）肌肉耐力训练：颈部肌肉耐力训练、上胸段肌肉耐力训练、肩部肌肉耐力训练，等长运动或活动耐受训练。

3. 生活方式指导　指导患者优化生活习惯，合理佩戴颈托，适应佩戴颈托的日常生活活动，如进食、出行、如厕等。减少埋头和伏案的姿势。

4. 注意事项　疼痛的患者在预防性镇痛措施下可选择疼痛可耐受范围内的训练。活动方式的选择也需要充分考虑个人特点，遵循循序渐进的原则，同时注意避免可能出现的运动损伤。

所有康复方案最终要由外科医师与康复专业人员共同确定。

三、术后康复治疗

术后康复阶段主要分为三个部分：①术后早期康复（术后 0～5 天，住院期间），旨在改善患者围手术期的整体状况，以达到出院标准。②自主居家康复（出院后～术后 12 周），目标为常态化预防并发症，保护患者融合结构，恢复提升患者功能水平，提升患者日常生活的独立完成能力，强化照料者照顾监督意识等。③在专业的康复机构康复能激发患者最大的康复潜能，达到其最佳的功能水平，并提升照料者康复照料的知识和照护水平，减少照料负担。

（一）术后早期康复（术后 0～5 天，住院期间）

颈椎前路融合手术住院时长一般为 4～6 天，此阶段患者需要了解康复全程的目标及内容，照料者也要在医护人员的指导下了解康复要点，以便在出院后保证患者居家训练的质量与安全。

1. 康复目标

（1）保护融合部位，避免不必要的应力。

（2）控制疼痛。

（3）预防并发症。

（4）早期活动。

（5）达到病区内独立进行日常生活活动。

（6）制定出院及家庭康复计划。

2. 基本康复治疗

（1）早期活动：一般麻醉清醒后 2 小时即可开始下床活动，但要注意防止发生并发症，应严密观察患者状态。

（2）消炎镇痛：选择低、中频电疗，或者光疗、冷疗，或者等长运动疗法。

（3）吞咽功能训练：物理因子治疗、食物性状指导、吞咽方式指导、体位改变指导。

（4）心肺功能训练：包含运动疗法、体位优化和咳嗽咳痰训练。

3. 运动疗法　鼓励患者进行上肢各个方向的生理活动（可轻微抗阻 / 不抗阻），在牵伸胸廓和等长收缩的同时配合有节律的呼吸。

4. 体位优化：尽量避免侧卧位，最好仰卧位或直立位 / 端坐位最佳。注意颈托保护，不追求长时间直立位 / 端坐位。使用正确的方式转移。

5. 肌力训练　肌肉等长训练、肌肉激活训练。因神经症状导致肌力减弱的肌群需使用肌力训练技术。在病区内进行 ADL 能力训练。

6. 注意事项　此阶段的康复方案由外科医师与康复人员根据患者围手术期的具体情况共同制定，并根据患者治疗后的反馈进行优化或修改。对不同融合节段和既往不同健康程度的患者的康复方案应有所区别。

（二）自主居家康复（出院后～术后 12 周）

由于颈椎前路手术患者住院时间较短，因此家庭康复计划尤其重要。需要根据患者的整体情况及表现制定个性化治疗方案。根据融合节段的不同，将居家康复分为术后 5 天～4 周及术后 4～12 周两个阶段。居家康复的目标：指导患者及照料者主动参与居家康复训练，照料者要强化监督和陪伴意识，常态化预防并发症，巩固院内训练结果，以达到患者最佳的功能水平。

1. 术后 5 天～4 周

（1）康复目标

1）为手术融合节段提供最佳的保护环境，避免结构性和功能性损伤。

2）积极有效的控制 / 缓解疼痛策略。

3）颈托保护下独立进行日常生活活动。

4）颈部肌肉激活，以及适当进行活动（单节段融合术后患者）。

5）循序渐进延长患者的每日活动时间，鼓励患者参与简单安全的活动。

（2）进阶标准：疼痛被有效控制；独立进行日常生活活动；根据外科医师的建议可适当减少颈托佩戴时间。

（3）居家康复方案

1）肌肉激活及力量训练：颈部肌群的激活训练、等长收缩；上胸段及肩部肌肉训练、等张运动，可进行渐进抗阻。

2）姿势教育：正确的坐 / 站姿指导；居家环境改造；健康生活习惯指导（如减少伏案）。

3）日常生活能力训练：佩戴颈托下的转移训练；洗漱、如厕的适应；出行方式指导。

（4）注意事项：接受单节段融合术且既往体健的患者，可在外科医师的允许下，逐步减少颈托佩戴时间，开始恢复颈椎的功能活动。接受多节段融合术或本身健康状态较差的患者、伴有骨质疏松症或其他风险因素的患者，应继续佩戴颈托，减少颈部活动。

2. 术后 4～12 周　此时骨痂已经开始逐步硬化，可以适当增加负重，独立进行日常生活活动并加强其耐受性，为参与活动或回归运动做准备。

（1）康复目标

1）逐步减少颈托佩戴至脱离颈托保护。

2）颈部活动度的恢复。

3）提高颈部肌肉的耐力和力量。

4）恢复头颈部定位及视觉敏感。

5）独立进行日常生活活动。

6）回归参与活动。

（2）进阶标准：颈部疼痛得到有效控制或消失；外科评估后脱离颈托；独立进行日常生活活动；参与活动的耐受性增强。

（3）居家康复方案

1）肌群协调性训练：生物反馈（压力）装置训练、颈部肌肉激活训练、上肢协调性训练。

2）肌肉力量及耐力训练：上肢力量训练、肩胛区肌力训练、颈部肌肉耐力训练。

3）定位敏感度训练：头部稳定性训练、眼球控制训练、头眼协调训练。

4）活动度改善训练：颈部牵拉训练、颈部活动度训练。

5）生活方式指导：指导患者进行环境改造，减少不良姿势。

6）注意事项：患者术后 12 周复查时由外科医师确定是否可以去除颈托保护，尤其是对于多节段融合术后患者。鼓励患者形成良好的生活习惯，以便长期保持治疗效果。

（三）专业康复机构康复

部分患者经出院评定后建议转院内康复科或院外康复机构做进一步康复治疗：一类是病情复杂、高风险的患者，需要专业康复团队进行综合康复干预；另一类是康复目标比较高，期望达到最大康复潜能或回归正常运动的患者。康复团队按照出院评估结果并结合手术主刀医师的阶段康复目标，制定个性化康复方案，包括康复目标、康复时间、康复阶段、康复项目、随访时间、家庭指导等。

对于院内转介的患者，还可以在科室密切合作的基础上优化流程，在满足患者转科意愿的同时，提高患者满意度。

1. 康复治疗实施的原则　制定个性化康复计划，康复计划须在医护人员的指导下科学规范地进行，以恢复肢体功能为主要目的，围绕快速达到患者最大功能潜能进行训练，同时将照料者的康复指导能力和康复功能训练的熟悉程度也纳入培训范围，旨在使照料者成为患者康复全程中的有力监督者和协助者。

2. 康复机构的治疗内容　物理因子治疗、关节活动度训练、肌力 / 耐力训练、心肺功能训练、平衡功能训练、步行 / 步态训练、本体感觉训练、传统康复治疗、日常活动能力训练、科学运动方式的选择和指导等。

（尹子文）

第二节　经皮椎体成形术和经皮椎体后凸成形术加速康复围手术期康复治疗规范

一、康复治疗总目标

经皮椎体成形术（percutaneous vertebroplasty，PVP）在骨科临床常用来治疗骨质疏松症性椎体压缩骨折（osteoporotic vertebral compression fracture，OVCF）。加速康复外科的整体目标是为了减少患者围手术期的应激反应和相关并发症，促进患者康复，预防手术并发症，促进患者功能恢复，促进组织修复，促进或改善患者日常生活活动能力和社会参与能力。PVP 因成形节段、骨质疏松症程度、骨折时间等差异，围手术期康复治疗的阶段目标应由手术主刀医师决定或与康复医师协商决定，康复医师应与手术主刀医师保持联系。

二、术前康复治疗

术前康复治疗目标：加强对患者和照料者的宣教，指导患者了解围手术期活动相关禁忌和康复方法。教会患者腰部支具 / 腰围的使用，学习正确的转移技巧，预防并发症，改善患者机体和心肺功能，使患者能够通过麻醉及手术评估，顺利接受手术。

（一）术前康复评定

首先熟悉患者病史，包括主诉、现病史、专科查体、术前检查及手术方案，同时进行全身评估。具体参照第二章《骨科加速康复麻醉围手术期管理规范》《骨科加速康复围手术期疼痛管理规范》《骨科加速康复围手术期营养管理规范》等规范的基本内容。

术前康复评估的评定方式及内容详见 Oswestry 功能障碍指数（Oswestry disability index，ODI）、VAS。骨密度检查选用国际公认的检查方法——双能 X 射线吸收法（DXA）。高龄患者，既往有认知障碍或物质依赖的患者，建议进行术后谵妄的评估。

（二）术前康复治疗

1. 康复宣教　目的是使患者了解术前康复治疗的必要性和重要性，提升围手术期康复的配合度，使其主动参与到康复治疗计划中；指导患者及照料者掌握围手术期训练方法及活动策略，指导患者学习支具佩戴下的活动及转移技巧；降低或消除患者不良心理因素，增强其对手术的信心；照料者与患者的康复教育同步进行。具体宣教内容如下。

（1）患者整体健康状况的维持及改善：包括患者慢病的自我管理，尤其是规范治疗骨质疏松症；改良生活习惯，戒烟、戒酒，均衡营养，控制体重等。

（2）居家运动方式指导：根据患者的康复评定结果指导患者进行入院前居家训练，包括有氧运动、抗阻训练、平衡功能训练等。

（3）疼痛宣教：指导患者通过综合手段控制疼痛，如物理因子治疗或人体力学及生活方式指导。提醒患者若因疼痛无法完成术前运动的内容，则通过康复治疗师对运动方式进行改良或暂停。

（4）支具使用：指导正确的支具佩戴方式及佩戴要求，包括佩戴下的转移方式。

（5）体位和人体力学指导：维持脊柱中立，预防骨折，正确负重，站、坐、睡姿的建议。

2. 康复治疗　PVP 手术患者常有骨质疏松症、脊柱畸形和疼痛，进而影响其日常生活能力。应根据术前康复评定的结果选择相应的康复治疗方法。

（1）疼痛治疗：选择磁疗，低、中频电疗或运动疗法。

（2）心肺功能锻炼：患者因本身健康状态问题（如高龄、骨质疏松症导致的脊柱后凸畸形）进而影响胸廓活动和肺容量，另外因卧床制动等因素，患者多合并心肺功能下降，均需于术前进行心肺功能锻炼，方式根据个人能力酌情选择。

（3）肌力训练：进行肌力训练时要注意运动方式与强度，注意当前的骨折，避免摔倒。

1）上肢肌力训练：渐进式抗阻练习，肩部肌群（包括肩的前屈、外展肌群）训练；屈肘肌群训练；伸肘肌群训练；握力训练。

2）下肢肌力训练：股四头肌肌力训练；踝部肌群训练；臀肌训练；低抗阻有氧训练。

3）核心肌群训练：以垫上训练为主。腹部肌群的训练，可选择轻微卷腹或仰卧位的往复屈髋屈膝练习。

肌力训练无论选择何种方式，都必须注意对当前骨折的保护，关注运动时的疼痛变化和摔倒风险，及时调整方式或停止。

3. 生活方式指导　指导患者优化生活习惯，合理佩戴腰部支具，术前便开始进行支具保护下的日常生活活动，如进食、出行、如厕等。注意应正确负重。

4. 注意事项 活动方式的选择需要充分考虑个人特点，运动时首要注意的是对现有骨折部分的保护，且不要出现新的骨折。因此要注意避免不适当的负重或跌倒等高风险的行为。运动前必须嘱患者做好充分热身。

所有康复方案最终由外科医师与康复专业人员共同确定。

三、术后康复治疗

术后康复阶段主要分为三个部分：①术后早期康复（术后 0～3 天，住院期间），旨在改善患者围手术期的整体状况，以达到出院标准。②自主居家康复（出院后～术后 12 周），目标为常态化预防并发症，保护患者融合结构，恢复并提升患者功能水平，提升其独立进行日常生活活动的能力，强化照料者照顾监督意识等。③专业的康复机构康复能激发患者最大的康复潜能，达到其最佳功能水平，提升照料者康复照料的知识和照护水平，减少照料负担。

（一）术后早期康复（术后 0～3 天，住院期间）

PVP 术后住院时长一般为 3 天，在此阶段内患者需要了解康复全程的目标及内容，照料者也要在医护人员的指导下了解康复要点，以便在出院后保证患者居家训练的质量与安全。

1. 康复目标

（1）完成康复教育。

（2）疼痛管理。

（3）预防并发症。

（4）维持并提升肌肉力量。

（5）维持柔韧性。

（6）提升平衡能力。

（7）掌握正确的转移方式。

（8）制定出院及家庭康复计划。

2. 康复治疗

（1）早期活动：一般在术后麻醉清醒后（通常为术后 6 小时），外科医师判断允许的情况下，即可开始早期活动，包含转移方式训练及步行训练。

（2）消炎镇痛：可选择低、中频电疗，或者光疗、冷疗，或者等长运动疗法，选择适当的支具保护。

（3）心肺功能训练

1）运动疗法：鼓励患者进行上肢各个方向的生理活动（可轻微抗阻 / 不抗阻），牵伸胸廓和等长收缩的同时配合有节律的呼吸。

2）体位优化：尽量避免采取仰卧位，以直立 / 端坐位最佳。注意支具保护，不追求长时间直立 / 端坐位，使用正确的方式转移。

3）呼吸肌力量训练：呼吸肌抗阻训练，可使用呼吸训练器。

（4）肌力训练：包含上肢、下肢及核心肌群的训练。

1）下肢肌群肌力训练：包含股四头肌、臀肌的等长训练及踝关节的往复运动。

2）上肢的肌群肌力训练：包含肩部活动的训练、屈肘肌群训练、伸肘肌群训练、握力训练。

3）核心肌群肌力训练：以卧位训练为主，包含腹部肌群、腰背部肌群及盆底肌的训练。

（5）转移训练：包含滚木样翻身、卧 - 坐位转移、靠坐位 - 端坐转移、坐 - 站转移及站 - 坐转移、如厕转移、交通工具的转移等。

（6）平衡功能训练：包含坐位及站位的重心转移训练、作业活动设计。

（7）步行训练：正确转移并完成步行准备，进行病区内短距离行走及返回病床训练。

(8) 注意事项：此阶段的康复方案由外科医师与康复人员根据患者围手术期的具体情况共同制定，并根据患者治疗后的反馈进行优化或修改。活动时选择合适的辅助器具，肌力训练时注意控制疼痛，转移及步行训练时注意保护防止摔倒，根据个人耐受掌握训练时间。

(二) 自主居家康复(出院后～术后12周)

由于PVP患者住院时间较短、患者一般年龄偏大、缺乏足够的病区内康复接触时间，因此家庭康复计划尤其重要。居家康复的总目标：指导患者及照料者掌握并执行居家康复训练，照料者要强化监督和陪伴意识，常态化预防并发症，巩固院内训练结果，激发患者的恢复潜能。

1. 康复目标

(1) 掌握康复教育的内容。

(2) 控制疼痛。

(3) 体位和人体力学的优化。

(4) 改善或维持肌肉力量。

(5) 提升平衡能力。

(6) 维持脊柱及软组织的柔韧性。

(7) 独立进行日常生活活动。

(8) 参与能力提升，回归运动。

2. 进阶标准　疼痛有效控制；功能水平达到手术后最佳；能够独立进行日常生活活动；能够参加低冲击和安全的活动；可恢复到娱乐社交和工作活动中去。

3. 居家康复方案

(1) 姿势教育：正确的站、坐、睡姿的指导；正确的弯腰/提物方式；逐步提高在各种姿势位置时的耐受性。

(2) 肌力训练：肌力训练方案根据患者骨质疏松症的严重程度和耐受性进行灵活调整，低于正常值2.0SD以上的患者，建议以垫上运动为主，而骨质较好的患者可以有更多选择。

1) 核心肌群的稳定训练：包含腹肌、腰背肌、竖脊肌的训练，以等长收缩为主。

2) 下肢力量训练：包含股四头肌的力量训练、踝背屈/跖屈肌群的训练、臀肌训练等；下肢整体强化可进行非负重的闭链练习或功率车练习等。

3) 上肢力量训练：包含屈肘肌群训练、伸肘肌群训练、握力训练等，可进行渐进性抗阻训练。

(3) 柔韧性训练：脊柱旁肌群的牵拉训练；髋关节及踝关节的活动度训练。

(4) 平衡功能训练：重心转移训练；视觉/感觉/前庭障碍训练；环境改造(鞋、地面、灯光等)；防跌倒教育。

(5) 日常生活能力训练：转移训练，包含滚木翻身、钟摆样起床；洗漱、如厕等居家行为训练；出行方式指导；增加居家生活耐受性。

(6) 注意事项：首要原则是防止跌倒和再次骨折，注意控制每日的活动总量，应鼓励患者终身坚持其所掌握的康复方式，以维持治疗效果。

(三) 康复机构康复

部分患者经出院评定后建议转院内康复科或院外专业康复机构做进一步康复治疗：一类是病情复杂、高风险的患者，需要专业康复团队进行综合康复干预；另一类是康复目标比较高，期望达到最大康复潜能或回归正常运动的患者。康复团队按照出院评估结果来制定个性化的康复方案，包括康复目标、康复时间、康复阶段、康复项目、随访时间、家庭指导等。

对于院内转介的患者，还可以在科室密切合作的基础上优化流程，在满足患者转科意愿的同时，提高患者的满意度。

1. 康复治疗实施的原则　制定个性化康复计划，康复计划须康复计划须在医护人员的指导下科学规范地进行，以恢复肢体功能为主要目的，围绕快速达到患者最大功能潜能进行训练，同时将照料者康复指导能力和熟悉康复功能训练的程度也纳入培训范围，旨在使照料者成为患者康复全程中的有力监督者和协助者。

2. 康复机构的治疗内容　物理因子治疗；关节活动度训练；肌力 / 耐力训练、心肺功能训练；平衡功能训练；步行 / 步态训练；本体感觉训练；传统康复治疗、日常活动能力训练；科学运动方式的选择和指导等。

（尹子文）

第三节　腰椎后路短节段减压融合术加速康复围手术期康复治疗规范

一、康复治疗总目标

腰椎后路短节段手术主要指用于治疗腰椎间盘突出症伴 / 不伴腰椎不稳、椎管狭窄、腰椎滑脱等腰椎退行性改变疾病的后路 1～2 个节段的减压 / 固定 / 融合术，是脊柱外科最常见的术式之一。加速康复外科的整体目标为减少患者围手术期的应激反应和相关并发症，促进患者康复，通过科学规范地围手术期康复治疗，预防手术并发症，促进腰椎功能恢复，促进组织修复，恢复或者改善患者日常生活活动能力和社会参与能力。腰椎后路短节段减压融合内固定术的病种、手术操作范围、骨质质量和内固定的稳定性均有不同，围手术期康复的阶段目标应由手术主刀医师决定或与康复医师协商决定，康复医师应与手术主刀医师保持联系。

二、术前康复治疗

术前康复治疗目标：加强对患者和照料者的宣教；指导患者了解围手术期活动禁忌，同时掌握主动康复的方法，教会患者正确使用腰部支具 / 腰围，学习正确的转移技巧，将术后需要学习和进行的训练内容提前进行指导学习，避免术后患者因疼痛、对早期活动的担忧等因素而导致康复配合度降低。改善患者机体和心肺功能，使患者能够顺利接受手术。

（一）术前康复评定

首先熟悉患者的病史，包括主诉、现病史、专科查体、术前检查及手术方案，同时进行全身评估。具体参照第二章《骨科加速康复围手术期麻醉管理规范》《骨科加速康复围手术期疼痛管理规范》《骨科加速康复围手术期营养管理规范》的基本内容，并参照附录 3《腰椎后路短节段减压融合内固定术加速康复临床路径》第四章《腰椎短节段减压融合术加速康复内固定术质量控制指标》的内容。

其次进行术前康复评定。评定方法与内容详见 Oswestry 功能障碍指数、JOA。患者既往有骨质疏松症相关诊断的或绝经期后妇女，可根据需要进行骨密度的检查。

（二）术前康复治疗

1. 康复宣教　目的是使患者了解术前康复治疗的必要性和重要性，提升围手术期康复的配合度，使其主动参与到康复治疗计划中；指导患者及照料者掌握围手术期训练方法及活动策略，指导患者学习使用支具，掌握支具佩戴状态下的活动及转移技巧；降低或消除患者的不良心理因素，增强其对手术的信心；照料者是患者康复全程最重要的监督者，对照料者进行康复教育同样重要。具体宣教内容如下。

(1) 患者整体健康状况的维持及改善：包括患者慢病的自我管理，如高血压，糖尿病等的规范控制；改良生活习惯，戒烟、戒酒，均衡营养，控制体重等。

（2）居家运动方式指导：根据患者的康复评定结果指导其进行入院前居家训练，包括有氧运动、抗阻训练平衡功能训练等。

（3）疼痛宣教：指导患者通过综合手段控制疼痛，如物理因子治疗或生活方式指导。提醒患者若因疼痛无法完成术前运动的内容，则通过康复治疗师对运动方式进行改良或暂停。

（4）腰部支具的使用方法指导及支具佩戴下的转移方式指导。

（5）动作禁忌指导：避免弯曲、侧屈和旋转，以及过度负重。

（6）活动方式的改良指导：指导患者弯腰策略——从髋部开始；避免腰椎不必要的活动和负重。

2. 康复治疗　腰椎后路短节段融合术的患者常有腰痛、腰椎功能障碍、姿势变换障碍、平衡功能障碍及 ADL 能力受限。应根据术前康复评定结果选择相应的康复治疗方法。

（1）消炎镇痛：选择低、中频电疗，或者光疗、超声波疗法、等长运动疗法。

（2）心肺功能锻炼：如患者因本身健康状态问题（如高龄，或本身有心肺疾病，或者卧床制动等因素）影响出现心肺功能下降，均要求进行心肺功能锻炼。具体方法酌情选择。

（3）肌力训练：肌力训练时要注意运动方式与强度的选择，避免摔倒。

1）上肢肌力训练：肩部肌群（包括肩的前屈、外展肌群）训练；屈肘肌群训练；伸肘肌群训练；握力训练。

2）下肢肌力训练：股四头肌肌力训练，抗重 / 抗阻伸膝；踝部肌群训练（包含踝的背屈和跖屈）。

3）核心肌群训练：腹部肌群的训练，可选择轻微卷腹或仰卧位的往复屈髋屈膝；腰背部及臀部肌群的训练，可进行臀桥练习。

肌力训练可借助人力或设备进行训练，如徒手抗阻、沙袋、哑铃、功率车等。

3. 生活方式指导　指导患者优化生活习惯，合理佩戴腰部支具，术前便开始进行支具保护下的日常生活活动，如进食、出行、如厕等。体重过大的患者要注意控制体重。

4. 注意事项　疼痛患者可选择在可耐受范围内进行训练活动，活动方式的选择也需要充分考虑个人特点，遵循循序渐进的原则，同时注意避免可能出现的运动损伤。

所有康复方案最终由外科医师与康复专业人员共同确定。

三、术后康复治疗

术后康复阶段主要分为三个部分：①术后早期康复（术后 0～7 天，住院期间），旨在改善患者围手术期的整体状况，以达到出院标准。②自主居家康复（术后 1～12 周），目标为常态化预防并发症，保护患者融合结构，恢复并提升患者功能水平，提升患者独立进行日常生活活动的能力，强化照料者照顾监督意识等。③专业的康复机构康复能激发患者最大的康复潜能，达到最佳的功能水平，提升照料者康复照料的知识和照护水平，减少照料负担。

（一）术后早期康复（术后 0～7 天，住院期间）

腰椎后路短节段减压融合内固定术术后住院时长一般为 5～7 天，此阶段内患者需要了解康复全程的目标及内容，照料者也要在医护人员的指导下了解康复要点，以便在出院后保证患者居家训练的质量与安全。

1. 康复目标

（1）保护融合部位，避免不必要的应力。

（2）控制疼痛。

（3）预防并发症。

（4）维持并提升肌肉力量。

（5）掌握正确的转移方式。

（6）制定出院及家庭康复计划。

2. 康复治疗

（1）腰部运动治疗：一般术后第 2 天（或引流管拔除后）即可开始腰椎运动训练，包含：使用正确的转移方式早期离床，在病区内步行 / 进行日常生活训练，包括上肢、下肢及核心肌群的力量 / 耐力训练。

（2）消炎镇痛：选择低、中频电疗，或者光疗、冷疗、热疗，或者等长运动疗法。

（3）心肺功能训练：包含运动疗法、体位优化和咳嗽、咳痰训练。

1）运动疗法：鼓励患者进行上肢各个方向的生理活动（可轻微抗阻 / 不抗阻），在牵伸胸廓和等长收缩的同时配合有节律的呼吸。

2）体位优化：尽量避免仰卧位，以直立 / 端坐位最佳。注意支具保护，不追求长时间直立 / 端坐位，使用正确方式转移。

3）咳嗽、咳痰训练：鼓励患者咳嗽、咳痰，必要时在患者咳嗽活动末端，予以腹部加压辅助。

（4）肌力训练：包含上肢、下肢及核心肌群的训练。

1）下肢肌群训练以对抗自身重力和完成步行功能所需的力量为主要训练内容（如股四头肌训练、踝背屈 / 跖屈肌力训练、臀肌的力量训练）。

2）上肢肌群训练以协助转移和坐位减压所需力量为主要训练内容（如屈肘肌群训练、伸肘肌群训练、握力训练）。

3）核心肌群训练以能维持坐 / 站位平衡所需力量为主要训练内容（如腹部肌群的训练、腰背部肌力训练）。

（5）转移训练：包含滚木样翻身、卧 - 坐位转移、靠坐位 - 端坐转移、坐 - 站转移及站 - 坐转移、如厕转移、交通工具的转移等。

（6）平衡功能训练：包含坐位及站位的重心转移训练、作业活动设计。

（7）步行训练：正确地转移并完成步行准备，进行病区内短距离行走及返回病床的训练。

（8）注意事项：此阶段的康复方案由外科医师与康复人员根据患者围手术期的具体情况共同制定，并根据患者治疗后的反馈进行优化或修改。注意对融合部位的保护。肌力训练时注意控制疼痛，以等长训练的方式为主，等张训练不建议对抗过大的阻力。转移及步行训练时注意保护患者，防止其摔倒。

（二）自主居家康复（术后 1～12 周）

分为术后 1～4 周、术后 4～12 周两个阶段。居家的康复总目标：指导患者及照料者掌握并执行居家康复训练，照料者要强化监督和陪伴意识，常态化预防并发症，巩固院内训练结果，激发患者的恢复潜能。

1. 术后 1～4 周　此阶段软性骨痂开始增长，但强度有限，不正确地转移或负重同样会造成融合节段的损伤。训练的主要目的是帮助患者适应从院内到家庭生活的过渡。

（1）康复目标

1）为手术融合节段提供最佳的保护环境，避免结构性和功能性损伤。

2）积极有效控制 / 缓解疼痛的策略。

3）指导患者适应术后的姿势改变。

4）指导患者掌握日常生活活动的技巧与注意点，促进患者独立进行日常生活活动。

5）循序渐进地延长患者的每日活动时间，鼓励患者参加简单且安全的活动。

（2）进阶标准：疼痛被有效控制；坐位耐受时间延长；患者能够独立进行日常生活活动；居家行动的稳定性和安全性提高。

（3）居家康复方案

1）稳定性及力量训练：核心肌群的稳定性训练，包含腹肌、腰（下）背肌、竖脊肌的训练，以等长收缩为主；下肢力量训练，包含股四头肌的力量训练、踝背屈 / 跖屈肌群的训练、臀肌训练等；上肢力量训练，包含屈肘肌群训练、伸肘肌群训练、握力训练等。

2）姿势教育：避免腰部不必要的活动（屈伸、侧屈和旋转）和负重；弯腰策略改变；正确地应用辅助装置完成转移。

3）日常生活能力训练：滚木式翻身；钟摆样起床；洗漱、如厕指导；出行方式指导。

（4）注意事项：不进行无法完成的训练项目，训练以个人耐受性为准，注意运动时的疼痛管理；若出现持续性剧烈疼痛、肌力减弱、感觉麻木、大小便控制障碍等问题，需及时就诊。

2. 术后 4～12 周　此时骨痂已经开始逐步硬化，可以适当增加负重，独立进行日常生活活动并加强其耐受性，为参与活动或回归运动做准备。

（1）康复目标

1）继续保护脊柱融合区域，逐步增加负重。

2）达到最佳功能水平。

3）能够独立进行日常生活活动。

4）逐步参加安全的工作及娱乐项目。

5）长期维持康复治疗效果。

（2）进阶标准：功能水平达到手术后最佳；能够独立进行日常生活活动；能够参加低冲击和安全的活动；可恢复到娱乐、社交和工作活动中。

（3）居家康复方案

1）进阶的稳定性及力量训练：核心肌群的稳定性训练，可进行臀桥练习、手膝位的平衡训练、平板支撑等；下肢力量的训练，下肢闭链运动或低阻力功率车练习等；上肢力量训练，在先前的上肢训练中使用合适的弹力带或哑铃以增加阻力。

2）姿势指导：指导患者在俯卧位、仰卧、坐位、站立位等各种位置进行耐受能力训练；指导患者正确弯腰取物、正确推 / 拉重物；增加柔韧性 / 腰椎关节活动度的训练，逐步改善腰椎关节活动度。

3）腰椎活动度训练：柔韧性训练、腰椎各方向活动度的训练。

4）日常生活能力训练：独立进行日常生活活动并增加其耐受性，针对术后改变适应新的生活方式。

5）参与训练：为回归工作 / 学习及运动做训练准备，如延长坐位学习 / 办公的耐受性。

6）生活方式的改良：控制体重，戒烟、戒酒，补充营养，保持良好的运动习惯。

7）注意事项：一般出院后首次将于 12 周后复查，由外科医师判断患者融合良好即可减少或去除辅助器具支持，同时进行相关的运动回归和工作回归。今后也应鼓励患者形成良好的生活习惯，长期保持治疗效果。

（三）专业康复机构康复

部分患者经出院评定后建议转院内康复科或院外康复机构做进一步康复治疗：一类是病情复杂、高风险的患者，需要专业康复团队进行综合康复干预；另一类是康复目标比较高，期望达到最大康复潜能或回归正常运动的患者。康复团队按照出院评估结果并结合手术主刀医师阶段康复目标来制定个性化康复方案，包括康复目标、康复时间、康复阶段、康复项目、随访时间、家庭指导等。

1. 康复治疗实施的原则　制定个性化康复计划，康复计划须在医护人员的指导下科学规范地进行，以恢复肢体功能为主要目的，围绕快速达到患者最大功能潜能的目标进行训练，同时应将照料者的照料水平和康复意识也纳入培训范围，旨在使照料者成为患者康复全程中的有力监督者和协助者。

2. 康复机构的治疗内容　物理因子治疗；关节活动度训练；肌力 / 耐力训练；心肺功能训练；平衡功能训练；步行 / 步态训练；本体感觉训练；传统康复治疗；日常活动能力训练；科学运动方式的选择和指导等。

（尹子文）

第四节　股骨颈骨折闭合复位内固定术加速康复围手术期康复治疗规范

一、康复治疗总目标

加强对患者和家属的宣教、沟通，降低并消除患者的不良心理因素，促使患者和照料者积极参与后续治疗。通过术前的康复治疗，提升患者心肺功能从而降低手术应激、减轻疼痛、增加肌力，使其能够顺利接受手术。通过术后的康复治疗，促进机体机能恢复，早坐起、早下床，改善移动性，提升患者日常生活活动的能力。根据患者术前活动水平制定个性化康复方案，同时提升照料者的照料能力及技巧，降低家庭照料负担。

由于股骨颈骨折骨折类型不同、内固定类型不同、合并骨质疏松症的程度不同，术后康复的阶段目标应由手术主刀医师决定或与康复医师协商决定，并与康复医师保持联系。

二、术前康复治疗

术前康复治疗目标：加强对患者和照料者的宣教，减轻创伤应激，促使患者和照料者坚定信心，积极参与康复治疗，改善机体和心肺功能，掌握主动康复的方法，学会自我管理。

（一）术前康复评定

首先熟悉患者病史，包括主诉、现病史、专科查体、术前检查及手术方案，同时进行全身评估。具体参照第二章《骨科加速康复麻醉围手术期管理规范》《骨科加速康复围手术期疼痛管理规范》《骨科加速康复围手术期营养管理规范》的基本内容，并参照附录4股骨颈骨折闭合复位内固定术加速康复临床路径及第四章《股骨颈骨折闭合复位内固定术加速康复质量控制指标》的内容。

其次进行术前康复评定，评定方法与内容详见欧洲五维健康量表、摔倒国际效能量表、Harris髋关节功能评分量表。若患者为老年患者，需要进行骨密度检查，明确是否需要进行骨质疏松症相关治疗。

（二）术前康复治疗

1. 康复宣教　目的是使患者了解自身疾病知识和治疗方案、术前康复治疗意义及方法；降低或消除患者的不良心理因素，增强其对手术的信心；使患者掌握自我训练的方法。具体宣教内容如下。

（1）向患者及照料者讲明患者的诊断与康复原因，并进行术前康复治疗的必要性和重要性教育，与患者及照料者共同制定可行的康复方案，使患者及照料者都主动参与到康复治疗中。

（2）预防围手术期常见并发症，如术后谵妄、血栓、肺部感染、压疮等。

（3）培训患者及照料者康复治疗方法，达到主动进行康复治疗、熟练掌握锻炼方法的目标。

（4）向患者及照料者讲明术前准备、预期住院时间和注意事项。具体包括患者整体健康状况的维持及改善（如营养支持）、防摔倒教育、疼痛宣教、心理教育、辅助器具转移策略、抗骨质疏松症治疗等方面。

采用小组宣教，文字宣传资料、视频及口头宣教等方式进行宣教，多种形式相结合效果将更好。

2. 康复治疗　股骨颈骨折患者术前常存在疼痛、转移障碍、ADL功能受限等。应根据术前评估结果和康复治疗计划进行康复锻炼，降低手术应激，预防并发症，提高手术治疗效果。

（1）控制疼痛：选择低、中频电疗，超声波疗法，或者运动疗法。

（2）心肺功能锻炼：如呼吸控制、深呼吸、咳嗽锻炼、体位管理。在保证患者骨折不移位、疼痛允许的情况下，使用长坐位。

（3）肌力锻炼：针对肌力的康复锻炼至关重要，要加强下肢肌肉主要是股四头肌、腘绳肌的肌力训练，上肢伸肘力量训练及握力训练。

（4）关节活动度锻炼：保持未受累关节的活动度。运动量视患者疲劳程度而定。

3．术前康复锻炼注意事项　根据患者的整体情况（包括意识、疲劳程度、创伤应激、肌力等）进行适当强度的康复锻炼，遵循循序渐进的原则，同时注意可能出现的损伤或骨折移位。若老年股骨颈骨折患者进行髋关节置换术，可在术前进行下地活动。

所有康复方案最终由外科医师与康复专业人员共同确定。

三、术后康复治疗

术后康复阶段主要分为三个部分：①术后早期康复（术后 0～3 天，住院期间），改善患者围手术期的整体状况，以达到出院标准。②自主居家康复（术后 3 天～4 周、术后 4～8 周及术后 8～12 周），在患者出院后居家进行，以改善患者的肌力、平衡性、稳定性等身体与结构功能、活动与参与能力等。③专业的康复机构康复主要针对有特殊康复目的的患者，通常是自主性较差或寻求更进一步康复的患者，以期达到更好的康复水平。

（一）术后早期康复（术后 0～3 天，住院期间）

股骨颈骨折闭合复位内固定术患者术后住院时长一般为 3 天，是进行康复锻炼的黄金时间，在此阶段内患者要学会如何进行自主康复锻炼，照料者也要在医护人员的指导下了解康复的要点，以便在出院后辅助及支持患者进行康复锻炼。住院期间的康复目标是通过药物、物理治疗等一系列手段控制患者的全身情况，教会患者及照料者如何进行自主康复锻炼、安全转移及步行，通过辅助器械进行独立活动等，以便安全出院回家。

1．康复目标

（1）消肿止痛、促进伤口愈合、预防并发症、减少失血。

（2）促进睡眠、增加胃肠道动力、改善患者营养状况。

（3）增加关节活动度，达到主动屈髋应大于 90°。

（4）加强股四头肌、腘绳肌等肌肉力量。

（5）学会独立转移能力，如体位转换。

（6）正确使用助行器，能够辅助步行。

（7）安全及康复意识教育，制定家庭康复计划。

2．康复治疗

（1）消炎镇痛：选择低、中频电疗，或者光疗、冷疗、热疗，或者等长运动疗法。

（2）心肺功能训练：包含运动疗法、体位优化和咳嗽、咳痰训练。

1）运动疗法：鼓励患者进行上肢各个方向的生理活动，在牵伸胸廓和等长收缩的同时配合有节律的呼吸。

2）体位优化：尽量避免仰卧位，以直立 / 端坐位最佳。

3）咳嗽、咳痰训练：鼓励患者咳嗽、咳痰，必要时在患者咳嗽活动末端，予以腹部加压辅助。

（3）肌力训练：可从踝泵、股四头肌等长收缩、足跟滑动至对侧膝关节水平、桥式运动、髋关节外展这 5 个基本的仰卧位运动开始。

（4）关节活动度锻炼：目标角度为屈髋大于 90°；目标时间为术后 48 小时开始。

（5）转移训练：包括翻身转移，卧 - 起坐转移，直腿坐 - 床旁坐转移，坐 - 站转移及站 - 坐转移，洗手间的转移，如厕、坐式马桶应用训练。

（6）步行训练：术后生命体征平稳，无明显不适、乏力的情况下，应下床活动。患者在医护人员的指导下使用助行器步行。

负重方案：股骨颈骨折内固定手术为防止内固定失效，保证股骨头的存活及骨折愈合可适当延缓负重时间和负重重量。具体可根据患者康复进程，与手术医师讨论后决定负重方案。开始负重后，一般采用渐进性负重方案，即下地无负重行走—负重 20kg 行走—可耐受负重行走—全负重行走。步行时长视患者疼痛程度、肢体肿胀程度及疲劳程度而定。

(7) 注意事项：此阶段的康复方案由外科医师与康复人员根据患者围手术期具体情况共同制定，并根据患者治疗后的反馈进行优化或修改。注意对骨折固定部分的保护，在转移及步行训练时注意保护患者，防止其摔倒。

进阶标准：患者独立在助行器辅助下行走50m。

(二) 自主居家康复

此阶段时间跨度较长，为了更好地给予患者指导将此阶段又分为了三个阶段：术后3天～4周；术后4～8周；术后8～12周。居家康复的目标：改善关节活动度，加强患肢肌肉力量，提升移动、步行能力，最终提升患者的日常生活活动能力。

1. 术后3天～4周　术后1～4周是患者自主进行家庭康复锻炼的关键时期，也是术后身体各项指标恢复的重要时期。在保证患者营养状况良好的前提下进行针对性的康复锻炼。

(1) 康复目标

1) 控制肿胀，最大限度减轻疼痛。

2) 增加患侧下肢的稳定性及关节的控制能力。

3) 在助行器辅助下步行。

4) 独立进行日常生活活动。

(2) 居家康复方案

1) 控制疼痛：髋关节周围肌群收缩 - 放松练习。

2) 稳定性及力量训练：髋关节稳定性训练，包括屈髋肌群、伸髋肌群，髋外展肌、内收肌强化训练；上肢力量训练，包括握力训练，屈肘、伸肘肌群力量训练；下肢力量训练，除髋关节周围肌群力量训练外，重点强化股四头肌、腘绳肌力量训练。

3) 步态训练：根据医师与康复团队制定的负重方案执行，在保证步行时间一定的前提下采用“少量多次”的原则进行。

4) 日常生活活动训练：包括穿衣、转移、如厕、外出等功能训练。

(3) 进阶标准：水肿、疼痛得到控制；能独立转移；能独立在助行器辅助下步行；能独立进行日常生活活动。

2. 术后4～8周　术后4～8周是患者自主进行家庭康复锻炼提升生活质量的时期，在保证患者安全的前提下进行有针对性的康复锻炼。

(1) 康复目标

1) 消除肿胀，最大限度地减轻疼痛。

2) 负重方案稳步推行。

3) 增加患侧下肢的平衡稳定性及关节的控制能力。

4) 独立进行日常生活活动。

(2) 康复治疗方案

1) 控制疼痛，改善循环：瘢痕自我管理，如瘢痕自主松动，自主软组织放松；局部热疗；运动疗法。

2) 步态训练：患侧逐步负重，根据患者术后实际情况，辅助器具可由助行器变为双拐。

3) 本体感觉 / 平衡训练：如站立平衡训练，下肢闭链训练。

4) 日常生活活动能力强化：强调日常生活灵活性。

(3) 进阶标准：水肿、疼痛得到控制；能独立转移；能独立进行日常生活活动。

3. 术后8～12周

(1) 康复目标

1) 全负重行走，实现家庭和社区远距离的独立无障碍行走。

2）提升肌肉力量，进行主动抗阻训练，主动关节活动度达全范围。

3）恢复安全的工作与娱乐活动。

（2）康复治疗方案

1）步行训练：逐步实现脱离辅助器具独立全负重行走。如骨折愈合欠佳可根据外科医师建议推迟全负重的时间。

2）主动关节活动度及力量训练：强调髋部近端肌群力量强化训练，包括抗阻训练（可自主选择沙袋、弹力带等器具）、耐力训练。

3）平衡训练：包括双脚站立位、单脚站立位动静态平衡训练。

4）活动与参与功能训练：如游泳、骑自行车等。

（3）进阶标准：关节活动度达到全范围，全负重步行，可缓慢蹲；能独立进行日常生活活动；恢复低冲击力运动。

（三）康复机构康复

部分患者经出院评定后建议转院内康复科或院外康复机构做进一步康复治疗：一类是病情复杂、高风险的患者，需要专业康复团队帮助其进一步治疗；另一类是康复目标比较高，期望回归正常运动的患者。无论哪类患者，都要与康复机构建立联系，康复医师团队需要按照出院评估结果并结合手术主刀医师的阶段康复目标制定个性化康复方案，包括康复目标、康复时间、康复阶段、康复项目、随访时间、家庭指导等。

1. 康复锻炼实施的原则　制定个性化康复计划；在医护人员的指导下循序渐进地进行，活动范围由小到大，强度由弱到强；活动度以不感到疲劳为准，活动以恢复肢体生理功能为中心，围绕恢复负重行走能力进行训练。

2. 康复机构的治疗内容　物理因子治疗，关节活动度训练，肌力、肌耐力训练，步行训练，心肺训练，平衡稳定训练，本体感觉训练，下肢功能训练，日常活动能力训练等。

（陈宝玉）

第五节　股骨转子间骨折闭合复位内固定术加速康复围手术期康复治疗规范

一、康复治疗总目标

加强对患者和家属的宣教、沟通，降低或消除患者的不良心理因素，促使患者和家属积极参与后续治疗。通过术前和术后的康复治疗，提升患者心肺功能从而降低手术应激、减轻疼痛、增加肌力、恢复或改善移动性，提升患者日常生活活动能力。根据患者术前活动水平制定个性化康复方案，同时提升照料者的照料能力及技巧，降低家庭照料负担。具体术后康复的实施需要手术主刀医师根据术中复位、内固定的情况提出阶段康复目标，或与康复医师和康复治疗师协商决定，康复医师应与手术主刀医师保持联系。

二、术前康复治疗

术前康复治疗目标：加强对患者和照料者的宣教，减轻创伤应激，促使患者和照料者坚定信心，积极参与康复治疗，改善机体和心肺功能，掌握主动康复方法，学会自我管理。

（一）术前康复评定

根据病史、查体、血液检查等，评估患者的心肺功能、肌力、伤前活动能力及疼痛和营养等基本情况，同时进行全身评估。具体参照第二章《骨科加速康复围手术期疼痛管理规范》《骨科加速康复围手术期营养管理规范》、附录5股骨转子间骨折闭合复位内固定术加速康复临床路径（2022年版）和第四章《股骨转子间骨折闭合复位内固定术加速康复质量控制指标》的内容。同时评估患者的防摔意识：摔倒国际效能量表、伤前活动水平（欧洲五维健康量表）、生活质量量表（SF-36）和心理评估。

（二）术前康复治疗

1. 康复宣教　目的是使患者了解自身疾病知识和治疗方案、术前康复治疗意义及方法；降低或消除患者不良心理因素，增强其对手术的信心；使患者掌握自我训练的方法。具体宣教内容如下。

（1）向患者和照料者讲明患者的诊断与康复原因，并进行术前康复治疗的必要性和重要性教育，与患者及照料者共同制定可行的康复方案，使患者及照料者都主动参与到康复治疗中来。

（2）预防围手术期常见并发症，如术后谵妄、血栓、肺部感染、压疮等。

（3）培训患者及照料者康复治疗的方法，达到主动进行康复治疗、熟练掌握锻炼方法的目标。

（4）向患者及照料者讲明术前准备，预期住院时间和注意事项。具体包括患者整体健康状况的维持及改善（如营养支持）、防摔倒教育、疼痛宣教、心理教育、辅助器具转移策略、抗骨质疏松症治疗等方面。

采用小组宣教，文字宣传资料、视频及口头宣教等方式进行宣教，多种形式相结合效果将更好。

2. 康复治疗　股骨转子间骨折患者术前常存在疼痛、转移障碍、ADL功能受限等问题。应根据术前评估结果和康复治疗计划进行康复锻炼，降低手术应激，预防并发症，提高手术治疗效果。

（1）控制疼痛：选择低、中频电疗，超声波疗法，或者运动疗法。

（2）心肺功能锻炼：如呼吸控制、深呼吸、咳嗽锻炼，同时排出肺部的痰液，尤其是老年患者和长期吸烟的患者。体位管理，在保证患者骨折不移位、疼痛允许情况下，使用长坐位。

（3）肌力锻炼：针对肌力的康复锻炼至关重要，要加强下肢肌肉主要是股四头肌、腘绳肌的肌力训练，上肢伸肘力量训练及握力训练。

（4）关节活动度锻炼：保持未受累关节的关节活动度。运动量视患者疲劳程度而定。

3. 康复锻炼注意事项　根据患者的整体情况（包括意识、疲劳程度、创伤应激、肌力等）进行适当强度的康复锻炼，遵循循序渐进的原则，同时注意可能出现的损伤或骨折移位。

所有康复方案最终由手术主刀医师与康复专业人员共同确定。

三、术后康复治疗

术后康复阶段主要分为三个部分：①术后早期康复（术后0～3天，住院期间），改善患者围手术期的整体状况，以达到出院标准。②自主居家康复（术后3天~4周、术后4～8周及术后8～12周），在患者出院后居家进行，以改善患者的肌力、平衡性、稳定性等身体与结构功能、活动与参与能力等。③专业的康复机构康复主要针对有特殊康复目的的患者，通常是针对自主性较差或寻求更进一步康复者，以期达到更好的康复水平。

（一）术后早期康复（术后0～3天，住院期间）

股骨转子间骨折内固定术患者术后住院时长一般为3天，是进行康复锻炼的黄金时间，在此阶段内患者要学会如何进行自主康复锻炼，照料者也要在医护人员的指导下了解康复的要点，以便在出院后辅助及支持患者进行康复锻炼。住院期间的康复目标是通过药物、物理治疗等一系列手段控制患者的全身情况，教会患者及照料者如何进行自主康复锻炼、安全转移及步行，通过辅助器械进行独立活动等，以便安全出院回家。

1. 康复目标

（1）消肿止痛、促进伤口愈合、预防并发症、减少失血。

（2）促进睡眠、增加胃肠道动力、改善患者营养状况。

（3）增加关节活动度，达到主动屈髋大于 90°。

（4）加强股四头肌、腘绳肌等肌肉的力量。

（5）训练独立转移能力，如体位转换。

（6）正确使用助行器，能够辅助步行。

（7）安全及康复意识教育，制定家庭康复计划。

2. 康复治疗

（1）消炎镇痛：选择低、中频电疗，或者光疗、冷疗、热疗，或者等长运动疗法。

（2）心肺功能训练：包含运动疗法、体位优化和咳嗽、咳痰训练。

1）运动疗法：鼓励患者进行上肢各个方向的生理活动，在牵伸胸廓和等长收缩的同时配合有节律的呼吸。

2）体位优化：尽量避免仰卧位，以直立 / 端坐位最佳。

3）咳嗽、咳痰训练：鼓励患者咳嗽、咳痰，必要时在患者咳嗽活动末端，予以腹部加压辅助。

（3）肌力训练：可从踝泵、股四头肌等长收缩、足跟滑动至对侧膝关节水平、桥式运动、髋关节外展内收训练这 5 个基本的仰卧位运动开始。

（4）关节活动度锻炼：目标角度为屈髋大于 90°；目标时间为术后 48 小时开始。

（5）转移训练：包括翻身转移，卧 - 起坐转移，直腿坐 - 床旁坐转移，坐 - 站转移及站 - 坐转移，洗手间的转移，如厕、坐式马桶应用训练。

（6）步行训练：术后生命体征平稳，无明显不适、乏力的情况下，应鼓励患者下床活动。患者在医护人员的指导下使用助行器步行。负重方案具体可根据患者康复进程与手术医师讨论决定。开始负重后，一般采用渐进性负重方案。步行时长视患者疼痛程度、肢体肿胀程度及疲劳程度而定。

（7）注意事项：此阶段的康复方案由外科医师与康复人员根据患者围手术期具体情况共同制定，并根据患者治疗后的反馈进行优化或修改。注意对骨折固定部分的保护，转移及步行训练时须注意保护患者，防止其摔倒。

进阶标准：患者在独立助行器辅助下行走 50m。

（二）自主居家康复

股骨转子间骨折内固定患者住院时间短，家庭康复计划便尤其重要，需要根据患者的整体情况及表现进行个性化制定，此阶段时间跨度较长，为了更好地给予患者指导，将此阶段又分为了两个阶段：术后 3 天～4 周；术后 4～12 周。居家的康复目标为改善关节活动度，加强患肢肌肉力量，提升移动、步行能力，最终提升患者的日常生活活动能力与社会参与能力。

1. 术后 3 天～4 周　术后 4 周内是患者自主进行家庭康复锻炼的关键时期，也是术后身体各项指标恢复的重要时期，应在保证患者的营养状况良好的前提下进行针对性的康复锻炼。

（1）康复目标

1）控制肿胀，最大限度地减轻疼痛。

2）增加患侧下肢的稳定性及关节的控制能力。

3）能够在助行器辅助下步行。

4）能够独立进行日常生活活动。

（2）居家康复方案

1）控制疼痛，改善循环：髋关节周围肌群收缩 - 放松练习；淋巴回流手法；瘢痕自我管理，如瘢痕自主松动，自主软组织放松；运动疗法。

2）稳定性及力量训练：髋关节稳定性训练，包括屈髋肌群、伸髋肌群，髋外展肌、内收肌强化训练；上肢力量训练，包括握力训练，屈肘、伸肘肌群力量训练；下肢力量训练，除髋关节周围肌群的力量训练外，重点强化股四头肌及腘绳肌力量训练。

3）步态训练：根据医师与康复团队制定的负重方案执行，在保证步行时间一定的前提下采用“少量多次”的原则进行。

4）日常生活能力强化：包括穿衣、转移、如厕、外出等功能训练，强调日常生活的灵活性。

5）注意事项：家庭康复训练过程中应有照料者陪同，以避免患者摔倒。

进阶标准：水肿、疼痛得到控制；能独立转移；能独立在助行器辅助下步行；能够独立进行日常生活活动。

2．术后 4～12 周　术后 4～12 周是患者自主进行家庭康复锻炼、提升生活质量的时期，在保证患者安全的前提下进行有针对性的康复锻炼。

（1）康复目标

1）实现家庭和社区远距离的独立无障碍行走。

2）主动关节活动度达全范围。

3）提升肌肉力量，进行主动抗阻训练。

4）恢复安全的工作与娱乐活动。

（2）康复治疗方案

1）继续开展后期家庭训练计划。

2）主动关节活动度及力量训练：强调髋部近端肌群力量强化训练，包括抗阻训练（可自主选择沙袋、弹力带等器具），耐力训练。

3）平衡训练：包括双脚站立位、单脚站立位动静态平衡训练。

4）活动与参与功能训练。

（3）进阶标准：关节活动度达到全范围，关节活动度稳定，肌肉力量及耐力持续增加；恢复低冲击力运动；能独立进行日常生活活动。

（三）康复机构康复

部分患者经出院评定后建议转院内康复科或院外康复机构做进一步康复治疗：一类是病情复杂、高风险患者，需要专业康复团队帮助其进行进一步治疗；另一类是康复目标比较高、期望回归正常运动的患者。无论哪类患者，都要与康复机构建立联系，康复医师团队需要按照出院评估结果并结合手术主刀医师的阶段康复目标来制定个性化康复方案，包括康复目标、康复时间、康复阶段、康复项目、随访时间、家庭指导等。

1．康复锻炼实施的原则　制定个性化康复计划；在医护人员的指导下循序渐进地进行，即活动范围由小到大，强度由弱到强；活动度以不感到疲劳为准，活动以恢复肢体生理功能为中心，围绕恢复负重行走能力进行训练。

2．康复机构的治疗内容　物理因子治疗，关节活动度训练，肌力、肌耐力训练，步行训练，心肺训练，平衡稳定训练，本体感觉训练，下肢功能训练，日常活动能力训练等。

（陈宝玉）

第六节　三踝骨折切开复位内固定术加速康复围手术期康复治疗规范

一、康复治疗总目标

三踝骨折属于不稳定骨折，常通过手术进行切开复位固定。加速康复外科的总体目标为：加强对患者和照料者的宣教、沟通，降低与消除手术患者的心理和生理应激，促使患者和照料者积极参与后续治疗。通过术前和术后的康复治疗，提升患者心肺功能及身体适能，增强四肢及核心肌力，改善踝关节活动度，提升功能及关节稳定性，提升患者日常生活活动能力，获得回归职业及重新参与娱乐的能力。

具体术后康复的实施需要手术主刀医师根据术中复位、内固定情况提出阶段康复目标或与康复医师及康复治疗师协商决定，康复医师应与手术主刀医师保持联系。

二、术前康复治疗

术前康复治疗目标：加强对患者和照料者的宣教，促使患者和照料者坚定信心，降低与消除患者的不良心理因素；指导患者了解围手术期活动禁忌，保护创伤部位；维持和改善患者围手术期机体和心肺功能，使患者顺利完成手术。

（一）术前康复评定

首先熟悉患者病史，包括主诉、现病史、专科查体、术前检查及手术方案，同时进行全身评估。具体参照第二章《骨科加速康复围手术期麻醉管理规范》《骨科加速康复围手术期疼痛管理规范》《骨科加速康复围手术期营养管理规范》等规范的基本内容，并同时参照附录6三踝骨折切开复位内固定术加速康复临床路径（2022年版）及第四章《三踝骨折切开复位内固定术加速康复质量控制指标》的内容。

进行术前康复评定时应评估患者的心肺功能、疼痛、感觉、肿胀、活动范围、肌肉力量等基本情况，同时可参照美国整形外科足踝学会AOFAS踝-后足评分、VAS、踝关节8字肿胀测量法进行评估。根据评估结果，为患者制定个体化的康复方案。

（二）术前康复治疗

1. 康复宣教　目的是使患者及照料者了解术前康复介入的原因及目的。使患者及照料者了解自身疾病知识、治疗方案（手术方案、康复方案）及注意事项。降低或消除患者不良心理因素，增强其对手术的信心，促进照料者及患者积极参加康复治疗。具体宣教内容如下。

（1）患者整体健康状况的维持及改善：包括患者慢病的自我管理，如高血压、糖尿病等的规范控制；改良生活习惯，戒烟、戒酒，均衡营养，控制体重等。

（2）了解围手术期常见并发症：比如肿胀、血栓、踝关节僵硬等，以及与之对应的康复措施。

（3）疼痛宣教：指导患者通过综合手段控制疼痛，如药物、物理因子治疗与生活方式管理等方式结合使用。

（4）向患者和照料者讲明术前准备，告知预期康复时间、治疗费用及照顾注意事项。

（5）与患者、照料者共同制定可行的康复方案，使其主动参与到以患者为中心的康复治疗中来。培训患者和照料者掌握康复治疗方法，使其自主地进行康复治疗。

2. 康复治疗　三踝骨折后的患者常存在疼痛、肿胀、活动受限、转移障碍，心肺功能存在下降的可能及ADL能力受限。应根据术前康复评定结果选择相应的康复治疗方法。

（1）疼痛和肿胀控制：选择低、中频电疗，或者光疗、超声波疗法、等长运动疗法。

（2）心肺功能锻炼：术前均应要求患者进行心肺功能锻炼，具体方法酌情选择。如呼吸控制、深呼吸、咳嗽锻炼，积极排出肺部的痰液，尤其是老年患者和长期吸烟患者。

（3）活动度训练：术前应维持未损伤部位关节活动范围，进行患者可耐受的主被动活动训练。

（4）肌力训练：肌力的康复锻炼至关重要，因此应加强双侧下肢如髋、膝、健侧踝及核心肌力的训练；此外，患者还需强化上肢肌力，尤其是肱三头肌，为后期使用辅助器具做好准备。肌力训练时要注意运动方式与强度的选择，避免出现刺激创伤部位及加重肿胀的情况。

肌力训练可借助人力或设备进行训练，如徒手抗阻、弹力带、沙袋、哑铃，以及配合神经肌肉电刺激等训练方式。

3. 生活方式指导　指导患者优化生活习惯，合理佩戴踝关节支具，术前便开始进行支具保护下的日常生活活动，如站立、步行、如厕等。

4. 注意事项　根据患者的整体情况（骨折端固定情况，骨折周围血管、神经、韧带的完整性，是否为开放骨折等），进行适当强度的康复锻炼，遵循循序渐进的原则，同时注意可能出现的新的损伤。

所有康复方案最终由外科医师与康复专业人员共同确定。

三、术后康复治疗

术后康复阶段主要分为三个部分：①术后早期（术后 0～7 天，住院期间）康复，加速患者术后功能恢复以达到出院标准。②自主居家康复（术后 1～12 周），患者出院后进行居家康复，预防并发症，保护损伤部位及伤口，促进组织愈合，逐步改善活动度、肌力、患侧负重能力、平衡协调、步态和整体功能，提升日常生活活动能力，同时强化照料者监督意识。③专业的康复机构康复主要是针对有特殊康复目的的患者，通常是自主性较差或康复目标高需要寻求更进一步康复的患者，以期达到更好的康复标准。

（一）术后早期康复（术后 0～7天，住院期间）

在术后住院阶段，照料者和患者要了解此阶段的康复目标，学会居家自主康复方法，照料者需要和患者同时在医护人员的指导下了解康复的要点及注意事项，以便在出院后辅助及支持患者康复锻炼。

1. 康复目标

（1）肿胀、疼痛的管理。

（2）促进睡眠、增加胃肠道动力、改善患者营养状况。

（3）支具保护踝关节，维持踝关节角度，促进骨与软组织愈合。

（4）维持和提升双侧膝关节、髋关节、踝足相关肌肉的肌肉力量。

（5）学会独立转移能力，包括体位转换、如厕等。

（6）在适当的辅助行走设备辅助下，能够安全独立地活动。

（7）提升患者及照料者的安全及康复意识，制定好家庭康复计划并能够独立地进行家庭锻炼计划。

（8）了解自我管理 / 监测项目，如皮肤感觉、颜色、肿胀、温度、循环等。

2. 康复治疗

（1）缓解疼痛和肿胀：术后即刻可采用多模式镇痛结合术侧肢体支具固定、抬高等方式，可结合使用冷疗，低、中频电疗，光疗，运动疗法等康复治疗方法。

（2）早期活动：术后在复苏室，全身麻醉患者清醒及运动功能恢复后即刻进行床上四肢及躯干的功能锻炼，并进行呼吸控制、气道廓清、咳嗽咳痰、呼吸肌训练等心肺功能锻炼。

（3）早期下床：在患者生命体征平稳，无明显不适及乏力，伤口愈合良好的情况下，可根据患者锻炼后的反应选择适合的锻炼方式，如坐起、站立、行走等，早期下地时应佩戴支具，并且不负重。患者在医护人员的指导下扶助行架步行。

（4）体位摆放：三踝骨折术后的患者，常规使用支具固定，使踝关节保持在中立位。同时保持患肢抬高，高于心脏水平面，可加快消肿。

（5）关节活动度锻炼：三踝骨折术后，患者在非负重的前提下可进行有限的踝关节跖伸活动。

（6）肌肉力量：患者需要在指导下进行患侧下肢的肌力训练，按等长—等张的顺序进行（早期降低运动处方中的训练强度），其他肌肉如上肢、核心肌群等可按照术前康复治疗继续进行。

（7）转移训练：包括翻身转移，坐 - 站转移及站 - 坐转移，洗手间的转移，如厕、坐式马桶应用训练。

（8）步行训练：术后早期下床活动可以预防深静脉血栓、肺部感染，促进胃肠道蠕动，提升患者的精神状态，鼓励患者在无不适的情况下尽早下地行走，患者根据身体情况可适当延后下床时间。

(9) 注意事项：此阶段的康复方案由外科医师与康复人员根据患者围手术期具体情况共同制定，并根据患者治疗后反馈进行优化或修改。注意对手术部位的保护，转移及步行训练时注意保护患者，防止其摔倒。

（二）居家康复（术后1～12周）

居家的康复目标：患者及照料者掌握并执行居家康复训练，照料者要强化监督与保护意识，常态化预防并发症，巩固院内训练效果，激发患者恢复潜能。

1. 康复目标

(1) 减少炎症、疼痛与肿胀、预防并发症。

(2) 提升转移及辅助步行的能力。

(3) 持续提升双侧上肢、下肢肌肉力量以及核心肌力。

(4) 维持髋关节、膝关节活动度，改善踝关节屈伸活动度。

(5) 改善患侧的本体感觉、平衡及协调能力，以及关节的控制能力。

(6) 在保护下进行适当的重心转移训练、步态训练、姿势调整。

(7) 在辅助设备辅助下进行日常生活活动能力训练。

2. 进阶标准　水肿、疼痛得到控制，肌力和活动度得到提高，能独立进行日常生活活动；能够参加低冲击和安全的活动；可恢复娱乐社交、回归到工作活动中去。

3. 居家康复方案

(1) 通过理疗、运动疗法继续控制肿胀和疼痛。

(2) 肌力训练：继续进行患侧踝关节肌力训练，以及上下肢及核心肌肉训练。

(3) 活动度训练：患侧踝关节屈伸活动训练并维持邻近关节活动度。

(4) 平衡协调与运动控制训练：可进行以健侧负重为主的平衡协调训练，同时患侧进行下肢的运动控制训练。

(5) 日常生活活动能力训练：患者可在使用辅助器具的情况下及在照料者的照顾下逐渐进行一些力所能及的日常生活活动。

(6) 进一步加强转移、平衡本体、协调肌的训练。

(7) 实现在助行器的辅助下无障碍行走。

4. 注意事项　由于骨折分型和手术方式的差异，具体的康复计划由外科医师与康复人员根据患者的具体情况共同制定。需要注意控制下地时长，避免加重肿胀与疼痛；做好伤口自我监测，保持伤口干燥清洁。

（三）康复机构康复

部分患者经出院评定后建议转院内康复科或院外康复机构做进一步康复治疗：一类是病情复杂、高风险的患者，需要专业康复团队帮助其进行进一步治疗；另一类是康复目标比较高，期望回归正常运动的患者。无论哪类患者，都要与康复机构建立联系，康复医师团队需要按照出院评估结果并结合手术主刀医师的阶段目标来制定个性化康复方案，包括康复目标、康复时间、康复阶段、康复项目、随访时间、家庭指导等。

1. 康复锻炼实施原则　制定个性化康复计划；在医护人员的指导下循序渐进地进行，活动范围由小到大，强度由弱到强；根据伤口情况，活动以恢复肢体生理功能为中心，围绕恢复负重行走能力进行训练。

2. 康复机构的治疗内容　物理因子治疗，关节活动度训练，肌力、肌耐力训练，步行训练，心肺训练，平衡稳定训练，本体感觉训练，下肢功能训练，日常活动能力训练等。

（孟　伟）

第七节　初次髋关节置换术加速康复围手术期康复治疗规范

一、康复治疗总目标

加强对患者和照料者的宣教、沟通，降低与消除患者的不良心理因素，促使患者和照料者积极参与后续治疗。通过术前和术后的康复治疗，达到提升患者心肺功能、降低手术应激、增加下肢肌力及髋关节活动度、提升患者日常生活活动能力和回归职业及参与娱乐的能力。

具体术后康复的实施需要手术主刀医师根据术中假体固定位置、骨质疏松症的程度和软组织情况决定阶段康复目标，或与康复医师及康复治疗师协商决定，康复医师应与手术主刀医师保持联系。

二、术前门诊康复治疗

术前康复治疗目标：加强对患者和照料者的宣教，促使患者和照料者坚定信心，积极参与康复治疗，改善机体和心肺功能，增加下肢肌力，掌握主动康复方法，学会自我管理。

（一）术前门诊康复治疗的评估

门诊医师明确诊断，并与患者和照料者共同商定手术方案。确定手术方案后，根据病史、查体、血液检查等指标，评估患者的心肺功能、下肢肌力、疼痛和营养等基本情况，参照第二章《骨科加速康复围手术期麻醉管理规范》《骨科加速康复围手术期疼痛管理规范》《骨科加速康复围手术期营养管理规范》进行评估（表 5-1），并参照附录 7《初次髋关节置换术加速康复临床路径》（2022 年版）及第四章《初次髋关节置换术加速康复质量控制指标》的内容进行髋关节畸形、活动和心理评估。根据评估结果，判断并转介患者进行主动康复或转到康复科或康复机构进行康复。

表 5-1　初次髋关节置换术前评估

评估项目	全身基础情况及合并疾病	心肺功能	肌肉力量	关节活动度	疼痛	营养状况	日常生活能力
评估内容	病史、查体、血液指标、骨科护理常规、影像学检查	心脏、肺部及呼吸功能	屈髋、外展髋肌群力量，主要是股四头肌、臀中肌力量	屈髋、外展髋角度	是否影响行走、睡眠	血红蛋白含量、白蛋白含量	主要为转移、步行、上下楼梯等能力
评估方法	骨科常规专科检查	2 分钟原地踏步试验、呼吸功能的徒手评定	徒手肌力检查（0～5 级）	量角器	VAS	血常规、生化、NRS 2002 营养风险筛查表	Barthel 指数
评估结果	相应临床诊断	2 分钟原地踏步数 <70 或慢走；100m 以内即感气短，需重点关注心肺功能	肌力 3 级以下需重点关注	关节是否存在活动受限及畸形	疼痛 >3 分需要控制疼痛	血红蛋白 <100g/L、白蛋白 <40g/L，需要进行营养调整	分值越低提示日常生活能力越差

（二）术前门诊康复治疗

1. 康复宣教

（1）康复宣教目的

1）使患者了解自身疾病相关知识及其治疗方案。

2）术前转介康复的原因及目的。

3）降低或消除患者的不良心理因素，增强其对手术的信心。

4）使患者掌握自我训练的方法。

（2）宣教内容：向患者和照料者讲明患者的诊断与转介康复的原因，并进行术前康复治疗的必要性和重要性教育，与患者及照料者共同制定可行的康复方案，使患者及照料者都主动参与到康复治疗中来。照料者是患者院外康复的监督者或指导者。培训患者及照料者掌握康复治疗方法，达到主动进行康复治疗、熟练掌握锻炼方法的目的。向患者及照料者讲明术前准备、预期住院时间、治疗费用及注意事项。

2．控制疼痛　若患者术前存在疼痛，应进行干预。疼痛是影响康复锻炼的主要因素，特别是运动痛的控制是促进康复的有效措施。对疼痛患者要注意筛查是否存在焦虑、失眠状态，根据患者的具体情况服用镇痛药及抗焦虑镇静药物。

3．康复治疗锻炼方法　根据术前评估结果和康复治疗计划进行康复锻炼，降低手术应激，提高手术治疗效果。

（1）心肺功能康复：接受髋关节置换术的患者普遍处于老年阶段，身体机能的下降、组织器官的衰老会严重影响其心肺功能，同时关节疾病会导致步行次数减少，使心肺机能进一步下降，在术后存在很大的隐患。故从门诊开始，就需要要求患者进行心肺功能锻炼，如深呼吸、咳嗽锻炼，同时排出肺部的痰液，尤其是高龄患者和长期吸烟的患者（必须戒烟2～4周）。

（2）肌力康复锻炼：术前疼痛、组织损伤、关节畸形等都会导致肌肉力量的下降，表现出大腿肌肉力量不足、无力，甚至出现萎缩，进而影响步行、上下楼梯，严重者影响日常活动能力。针对肌力的康复锻炼至关重要，要加强下肢肌肉主要是股四头肌、臀中肌的肌力训练。

1）3级以下肌力训练：行主动 - 辅助的等张收缩训练，如侧卧位下的屈伸髋运动。

2）3级及以上肌力训练：行主动 - 抗阻的等张训练，如仰卧位、坐位、站立位的屈髋外展运动。

（3）关节活动度康复锻炼：关节畸形会影响正常关节的活动度，主要有屈曲僵硬、内收僵硬、髋关节强直畸形等，疼痛、组织挛缩也是造成关节活动范围障碍的原因之一。了解具体原因，指导康复训练，可根据患者的情况选择主 / 被动的屈髋、外展髋锻炼，通常配合股四头肌的肌力训练，注意须在患者可承受的关节活动范围。

（4）康复锻炼注意事项：根据患者的整体情况（包括肌力、活动度、站立步行能力等）进行适当强度的康复锻炼，遵循循序渐进的原则，同时注意避免可能出现的损伤。

三、术前住院康复治疗

1．术前住院康复治疗的评估　再次根据病史、查体、术前检查进行评估（见“术前门诊康复治疗”）。

2．强化患者及照料者的康复治疗宣教，并评估患者的主动参与度（见“术前门诊康复治疗”）。

3．结合术前预防性镇痛给予镇痛药与抗焦虑镇静药物，缓解患者焦虑（见“术前门诊康复治疗”）。

4．强化患者心肺功能、肌力和关节活动度锻炼（见“术前门诊康复治疗”）。

四、术后康复治疗

术后康复阶段主要分为3个部分：①术后早期康复（术后0～2天，住院期间），改善患者围手术期的整体状况，以达到出院标准。②出院后（术后2天～8周及术后8周以上）后续康复，在患者出院后居家进行，以改善患者的肌力、平衡能力、稳定性和机体功能等。③康复科或康复机构康复，针对有特殊康复目的的患者，通常是自主性较差或寻求进一步康复，以期达到更好的康复标准的患者。

(一)术后早期康复(术后0~2天,住院期间)

患者术后住院时长一般为2天,是进行康复锻炼的黄金时间,此阶段内患者要学会如何进行自主康复锻炼,照料者也要在医护人员的指导下了解康复的要点,以便在出院后辅助及支持患者进行康复锻炼。

1. 主要目标

(1)消肿止痛、促进伤口愈合、预防并发症、减少失血。

(2)促进睡眠、增加胃肠道动力、改善患者营养状况。

(3)增加关节活动度,主动屈髋达90°~110°,髋外展达40°。

(4)加强股四头肌、髋外展肌等肌肉力量,肌力达4~5级。

(5)学会独立转移能力,包括体位转换、如厕、上下车等。

(6)正确使用助行器,能够辅助步行,并学会上下楼梯。

(7)进行安全及康复意识教育,制定家庭康复计划。

2. 术后早期(住院期间,术后0~2天)康复方案 术后当天进行康复锻炼活动能有效降低深静脉血栓、肺栓塞/肺感染的风险,同时能够促进患者的胃肠道蠕动,增加饮食补充营养,进一步促进机体恢复、缩短住院时间、尽早回归家庭。术前患者有效的康复锻炼会明显缩短术后康复进程,主要体现在术后关节控制性好、平衡协调能力好、本体感觉好等方面。

(1)早期活动:是减少并发症,加速康复的关键。术后在复苏室,全身麻醉患者清醒或脊椎麻醉(俗称腰麻)、连续硬脊膜外麻醉患者运动功能恢复后即刻进行床上四肢功能锻炼,并进行深呼吸、咳嗽锻炼。

(2)早期下床:术后2~4小时,在生命体征平稳,无明显不适、乏力的情况下,应下床锻炼行走。患者在医护人员的指导下扶助行器步行。可根据患者情况选择步行方式。

注意事项:第一次步行时间不宜太长,视患者肢体肿胀情况、耐受情况渐进性增加行走的活动量,同时患肢迈步时注意勿要做髋内收内旋动作。

(3)体位摆放:髋关节置换术后的患者,保持微屈髋微外展位,可以辅助在双髋内侧夹梯形枕,同时避免屈髋超过90°、内收超过身体中线、屈曲内旋、过度伸髋外旋。

(4)关节活动度锻炼:正常的关节活动度是出院的一个标准,需要在出院之前达到目标,使患者可以正常行走及上下楼梯。目标角度为屈髋110°、髋外展40°;目标时间为术后48小时开始。应尽早开始锻炼髋关节屈曲、外展活动度,活动幅度由小到大逐渐增加。

(5)肌肉力量:髋关节周围肌肉的萎缩会导致肌肉力量下降、无力,需要在术后即刻进行早期康复锻炼,术后48小时内是早期康复的关键时刻,患者需要在医护人员的指导下进行患侧髋关节周围的肌群训练。一般应从局部等长收缩训练逐步过渡到伴有关节活动的等张收缩训练。

(6)转移:术后长期卧床制动会增加血栓的风险,需要鼓励患者主动活动并教会其进行各体位之间的转移。包括翻身转移,仰卧-起坐转移,长腿坐-床旁坐转移,坐-站转移及站-坐转移,洗手间的转移,如厕、坐式马桶应用训练,上下车的转移,小轿车及商务车的转移训练。

(7)步行:术后早期下床活动可以预防深静脉血栓、肺部感染、胃肠道蠕动,提高患者的精神状态,鼓励患者在无不适的情况下尽早下地行走。老年患者根据身体情况可适当延后下床时间。一般可以在术后2~4小时开始下地训练。负重训练可借助助行器,术后2天可微蹲。获得一定的步行能力后,患者可以开始进行上下楼梯的训练。

3. 并发症的预防 并发症的预防是术后早期病房康复的关键一环,从手术结束后即刻开始,药物治疗配合物理治疗,主要包括控制出血、预防感染、预防深静脉血栓、消肿镇痛、促进伤口愈合等。药物治疗配合物理治疗可以有效缓解患者切口肿胀及疼痛,促进康复进程。

(二)出院后后续康复(术后2天~8周及术后8周以上)

由于髋关节置换术患者住院时间短,术后第2天出院,因此家庭康复计划尤其重要,需要根据患者的整体情况及表现进行个性化制定，此阶段时间跨度较长，为了更好地给予患者指导，将此阶段又分为了三个阶段（表 5-2）：术后 2 天～2 周；术后 3～8 周；术后 8 周以后。居家的康复目标：改善关节活动度、加强患肢肌肉力量、提升步行和上下楼梯的能力，最终提升患者的日常生活活动能力，早日回归社会正常工作。

1. 术后 2 天～2 周　术后 2 天～2 周是患者自主进行家庭康复锻炼的关键时期，也是术后身体各项指标恢复的重要时期。在保证患者营养状况良好的前提下进行针对性的康复锻炼。

主要目标为：①减少炎症、疼痛与肿胀；②维持关节活动度；③持续提升肌肉力量，使肌力达到 5 级；④提高步行质量，实现独立使用助行器辅助步行；⑤增加患侧下肢的平衡稳定性及关节的控制能力。

进阶标准：水肿、疼痛得到控制；能独立地转移；能够独立在助行器辅助下步行；能上下楼梯。

2. 术后 3～8 周　术后第 2 周即可进行随访复查、伤口拆线处理，同时于门诊再次评估患者的状况，制定进一步的康复计划。主要目标是加强患者的日常生活能力，尽早结束居家康复锻炼，为回归社会、工作等做准备。

主要目标为：①继续减少水肿与疼痛，加强营养；②维持关节活动度；③提升肌肉力量，进行适当的主动抗阻训练；④持续提升关节控制能力及平衡稳定能力。⑤实现家庭和社区远距离的独立无障碍行走。

进阶标准：肌力提高，可脱助行器步行，可缓慢蹲；能独立进行日常生活活动。

3. 术后 8 周以后　大多数患者预期在术后 8 周后完全康复，回归正常生活与工作，并可开始恢复娱乐活动，甚至重返低冲击力活动。

主要目标为：①达到全范围关节活动度并维持肌力及关节控制能力，增加肌肉耐力；②回归正常生活；③恢复适当娱乐活动；④重返低冲击力运动，如散步、游泳、自行车等，但不建议进行冲击力大的运动，如跑步、球类运动等。

进阶标准：关节活动度稳定、肌肉力量及耐力持续增加；重返工作岗位，恢复适当娱乐活动，恢复低冲击力运动（如游泳、骑自行车等）。

表 5-2　初次髋关节置换术围手术期康复时间轴简要略表

时间	项目
术前 2 周～4 周	参加术前评估；康复教育；进行针对性的康复锻炼
术后当天	消肿；止痛；转移；下地
术后 1～2 天	控制肿胀、疼痛、感染等；营养支持；维持关节活动度（range of motion，ROM）及肌力；练习独立活动能力：转移、如厕、穿衣等；学会用助行器步行；学会上下楼梯、上下车；制定家庭康复计划；出院回家
术后 2 天～2 周	根据需要进行家庭或门诊康复治疗；继续消肿止痛；维持 ROM、增加肌力、稳定控制能力；提升步行能力，可试着脱拐步行
术后 3～8 周	维持 ROM；增强肌力、稳定控制能力；改善步行质量，实现家庭及社区步行
术后 8 周以后	达全范围 ROM，增加肌力、耐力；回归生活、工作；恢复娱乐活动，重返低冲击力运动

（三）康复科或康复机构康复

部分患者经出院评定后建议转院内康复科或院外康复机构做进一步康复治疗：一类是病情复杂、高风险的患者，需要专业康复团队帮助其进行进一步治疗；另一类是康复目标比较高，期望回归正常运动的患者。无论哪类患者，都要与其建立联系，康复医师团队需要按照出院评估结果并结合手术主刀医师的阶段康复目标来制定个性化的康复方案，包括康复目标、康复时间、康复阶段、康复项目、随访时间、家庭指导等。

1. 康复锻炼实施的原则　制定个性化康复计划；在康复医师团队的指导下循序渐进地进行康复

锻炼，活动范围由小到大，强度由弱到强；活动度以不感到疲劳为准，活动以恢复肢体生理功能为中心，围绕恢复负重行走能力进行训练。

2．康复机构的治疗内容　物理因子治疗，关节活动度训练，肌力、肌耐力训练，步行训练，心肺训练，平衡稳定训练，本体感觉训练，下肢功能训练，日常活动能力训练等。

（杨　梅　谢锦伟　黄　强）

第八节　初次膝关节置换术加速康复围手术期康复治疗规范

一、康复治疗总目标

加强对患者和照料者的宣教、沟通，降低与消除患者的不良心理因素，促使患者和照料者积极参与后续治疗。通过术前和术后的康复治疗，达到提升患者心肺功能、降低手术应激、增加下肢肌力及膝关节活动度、提升患者日常生活活动能力和回归职业及参与娱乐的能力的目的。

具体术后康复的实施需要手术主刀医师根据术中假体固定位置、骨质疏松症的程度和软组织情况确定阶段康复目标，或与康复医师及康复治疗师协商决定，康复医师应与手术主刀医师保持联系。

二、术前门诊康复治疗

术前康复治疗目标：加强对患者和照料者的宣教，促使患者和照料者坚定信心，积极参与康复治疗，改善患者机体和心肺功能，增加下肢肌力，掌握主动康复方法，学会自我管理。

（一）术前门诊康复治疗的评估

门诊医师明确诊断后与患者和照料者共同商定手术方案。确定手术方案后，根据病史、查体、血液检查等指标，评估患者的心肺功能、下肢肌力及疼痛和营养等基本情况，可参照第二章《骨科加速康复麻醉围手术期管理规范》《骨科加速康复围手术期疼痛管理规范》《骨科加速康复围手术期营养管理规范》进行评估（表 5-3），并参照附录 8《初次膝关节置换术加速康复临床路径》（2022 年版）及第四章《初次膝关节置换术加速康复质量控制指标》的内容进行膝关节畸形、活动和心理评估。根据评估结果，判断并转介患者进行主动康复或转到康复科或康复机构进行康复。

表 5-3　初次膝关节置换术术前评估

评估项目	全身基础情况及合并疾病	心肺功能	肌肉力量	关节活动度	疼痛	营养状况	日常生活能力
评估内容	病史、查体、血液指标、骨科护理常规、影像学检查	心脏、肺部及呼吸功能	伸膝、屈膝肌群力量，主要是股四头肌、腘绳肌力量	伸膝、屈膝角度，且是否伴内外翻畸形	是否影响行走、睡眠	血红蛋白含量、白蛋白含量	主要为转移、步行、上下楼梯等能力
评估方法	骨科常规专科检查	2 分钟原地踏步试验、呼吸功能的徒手评定	徒手肌力检查（0～5 级）	量角器	VAS	血常规、生化、NRS 2002 营养风险筛查表	Barthel 指数
评估结果	相应临床诊断	2 分钟原地踏步 <70 次或慢走 100m 以内即感气短，需重点关注心肺功能	肌力 3 级以下需重点关注	关节是否存在活动受限及畸形	疼痛 >3 分需要控制疼痛	血红蛋白 <100g/L、白蛋白 <40g/L，需要进行营养调整	分值越低提示日常生活能力越差

（二）术前门诊康复治疗

1. 康复宣教

（1）康复宣教的目的：①使患者了解自身疾病相关知识及治疗方案。②术前转介康复的原因及目的。③降低或消除患者不良心理因素，增强其对手术的信心。④使患者掌握自我训练的方法。

（2）宣教内容：向患者和照料者讲明患者的诊断与转介康复的原因，并进行术前康复治疗必要性和重要性教育，与患者及照料者共同制定可行的康复方案，使患者及照料者都主动参与到康复治疗中来。照料者是患者院外康复的监督者或指导者。培训患者及照料者掌握康复治疗的方法，达到主动进行康复治疗、熟练掌握锻炼方法的目的。向患者及照料者讲明术前准备、预期住院时间和费用及注意事项。

2. 控制疼痛　若患者术前存在疼痛，应进行干预。疼痛是影响康复锻炼的主要因素，对疼痛患者要注意筛查是否存在焦虑失眠状态，根据患者的具体情况服用镇痛药及抗焦虑镇静药物。

3. 康复治疗方法　根据术前评估结果和康复治疗计划进行康复锻炼，降低手术应激，提高手术治疗效果。

（1）心肺功能康复：接受膝关节置换术的患者普遍处于老年阶段，身体机能的下降、组织器官的衰老会严重影响心肺功能，同时关节疾病会导致步行次数减少，使心肺机能进一步下降，在术后存在很大隐患。故从门诊开始，就需要要求患者进行心肺功能锻炼，如深呼吸、咳嗽锻炼，同时排出肺部的痰液，尤其是高龄患者和长期吸烟患者（必须戒烟 2～4 周）。

（2）肌力康复锻炼：术前疼痛、组织损伤、关节畸形等都会导致肌肉力量的下降，表现出大腿肌肉力量不足、无力，甚至出现萎缩，进而影响步行、上下楼梯，严重者可影响日常活动能力。针对肌力的康复锻炼至关重要，要加强下肢肌肉，主要是股四头肌、腘绳肌的肌力训练。

1）3 级以下肌力训练：行主动 - 辅助的等张收缩训练，如侧卧位的伸膝运动。

2）3 级及以上肌力训练：行主动 - 抗阻的等张训练，如仰卧位、坐位、站位的直腿抬高运动。

（3）关节活动度康复锻炼：关节畸形会影响正常的关节活动度，主要有屈曲畸形、伸直畸形、内外翻畸形等，疼痛、组织挛缩也是造成关节活动范围障碍的原因之一。了解具体原因，指导康复训练，可根据患者情况选择主 / 被动的屈膝、伸膝锻炼，通常配合股四头肌和腘绳肌的肌力训练，注意训练需要在患者可承受的关节活动范围内进行。

（4）康复锻炼注意事项：根据患者的整体情况（包括肌力、活动度、站立步行能力等）进行适当强度的康复锻炼，遵循循序渐进的原则，同时注意避免可能出现的损伤。

三、术前住院康复治疗

1. 术前住院康复治疗的评估　再次根据病史、查体、术前检查进行评估（见“术前门诊康复治疗”）。

2. 强化对患者及照料者的康复治疗宣教，并评估患者的主动参与度（见“术前门诊康复治疗”）。

3. 结合术前预防性镇痛，给予镇痛药与抗焦虑镇静药物，缓解患者焦虑（见“术前门诊康复治疗”）。

4. 强化患者心肺功能、肌力和关节活动度锻炼（见“术前门诊康复治疗”）。

四、术后康复治疗

术后康复阶段主要分为三个部分：①术后早期康复（术后 0～3 天，住院期间），改善患者围手术期的整体状况，以达到出院标准。②出院后（术后 3 天～8 周及术后 8 周以上）后续康复，在患者出院后居家进行，以改善患者的肌力、平衡能力、稳定性和机体功能等。③康复科或康复机构康复，针对有特殊康复目的的患者，通常是自主性较差或寻求更进一步康复，以期达到更好的康复标准的患者。

（一）术后早期康复（住院期间，术后0～3天）

膝关节置换术患者术后住院时长一般为3天，是进行康复锻炼的黄金时间，在此阶段内患者要学会如何进行自主康复锻炼，照料者也要在医护人员的指导下了解康复的要点，以便在出院后辅助及支持患者进行康复锻炼。

1. 主要目标包括 ①消肿止痛、促进伤口愈合、预防并发症、减少失血。②促进睡眠、增加胃肠道动力、改善患者营养状况。③增加关节活动度，主动伸膝达 −5°～0°、屈膝达 90°～100°。④加强股四头肌、腘绳肌等肌肉力量，肌力达4～5级。⑤掌握独立转移能力，包括体位转换、如厕、上下车等。⑥正确使用助行器，能够辅助步行，并学会上下楼梯。⑦安全及康复意识教育，制定家庭康复计划。

2. 术后早期康复方案（术后0～3天，住院期间） 术后当天康复锻炼活动能有效降低深静脉血栓、肺栓塞/肺感染的风险，同时能够促进患者的胃肠道蠕动，增加饮食补充营养，进一步促进机体恢复、缩短住院时间、尽早回归家庭。术前患者有效的康复锻炼会明显缩短术后康复进程，体现在术后关节控制性好、平衡协调能力好、本体感觉好等方面。

（1）早期活动：是减少并发症，加速康复的关键。术后在复苏室，全身麻醉患者清醒或脊椎麻醉（俗称腰麻）、连续硬脊膜外麻醉患者运动功能恢复后即刻在床上进行四肢功能锻炼，并进行深呼吸、咳嗽锻炼。

（2）早期下床：术后2～4小时，在生命体征平稳，无明显不适、乏力的情况下，应下床锻炼行走。患者在医护人员的指导下扶助行器步行。可根据患者情况选择步行方式。

注意事项：第一次步行时间不宜太长，视患者肢体肿胀情况及耐受情况渐进性增加行走的活动量。

（3）体位摆放：膝关节置换术后的患者，使膝关节保持在伸直0°位，可辅助支具捆绑，不可扭曲、弯曲，尤其是术前存在严重畸形的患者。同时保持患肢抬高，防止足部水肿。

（4）关节活动度锻炼：正常的关节活动度是出院的一个标准，需要在出院之前达到目标，使患者可以正常行走及上下楼梯。目标角度为伸膝0°、屈膝110°；目标时间为术后48小时开始。应尽早开始锻炼膝关节屈伸活动度，活动幅度由小到大逐渐增加。

（5）肌肉力量：膝关节周围肌肉的萎缩导致肌肉力量下降、无力，需要在术后即刻进行早期康复锻炼，术后48小时内是早期康复的关键时刻，患者需要在医护人员的指导下进行患侧膝关节周围的肌群训练。一般应从局部等长收缩训练逐步过渡到伴有关节活动的等张收缩训练。

（6）转移：术后长期卧床制动会增加血栓的风险，需要鼓励患者进行主动活动并教会其进行各体位之间的转移。包括翻身转移，仰卧-起坐转移，长腿坐-床旁坐转移，坐-站转移及站-坐转移，洗手间的转移，如厕、坐式马桶应用训练，上下车的转移，小轿车及商务车的转移训练。

（7）步行：术后早期下床活动可以预防深静脉血栓、肺部感染、胃肠道蠕动，提升患者的精神状态，鼓励患者在无不适的情况下尽早下地行走。老年患者根据身体情况可适当延后下床时间。一般可以在术后2～4小时开始下地训练。负重训练可借助助行器，术后2天可微蹲。获得一定的步行能力后，患者可以开始进行上下楼梯训练。

3. 并发症的预防 并发症的预防是术后早期病房康复的关键一环，从手术结束后即刻开始，通过药物治疗配合物理治疗，主要包括控制出血、预防感染、预防深静脉血栓、消肿镇痛、促进伤口愈合等。药物治疗配合物理治疗可以有效缓解患者切口肿胀及疼痛，促进康复进程。

（二）居家康复（术后3天～8周及术后8周以上）

由于膝关节置换术患者住院时间短，术后第3天出院，因此家庭康复计划尤其重要，需要根据患者的整体情况及表现进行个性化制定，此阶段时间跨度较长，为了更好地给予患者指导，将此阶段又分为了三个阶段（表5-4）：术后3天～3周、术后4～8周、术后8周以后。居家的康复目标：改善关节活动度、加强患肢肌肉力量、提升步行和上下楼梯的能力，最终提升患者的日常生活活动能力，早日回归社会工作。

1. 术后3天～4周 术后3天～3周是患者自主进行家庭康复锻炼的关键时期，也是术后身体各项指标恢复的重要时期。在保证患者营养状况良好的前提下进行有针对性的康复锻炼。

主要目标为：①减少炎症、疼痛与肿胀；②增加关节活动度，主动伸膝达0°、屈膝达100°～120°；③持续提升肌肉力量，肌力达5级；④提高步行质量，实现在没有助行器辅助下无障碍行走；⑤增加患侧下肢的平衡稳定性，以及关节的控制能力。

进阶标准：水肿、疼痛得到控制；能独立转移；实现独立使用助行器辅助步行；能上下楼梯。

2. 术后4～8周 术后第3周即可进行随访复查及伤口拆线处理，同时于门诊再次评估患者的状况，制定进一步的康复计划。主要是加强患者的日常生活能力，尽早结束居家康复锻炼，为回归社会、工作等做准备。

主要目标为：①继续减少水肿与疼痛，加强营养；②主动关节活动度达全范围，伸膝达0°，屈膝达120°～130°；③提升肌肉力量，进行适当主动抗阻训练；④持续提升关节控制能力及平衡稳定能力；⑤实现家庭和社区远距离的独立无障碍行走。

进阶标准：关节活动度达到全范围，肌力提高，可脱助行器步行，可缓慢蹲；能独立进行日常生活活动。

3. 术后8周以后 大多数患者预期在术后8周以后完全康复，回归正常生活与工作，并可开始恢复娱乐活动，甚至重返低冲击力运动。

主要目标为：①维持全范围关节活动度、肌力、关节控制能力，增加肌肉耐力；②回归正常生活；③恢复适当娱乐活动；④重返低冲击力运动，如散步、游泳、自行车等，但不建议进行冲击力大的运动，如跑步、球类运动等。

进阶标准：关节活动度稳定、肌肉力量及耐力持续增加；重返工作岗位，恢复适当娱乐活动，恢复低冲击力运动（如游泳、骑自行车等）。

表5-4 初次膝关节置换术围手术期康复时间轴简要略表

时间	项目
术前2周～4周	参加术前评估；康复教育；进行针对性的康复锻炼
术后当天	消肿；止痛；转移；下地
术后1～3天	控制肿胀、疼痛、感染等；营养支持；增加ROM、肌力；练习独立活动能力：转移、如厕、穿衣等；学会用助行器来步行，学会上下楼梯、上下车；制定家庭计划；出院回家
术后3天～4周	根据需要进行家庭或门诊康复治疗；继续消肿止痛；增加ROM、肌力、稳定控制能力；提升步行能力，可试着脱拐步行
术后4～8周	达全范围ROM；增强肌力、稳定控制能力；改善步行质量，实现家庭及社区步行
术后8周以后	维持ROM，增加肌力、耐力；回归生活、工作；恢复娱乐活动，重返低冲击力运动

（三）康复科或康复机构康复

部分患者经出院评定后建议转院内康复科或院外康复机构做进一步治疗：一类是病情复杂、高风险的患者，需要专业康复团队帮助其进行进一步治疗；另一类是康复目标比较高，期望回归正常运动的患者。无论哪类患者，都要与其建立联系，康复医师团队需要按照出院评估结果，并结合手术主刀医师的阶段康复目标制定个性化康复方案，包括康复目标、康复时间、康复阶段、康复项目、随访时间、家庭指导等。

1. 康复锻炼实施的原则 制定个性化康复计划；在康复医师团队的指导下循序渐进地进行，活动范围由小到大，强度由弱到强；活动度以不感到疲劳为准，活动以恢复肢体生理功能为中心，围绕恢复负重行走能力进行训练。

2. 康复机构的治疗内容　物理因子治疗，关节活动度训练，肌力、肌耐力训练，步行训练，心肺训练，平衡稳定训练，本体感觉训练，下肢功能训练，日常活动能力训练等。

（杨　梅　谢锦伟　黄　强）

第九节　Pilon 骨折切开复位内固定术加速康复围手术期康复治疗规范

一、康复治疗总目标

Pilon 骨折为胫骨干骺端的粉碎性骨折，关节面产生不同程度的碎裂，手术的目的是使关节面恢复到解剖位置，同时恢复胫腓骨的长度和力线，但其并发症和合并疾病的发病率亦很高。加速康复外科的整体目标为减少患者围手术期的应激反应和相关并发症，促进患者恢复。通过术前和术后的康复治疗，降低手术应激，提升患者心肺功能，改善足踝功能，增强下肢神经肌肉控制功能，使患者获得功能性、无痛的足踝，进而提升日常生活活动能力和回归职业及参与娱乐的能力。

具体的康复计划应由主刀医师根据骨折类型、内固定稳定性及软组织肿胀情况决定阶段目标，或与康复医师及康复治疗师协商决定，康复医师应与手术主刀医师保持联系。

二、术前康复

术前康复治疗目标：基于国际功能、残疾和健康分类（international classification of functioning, disability and health，ICF）框架设定与身体结构和功能、活动和参与相关的康复治疗目标，根据患者自身的康复评估结果，制定康复治疗计划；维持和改善心肺功能，加快消肿，减轻肢体肿胀及预防术后相关并发症，强化四肢及核心肌群训练；进行对患者和照料者的宣教，改善不良生活习惯并形成自我管理意识，掌握主动康复方法。

（一）术前康复治疗评估

首先熟悉患者病史，包括主诉、现病史、专科查体、术前检查及手术方案，同时评估全身情况。具体参照第二章《骨科加速康复围手术期麻醉管理规范》《骨科加速康复围手术期疼痛管理规范》《骨科加速康复围手术期营养管理规范》的基本内容，并参照附录 9Pilon 骨折切开复位内固定术加速康复临床路径（2022 年版）及第四章《Pilon 骨折切开复位内固定术加速康复质量控制指标》的内容。

术前康复评估的评定方式及内容详见美国整形外科足踝学会 AOFAS 踝 - 后足评分、VAS、踝关节 8 字肿胀测量法进行踝关节疼痛、肿胀、活动度、心肺功能、平衡能力、踝关节功能等的评估。根据评估结果，为患者制定个体化的康复方案。

（二）术前康复治疗

1. 康复宣教　目的是使患者及照料者了解术前康复介入的原因及目的。使患者及照料者了解自身疾病知识、治疗方案（手术方案、康复方案）及注意事项。降低或消除患者不良心理因素，增强其对手术的信心，使照料者及患者积极参加康复治疗。具体宣教内容如下。

（1）向患者和照料者阐明患者的临床及康复诊断、康复干预的原因，并进行术前康复治疗的必要性和重要性教育。

（2）与患者、照料者共同制定可行的康复方案，使其主动参与到以患者为中心的康复治疗中来。培训患者和照料者，使其掌握康复治疗的方法，自主地进行康复治疗。

（3）维持及改善患者整体健康状况，包括慢病自我管理，如高血压、糖尿病、高血脂等的规范管理；维持或改善生活习惯，戒烟戒酒、均衡营养、控制体重。

（4）对患者及照料者进行 Pilon 骨折术后可能出现的并发症及相应的康复治疗宣教。

（5）疼痛控制：选择低、中频电疗，冷疗或运动疗法。

2．康复治疗　根据术前评估结果和制定的康复方案进行康复锻炼，降低创伤应激反应的发生、持续时间、程度及并发症，提高手术治疗效果。

（1）疼痛和肿胀控制：选择低、中频电疗，光疗，超声波疗法，等长运动疗法。

（2）心肺功能锻炼：从入院开始，就应要求患者进行心肺功能锻炼，如呼吸控制、深呼吸、咳嗽锻炼，积极排出肺部的痰液，尤其是老年患者和长期吸烟患者。

（3）肌力锻炼：肌力的康复锻炼至关重要，应加强双侧下肢如髋、膝、健侧踝锻炼及核心力量训练；此外，患者还需强化上肢肌力，尤其是肱三头肌，为后期使用辅助器具做好准备。肌力训练可借助人力或设备进行，如弹力带、徒手抗阻、沙袋等。

（4）关节活动度锻炼：保持未受累关节的活动度，可根据患者情况选择邻近关节的主 / 被动锻炼，注意应在患者可承受的关节活动范围内进行。

3．生活方式指导　指导患者优化生活习惯，合理佩戴踝关节支具，术前便开始进行支具保护下的日常生活活动，如站立、步行、如厕等。

4．注意事项　根据患者的整体情况（骨折端固定情况，骨折周围血管、神经、韧带的完整性，是否为开放骨折等）进行适当强度的康复锻炼，遵循循序渐进的原则，同时注意避免可能出现的新的损伤。

所有康复方案最终由外科医师与康复专业人员共同确定。

三、术后康复治疗

术后康复阶段主要分为三个部分：①术后早期康复（术后 0～1 周，住院期间），改善患者围手术期的整体状况，以达到出院标准。②自主居家康复（术后 1～12 周），在患者出院后进行居家康复，以改善患者患侧的活动度、肌力、平衡、负重能力、步态等。③专业的康复机构康复，主要针对有特殊康复目的的患者，通常是自主性较差或康复目标高寻求更进一步康复，以期达到更好的康复标准的患者。

（一）术后早期康复（术后 0～1 周，住院期间）

患者术后在住院期间要学会如何进行居家自主康复。要求照料者共同参与，通过医护人员的指导了解康复的要点，以便在出院后辅助及支持患者康复锻炼。

1．康复目标

（1）消肿止痛、促进伤口愈合、预防并发症、减少失血。

（2）提供软组织和骨愈合所需要的条件，并促进循环。

（3）促进睡眠、增加胃肠道动力、改善患者营养状况。

（4）维持或改善关节活动度和肌力。

（5）在适当的辅助行走设备下，能够安全站立或步行，并进行助行器调整和使用的宣教。

（6）进行安全及康复意识教育，制定家庭康复计划并能够独立地进行家庭锻炼计划。

（7）了解自我管理 / 监测内容，如皮肤感觉、颜色、肿胀、温度、循环等。

（8）制定出院及家庭康复计划。

2．康复治疗

（1）早期活动：术后在复苏室，全身麻醉患者清醒后及运动功能恢复后即刻进行床上四肢及躯干的功能锻炼，并进行深呼吸、咳嗽等心肺功能锻炼。

（2）早期下床：在生命体征平稳，无明显不适、乏力及伤口愈合良好的情况下，根据患者锻炼后的反应进行适合的锻炼方式，如坐位、站立、行走等，早期下地佩戴支具，并且不负重。患者在医护人员的指导下扶助行架行步行。

（3）体位摆放：Pilon 骨折术后的患者，踝关节保持在中立位。同时病床保持“Z”字形（即摇高床尾）保持患肢高于心脏水平面。

（4）关节活动度锻炼：Pilon 骨折术后的患者在伤口良好的情况下，开始锻炼踝关节屈伸活动度。

（5）肌肉力量：术后即刻进行早期康复锻炼，一般术后患侧踝关节周围肌力训练由等长收缩到等张收缩逐步过渡（根据伤口情况决定），其他肌肉可按照术前康复治疗方案继续进行。

（6）转移：鼓励患者主动活动并教会其进行各体位之间的转移。包括翻身转移，仰卧 - 起坐转移，长腿坐 - 床旁坐转移，坐 - 站转移及站 - 坐转移，洗手间的转移，如厕、坐式马桶应用训练。

（7）步行：在患者术后生命体征平稳，无明显不适、乏力的情况下，鼓励患者下床活动。患者在医护人员的指导下使用助行器步行。

（8）注意事项：此阶段的康复方案由外科医师与康复人员根据患者围手术期具体情况共同制定，并根据患者治疗后的反馈进行优化或修改。注意对骨折固定部分的保护，转移及步行训练时注意保护防止摔倒。

（二）自主居家康复（术后 2～12 周）

居家康复目标：指导患者及照料者掌握并执行居家康复训练方案，照料者要强化监督和陪伴意识，常态化预防并发症，巩固院内训练结果，激发患者恢复潜能。

1. 主要目标　①对患者进行宣教；②减少炎症，控制疼痛与肿胀，预防并发症；③增加踝关节的活动度；④提升肌肉力量；⑤最优化健侧踝与足的运动，提高步行质量；⑥进一步加强转移训练、平衡稳定训练、本体感觉训练及协调肌的训练。⑦实现在助行器的辅助下无障碍行走。

2. 进阶标准　水肿、疼痛得到控制，肌力和活动度得到提高，能独立进行日常生活活动，能够参加低冲击和安全的运动，可恢复娱乐社交和工作活动。

3. 居家康复方案　①继续执行之前的居家康复方案；②通过理疗、运动疗法继续控制肿胀和疼痛；③加强踝关节周围肌力的强化训练。④改善踝关节的活动度。⑤患者负重训练。⑥增加患侧下肢的本体感觉、协调训练，以及关节的控制能力。⑦加强独立进行日常生活活动的训练。

4. 注意事项　一般术后 4～6 周后在石膏或支具的保护下，开始进行负重训练；由于骨折分型和手术方式的差异，具体的康复方案由外科医师与康复人员根据患者具体情况共同制定进一步的康复计划。

（三）康复机构康复

部分患者经出院评定后建议转院内康复科或院外专业康复机构做进一步康复治疗：一类是病情复杂、高风险的患者，需要专业康复团队帮助其进行进一步治疗；另一类是康复目标比较高，期望回归正常运动的患者。无论哪类患者，都要与康复机构建立联系，康复医师团队需要按照出院评估结果并结合手术主刀医师的阶段康复目标制定个性化康复方案，包括康复目标、康复时间、康复阶段、康复项目、随访时间、家庭指导等。

1. 康复锻炼实施的原则　制定个性化康复计划，在医护人员的指导下循序渐进地进行，活动范围由小到大，强度由弱到强；根据伤口情况，活动以恢复肢体生理功能为中心，围绕恢复负重行走能力进行训练。

2. 康复机构的治疗内容　物理因子治疗，关节活动度训练，肌力、肌耐力训练，步行训练，心肺训练，平衡稳定训练，本体感觉训练，下肢功能训练，日常活动能力训练等。

（孟　伟）

第十节　初次全踝关节置换术加速康复围手术期康复治疗规范

一、康复治疗目标

全踝关节置换术是指用假体组件替换人体踝关节受损关节面的一种足踝外科手术，它可以使踝关节恢复其功能。加速康复外科的整体目标为减少患者围手术期的应激反应和相关并发症，促进患者恢复。通过术前和术后的康复治疗，达到提升患者心肺功能及体能从而降低手术应激、预防术后并发症、促进踝关节功能恢复、恢复或提升患者日常生活活动能力和社会参与能力的目标。

具体的康复计划应由手术主刀医师根据术中假体位置、骨质疏松症的程度及软组织情况决定阶段康复目标，或与康复医师及康复治疗师协商决定，康复医师应与手术主刀医师保持联系。

二、术前康复治疗

术前康复治疗目标：加强对患者和照料者的宣教；指导患者了解围手术期活动禁忌，同时使其掌握主动康复方法，教会患者踝关节支具的使用，学习正确的转移技巧，将术后需要学习和进行的训练内容提前进行指导学习，避免术后患者因疼痛及对早期活动的担忧等因素而导致康复配合度降低。改善患者机体和心肺功能、体适能、核心肌力等，使患者顺利接受手术。

（一）术前康复治疗的评估

首先熟悉患者病史，包括主诉、现病史、专科查体、术前检查及手术方案，同时评估全身情况。具体参照第二章《骨科加速康复围手术期麻醉管理规范》《骨科加速康复围手术期疼痛管理规范》《骨科加速康复围手术期营养管理规范》的基本内容，并参照附录 10 初次全踝关节置换术加速康复临床路径（2022 年版）和第四章《初次全踝关节置换术加速康复质量控制指标》的内容。

评定内容包括心肺功能、踝关节功能、步态、足底压力、平衡能力评估。评定方法详见美国整形外科足踝协会 AOFAS 踝 - 后足评分、VAS、改良 Romberg 测试、星形移动平衡测试。根据评估结果，判断并转介患者进行主动康复或转到康复科或康复机构进行康复。

（二）术前康复治疗

1. 康复宣教　目的是使患者了解术前康复治疗的必要性和重要性，使其主动参与到康复治疗计划中来；使患者掌握术前自我训练的方法，形成自我管理意识从而降低或消除患者不良心理因素，增强其对手术的信心。具体宣教内容如下。

（1）维持并改善患者整体健康状况，包括慢病的自我管理，如高血压、糖尿病、高血脂等的规范管理；维持或改善生活习惯，戒烟、戒酒，均衡营养，控制体重。

（2）居家运动方式指导：患者及照料者掌握入院前的居家训练方法，包括有氧运动、抗阻训练、平衡功能训练等。

（3）疼痛宣教：指导患者使用综合手段控制疼痛，如物理因子治疗或生活方式指导。

（4）足踝支具使用方法指导：足踝支具的佩戴方式及佩戴下的转移方法指导。

（5）动作禁忌指导：避免过度负重、剧烈运动、不良的生活习惯等。

2. 康复治疗　接受踝关节置换术的患者常有心肺功能下降、踝周疼痛、踝关节功能障碍、平衡功能障碍、步行障碍及 ADL 能力受限。应根据术前康复评定结果选择相应的康复治疗方法。

（1）消炎镇痛：选择低、中频电疗，光疗，声波疗法，冷疗法，等长运动疗法。

（2）心肺功能锻炼：从门诊开始，就应要求患者进行心肺功能锻炼，具体方法酌情选择，如呼吸控制、深呼吸、咳嗽锻炼、体位管理等。

（3）肌力锻炼：针对肌力的康复锻炼至关重要，要加强下肢肌肉主要是踝周肌肉的肌力，上肢伸肘力量及握力训练及核心肌的肌力训练。

（4）关节活动度锻炼：鉴别导致关节活动受限的具体原因，针对性指导康复训练。可根据患者情况选择主/被动的踝关节屈、伸、内外翻锻炼，注意应在患者可承受的关节活动范围内进行。

3. 生活方式指导　指导患者优化生活习惯，合理佩戴踝关节支具，术前便开始进行支具保护下的日常生活活动，如站立、步行、如厕等。

4. 康复锻炼注意事项　根据患者的整体情况（包括肌力、活动度、站立步行能力等）进行适当强度的康复锻炼，遵循循序渐进的原则，同时注意可能出现的损伤。

所有康复方案最终由外科医师与康复专业人员共同确定。

三、术后康复治疗

术后康复阶段主要分为三个部分：①术后早期康复（术后 0～2 周，住院期间），改善患者围手术期的整体状况，以达到出院标准。②自主居家康复（术后 2～12 周），在患者出院后居家进行自主康复训练，以改善患者的肌力、活动范围、稳定性和机体功能等。③专业康复机构康复，主要针对有特殊康复目的的患者，通常是自主性较差或寻求更进一步康复，以期达到更好的康复标准的患者。

（一）术后早期康复（术后 0～2 周，住院期间）

踝关节置换术患者术后住院时间一般为 2 周。此阶段内患者需要了解康复全程的目标及内容，照料者也需在医护人员的指导下了解康复要点，以便在出院后辅助及支持患者进行康复锻炼。

1. 康复目标

（1）保护置换部位，预防并发症。

（2）消肿止痛、促进伤口愈合。

（3）促进睡眠、增加胃肠道动力、改善患者营养状况。

（4）维持并提升肌肉力量。

（5）掌握正确的转移方式。

（6）安全及康复意识教育，制定家庭康复计划并能够独立地进行家庭锻炼计划。

（7）了解自我管理/监测，如皮肤感觉、颜色、肿胀程度、温度、循环情况等。

（8）制定出院及家庭康复计划。

2. 康复治疗

（1）支具保护患侧踝关节。

（2）消炎镇痛：选择低、中频电疗，或者光疗、冷疗，或者等长运动疗法。

（3）心肺功能训练：包含运动疗法、体位优化和咳嗽、咳痰训练。

1）运动疗法：鼓励患者进行上肢各个方向的生理活动（可轻微抗阻/不抗阻），在牵伸胸廓和等长收缩的同时配合有节律的呼吸。

2）体位优化：尽量避免仰卧位，以直立/端坐位最佳。

3）咳嗽、咳痰训练：鼓励患者咳嗽、咳痰，必要时在患者咳嗽活动末端，予以腹部加压辅助。

（4）肌力训练：在术后即刻进行早期康复锻炼，患者需要在医护人员指导下进行患侧下肢的肌力训练。术后患侧踝关节周围肌肉开始进行等长收缩训练，其他肌肉训练可按照术前康复治疗继续进行。

（5）转移训练：术后长期卧床制动会增加血栓的风险，需要鼓励患者主动活动并教会其进行各体位之间的转移。包括翻身转移，仰卧-起坐转移，长腿坐-床旁坐转移，坐-站转移及站-坐转移，洗手间的转移，如厕、坐式马桶应用训练。

（6）平衡功能训练：坐位训练、健侧站位平衡训练等。

（7）步行训练：当患者具有一定的肌力和平衡能力时，采用循序渐进的方案：训练站立；提起和放下助行架训练；患侧提腿的顺序进行锻炼，以上全部可以完成，即可进行步行训练。

（8）注意事项：此阶段的康复方案由外科医师与康复人员根据患者围手术期的具体情况共同制定，并根据患者治疗后的反馈进行优化或修改。要注意对踝关节置换部位的保护，肌力训练时注意控制疼痛、肿胀，以等长训练的方式为主，注意保护伤口，转移及步行训练时注意保护患者，防止其摔倒。

（二）自主居家康复（术后2～12周）

居家康复的总目标：改善关节活动度、加强患肢肌肉力量、提升本体平衡能力及协调能力、提升步行和上下楼梯的能力，最终提升患者的日常生活活动能力，使其早日回归社会、回归工作。

1. 康复目标

（1）为关节置换部位提供最佳的保护环境，避免结构性和功能性损伤。

（2）有效控制/缓解疼痛及预防并发症。

（3）维持和改善邻近关节的肌力和关节活动度。

（4）改善踝关节的肌力和活动度。

（5）加强核心肌力训练。

（6）指导患者掌握日常生活活动的技巧与注意点，促进其恢复独立日常生活活动能力。

（7）增加患侧下肢的本体感觉、平衡及协调能力，以及关节的控制能力。

（8）逐步参加安全的工作及娱乐活动。

2. 进阶标准　功能水平达到手术后最佳；日常生活可独立完成；能够参加低冲击和安全的运动；可恢复到娱乐、社交和工作活动中去。

3. 居家康复方案

（1）消炎镇痛：选择低、中频电疗，光疗，冷疗，等长运动疗法。

（2）肌力训练：核心肌群的稳定性训练，可进行臀桥练习、手膝位的平衡训练等。下肢力量训练，包含踝关节周围肌群、邻近关节、核心肌力的力量训练。上肢力量训练，包含屈肘肌群训练、伸肘肌群训练、握力训练等。

（3）踝关节活动度训练：鉴别导致关节活动受限的具体原因，有针对性地指导康复训练。

（4）呼吸训练：包含运动疗法、体位优化和咳嗽、咳痰训练。

（5）日常生活能力训练：洗漱、如厕的指导；辅助步行方式指导。

（6）转移、负重、平衡与协调训练。

（7）步行训练：在助行器和支具的保护下进行步行训练。

（8）恢复运动能力，加强动态控制的训练。

4. 注意事项　患者一般在术后4周后在石膏或支具的保护下，开始进行负重训练；6～8周后去掉石膏或支具，开始穿充气靴，进行步态训练。由于手术中含有韧带修复、截骨等操作，具体的康复方案由外科医师与康复人员根据患者具体情况共同制定。

（三）专业康复机构康复

部分患者经出院评定后建议转院内康复科或院外康复机构做进一步康复治疗：一类是病情复杂、高风险的患者，需要专业康复团队帮助其进行进一步治疗；另一类是康复目标比较高，期望回归正常运动的患者。无论哪类患者，都要与康复机构建立联系，康复医师团队需要按照出院评估结果并结合手术主刀医师的阶段康复目标制定个性化康复方案，包括康复目标、康复时间、康复阶段、康复项目、随访时间、家庭指导等。

1. 康复锻炼实施的原则　制定个性化康复计划；在医护人员的指导下循序渐进地进行，活动范围由小到大，强度由弱到强；根据伤口情况，活动以恢复肢体生理功能为中心，以围绕恢复负重行走能力进行训练。

2. 康复机构的治疗内容　物理因子治疗，关节活动度训练，肌力、肌耐力训练，步行训练，心肺训练，平衡稳定训练，本体感觉训练，下肢功能训练，日常活动能力训练等。

（孟　伟）

第十一节　肿瘤膝关节置换术加速康复围手术期康复治疗规范

一、康复治疗总目标

加强对患者和照料者的宣教、沟通，降低与消除患者的不良心理因素，促使患者和照料者积极参与后续治疗。通过术前和术后的康复治疗，达到提升患者心肺功能、降低手术应激、增加下肢肌力及膝关节活动度、提高生活质量、延长生命、提升患者日常生活活动能力和回归职业及参与娱乐能力的目的。

具体的康复计划应由手术主刀医师根据术中假体固定和软组织情况决定康复的阶段目标，或与康复医师及康复治疗师协商决定，康复医师应与手术主刀医师保持联系。

二、术前康复治疗

术前康复治疗目标：加强对患者和照料者的宣教，促使患者和照料者坚定信心，积极参与康复治疗，改善机体和心肺功能，增加下肢肌力，掌握主动康复方法，学会自我管理。

（一）术前门诊康复治疗的评估

根据病史、查体、血液检查等指标，评估患者的心肺功能、下肢肌力及疼痛和营养等基本情况，具体可参照第二章《骨科加速康复麻醉围手术期管理规范》《骨科加速康复围手术期疼痛管理规范》《骨科加速康复围手术期营养管理规范》的基本内容，并参照附录 11 肿瘤膝关节置换术加速康复临床路径（2022 年版）及第四章第十一节《肿瘤膝关节置换术加速康复质量控制指标》的内容，进行膝关节畸形、活动和心理评估。

（二）术前康复治疗

1. 康复宣教　目的是使患者了解自身疾病相关知识及其治疗方案、术前康复治疗的意义及方法；降低或消除患者的不良心理因素，增强其对手术的信心；使患者掌握自我训练的方法。具体宣教内容如下。

（1）向患者和照料者讲明患者的诊断与康复原因，并进行术前康复治疗的必要性和重要性教育，与患者及照料者共同制定可行的康复方案，使患者及照料者都主动参与到康复治疗中来。

（2）围手术期常见并发症，如术后伤口感染、血栓、肺部感染、压疮等的预防。

（3）培训患者及照料者掌握康复治疗的方法，达到主动进行康复治疗，熟练掌握锻炼方法的目的。

（4）向患者及照料者讲明术前准备，预期住院时间和注意事项。具体包括患者整体健康状况的维持及改善（如营养支持）、防摔倒教育、疼痛宣教、心理教育、辅助器具转移策略等方面。

宣教形式采用文字宣传资料、视频及口头宣教等方式，如果可以多种形式相结合效果会更好。

2. 康复治疗　膝关节周围肿瘤患者常存在疼痛、畸形、关节活动度下降、肌肉力量下降、ADL 功能受限等问题。根据术前评估结果和康复治疗计划进行康复锻炼，降低手术应激，预防并发症，提高手术治疗效果。

（1）控制疼痛：运动疗法。

（2）心肺功能锻炼：如呼吸控制、深呼吸、咳嗽锻炼，长期吸烟患者必须戒烟 2～4 周。

（3）肌力锻炼：针对肌力的康复锻炼至关重要，要加强下肢肌肉主要是股四头肌、腘绳肌的肌力锻炼，并加强上肢伸肘力量及握力（助行器使用）锻炼。

（4）关节活动度锻炼：保持未受累关节的关节活动度。膝关节活动度在无痛范围内改善。运动量视患者疲劳程度而定。

（5）体重管理：结合营养专业人士建议及运动进行体重管理。

（6）辅助器具使用：术前学习使用助行器等辅助器具。

康复锻炼注意事项：根据患者的整体情况（包括意识、疲劳程度、心理状态、肌力等）进行适当强度的康复锻炼，遵循循序渐进的原则，同时注意避免可能出现的损伤。

所有康复方案最终由外科医师与康复专业人员共同确定。

三、术后康复治疗

术后康复阶段主要分为三个部分：①术后早期康复（术后 0～7 天，住院期间），改善患者围手术期的整体状况，以达到出院标准。②自主居家康复（术后 1～4 周，术后 4～8 周及术后 8～12 周），在患者出院后居家进行，以改善患者的肌力、平衡能力、稳定性等身体与结构功能、活动与参与能力等。③专业的康复机构康复，主要针对有特殊康复目的的患者，通常是自主性较差或寻求更进一步康复，以期达到更好的康复水平的患者。

（一）术后早期康复（术后 0～7 天，住院期间）

肿瘤膝关节置换术患者术后的住院时长一般为 1 周，是进行康复锻炼的重要阶段，在此阶段内患者要学会如何进行自主康复锻炼，照料者也要在医护人员的指导下了解康复的要点，以便在出院后辅助及支持患者进行康复锻炼。

1. 康复目标

（1）消肿止痛、促进伤口愈合、预防并发症、减少失血。

（2）促进睡眠、增加胃肠道动力、改善患者营养状况。

（3）增加关节活动度，实现伸膝达 5°～0°、屈膝达 90°。

（4）学会独立转移能力，包括体位转换、如厕、上下车等。

（5）正确使用助行器，能够辅助步行。

（6）安全及康复意识教育，制定家庭康复计划。

2. 康复治疗　肿瘤膝关节置换术与普通膝关节置换术的区别在于软组织创伤或波及广泛，术中对软组织重建较多，尤其是胫骨肿瘤膝关节置换术可能对伸膝肌群进行重建，在软组织修复好之前应避免主动肌肉的收缩。

（1）体位摆放：肿瘤膝关节置换术后的患者，常规使用支具捆绑，使膝关节保持在伸直 0° 位，不可扭曲、弯曲，尤其是术前存在严重畸形的患者。同时保持患肢抬高，防止水肿。

（2）心肺功能训练：包含运动疗法、体位优化和咳嗽、咳痰训练。

（3）控制肿胀：患者因伤口未愈合及抗凝药的使用，下地站立或步行会导致下肢水肿。可通过抬高患肢、收缩肌肉及减少单次下地时间等方面进行控制。循环气压治疗选用梯度压力模式，每次 20 分钟，每天 2 次。

（4）关节活动度锻炼

1）术后当天：在支具的辅助下，保持膝关节伸直 0° 位。

2）术后第 1～7 天：主动伸膝 10°～0°，主动屈膝 80°～90°。

3）注意事项：若术中行胫骨重建，则需避免主动肌肉收缩，以被动运动为主。

（5）肌肉力量

1）术后当天：患侧下肢的踝泵运动、股四头肌的等长收缩、主动辅助收缩，主要动作为直腿抬高

（踝关节完全背伸），并同时做髋关节环转运动。

2）术后第1天开始至出院：患侧膝关节周围肌肉的等长收缩、主动收缩，动作同上。

3）注意事项：行胫骨重建的患者不进行主动伸膝运动。

（6）转移训练：包括翻身转移，仰卧 - 起坐转移，长腿坐 - 床旁坐转移，坐 - 站转移及站 - 坐转移，洗手间的转移，如厕、坐式马桶应用训练。

（7）步行训练：一般可以在术后4小时开始进行下地训练。负重训练可借助助行器，从部分负重开始。身体虚弱的患者可适当延后下床时间。

注意事项：胫骨侧肌肉重建的患者可进行负重站立方案，步行时需佩戴铰链支具，患侧不要主动收缩。

（8）并发症的预防

1）术后当天：患侧肢体远端抬高，同时用支具捆绑、伤口周围冰敷24h、踝泵运动。

2）术后第1天开始：保持患肢远端抬高、踝泵运动、股四头肌主被动收缩（胫骨肿瘤膝关节置换术后应避免做此动作）、鼓励患者尽早下地。

（二）自主居家康复

由于肿瘤膝关节置换术患者术后住院时间短，因此家庭康复计划尤其重要，需要根据患者的整体情况及表现进行个性化制定，此阶段时间跨度较长，为了更好地给予患者指导，将此阶段又分为了两个阶段：术后2～4周、术后4～12周。居家的康复目标：改善关节活动度、加强患肢肌肉力量、提升步行和上下楼梯的能力，最终提升患者的日常生活活动能力，使其早日回归社会、回归工作。

1. 术后2～4周　术后2～4周是患者自主进行家庭康复锻炼的关键时期，也是术后身体各项指标恢复的重要时期。在保证患者营养状况良好的前提下进行针对性的康复锻炼。

（1）康复目标

1）控制肿胀，最大限度减轻疼痛。

2）增加患侧下肢的稳定性及关节的控制能力。

3）在助行器辅助下步行。

4）独立进行日常生活活动。

（2）居家康复方案

1）控制疼痛，改善循环：膝关节周围肌群收缩 - 放松练习；淋巴回流手法；瘢痕自我管理，如瘢痕自主松动，自主软组织放松；运动疗法。

2）稳定性及力量训练：膝关节稳定性训练，包括股四头肌、腘绳肌力量（胫骨重建患者应避免主动收缩）训练；上肢力量训练，包括握力训练，屈肘、伸肘肌群力量训练。

3）步态训练：根据康复团队制定的负重方案执行，在保证步行时间一定的前提下采用“少量多次”的原则进行。

4）日常生活能力强化：包括穿衣、转移、如厕、外出等功能训练，强调日常生活的灵活性训练。

5）注意事项：家庭康复训练过程中应有照料者陪同，避免患者摔倒。

（3）进阶标准：水肿、疼痛得到控制；能独立转移；能独立在助行器辅助下步行；能独立进行日常生活活动。

2. 术后4～12周　术后4～12周是患者自主进行家庭康复锻炼提升生活质量的时期，应在保证患者安全的前提下进行有针对性的康复锻炼。

（1）康复目标

1）实现家庭和社区远距离的独立无障碍行走。

2）主动关节活动度达0°～100°。

3）提升肌肉力量，进行主动抗阻训练。

4）恢复安全的工作与娱乐活动。

（2）康复治疗方案

1）继续开展后期家庭训练计划。

2）主动关节活动度及力量训练：强调膝关节周围力量强化训练，包括抗阻训练（可自主选择沙袋、弹力带等器具）及耐力训练。行胫骨重建的患者在术后4周后再进行主动肌肉收缩练习，8周后可进行抗阻训练。

3）平衡训练：包括双脚站立位、单脚站立位动静态平衡训练。

4）活动与参与功能训练：如游泳、骑自行车等。

（3）进阶标准：关节活动度稳定、肌肉力量及耐力持续增加；恢复低冲击力运动。

（三）康复机构康复

部分患者经出院评定后建议转院内康复科或院外康复机构做进一步康复治疗：一类是病情复杂、高风险的患者，需要专业康复团队帮助其进行进一步治疗；另一类是康复目标比较高，期望回归正常运动的患者。无论哪类患者，都要与康复机构建立联系，康复医师团队需要按照出院评估结果来制定个性化康复方案，包括康复目标、康复时间、康复阶段、康复项目、随访时间、家庭指导等。

1. 康复锻炼实施的原则　制定个性化康复计划；在医护人员的指导下循序渐进地进行，活动范围由小到大，强度由弱到强；活动度以不感到疲劳为准，活动以恢复肢体生理功能为中心，围绕恢复负重行走能力进行训练。

2. 康复机构的治疗内容　物理因子治疗，关节活动度训练，肌力、肌耐力训练，步行训练，心肺训练，平衡稳定训练，本体感觉训练，下肢功能训练，日常活动能力训练等。

（陈宝玉）

第十二节　肿瘤半髋/全髋关节置换术加速康复围手术期康复治疗规范

一、康复治疗总目标

加强对患者和照料者的宣教、沟通，降低与消除患者的不良心理因素，促使患者和照料者积极参与后续治疗。通过术前和术后的康复治疗，提升患者心肺功能从而降低手术应激、减轻疼痛、增加肌力及恢复或改善移动性、提升患者日常生活活动能力，同时提升照料者的照料能力及技巧，降低家庭照料负担。

具体的康复计划应由手术主刀医师根据术中假体固定和软组织情况决定康复的阶段目标，或与康复医师及康复治疗师协商决定，康复医师应与手术主刀医师保持联系。

二、术前康复治疗

术前康复治疗目标：加强对患者和照料者的宣教，减轻创伤应激，促使患者和照料者坚定信心，积极参与康复治疗，改善机体和心肺功能，掌握主动康复方法，学会自我管理。

（一）术前康复评定

根据病史、查体、血液检查等检查指标，评估患者的心肺功能、肌力、疼痛和营养等基本情况，具体可参照第二章《骨科加速康复围手术期疼痛管理规范》《骨科加速康复围手术期营养管理规范》的基本内容，并参照附录12肿瘤半髋/全髋关节置换术加速康复临床路径（2022年版）和第四章第十二节《肿瘤半髋/全髋关节置换术加速康复质量控制指标》的内容，同时评估患者防摔意识、生活质量和心理评估。

（二）术前康复治疗

1. 康复宣教　目的是使患者了解自身疾病知识和治疗方案；术前康复治疗意义及方法；降低或消除患者不良心理因素，增强其对手术的信心；使患者掌握自我训练的方法。具体宣教内容如下。

（1）向患者和照料者讲明患者的诊断与康复原因，并进行术前康复治疗的必要性和重要性教育，与患者及照料者共同制定可行的康复方案，使患者及照料者都主动参与到康复治疗中来。

（2）围手术期常见并发症（如术后血栓、肺部感染、压疮等）的预防措施。

（3）培训患者及照料者，使其掌握康复治疗的方法，主动进行康复治疗，熟练掌握锻炼方法。

（4）向患者及照料者讲明术前准备、预期住院时间和注意事项。具体包括：患者整体健康状况的维持及改善（如体重管理），防摔倒教育，疼痛宣教，心理教育，辅助器具转移策略，营养管理，如合并骨质疏松症需要坚持抗骨质疏松症治疗等。

采用小组宣教，文字宣传资料、视频及口头宣教等方式进行宣教，多种形式相结合效果将更好。

2. 康复治疗　因髋关节肿瘤导致的需行半髋/全髋关节置换术的患者，术前常存在疼痛、关节活动度下降、肌肉力量下降、ADL 功能受限等问题。根据术前评估结果和康复治疗计划进行康复锻炼，降低手术应激，预防并发症，提高手术治疗效果。

（1）控制疼痛：运动疗法。

（2）心肺功能锻炼：如呼吸控制、深呼吸、咳嗽锻炼，建议每小时进行 5～10 次（具体视患者疲劳程度）。长期吸烟患者必须戒烟 2～4 周。

（3）肌力锻炼：针对肌力的康复锻炼至关重要，要加强下肢肌肉主要是髋关节周围肌肉的肌力训练（对于术后加强髋关节稳定性有重要作用），股四头肌、腘绳肌（对术后站立步行有重要作用）、上肢伸肘力量及握力（对术后使用助行器有重要作用）训练。

上述肌肉运动处方：肌肉收缩，保持 10 秒，每组 10 次，每小时 1 组。

（4）关节活动度锻炼：保持未受累关节的关节活动度。髋关节活动度在无痛范围内改善。运动量视患者疲劳程度而定。

（5）体重管理：结合营养专业人士建议及运动进行体重管理。

（6）辅助器具练习：术前学习使用助行器等辅助器具。

康复锻炼注意事项：根据患者的整体情况（包括意识、疲劳程度、心理状态、肌力等）进行适当强度的康复锻炼，遵循循序渐进的原则，同时注意避免可能出现的损伤。

所有康复方案最终由外科医师与康复专业人员共同确定。

三、术后康复治疗

术后康复阶段主要分为三个部分：①术后早期康复（术后 0～7 天，住院期间），改善患者围手术期的整体状况，以达到出院标准。②自主居家康复（术后 1～4 周，术后 4～8 周及术后 8～12 周），在患者出院后居家进行，以改善患者的肌力、平衡、稳定功能等身体与结构功能、活动与参与能力等。③专业的康复机构康复，主要针对有特殊康复目的的患者，通常是自主性较差或寻求更进一步康复，以期达到更好的康复水平的患者。

（一）术后早期康复（住院期间 0～7 天）

肿瘤髋关节置换术患者术后住院时长一般为 7 天，是进行康复锻炼的黄金时间，在此阶段内患者要学会如何进行自主康复锻炼，照料者也要在医护人员的指导下了解康复的要点，以便在出院后辅助及支持患者进行康复锻炼。

1. 康复目标

（1）消肿止痛、促进伤口愈合、预防并发症、减少失血。

（2）促进睡眠、增加胃肠道动力、改善患者的营养状况。

（3）增加关节活动度（被动屈髋达 90°）；改善髋关节稳定性。

（4）股四头肌、腘绳肌等肌肉力量训练。

（5）培训独立转移能力，如体位转换。

（6）正确使用助行器，能够辅助步行。

（7）安全及康复意识教育，制定家庭康复计划。

2．康复治疗　肿瘤半髋置换术与普通髋关节置换术的区别在于软组织创伤或波及广泛，术中对软组织重建较多，在软组织修复好之前应避免主动肌肉收缩。

（1）体位摆放：卧位时双腿间放置梯形枕防止髋关节脱位。

（2）心肺功能训练：包含运动疗法，体位优化和咳嗽、咳痰训练。

（3）控制肿胀：患者因伤口未愈合、抗凝药的使用，下地站立或步行会导致下肢水肿，可通过抬高患肢、肌肉收缩、减少单次下地时间等方面进行控制。循环气压治疗。

（4）肌力训练：可从踝泵、股四头肌等长收缩、足跟滑动至对侧膝关节水平这 3 个基本的仰卧位运动开始；视髋关节肌肉重建情况进行桥式运动、髋关节外展及内收练习。

（5）关节活动度锻炼：目标角度为被动屈髋达 90°。CPM：术后拔除引流管后开始使用。

（6）转移训练：包括翻身转移，卧 - 起坐转移，长腿坐 - 床旁坐转移，坐 - 站转移及站 - 坐转移，洗手间的转移，如厕、坐式马桶应用训练，上下楼梯训练，乘坐交通工具训练。

（7）步行训练：在术后生命体征平稳，无明显不适、乏力的情况下，患者可在医护人员的指导下使用助行器步行。身体虚弱的患者根据身体情况可适当延后下床时间。采用渐进性负重方案，即可耐受负重行走 - 全负重行走。步行时长视患者疼痛程度、肢体肿胀程度及疲劳程度而定。

（8）注意事项：注意髋关节内收不应过中线、内旋不应过中立位；髋关节屈曲不应超过 90°；若伴有下肢神经损伤，应尽早介入电疗，同时评估是否需要支具固定来保持关节处于功能位；若患者疼痛评分>5 分，应暂停康复治疗；从仰卧位向坐位转移过程中注意患侧髋关节始终保持外展位。

进阶标准：患者在助行器辅助下独立行走 50m。

（二）自主居家康复

由于肿瘤髋关节置换术患者术后住院时间短，因此家庭康复计划尤其重要，需要根据患者的整体情况及表现进行个性化制定，此阶段时间跨度较长，为了更好地给予患者指导，将此阶段又分为了三个阶段：术后 7 天～4 周、术后 4～8 周、术后 8～12 周。居家康复的目标：改善关节活动度、加强患肢肌肉力量、提升移动、步行能力，最终提升患者的日常生活活动能力。

1．术后 7 天～4 周

术后 4 周是患者自主进行家庭康复锻炼的关键时期，也是术后身体各项指标恢复的重要时期。

（1）康复目标

1）控制肿胀，最大限度地减轻疼痛。

2）增加患侧下肢的稳定性及关节的控制能力。

3）在助行器辅助下步行。

4）独立进行日常生活活动。

（2）居家康复方案

1）控制疼痛，改善循环：髋关节周围肌群收缩 - 放松练习；淋巴回流手法；瘢痕自我管理，如瘢痕自主松动，自主软组织放松；局部热疗；运动疗法。

2）稳定性及力量训练：髋关节稳定性训练，包括屈髋肌群、伸髋肌群，髋外展肌、内收肌力量强化训练；上肢力量训练，包括握力训练，屈肘、伸肘肌群力量训练；下肢力量训练，除髋关节周围肌群力量训练外，重点强化股四头肌及腘绳肌力量。

3）步态训练：根据康复团队制定的负重方案执行，在保证步行时间一定的前提下采用“少量多次”的原则进行。

4）日常生活能力强化：包括穿衣、转移、如厕、外出等功能训练，强调日常生活的灵活性。

5）注意事项：在家庭康复训练过程中应有照料者陪同，避免患者摔倒；在日常活动转移过程中注意保持患侧髋关节外展、外旋体位至少2～3个月，以避免发生假体后脱位。

（3）进阶标准：水肿、疼痛得到控制；能独立地转移；能独立在助行器辅助下步行；能独立进行日常生活活动。

2. 术后4～12周　术后4～12周是患者自主进行家庭康复锻炼提升生活质量的时期，需要在保证患者安全的前提下进行有针对性的康复锻炼。

（1）康复目标

1）实现家庭和社区远距离的独立无障碍行走。

2）主动屈髋90°。

3）提升肌肉力量，进行主动抗阻训练。

4）恢复安全的工作与娱乐活动。

（2）康复治疗方案

1）继续开展后期家庭训练计划。

2）主动关节活动度及力量训练：强调髋部近端肌群力量强化训练，包括抗阻训练（可自主选择沙袋、弹力带等器具）及耐力训练。

3）平衡训练：包括双脚站立位、单脚站立位动静态平衡训练。

4）活动与参与功能训练。

（3）进阶标准：关节活动度稳定、肌肉力量及耐力持续增加；恢复低冲击力运动。

（三）康复机构康复

部分患者经出院评定后建议转院内康复科或院外康复机构做进一步康复治疗：一类是病情复杂、高风险的患者，需要专业康复团队帮助其进行进一步治疗；另一类是康复目标比较高，期望回归正常运动的患者。无论哪类患者，都要与康复机构建立联系，康复医师团队需要按照出院评估结果来制定个性化康复方案，包括康复目标、康复时间、康复阶段、康复项目、随访时间、家庭指导等。

1. 康复锻炼实施的原则　制定个性化康复计划；在医护人员的指导下循序渐进地进行，活动范围由小到大，强度由弱到强；活动度以患者不感到疲劳为准，活动以恢复肢体生理功能为中心，围绕恢复负重行走能力进行训练。

2. 康复机构的治疗内容　物理因子治疗，关节活动度训练，肌力、肌耐力训练，步行训练，心肺训练，平衡稳定训练，本体感觉训练，下肢功能训练，日常活动能力训练等。

（陈宝玉）

第六章

骨科加速康复试点病种护理规范

第一节　初次髋、膝关节置换术加速康复围手术期护理规范

一、术前院前护理管理

（一）院前宣教与沟通

1. 建立联系方式　根据入院登记信息记下患者及照料者的联系方式，或在门诊与患者、照料者互留联系方式。

2. 宣教内容

（1）当门诊检查明确诊断、确定手术时应向患者和照料者进行宣教。

（2）合并基础疾病的控制和用药指导，具体参见第二章《骨科加速康复关键技术多学科管理规范》内容。

1）有高血压病史的患者按时口服自备降压药，将收缩压控制在 150mmHg 以内、舒张压控制在 100mmHg 以内。若血压波动较大，需心内科及时就诊。

2）有糖尿病病史的患者按时口服降糖药或注射胰岛素治疗，空腹血糖应控制在 8mmol/L 以内。

3）类风湿关节炎患者按时口服治疗类风湿的药物，不能自行停药，如有异常需要去风湿免疫科就诊。

4）贫血患者在营养支持下，遵医嘱应用治疗贫血的药物。

（3）全身健康状况的科普宣教：①饮食指导，鼓励患者进食高蛋白、高热量（糖尿病患者除外）、高维生素食物；②注意个人卫生，每日清洗肚脐以下皮肤（包括会阴、臀部、双下肢及双脚）；③注意口腔清洁，预防口腔真菌感染，如有牙痛、口腔溃疡，建议使用漱口水，必要时口腔科就诊。

（4）相应手术的针对性宣教：①预防皮损，禁止抓破手术部位皮肤，禁止在任何部位贴膏药；有结痂者，保护好结痂处，不能造成皮肤再次破溃。若皮肤上有破损、疖、蜂窝组织炎等问题，需要及时处理。在等待入院期间若出现皮肤破损、下肢肿胀等异常情况，请及时联系组上老师，根据情况进行皮肤问题的治疗处理。②手足癣患者请遵医嘱每日用聚维酮碘溶液浸泡，积极治疗手足癣，预防感染。③手术前 3 个月内禁止接受小针刀治疗，有小针刀治疗史，需复查炎性指标，指标有异常者暂缓入院。

3. 术前预康复　具体康复方法参考第五章《骨科加速康复围手术期康复治疗规范》，要点如下。

（1）心肺功能康复，呼吸训练：咳嗽 100 次 / 日（每小时咳嗽 10 次），或练习深呼吸（每小时 15 次）。

（2）手术相邻部位肌肉力量锻炼

1）髋关节：屈髋、外展、伸直 300 次 / 日（每个小时 20 次，每个动作坚持 5～10 秒）。

2）膝关节：直腿抬高 300 次 / 日（每个小时 20 次，每个动作坚持 5～10 秒）。

3）鼓励患者进行行走锻炼。

（二）术前注意事项和住院准备工作

1. 加强营养　继续鼓励患者进食高蛋白、高热量（糖尿病患者除外）及富含维生素的食物，食欲差者可加用胃肠促动药（莫沙必利）及助消化药增进食欲（胃蛋白酶合剂）。

2. 相应手术的注意事项　①入院当日早晨需空腹，便于住院检查。②准备物品：少量生活用品，1瓶口香糖（不限口味，糖尿病患者请购买无蔗糖口香糖），1双布鞋（大一码），1卷厨房吸油用纸（遮面咳嗽用）。

3. 戒烟2～4周，戒酒。

4. 预防呼吸道和泌尿道感染，预防感冒，多饮水。

二、术前住院护理管理

（一）住院接待

1. 核对患者信息与照料者信息，手术部位和同侧上肢做好手术标识。

2. 介绍医院住院患者管理制度　①入院当日视频健康宣教，召集新入院患者及照料者观看，②发放髋关节康复手册、膝关节康复手册、关节置换术疼痛管理手册。

3. 介绍医师与护士的工作时间和查房时间。

4. 餐饮、睡眠时间　①可在医院食堂订餐，每日由膳食科工作人员于床旁准备餐食；②患者进入病房后，向患者讲解病房属于开放环境，有可能影响睡眠，需告知患者按时口服镇静或催眠药物，保证良好睡眠迎接手术。

（二）术前住院评估

具体参照第二章《骨科加速康复关键技术多学科管理规范》和附录7《初次髋关节置换术加速康复临床路径》、附录8《初次膝关节置换术加速康复临床路径》内容，要点如下。

1. 监测患者生命体征，有异常情况及时告知医师处理。

2. 患者全身健康状况评估　根据检查结果明确合并基础疾病的诊断和治疗。

3. 关于感染或隐匿性感染灶的评估遵医嘱。

4. 评估用药　①评估患者既往用药史：使用利血平的患者和既往合并心血管疾病史正在使用抗凝药物的患者，于入院前1周停药；使用生物制剂的患者，需在用药1个周期前停药。②术前有疼痛的患者，口服不影响血小板功能的镇痛药。

5. 患者与照料者状态评估　了解术前患者对手术有无过于紧张、焦虑的情绪，及时给予手术相关问题解答，及时进行安抚。

6. 疼痛、睡眠、营养评估　①使用数字化疼痛评估表对患者进行动静态疼痛评估，若疼痛评分>4分，遵医嘱给予镇痛药。②睡眠障碍的患者给予助眠药物（阿普唑仑0.4mg，每晚1次；溴化钠10ml，每天3次）；睡眠极差的患者口服氯硝西泮0.2mg，每晚1次。③参照第二章第三节《骨科加速康复围手术期精神障碍及精神卫生问题的评估与管理规范》内容进行心理健康评估，并进行心理疏导，怀疑合并抑郁症、焦虑症、精神分裂症的患者，应请心理卫生中心会诊，进行专业治疗。

（三）医师沟通与医嘱实施

1. 患者病情有变化，主管医师和主管护士需与值班医师、护士做好交接工作，保证节假日、夜间患者病情安全。

2. 共同商讨患者手术和围手术期相关注意事项　①关节外科各组医师共同商讨患者术前手术方案，向患者讲解住院期间手术费用、住院时间。②护士参与医师晨交班，听取医师汇报手术患者病情、手术方案；做好患者及家属有关手术的疑问解答。

3. 检查医嘱和医嘱实施的时间、频次 ①检查医师医嘱无误后执行医嘱。②护士应按时实施医嘱，如有问题及时与医师沟通。

（四）患者及照料者的宣教与沟通

1. 患者住院检查、诊断及治疗措施的讲解与沟通 术前检查内容参照附录7初次髋关节置换术加速康复临床路径（2022年版）及附录8初次膝关节置换术加速康复临床路径（2022年版）执行。

2. 对于患者合并基础疾病的诊断及控制措施的讲解与沟通，按医嘱指导用药。

3. 与患者沟通，了解其全身情况 ①预防感冒，禁止术前1天淋浴。②皮肤出现瘙痒或过敏症状须及时告知医师，防止手术部位皮肤破损。③便秘患者，给予番泻叶通便治疗。

4. 患者围手术期的准备及注意事项

（1）每日用沐浴露或香皂清洁手术部位，毛发多者，需每日多清洁1次。

（2）保持大小便通畅：勿吃生冷刺激食物，以免发生腹泻。

5. 患者手术程序讲解和疑问解答 在医护一体化模式下，护士参与医师病情讨论和医师与患者的术前谈话，了解患者手术相关事宜，做好患者及家属的疑问解答。

6. 针对患者精神障碍的类型和程度给予舒缓、安慰。

7. 术前发放小便器，训练患者在床上大小便，教会患者使用便器。

8. 术前进行压疮风险评估和血栓风险评估 ①压疮结果如提示高危，鼓励患者床上翻身，悬空受压部位，预防压疮。②血栓风险中危以上，鼓励患者多活动。

（五）术前住院康复锻炼

具体参照第五章第七节《初次关节置换术围手术期康复治疗规范》和第八节《初次膝关节置换术加速康复围手术期康复治疗规范》的内容，要点如下。

1. 心肺锻炼，按医嘱指导患者康复。

2. 胃肠功能调整 ①食欲差者可加用胃肠促动药及助消化药增进食欲。②便秘患者按医嘱指导患者用药。

3. 特定位置的康复锻炼 ①卧床和坐位时：髋关节行屈髋运动（30次/小时，300次/日），保持患肢外展中立位。膝关节行直腿抬高运动（30次/小时，300次/日）。②站立锻炼，站立时挺胸收腹，眼睛平视前方，髋关节置换术患者强调术后禁止患肢髋内收内旋，预防脱位；膝关节置换术患者强调患肢与健肢同时承力，保持膝关节伸直。③训练使用助行器行走，三步法（助行器—患肢—健肢），转弯时应迈小步、绕大幅度转弯。

三、术前手术当日护理管理

1. 监测患者生命体征，如有异常，及时汇报医师处理。

2. 禁饮、禁食时间与实施 按医嘱指导患者饮水，进食时间。

3. 手术前用药指导

（1）合并高血压病的患者：术前清晨需口服降压药，密切观察血压变化，如有异常及时处理。

（2）合并糖尿病患者：术前清晨需先使用降糖药或皮下注射胰岛素后，再进食粥，密切观察血糖变化。

4. 静脉通道建立 术前同侧上肢建立静脉通道，保持静脉通道通畅。

5. 对患者及家属进行术前心理评估，及时舒缓、安慰患者及家属的紧张情绪。

6. 康复指导 髋关节置换术患者：屈腿、外展、伸直锻炼；膝关节置换术患者：加强股四头肌和腘绳肌肌力锻炼。

7. 关注术前尿量。

四、术后手术当日护理管理

1. 监测生命体征与精神状态，出现异常指标及时与医师沟通。

2. 术后围手术期相关并发症防治宣教

（1）髋、膝关节置换术患者按医嘱指导患者用药。

（2）术后4小时内自解小便，排空膀胱，防止尿潴留；自解小便困难者，予安置保留尿管，术后第1天清晨拔除，并关注尿量。

（3）术后患肢需抬高，髋关节患肢大腿处垫软枕，膝关节患肢脚跟处垫软枕。

3. 检查医嘱实施与频次，按时执行医嘱，观察病情变化，给予患者用药指导。

4. 液体与饮水进食管理　患者复苏清醒后返回病房，若患者诉口干或手术2小时后可逐渐增加饮水量。为帮助胃肠功能恢复可进食易消化食物（粥+咸菜），有明显饥饿感的患者，可提前少量进食。

5. 心肺功能康复　加强咳嗽或深呼吸锻炼，预防肺部感染，恢复心肺功能。

6. 疼痛评估与伤口护理及管道管理

（1）术后疼痛评估2～4次/日，评估静息与运动痛，按医嘱服用镇痛药物。

（2）术后观察伤口敷料有无渗血，有渗血应立即通知主管医师更换伤口敷料，避免伤口感染。

（3）术后安置引流管的患者，应妥善固定引流管，防止管道脱落。

7. VTE预防　患者回病房后立即给予双下肢气压式充气治疗，按医嘱应用抗凝或抗血小板药物预防深静脉血栓。

8. 早期功能锻炼　患者复苏清醒后即可开始功能锻炼，具体参照第五章《骨科加速康复围手术期康复治疗规范》执行。

（1）卧位时，髋关节肌力好者可行屈髋运动，肌力差者行踝泵运动、股四头肌等长收缩锻炼；膝关节肌力好者可行直腿抬高运动，肌力差者行踝泵运动、股四头肌等长收缩锻炼。

（2）待患者生命体征稳定后可尽早采用坐位，髋、膝关节置换术患者行咳嗽训练。髋关节肌力好者可行屈髋运动，膝关节肌力好者可行直腿抬高运动。

（3）术后4小时，如患者生命体征稳定即可下床锻炼，髋关节置换术患者站立时禁止髋内收内旋；膝关节置换术患者站立时保持膝关节伸直位，患肢与健侧肢体同时承力，骨质疏松症严重或膝关节韧带有损伤者，应佩戴支具下地站立。下地站立时间不宜过长，以免引起患肢肿胀。

9. 术后当晚睡眠与疼痛评估　术后当晚应保证患者睡眠好、疼痛轻。

五、术后出院前护理管理

1. 监测患者生命体征，如有异常，及时向医师汇报。

2. 饮食、营养评估与管理

（1）饮食：鼓励患者进食高蛋白、高维生素食物。

（2）监测血红蛋白和白蛋白指标，必要时时给予铁剂治疗和白蛋白输注治疗。

3. 用药指导，按医嘱口服镇痛药和助眠药物。

4. 疼痛、VTE、感染评估与防治

（1）根据疼痛评估结果，动态调整镇痛药剂量或调整药物种类。

（2）继续预防深静脉血栓。

（3）检查切口有无渗血、红肿、皮温升高及疼痛加重，监测术后炎性指标是否异常，预防感染发生。

5. 康复锻炼指导

（1）术后1～3天：①髋关节置换术患者。肌力好的患者行伸髋、屈髋、分髋3个动作；肌力差的患者保持屈髋动作即可。屈髋>110°的患者，需限制屈髋角度，以免引起脱位。②膝关节置换术患者。肌力好的患者上午床上练习伸膝锻炼，下午在床边练习伸膝、屈膝锻炼；肌力差、疼痛明显的患者只做踝泵运动。③髋、膝关节置换术患者年龄大于 70 岁以上的，均需间断吸氧，加强呼吸咳嗽训练，预防肺部感染。

（2）膝关节置换术术后第 2 天主要进行屈膝锻炼，以床边屈膝和抱腿屈膝为主，膝关节屈膝需达到 90° 以上。

6. 其他并发症防治

（1）预防肺部感染，行咳嗽训练。

（2）切口出现红肿需红外线照射 30 分钟，每天 2～3 次。

（3）下地行走时预防跌倒，以免引起假体周围骨折。

（4）髋关节置换术患者髋关节禁止内收内旋，以预防髋关节脱位。

六、出院后护理管理

（一）居家康复

1. 在患者全身情况好、患者或家属基本掌握功能锻炼方法的情况下，患者可进行居家康复，手术科室与患者间建立随访系统。

2. 确定随访时间和切口拆线时间。

3. 指导饮食、营养、疼痛、VTE 预防措施。

4. 指导切口管理。

5. 指导患者进行康复锻炼，达到功能要求。

6. 指导患者睡眠，根据睡眠情况遵医嘱指导用药。

7. 患者全身和手术部位出现异常情况，紧急联系组上随访医师、护士或住院总医师。

8. 出院后若有感冒、腹泻、拔牙、肠镜检查等任何可能引起感染的情况，需口服抗菌药物 3 天。

9. 髋关节置换术患者 2 个月以内髋关节禁止做内收，内旋等动作，禁止坐矮板凳，禁止使用蹲厕，以免引起髋关节脱位，夜间睡觉持续使用梯形枕置两腿间 2 个月以上。膝关节置换术患者夜间睡觉可佩戴支具，保持膝关节伸直位休息。

（二）本院康复科康复

患者术后因病情需要继续观察或患者难以进行主动康复锻炼，应转康复科继续治疗，保持与本院康复科主管医师和患者的联系，如有骨科专科问题及时进行骨科会诊，必要时转回手术医师所在科室进行检查与治疗。

（三）医联体或社区康复

患者术后病情稳定，需要专人指导康复或需要使用特殊康复器械进行康复者，可转诊至医联体或社区进行康复，应保持与医联体或社区康复主管医师和患者的联系，如有骨科专科问题及时进行骨科会诊，必要时转回手术医师所在医院进行检查和治疗。

（詹瑜佳　李　晔　杨　梅　谢锦伟）

第二节　股骨颈骨折闭合复位内固定术加速康复围手术期护理规范

一、术前院前护理管理

院前护理管理包括患者自急诊就诊到转入病房前这一时段。患者由急诊转入病房前，病房护士应与急诊科充分沟通患者病情，提前做好诊疗及手术准备。具体如下。

1. 接急诊通知收入股骨颈骨折患者时，需向急诊科了解患者的诊断、年龄、性别等基本信息，当前生命体征、在急诊治疗及用药情况，以及当前治疗需求，是否有需关注的特殊治疗需求，如合并或感染需隔离治疗的疾病等。

2. 提前与住院总及医疗组沟通，确认患者是直接转入病房还是急诊手术后返回病房。根据拟收治患者的情况，提前准备床位、心电监护及氧气。如患者存在生命体征不稳定，应根据急诊情况初步评估后，准备抢救药物或器械。

3. 联系确定病房收治急诊患者的医师信息，并简要沟通患者信息，以方便收治医师做相应准备。

二、术前住院护理管理

（一）住院接待

1. 核对患者信息与照料者信息　核对患者及照料者身份信息是否正确，查看入院资料是否齐全。

2. 介绍医院住院患者管理制度

（1）包括医院简介、科室架构，病区环境，介绍主管医师及责任护士。

（2）患者知情同意：告知外出风险、检查期间配合陪同的工作人员、服药风险等。

（3）介绍病房规章制度。

3. 科室介绍、医师与护士工作时间及内容　介绍科室组织架构，病区规模，主管医师专长，门诊时间、手术日及每日查房时间。介绍责任护士，护理治疗时间，健康指导事项，康复师康复锻炼时间。

4. 饮食、作息管理要求　患者及照料者在院内由医院统一配送饮食，由营养科负责订餐及配送。夜间休息时保持安静，建议不在病室内使用大功率音响等可能影响他人的设备。

5. 急诊入院患者接待注意事项

（1）与急诊科之间做好患者交接，核对患者身份信息；护士在床旁对患者行查体及评估，对带入药品、留置管道、全身皮肤情况、当前症状体征进行全面检查及记录。

（2）与接诊医师共同向患者及照料者说明伤情严重程度、是否需要手术、预期预后、费用估计、住院治疗周期及后期康复等相关情况。

（3）根据患者需求，介绍保险相关制度及报销相关流程。使用医保的患者，照料者应在入院 3 日内，携带患者社保卡及身份证至院内医保办公室，填写外伤登记表后办理医保登记手续。使用其他商业保险的患者，需提醒患者及时联系保险公司，根据其要求完善保险登记事宜。

（二）术前住院评估

参见第二章《骨科加速康复关键技术多学科管理管理规范》和附录 4《股骨颈骨折闭合复位内固定术加速康复临床路径》，要点包括：

1. 监测患者生命体征　常规监测患者生命体征、疼痛和大小便情况等，如有异常及时处理。

2. 全身健康状况评估　关注患者实验室及影像学检查完成情况及结果，了解患者全身器官功能评估情况，并对患者进行护理评估，包括自理能力、皮肤状况、压力性损伤风险、管道情况、跌倒风险、疼痛评估、心理睡眠评估、血栓风险等。

3. 感染或隐匿性感染灶评估　关注患者炎性指标及体温变化；关注患者呼吸、泌尿、消化等系统的潜在感染；排除会阴、足等部位潜在的真菌感染灶。若皮肤上有破损、疖、蜂窝组织炎等问题，需及时告诉医师。有手足癣的患者应每日用聚维酮碘溶液浸泡。

4. 评估合并基础疾病用药情况　评估患者合并基础疾病用药情况，并评估用药不良反应风险，如使用抗凝药、降压药等，及时与医师沟通。

5. 患者与照料者状况评估　了解患者的职业、文化程度、家庭经济状况、事故责任方、有无赔付。关注患者及照料者对骨折事件的态度，对治疗的态度。

6. 疼痛、睡眠评估

（1）疼痛评估：使用 NRS 疼痛评分，每日 2 次，急性疼痛或病情有变化时随时评估，根据患者的疼痛程度，循序渐进地采用非甾体类镇痛药、弱阿片类药物、强阿片类药物，并严密观察患者的不良反应。另外当镇痛效果不理想时，可根据患者情况调整用药，包括肌肉松弛药的使用。

（2）睡眠评估：采用量表对患者进行睡眠障碍评估，如匹兹堡睡眠障碍指数量表。根据患者风险等级对患者睡眠障碍进行个体化干预。可使用苯二氮䓬类药物。

7. 心理评估　选择心理或情绪评估工具对患者进行心理状态评估，参照第二章第三节《骨科加速康复围手术期精神障碍及精神卫生问题的评估与管理规范》执行，并在存在问题时进一步实施心理干预，包括心理疏导或请精神科医师会诊等。

8. 压力性损伤风险评估　使用压力性损伤风险评估表，如 Braden 量表等对患者进行评估，中高危患者给予相应预防措施，包括恰当的体位变化、使用气垫床、使用泡沫敷料保护受压或骨突部位等方法。

9. 血栓风险评估　使用 Caprini 量表或 RAPT 量表评估静脉血栓风险，并将风险评估结果及时反馈给医师。

10. 营养风险评估　运用营养风险筛查量表 2002 对患者进行筛查，根据风险筛查结果给予健康指导，如存在营养不良风险，或检验指标提示现存营养不良，则请营养科会诊，给予及时的营养干预。

11. 生活自理能力评估　使用 Barthel 生活自理能力评估表，根据患者对他人的依赖程度判定是否需要照料者，并给予生活上的指导与协助。

（三）医师沟通与医嘱实施

1. 与主管医师或值班医师沟通　患者入院后，责任护士接诊患者，应及时将患者的具体情况反馈给值班医师，并积极配合并处理患者。

主管医师接手患者后，责任护士应和主管医师一起查房，将患者每日生命体征变化，危重患者出入量，实验室指标异常汇报给医师，主管医师根据病情调整治疗方案。

2. 共同商讨患者手术和围手术期相关事宜　责任护士参与医师晨交班，参与主管医师对患者围手术期相关事宜的商讨。内容应包括术前准备、手术标记、围手术期体位、手术安排、花费时间、术后去向（麻醉复苏室、重症监护病房或普通病房）。

3. 检查医嘱和医嘱实施的时间、频次　责任护士负责检查医嘱的正确性、可行性及具体实施情况，并根据实施效果向医师反馈。

（四）患者及照料者的宣教与沟通

1. 向患者讲解住院检查的意义及配合要点，提高患者依从性

（1）辅助检查：X 线片、胸部 CT、心脏彩超、腹部彩超、下肢动静脉彩超。

（2）实验室检查：血生化、血常规、凝血、输血前全套、血型、红细胞沉降率、炎症因子、大小便常规。

2. 患者合并基础疾病的诊断及控制措施的讲解与沟通　指导患者服用降血压、降血脂及降糖等药物，密切观察患者病情变化。高血压患者，按时口服降压药，血压控制在正常范围内，避免大幅度波动；糖尿病患者，请遵内分泌专科医师会诊意见规范用药，术前血糖控制在空腹血糖 7.8mmol/L 以下、餐后 2 小时血糖 10mmol/L 以下；镇痛药等需继续规范用药。

3. 患者全身营养健康状况的讲解与沟通　入院后筛查患者营养风险及营养不良情况，无营养不良者，蛋白质摄入 $1.5g \cdot kg^{-1} \cdot d^{-1}$；营养不良者进食高蛋白、高热量、高维生素食物；合并低蛋白血症者每日进食鸡蛋 3～5 个、肉类 100g；食欲低下者予蛋白粉、全脂奶粉等补充营养。营养不良者，参考第

二章第四节《骨科加速康复围手术期营养管理规范》或请营养科会诊制定营养补充计划。嘱患者戒烟、戒酒，加强心肺功能锻炼，控制血压、血糖水平，指导患者保证充足睡眠，做好疼痛评估及干预方式的介绍，保持大小便通畅。

4. 患者围手术期准备及注意事项

（1）心理准备：外科医师、护士及麻醉医师都需要参与术前宣教，以使患者充分了解手术情况，减轻患者焦虑、抑郁等心理问题，提高依从性。

（2）患者手术程序讲解和疑问解答：患者入院后，积极完善检查，评估手术指征，有手术指征的患者在明确手术方案后将会尽快安排手术。

（3）针对患者精神障碍的类型和程度，给予舒缓、安慰：入院后如评估或检测发现患者精神状况异常，告知医师后实施医护一体化心理干预，请心理卫生中心会诊，评估转诊的必要性，指导制定治疗方案。

（4）根据手术类型，训练大小便、预防压力性损伤和 VTE

1）训练大小便：训练患者在床上大小便，注意饮食，必要时使用助排便药物，保持大小便通畅。

2）预防压力性损伤：行 Braden 风险评估，根据评估结果，采取标准预防措施。

3）预防 VTE：使用 Caprini 风险评估量表评分，中危患者使用基本预防 + 物理预防；对于高危患者，应结合基本预防、物理预防与药物预防进行干预。具体参照第二章第六节《骨科大手术加速康复围手术期静脉血栓栓塞症防治规范》执行。

（五）术前住院康复训练

具体内容参照第五章第四节《股骨颈骨折闭合复位内固定术加速康复围手术期康复治疗规范》，要点如下。

1. 心肺康复　术前行运动耐力训练、呼吸肌训练、胸部扩张训练、有效咳嗽和体位引流，结合雾化吸入措施，以预防坠积性肺炎的发生。

2. 手术相邻部位肌肉力量锻炼　每日于床上行股四头肌等长收缩运动、髋关节训练、直腿抬高运动及臀肌收缩运动。

3. 特定卧床、坐位、站立、行走的康复锻炼

（1）卧位：健侧卧位时，健侧屈髋屈膝，双腿间垫软枕。

（2）坐位：患肢置于外展 10°～15°，保持中立位，使踝关节保持在 90° 背伸位，注意保护足跟部。鼓励其水平移动，向患侧移动时先将患肢外展，再用手及健足支撑移动臀部向患侧。

（3）站位及行走：鼓励患者使用助行器下床活动，不负重行走，宜采用渐进式，早期不易久站，下肢可使用弹力绷带包扎或穿着弹力袜。

4. 胃肠功能调整

（1）术前营养：由营养师专门配置高能量餐，营养成分均衡，能够为患者手术应激消耗提供能量。

（2）术前肠道准备：避免术前灌肠等传统肠道准备，以减少电解质紊乱等并发症。

（六）并发症预防

（1）术前体位管理：若骨折移位重，疼痛剧烈，可取头高脚低平卧位，床头上抬 30°～40°，若骨折移位较小，疼痛感知轻微，白天可取直立坐位，2 小时后再转换为平卧位 30 分钟，循环进行，晚上取头高脚低平卧位，床头上抬 20°～30°。

（2）预防压力性损伤：卧床时每隔 1～2 小时翻身 1 次，侧卧时人体与床成 30°，并用枕头支撑避免骨突部位受压，避免对局部发红皮肤进行按摩，注意皮肤清洁并加强营养。

（3）预防呼吸道和泌尿道感染：指导患者戒烟、戒酒，择期手术前戒烟 2～4 周。预防感冒，鼓励患者进行呼吸训练，减少床上平卧时间，多饮水（病情许可的情况下，每日 2 000ml 以上），保持会阴部清洁，预防泌尿系统感染。

三、术前手术当日护理管理

（一）监测生命体征

观察体温、脉搏、呼吸、血压、血氧饱和度；观察患肢肿胀程度，皮肤充盈度及静脉回流情况。

（二）禁食禁饮时间与实施

具体时间参考第二章第一节《骨科加速康复麻醉围手术期管理规范》相关内容，按医嘱执行。

（三）手术前用药指导

1. 术前镇痛　遵医嘱给予镇痛药，并观察镇痛效果及副作用。

2. 助眠　苯二氮䓬类药物。

3. 高血压患者，手术当天需监测患者的血压值，告知患者服用降压药 30 分钟后需反复测定血压值，同时保持情绪稳定，勿剧烈运动。

4. 糖尿病患者规范用药，术前空腹血糖水平应控制在 7.8mmol/L 以下，餐后血糖控制在 10mmol/L 以下。

5. 其他药物　阿司匹林、华法林等抗凝药，需告知医师是否需停 / 换药。

（四）静脉通道建立或保持通畅

使用留置针型号：18#，安置于骨折对侧上肢。

（五）心理评估与舒缓、安慰、宣教

根据患者性格特点为其提供心理疏导，使其学会进行情绪调节，保持身心放松，正视现实并积极配合临床治疗。

（六）康复指导

锻炼方式同“术前住院康复训练”中“手术相邻部位肌肉力量锻炼”部分。锻炼坚持从易到难、从少到多的原则，考虑患者的实际承受能力，动态加大或减少训练量。

（七）其他

术晨协助患者更换清洁衣物，取下可活动的异物，如假牙、戒指、手镯等；将病历、影像胶片、术中带药（抗菌药物、止血药物等）备好并核对，清点物品后一并带入手术室。

四、术后手术当日护理管理

患者麻醉清醒后返回病房，交接患者信息、病历资料、手术情况及当前病情状况。

将患者安置于舒适体位，并根据医嘱安置心电监护、吸氧、输注药物等。

具体管理要点如下。

（一）监测生命体征与精神状态

密切监护患者生命体征、意识、呼吸、循环、氧饱和度状况，发生异常时及时向医师汇报并进行处理。

（二）术后围手术期相关并发症防治及沟通宣教

1. 观察患者伤口及实验室检查结果，及时发现术后出血。

2. 术中留置尿管返回病房者，术后次日晨可拔除尿管。

3. 床上定期活动、变换体位，受压部位局部粘贴泡沫敷料减压，预防压力性损伤。

4. 积极进行呼吸训练及床上活动，防治坠积性肺炎。

（三）检查医嘱实施与频次、用药指导

确认术后当日医嘱情况，包括心电监护、吸氧、护理级别、基础护理项目及术后用药、康复治疗情况。针对性宣教使用药物的作用和可能出现的不良反应。

（四）液体与饮水进食管理

麻醉清醒后，根据全身情况和胃肠道功能恢复情况可酌情饮用少量温开水，无呛咳后可饮清流质（如开胃汤），如不伴恶心、呕吐、腹胀等不适，则可进一步进食粥等流质饮食；如患者无明显不适，则术后2～4小时可恢复正常饮食，术后当天可进食2～3餐。

（五）疼痛评估、伤口护理与管道管理

1. 疼痛评估　术后每日评估疼痛2～4次。NRS<4分时，指导患者采用深呼吸放松、转移注意力、听轻音乐等方式减轻疼痛；NRS≥4分时，加用弱阿片类药物进行干预。

2. 伤口护理　观察伤口局部有无肿胀、淤血、瘀斑等，根据伤口渗出情况进行伤口换药。

3. 管道管理　观察伤口局部引流管处有无渗出、肿胀及其他炎症反应；引流管及留置尿管给予妥善固定，每日消毒。

（六）VTE预防

术后每日进行双下肢气压治疗。对使用抗血栓药物进行预防的患者，密切监测凝血指标和出血表现。

（七）功能锻炼（卧位、坐位）

术后麻醉清醒后协助患者取头高足低平卧位，床头抬高30°～45°；术后6小时内，患者精力稍恢复，即可在床上进行深呼吸、咳嗽、扩胸运动、上肢抬高、床上抬臀、变换体位等训练，并指导患者进行踝泵运动；术后6小时至当日入睡前，可进行床旁站立训练、床上卧位伸膝、伸髋、屈膝等锻炼。

（八）早期下床

和手术医师充分沟通，根据手术治疗方式和患者的个体化评估结果，指导患者从术后第1天起，即使用助行器辅助下床活动，每天2～3次，每次5～10m，以患者耐受程度为准。床上锻炼动作的强度与频率均逐渐增加，量以患者自感不劳累为准。术后第2～3天，强度递增、活动时间增加，最终达到屈髋>100°、髋外展>35°。

五、术后出院前护理管理

（一）监测生命体征

术后第2天查血结果（血生化、血常规，必要时查血气分析等），如无明显异常，即可停用心电监护及吸氧；若有异常需继续使用心电监护，每2小时监测1次并记录。

（二）饮食、营养评估与管理

有营养不良风险或已发生术前营养不良的患者，术后继续按术前方案进行营养干预，以高蛋白、高维生素饮食为主。

（三）用药指导

主管护士需根据患者病情及医师用药方案，对患者进行个体化、专业、全程、连续的用药指导，以提高患者用药的依从性，促进其早期康复。

（四）疼痛管理、VTE与感染的防治

1. 疼痛管理　术后仍需常规进行疼痛宣教，急性疼痛时随时加评、干预和复评。

2. VTE的防治　对所有患者进行VTE风险评估和筛查，并行与风险等级匹配的基础、机械或药物预防。

3. 感染的预防　积极进行心肺康复，鼓励患者咳嗽、咳痰；术后不常规导尿，鼓励患者多饮水冲洗膀胱；每日检查切口敷料，查看有无渗液、红肿、皮温升高等感染症状。

（五）康复锻炼指导

早期下床活动，活动量、锻炼强度及时间应根据股骨颈骨折手术治疗方式、患者的肌力、耐受性和耐受程度而定，循序渐进，并做好各种管道和引流袋的护理工作。

（六）其他并发症防治

1. 压力性损伤的防治　具体预防措施同术前。

2. 二次骨折的预防

（1）抗骨质疏松症治疗：对于所有老年患者，都应该进行钙和维生素D的补充。

（2）跌倒的防控：评估患者跌倒风险，针对危险因素进行个体化的干预，如力量和平衡能力训练、视力评估后的治疗、服用药物的调整、居住环境安全性的评估和处理等。

3. 不良情绪及睡眠障碍　鼓励患者主动表达心理诉求，及时寻求帮助；睡眠不佳的患者，可遵医嘱使用助眠药物。

4. 患者床上及离床活动时需专人陪同，严防发生其他并发症如关节脱位、钢板断裂等。

六、出院后护理管理

（一）居家康复

患者全身情况好、患者或家属基本掌握功能锻炼方法时，可选择居家康复。

1. 建立随访联系方式　告知患者骨科随访中心的联系方式，同时记录每一位出院患者或直接照护家属的联系方式。

2. 确定随访时间和切口拆线时间　术后2周门诊拆线，出院后第1、3、6、9、12个月时来院复查，以后每年复查1次。

3. 指导用药　告知患者应遵医嘱继续服用药物，包括抗血栓药物、营养神经药物、钙剂等，并关注用药期间可能发生的不良反应。

4. 指导饮食、营养和疼痛、VTE防治措施

（1）饮食指导：以高蛋白、高维生素饮食为主，老年患者注意补充钙质与维生素D。

（2）疼痛：出院后如疼痛明显加剧，应及时到院复查，必要时做骨折区域X线检查，了解有无二次损伤，根据检查结果决定是否有再次手术的必要性。

（3）VTE防治措施：返回家中后加强基础预防措施，积极进行康复训练；继续口服药物预防，关注皮肤黏膜出血、黑便等凝血功能障碍的表现，如出现出血并发症需暂停抗血栓药物并及时就诊。

5. 指导切口管理与沐浴　教会患者观察伤口有无红肿、渗液，定期社区或居家更换切口敷料，切口拆线前可温水擦浴，拆线后可淋浴，手术切口周围禁止用力揉搓。

6. 指导康复锻炼　向患侧坐位水平移动时先做患肢外展训练，按照被动—助力—完全主动的顺序逐步过渡。

术后3～6周，鼓励患者进行髋关节主动运动，避免内收、内外旋；进行膝、踝相关肌群、髋外展肌肌力训练，鼓励患者独坐，无负重站立训练，双上肢支撑下肢行非交替性上下台阶训练。

术后6～12周，鼓励患者行髋关节主动运动，髋屈肌抗阻训练，下肢耐力训练，下肢步行训练，下肢部分负重，可由助行架支撑过渡为双拐，最后在双上肢支撑下行交替性上下台阶训练。

功能恢复期（术后3个月后），双拐过渡为单拐支撑步行并逐渐脱拐，若X线片显示骨折处完全愈合，则一般可完全负重；鼓励患者行步态训练、肌肉肌力增强训练，无支撑交替性下上下台阶训练及更多功能性活动。

7. 指导睡眠　保证规律的生活习惯，保证睡眠质量。

8. 患者全身或手术部位异常情况，紧急联系或前往医院急诊科就诊　若患者出院后发生骨折肢体局部疼痛，无法正常活动，或者肢体持续疼痛、肿胀，或切口出现大量渗血、渗液，红肿，化脓，应及时到院就诊。

（二）本院康复科康复

患者在骨科手术后，因病情需要继续观察或患者难以进行主动康复锻炼，可转至本院康复科继

续行康复治疗，主管医师应与康复科医师和患者建立双向联系，如果有骨科专科问题，及时进行骨科会诊，或转回手术医师所在科室进行检查与治疗。

（三）医联体或社区康复

患者术后病情稳定，可转至医联体或社区继续进行康复治疗，主管医师应与康复医师和患者保持联系，如有骨科专科问题及时进行骨科会诊，或转回手术医师所在医院进行检查与治疗。

（廖灯彬）

第三节 腰椎后路短节段减压融合术加速康复围手术期护理规范

一、术前院前护理管理

（一）院前宣教与沟通

1. 与患者和家属相互留取联系方式，建立有效的联系沟通方式，以便于双方及时沟通手术相关信息，快速解决患者健康问题。

2. 宣教内容

（1）门诊完成相关检查，以判断是否存在手术禁忌，尽量缩短住院后、术前等待的时间。

（2）合并基础疾病的控制和用药指导

参考第二章《骨科加速康复关键技术多学科管理规范》

1）腰椎后路短节段融合术适用于腰椎间盘突出、腰椎滑脱或腰椎管狭窄患者，而此类患者较为常见的症状为手术部位及相邻部位的疼痛、麻木、肢体功能受限、活动无耐力。针对疼痛，可指导患者按时口服镇痛药，以达到超前镇痛的目的；合并神经病理性疼痛者需要服用加巴喷丁或普瑞巴林等药物；肌肉僵直紧张患者需要服用肌肉松弛剂乙哌立松。

2）改变生活方式：日常生活中尽量减少久坐、久站等长期保持一个姿势的动作；避免脊柱的屈曲、侧屈和旋转；避免剧烈活动，加重疼痛。

3）腰椎间盘突出、腰椎滑脱或腰椎管狭窄的患者容易合并骨质疏松症，而骨质疏松症可以增加骨的脆性，导致骨折，故在院前应及早筛查并及时干预。对已确诊骨质疏松症者，应该积极治疗，强调足量的钙和维生素 D 的摄入，对于中重度患者可以指导在术前院前规范使用抗骨质疏松症药物。

4）糖尿病患者按时口服降糖药或接受胰岛素治疗，患者术前血糖应控制在 7.8～10.0mmol/L，对于口服降糖药血糖控制不佳者，应指导患者到内分泌科接受专业治疗。

5）高血压患者按照年龄控制血压：年龄<60 岁，血压应控制在<140/90mmHg；年龄≥60 岁，如不伴糖尿病、慢性肾脏病（chronic kidney disease，CKD）者，收缩压应<150mmHg；高龄患者（>80 岁），收缩压应维持在 140～150mmHg，如伴糖尿病、CKD，血压控制目标为<140 /90mmHg。对于应用利血平、复方利血平氨苯蝶啶片，建议至少在术前 1 周停药并过渡到其他降压药物，以保证手术与麻醉安全。

6）为避免干扰凝血机制，服用阿司匹林或含有阿司匹林的药物、布洛芬类药物，需要提前遵医嘱暂停用药。

7）类风湿关节炎患者按时口服治疗类风湿的药物，不能自行停药，有异常前往风湿免疫科就诊。

（3）全身健康状况的科普宣教：抗骨质疏松症治疗主要通过加强锻炼，低糖、少盐、高蛋白、高钙等合理饮食，戒烟、戒酒，少喝碳酸饮料，以减少骨量丢失；对于所有绝经后女性，都需要强调钙和维生素 D 的摄入。

(4) 相应手术的针对性宣教：①预防皮损，禁止抓破手术部位皮肤（腰背部），禁止在手术部位贴膏药；若手术部位皮肤上有破损、疖、蜂窝组织炎等问题，需要及时处理。在等待入院期间，皮肤若出现破损等异常情况，及时联系主管医师，根据情况进行皮肤问题的治疗处理。②手术前 3 个月内禁止接受小针刀治疗、神经阻滞和射频治疗，有以上治疗史的，需复查炎性指标，指标有异常者暂缓入院。

（二）术前注意事项和住院准备工作

1. 加强营养　鼓励患者进食高蛋白、高热量及富含维生素及纤维的食物，食欲差者可加用胃肠促动药（莫沙必利）及助消化药增进食欲（胃蛋白酶合剂）；糖尿病患者口服健胃消食片增进食欲并协助定制糖尿病饮食；对于低蛋白血症患者，应鼓励患者进食高热量、高纤维、高蛋白食物（鸡蛋、肉类），必要时输注白蛋白，以纠正低蛋白血症。

2. 相应手术的注意事项　①入院当日早晨需空腹入院，便于完成部分检查。②准备物品：少量生活用品，防滑拖鞋，坐便器。

3. 戒烟 2～4 周，戒酒。

4. 预防呼吸道和泌尿道感染，预防感冒，多饮水。

（三）术前预康复

参考第五章第三节《腰椎后路短节段减压融合内固定术加速康复围手术期康复治疗规范》，要点包括：

1. 加强心肺功能锻炼　白天鼓励患者深呼吸配合每小时咳嗽 5～10 次。呼吸肌训练需要配合呼吸训练器，训练原则同其他肌肉的训练方法，循序渐进，适当抗阻。若患者本身有肺部疾病，需选择更合适的训练方式和训练方法。

2. 生活方式指导　由于腰部疼痛等问题导致的临床症状，需要指导患者优化生活习惯，合理佩戴腰部支具，术前便开始进行支具保护下的日常生活活动，如进食、出行、如厕等。体重过大的患者要注意控制体重，骨质疏松症患者则要注意补充营养，维持之前的骨质疏松症规范治疗。

二、术前住院护理管理

（一）住院接待

1. 核对患者信息与照料者信息，左侧上肢及手术部位做好手术标识。

2. 介绍医院住院患者管理制度　①入院当日视频健康宣教，召集新入院患者及照料者观看。②发放经皮内镜腰椎管减压椎间盘切除康复手册。③每位患者只能有 1 位照料者，需要向骨质疏松症患者家属强调 24 小时照料的重要性，避免跌倒等意外事故的发生。

3. 科室介绍　介绍医师与护士的工作时间和查房时间。

4. 餐饮、睡眠时间　①患者及家属需在医院食堂订餐，每日由膳食科工作人员于床旁准备餐食。②患者入病房后，为其讲解病房属于开放环境，有可能影响睡眠的情况。需告知患者按时口服助眠药物，保证良好睡眠迎接手术。

（二）术前住院评估

具体参考第二章《骨科加速康复关键技术多学科管理规范》内容，要点如下。

1. 监测生命体征，有异常情况及时告知医师予以处理。

2. 全身健康状况评估，根据检查结果明确合并疾病的诊断和治疗。

3. 遵医嘱评估感染或隐匿性感染灶。

4. 评估用药　评估患者既往用药史，避免服用利血平、复方利血平氨苯蝶啶片、阿司匹林或含有阿司匹林的药物及布洛芬类药物。

5. 患者与照料者状态评估　了解术前患者对手术有无过于紧张焦虑的情绪，及时给予手术相关疑问解答，及时进行安抚。

6. 疼痛、睡眠、心理、营养评估

(1) 使用数字化疼痛评估表对患者进行动静态疼痛评估，疼痛评分>4 分者，遵医嘱给予镇痛药；术前有神经病理性疼痛者，需要服用加巴喷丁或普瑞巴林等药物；肌肉僵直紧张者，需要服用肌肉松弛剂乙哌立松。

(2) 使用匹兹堡睡眠量表对患者进行睡眠状态评估，睡眠差的患者给予助眠药物（阿普唑仑 0.4～0.8mg，每晚睡前 1 次；溴化钠 10ml，每天 3 次）。

(3) 使用华西心晴指数量表对患者进行自评，关注患者情绪变化，进行心理疏导，华西心晴评估量表评分为高风险时，需病房阳光天使复评干预，必要时邀请心理卫生中心会诊并进行专业治疗。

(4) 入院时常规评估患者的营养状况（NRS 2002），做好宣教、沟通，并签字记录，评估进食情况及病情特征，通知医师，制定营养支持方案，必要时请营养科会诊。

（三）医师沟通与医嘱实施

1. 如患者病情有异常，主管护士向主管医师汇报，并做好交接工作，保证节假日、夜间患者病情安全。

2. 共同商讨患者手术和围手术期相关注意事项 ①脊柱骨科医师共同商讨患者手术方案，主管医师向患者讲解住院期间手术费用、住院周期。②护士参与医师晨交班，听取手术患者病情、手术方案；做好患者及家属有关手术的疑问解答。

3. 检查医嘱和医嘱实施的时间、频次 ①检查医师医嘱无误后执行医嘱。②护士应按时实施医嘱，如有问题及时与主管医师沟通。

（四）患者及照料者的宣教与沟通

1. 术前需要完成实验室检查（如血常规、血生化、红细胞沉降率和 CRP 等）和影像学检查（如腰椎正侧位 + 功能位 X 线片、腰椎 MR 薄层扫描、下肢静脉彩超、腹部彩超等），高龄患者必要时加做超声心动图、肺功能、24 小时动态心电图、冠脉 CT 等。

2. 患者合并基础疾病的诊断及控制措施的讲解与沟通，按医嘱指导用药。

3. 患者全身状况的讲解与沟通 ①患者皮肤如出现瘙痒过敏症状应及时告知医师，防止手术部位皮肤破损。②便秘患者，给予番泻叶通便治疗。

4. 患者手术程序讲解和疑问解答 在医护一体化模式下，护士参与医师病情讨论和医师跟患者的术前谈话，了解患者手术相关事宜，做好患者及家属疑问解答。

5. 针对患者精神障碍的类型和程度给予舒缓、安慰。

（五）术前住院康复锻炼

具体参考第五章第三节《腰椎后路短节段减压融合内固定术加速康复围手术期康复治疗规范》内容，要点如下。

1. 心肺锻炼 按医嘱指导患者进行心肺锻炼。

(1) 呼吸训练：深呼吸、咳嗽训练属于气道廓清技术的范畴，旨在减少患者气道异物的残留，白天鼓励并指导患者练习深呼吸及咳嗽、咳痰，每天 3 次，每次 10～30 分钟。

(2) 卧床患者，发放呼吸功能训练器，指导卧床患者规范使用呼吸功能训练器，每天 3 次，每次 10～30 分钟。

2. 特定卧床、坐位、站立、行走的康复锻炼 平卧位练习包括床上平移、床上轴线翻身、床上功能锻炼、床上佩戴腰围、侧身起、卧床。

(1) 床上平移：双手放于身体两侧，双下肢屈膝撑起臀部和腰部；头部、肩部、双手、下肢撑起臀部和腰部向床旁移动。

(2) 床上轴线翻身：先向对侧床旁平移，下面的腿伸直，上面的腿屈曲，轴向翻身，上面的手扶住床栏杆，保持颈、胸、腰在同一直线；需要重点预防坠床。

（3）床上功能锻炼：指导患者进行床上四肢功能锻炼，以小关节运动为主，比如握拳、扩胸、腕关节、肘关节、踝关节、膝关节的伸和屈功能锻炼及踝泵运动。

（4）床上佩戴腰围：患者平卧于床上，屈膝、抬臀后佩戴腰围；腰围下 1/3～1/2 包裹髂骨最高点。

（5）俯卧位训练 / 趴床训练：骨质疏松症压缩性骨折患者、腰椎后路局部麻醉等患者，遵医嘱术前练习俯卧位，分别在头部、胸部、腹部、骨盆放置一个枕头。双手放在头两侧，头偏向一侧。开始时每次趴 30～40 分钟，每天 3～5 次，最后能够达到趴 40～60 分钟。

（6）练习侧身起、卧床

1）侧身起床要点：平躺—将身体移至床边—侧身—下腿—一手手肘支撑、另一手手掌辅助—坐起。

2）侧身卧床要点：坐于床边—双上肢撑起帮助侧身倒床—双下肢上床—翻转平躺。

三、术前手术当日护理管理

1. 监测患者生命体征，如有异常，及时汇报医师进行处理。

2. 禁饮、禁食时间与实施　按医嘱指导患者饮水，进食时间。

3. 手术前用药指导

（1）高血压患者：术前清晨需口服降压药，密切观察血压变化，及时处理。

（2）糖尿病患者：密切观察血糖变化。

4. 静脉通道建立（左上肢建立静脉通道，保持静脉通道通畅）。

5. 对患者及家属进行术前心理评估，及时舒缓、安慰患者及家属的紧张情绪。

6. 康复指导　等待手术期间，避免患者长时间卧床休息，应坚持呼吸训练和四肢功能锻炼。指导卧床患者在床上进行四肢功能锻炼包括握拳、扩胸、屈伸四肢关节及踝泵运动；术前白天在腰围保护下每 2 小时至少下床行走 1 次，每次 5～10 分钟。

7. 接入手术室时需要排空小便。

四、术后手术当日护理管理

1. 监测患者生命体征与精神状态，发现异常指标及时与医师沟通。

2. 术后围手术期相关并发症防治宣教

（1）液体与饮水、进食管理　患者复苏清醒后，根据全身情况和胃肠道功能恢复情况可少量饮水，无不适后可指导逐渐增加饮水量，胃肠功能恢复后可进食易消化食物，有明显饥饿感的患者，可提前少量进食。

（2）退变性腰椎管狭窄手术患者术后按医嘱指导患者用药。

（3）术后 2 小时内自解小便，排空膀胱，防止尿潴留。

3. 检查医嘱实施与频次　按时执行医嘱，观察病情变化，给予用药指导。

4. 功能锻炼（平卧位、坐位、站立锻炼）

（1）平卧位：指导患者在床上进行四肢功能锻炼，以小关节运动为主，比如握拳、扩胸，腕关节、肘关节、踝关节、膝关节的伸和屈功能锻炼，踝泵运动。

（2）早下床：术后 2～4 小时麻醉清醒、生命体征平稳后可在医护人员指导下戴腰围逐渐下床小便（用坐便器）及床旁适当活动，但仍以休息为主。

（3）下床前先在床上坐 10 分钟、床旁坐 10 分钟再离床活动，以不感觉头晕、心慌、出汗等不适为准（第一次下床要有医务人员指导，照料者全程陪同）。

（4）根据病情不能下床活动的患者，指导其在床上进行四肢功能锻炼，包括握拳、扩胸、屈伸四肢关节及踝泵运动。

五、术后出院前护理管理

1. 监测患者生命体征，如有异常及时汇报医师。

2. 饮食、营养评估与管理

（1）饮食：鼓励进食高蛋白、高维生素食物。

（2）使用坐便器（术前需准备好），避免用力解大便，服用镇痛药期间可能出现便秘，必要时可使用润肠通便的药物帮助排便。

（3）监测血红蛋白和白蛋白指标，有异常时遵医嘱处理。

3. 疼痛、VTE、感染评估与防治

（1）根据疼痛评估结果，动态调整镇痛药剂量或调整药物种类。

（2）继续预防深静脉血栓。

（3）术后第 3 天后可拆除敷料、进行淋浴。需要关注切口有无渗血、红肿、皮温升高、疼痛加重，检测炎性指标是否异常，预防感染发生。

4. 康复锻炼指导　腰椎后路短节段融合术后患者以卧床休息为主，但是每天佩戴支具下床进行功能锻炼 3～4 次，鼓励患者尽早下床步行，全程提醒患者和照料者注意防止患者跌倒。

5. 出院时间　一般安排在术后第 2~5 天，提醒患者和家属做好出院安排。出院时患者应佩戴好腰围 / 支具使用轮椅推送至交通工具旁。患者站直，一手扶住车门（不要往回拉），一手扶住车窗台，背部挺直，慢慢屈髋屈膝向后坐到副驾驶座位上；将左腿放进车内，躯干整体转向车头，将右腿放进车内；系安全带；再慢慢放平座位靠背，让患者基本平卧，以减少对腰椎手术部位的震动。患者家为 2 小时车程内，即可出院后立即返家，如超过 2 小时车程，即建议在医院附近休养 1～2 周后返家。

六、出院后护理管理

（一）居家康复

患者全身情况好、患者基本掌握功能锻炼方法时，可居家康复。

1. 患者、家属与主管医师建立有效联系。

2. 确定随访时间和切口拆线时间。

3. 指导用药　出院后继续口服镇痛药和营养神经的药物。

4. 指导饮食、营养、疼痛、VTE 预防措施。

5. 患者全身和手术部位出现异常情况，紧急联系随访医师、护士或住院总医师。

6. 指导康复锻炼

（1）避免剪切力和不必要的活动（不要屈曲、侧屈或旋转）。

（2）坐姿：坐立位时，腰椎负荷增大，请保持良好坐姿，避免久坐。选择高度适合的椅子，使得膝盖的位置和臀部齐平，同时双脚能够放松地平放在地面上；中下背部有良好的支撑；桌子的高度接近手臂自然下垂时肘部的高度；如果使用电脑，屏幕的高度应和视线齐平，键盘和身体的距离要适当，如果长时间使用笔记本电脑，建议使用外接的无线键盘。

（3）坐站转移：在恢复期，从坐到站可能产生不适。准备站起时，先将臀部挪到椅子边缘，维持背部直立，脚一前一后放置。在站的过程中，背部挺直，腹部和大腿用力，也可将双手撑在大腿上辅助用力。需要注意：坐站转移建议循序渐进，术后第 1 天坐 15 分钟左右起身走一走；术后第 2 天坐 20 分钟左右起身走一走；术后第 3 天坐 25 分钟左右起身走一走。

（4）洗漱：洗漱时也应保持背部直立，避免弯腰，从而降低腰部剪切力。刷牙时，可将手放在台子上或使用脚凳来保持背部直立。洗脸时，可屈膝屈髋，背部直立，稍前倾上身。避免端装满水的洗脸盆。

（5）穿鞋：穿袜子或系鞋带时，可坐到凳子上，也可将一只脚踩到凳子上，保持背部直立，屈曲髋部去穿鞋或者系鞋带。

（6）弯腰：弯腰搬东西时，脊椎结构压力增加，易发生腰肌劳损、腰椎间盘突出症等问题。抬东西时应将两腿分开，一条腿稍稍往前，然后挺直背部，腹部收紧，屈髋蹲下；轻轻抬重物，确认重量可承受后再双手平稳抬起；将物体尽量靠近身体；在抬重物的过程中，背部挺直，哪怕物体较重，也尽量屈腿调整，不要弯腰。单手提重物时，也应维持躯干直立，不要倾斜，以免单侧腰椎负荷过大。

（7）进行室外活动：前几次行走需要家人陪伴，循序渐进，逐渐增加活动量，步行距离也需要循序渐进，只要无疼痛不适，每天逐渐增加行走距离；但是术后 1～3 周如果出现疼痛，则是提醒患者需要减少运动量，保证休息。

（8）术后 1 个月在保证安全的前提下，可逐渐增加驾驶距离，驾驶时保持良好坐姿。在良好恢复前避免性生活。1 个月内不做直腿抬高、蹬自行车等功能训练。

7. 术后 1～3 个月咨询专业人士后，可在无痛范围内进行有氧、核心力量、萎缩肌肉肌力训练，循序渐进、量力而行。1～3 个月以内的有氧训练以快走为主，也可以进行爬山和骑自行车等温和运动。若术前有规律游泳和跑步的习惯，可循序渐进地恢复游泳和慢跑。

8. 术后 3 个月后的锻炼计划　①屈髋屈膝垫脚、屈髋屈膝翘脚背、空中蹬腿训练。②腰背肌锻炼：五点式、三点式、飞燕式，锻炼时应以不加重疼痛，或有轻微可忍受的疼痛为宜。③卧位伸展训练和抬腿训练，跪位上下肢交叉运动，坐位体前屈运动。

（二）本院康复科康复

患者术后因病情需要转康复科继续治疗的话，主管医师应保持与康复科医师和患者的联系，如有骨科专科问题及时进行骨科会诊，必要时转回手术医师所在科室进行检查与治疗。

（三）医联体或社区康复

患者术后病情稳定可转医联体或社区进行康复，主管医师应保持与医联体或社区康复机构主管医师和患者的联系，如有骨科专科问题及时进行骨科会诊，必要时转回手术医师所在医院进行检查和治疗。

（李　晔）

第七章

骨科加速康复围手术期手术室管理规范

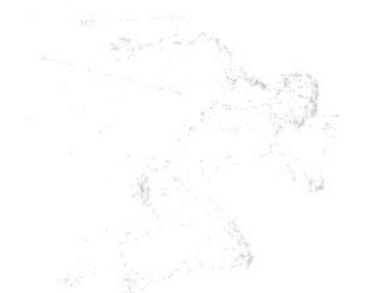

骨科手术室护士工作也是骨科加速康复的重要环节，手术室护士工作流程的改进、操作技能的提高、手术室护士术中的有效配合，可以提高手术效率和手术安全性，促进患者功能的早期恢复，减少并发症，缩短住院时间。

一、术前准备

（一）术前访视

1. 病房访视　术前访视作为手术室护士与患者交流的开始，和患者及家属进行有效沟通并进行充分健康宣教，可以有效地建立患者对手术室护理人员工作的认知和信任，帮助患者建立手术信心，减少其对手术的担忧和恐惧，缓解患者紧张或焦虑的情绪。手术前1天访视者到病房进行访视，提前与患者建立良好的护患关系并了解患者的基本情况。访视者通常由负责该手术的护士担任。

（1）访视的方法：采用手术患者术前访视登记表、访视本或温馨提示卡及健康宣教手册对患者访视状态进行宣教，包括患者术前准备完善度、特殊情况登记备忘等。

（2）核对患者基本信息：查腕带、核对姓名、性别、年龄等信息。

（3）核对患者手术信息：术前诊断、手术名称、手术侧别、手术所需特殊器械及耗材。

（4）评估患者术前准备、合并基础疾病控制情况及过敏史，评估实验室检查异常指标。

2. 对患者进行手术相关健康宣教与术前准备

（1）告知患者及家属术前的准备：由于大多数骨科手术为非消化道手术，术前禁食禁饮的要求应以保证手术患者体液平衡、保证麻醉安全为前提。术前依据麻醉医师的指导意见，根据手术安排的顺序予患者术前禁饮禁食时间。术前皮肤准备：叮嘱患者术前一天全身沐浴并用肥皂清洗术区皮肤。

（2）告知患者及家属手术的流程：术前会有工作人员到病房接患者进手术室，手术结束后转去麻醉复苏室，待生命体征平稳后护送患者回病房。

（3）人文关怀及心理护理：根据患者的心理素质、术前准备、手术类型、麻醉方式等使用通俗易懂的语言回答患者的疑问，与患者进行交流沟通和心理疏导，并介绍手术流程和术前注意事项，解除患者的焦虑，使其保持积极、平稳、乐观的心态接受手术。

（二）医师术前沟通

手术室护士需根据外科医师提交的骨科手术通知单和特殊器械备货单与外科医师进行术前沟通。沟通内容包括手术方式、手术体位，内置物种类、数量及配备情况，术中所需外来手术器械、特殊耗材及配备情况等。

（三）手术室术前准备

1. 安全核查　麻醉实施前，手术室护士与手术医师、麻醉医师三方需按照手术安全核查表，共同逐项核对患者信息。核查内容包括：患者姓名、性别、年龄、手术方式、手术部位与标识、手术知情同意书、麻醉知情同意书、麻醉方式、麻醉设备安全检查完成、皮肤情况确认、静脉通道建立完成、患者是否有过敏史、抗菌药物皮试结果、术前是否已备血、有无假体、体内内置物情况、影像学资料等信息。

2. 心理护理　保证接台手术衔接得当，适时接送患者可缩短患者在手术间外的等待时间，患者在手术间外等待区时对患者实施心理护理，告知患者大致的手术流程及等待时间以缓解患者的心理焦虑。患者进入手术室后护理人员询问患者是否存在恶心、头晕等不适，采用激励性及温柔的语言来对患者进行安慰和鼓励，指导患者通过放松、深呼吸等方式转移自己的注意力，并注意保护患者的隐私。

3. 手术器械的管理

(1) 常规手术器械消毒灭菌登记：常规手术器械由消毒供应中心严格按照器械消毒灭菌规范要求进行清洗、打包、灭菌、监测，检查合格后器械才能发放使用。手术室护士领取器械后，严格检查器械灭菌有效性，术中严格无菌操作。手术结束后，洗手护士与巡回护士共同清点器械数量及检查完整性后，与消毒供应中心人员进行清点、登记并签字。

(2) 外来工具和内置物的管理：外来器械是由企业提供给手术室临时使用的手术器械，这类器械具有手术针对性强、组织创伤小、省时高效等特点。由于器械更新快、价格高，一般医院不作为常规备用。手术前 1 天器械公司将次日所需的手术器械和内置物准备齐全，送本院消毒供应中心，由专职人员进行检查、交接、登记，专人负责进行消毒灭菌并填写消毒灭菌登记单，内容包括日期、患者姓名、住院号、器械公司名称、器械数量、手术者、供应室技术员姓名等信息，消毒灭菌完成后送至手术室，实行无缝衔接。

4. 手术室层流管理　手术室空气环境的洁净程度直接影响患者的创口愈合和健康，洁净层流手术室使用超高性能过滤器滤过的空气，在室内形成水平或者垂直的层流，为手术间提供适宜温度、湿度，无尘，舒适，无微生物的洁净空间，满足各类手术需求，可达到防止手术感染的目的，大大降低术后感染率。做好洁净层流手术室的管理，以防止手术感染的发生显得尤为重要。具体洁净层流手术室管理内容如下。

(1) 环境管理：进入手术间的各种仪器设备，进入前应拆除外包装，安装完成并擦拭干净，每天手术前、后，用消毒液擦拭无影灯、器械车、麻醉车，常用仪器设备等，做好人员及各种物品在手术室的出入管理，正确着装，规范摆放物品，避免遮挡回风口，影响层流工作效率。

(2) 检测管理：洁净层流手术室的高效安全运行，会直接影响手术的成功与否，因此必须对层流手术室的细菌浓度、静压差等指标性常规项目进行常规监测。一般层流手术室日常实行动态监测，常见的方法为平板采样法（落菌沉降法）或采样器法（浮游菌法）检测细菌菌落总数。空气监测根据洁净房间总数，合理安排每次监测的房间数量，采样次数，按《洁净手术室管理规范》执行。

(3) 日常维护管理：净化空调系统应在手术前 30 分钟开启，手术室护士需检查控制板上空调显示数据、层流运行情况，设专人做好层流维护保养工作，每周检测空调系统运行情况，建立维护保养日志。

5. 静脉通道的建立与检查　常规准备大于 18G 留置针静脉通道，遵医嘱使用术前药物。随着麻醉技术及外科手术技术的发展，术前禁饮时间可缩短至 2 小时，大部分患者术中生命体征平稳，手术时间大大缩短，术中出血量控制在 100～200ml，控制术中液体入量，降低了术中监测尿量的必要性，麻醉前嘱患者解小便 1 次，术中常规不留置尿管；若手术中出血量>400ml，手术时间>2 小时，需留置尿管；大中型手术，需建立 2 个及以上的静脉通道；若术中失血>800ml，需遵医嘱准备输血。

6. 术中患者保温　多项研究成果表示，手术患者特别是老年患者，在麻醉后体温自身调节系统受到抑制，术中机体产热减少、散热增加，热量丢失的途径增加，再加上手术创面大，容易受到低体温的影响。轻度的低体温，能使伤口感染发生率增加 2～3 倍，增加患者术中的失血量，增加心血管系统并发症和机体分解代谢，使患者的不适感明显增加，所以为患者保温有着重要意义。接送患者时保温，提高室温、确保手术间室温为22～24℃，为患者盖好保温被。摆好体位后也可使用充气式保温毯覆盖患者脐以上躯干部及上肢，启动电源后选择温度挡位在40～42℃。术中大量冲洗时，选用加温冲洗液防止患者体温丢失。若术中需要大量输液或者输血，采用加温输液输血装置，防止大量低温液体进入体内引起血管痉挛，导致心血管意外事件的发生。

7. 术中感染预防措施　骨科内置物手术术后感染一直被认为是灾难性的并发症，一旦发生，会给患者造成极大的伤害，甚至会导致手术失败。因此，术中感染的预防要充分重视。①手术前需检查手术间层流运行情况，保持手术间环境表面清洁，减少手术间门的开关次数，保持手术室正压或负压通气；②手术中医务人员要严格遵循无菌技术；③严格控制参观人数，1个手术间不得超过2人，禁止随意走动，且距手术人员应大于30cm，有条件的可以使用术中视频传播系统进行手术转播；④遵医嘱在手术开始30～60分钟前完成预防性抗菌药物的使用，若手术时间超过3小时，或手术时间长于所用抗菌药物的半衰期，或失血大于1 500ml时，手术中应当对患者追加合理剂量的抗菌药物，预防感染。

8. 提高手术效率，缩短手术时间　保证手术的顺利开展，在保质保量的前提下缩短手术时间，可以从以下几个方面来实现。

（1）训练有素的专科护士：是指在某一特殊或专门的护理领域具有较高水平和专长的专家型临床护士。培养专科护士，设置关节亚专业组，脊柱亚专业组，创伤亚专业组，重点学习相关外科的相关理论知识，包括疾病诊断、手术方式、常用的体位和特殊体位架的使用、常规器械和特殊器械的使用和保养、术前准备、手术配合的过程和要点等。手术间人员相对固定，使亚专业组的成员能高效地完成手术配合。

（2）固定手术间，固定物资：固定的手术间和物资摆放位置能够让参与手术人员在熟悉的环境下快速地摆放好体位及找到所需要的物资。

（3）设置骨科手术室二级库房：由于手术室使用医用耗材的品种和数量越来越多，在手术室内部设置二级库房，并由专人负责管理，能使手术室护理人员正确合理快速地取用各种手术用品，保证巡回护士手术间的在岗率，减少避免拿错或错开高值耗材而造成手术时间的延长。

9. 保证舒适的环境　舒适的温度和整洁的环境能让医务人员及患者身心愉悦，提高手术效率。在保证不影响患者的前提下根据医师需求调节手术间温度。合理有序摆放治疗车、麻醉机、手术床，高频电刀等手术间内物品，尽量给手术医师留足操作空间。有条件的可以播放轻柔的背景音乐，缓解医师和护士的紧张情绪。

二、术中合作

（一）巡回护士的配合

1. 安全核查　与手术医师、麻醉医师按照手术三方核查表共同逐项核对患者信息，并在安全核查表上签名。

2. 安放体位　巡回护士和手术医师、麻醉医师共同确认和完成体位摆放，根据生理学和解剖学知识，选择正确的体位设备和用品，充分显露手术野，确保患者安全与舒适，避免手术中途因体位不满意而重新调整体位。安置好体位后，再次评估患者情况，注意保护患者心肺功能和对骨突出部（肩部、胸部、髋部、骶尾部、踝部、足跟）的保护，根据病情及手术时间建议使用抗压软垫及防压疮敷料，预防并发症。

3. 皮肤准备　摆放好体位后用含4%氯己定的消毒液刷洗术区皮肤2次，清洗干净后用75%医用酒精脱脂，或用含酒精的清洗剂刷洗术区皮肤5分钟以上。再用聚维酮碘溶液或含碘液消毒患者皮肤。

4. 手术物品清点　在手术开始前和器械护士严格清点器械物品，确认消毒灭菌合格，并检查器械的完整性。

5. 连接仪器设备　认真检查高频电刀、负压吸引等仪器设备是否处于工作状态，选择健侧肢体肌肉发达、血流丰富且毛发较少的地方贴负极板，待手术台上准备好后进行安装连接。

6. 关注术中出血和生命体征　为了保证有效止血，减少出血，术中巡回护士应准备好医师术中可能用到的止血材料，随时查看高频电刀、负压吸引是否处于工作状态，负极板是否脱落，保证输液管道通畅，以便药物能迅速进入体内。随时观测生命体征的变化，发现异常应及时通知医师。

7. 术中保温　所有的输入液体及血液经加温输液器加温至 36.5～37.0℃输入。术中用冲洗液经由电子恒温水温箱加温，温度不宜超过 37℃，用脉冲冲洗器反复冲洗术野。随时查看保温毯电源线及导气管是否有脱落。

8. 完善相关文书　认真填写手术患者交接单、手术安全核查单、手术护理器械清点单等，置入假体的合格证贴在各个记录单相应的位置，术毕持手术护理器械清点单与器械护士逐项进行清点。

（二）器械护士的配合

1. 核查手术器械　洗手护士核查患者信息后，再次和外科医师确认手术方案，核查手术所需的特殊器械和耗材。

2. 清点器械物品　器械护士须提前 15～20 分钟洗手上台，打开各手术包和巡回护士共同清点器械、敷料、各类用品并确保其消毒灭菌合格，正确组装手术所需器械，术毕和巡回护士再次共同清点。

3. 术中配合

（1）DAA 入路全髋关节置换术的手术步骤及配合见表 7-1。

表 7-1　DAA 入路髋关节置换术的手术步骤及配合

手术步骤	手术配合	注意事项
消毒、铺巾 1. 消毒　消毒平面上至剑突，下至踝关节平面 2. 铺巾　双侧足、踝用无菌布单包裹，依次完成整个铺巾 3. 连接仪器设备	1. 协助医师准备消毒盘、碘伏纱布 6 张、持物钳 2. 递用 4 块切口巾将手术切口周围铺巾；双足及踝关节以上至小腿中段部分，协助医师包裹治疗巾，双侧上肢用桌单覆盖 3. 协助医师将计划切口部位用抗菌贴膜封闭覆盖，确保双下肢可以活动；协助医师连接电刀、吸引器、灯柄等	1. 术中如需移动对侧肢体对比两侧肢体长度的病例，需要消毒双脚 2. 双下肢用无菌敷料包裹，但不能太厚，以避免影响术中操作 3. 巡回护士协助连接仪器设备，再次检查仪器设备的功能状态
切口与显露 1. 依次切开皮肤、浅筋膜、深筋膜 2. 显露肌间隙及血管束 3. 显露关节囊 4. 股骨颈截骨 5. 取出股骨头	1. 递 22 号手术刀、纱布、组织镊、切开皮肤；递皮肤拉钩 2 把，电刀笔止血，切开浅筋膜，显露深筋膜；更换新 22 号手术刀，备 2 把组织钳提起深筋膜前缘，递电刀笔 2. 递腹腔拉钩，显露肌间隙，组织钳分离切断并结扎旋股外侧动脉升支血管束 3. 准备 2 把 Cobber 拉钩，1 把双弯 Hohmann 拉钩显露股骨颈前方 4. 递细长锯片股骨颈截骨；备骨刀、骨锤协助截骨 5. 递 S 拉钩、腹腔拉钩暴露术野，传递电动取头器、T 型手柄取出股骨头	建立锐器传递区，保持负压通畅，及时清理电刀头上的焦痂
髋臼显露及处理 1. 显露髋臼 2. 打磨髋臼 3. 植入髋臼及内衬	1. 依次传递双弯 Hohmann 拉钩、直角拉钩、单齿拉钩，在髋臼 1 点、5 点、7 点处（右侧）各安放 1 把拉钩，显露髋臼；递电刀、组织镊清理关节腔 2. 传递从小到大 7 个型号的髋臼挫，准备电动及髋臼挫进行打磨 3. 冲洗髋臼窝；传递正确的髋臼及内衬假体，准备方纱、球形打入器、骨锤	1. 协助将患肢置于中立位并轻度外旋 2. 术前测量假体型号利于术中更好地手术配合 3. 及时用湿纱布擦拭器械上的血迹，保持器械的清洁，减少感染的发生 4. 与外科医师、巡回护士核查假体型号，严格执行查对制度，避免差错事故

续表

手术步骤	手术配合	注意事项
股骨侧显露处理与假体安置 1. 股骨侧显露，松解外侧关节囊 2. 股骨远端开口 3. 扩髓腔 4. 关节复位，测试关节稳定性及肢体长度	1. 依次递双齿拉钩置于股骨小转子处，单齿拉钩置于大转子尖处、臀中肌深层；递电刀依次松解外侧关节囊；放置骨钩于股骨颈截骨面将股骨近端向上缓慢提拉，暴露股骨近端 2. 传递开口器进行股骨近端截骨面开口；准备咬骨钳咬除股骨颈外侧皮质 3. 递扩髓手柄，备髓腔锉由小到大依次传递，直至与术前模板测量假体大小匹配，获得稳定 4. 安装适宜的股骨头试模，协助牵引患侧肢体并内旋，关节复位，测试关节的稳定性；术中透视确定假体置入角度及肢体长度	1. 协助将患侧肢体置于对侧肢体下方，使患肢处于内收、外旋位，以便显露股骨近端。患肢置于对侧肢体下方并内收内旋 2. 巡回护士，调节手术体位，手术床呈"︿"状，形成腰桥，使髋关节过伸约30°，将髋关节近端升高便于显露股骨近端和髋臼 3. 整理手术器械，巡回护士恢复手术床水平，密切关注患者安全 4. 注意放射线职业防护
股骨假体置入 1. 取出试模 2. 置入股骨柄假体及股骨头	1. 依次传递双齿拉钩、单齿拉钩，暴露股骨截骨面，取出试模 2. 传递股骨柄假体、击入器、骨锤 3. 备骨蜡和松质骨，依次传递股骨头假体、击入器、骨锤	1. 巡回护士调节手术所需体位，加强与外科医师的沟通，保护患者安全 2. 准备冲洗器，冲洗创面，保护手术台干燥、避免污染 3. 与外科医师、巡回护士核查假体型号，严格执行查对制度，避免差错事故 4. 冲洗干净假体股骨颈上的血渍骨渣后，用纱布擦拭，确保假体锥度不被损坏，保证假体结构稳定
复位 测试关节稳定性及肢体长度	管理手术台上器械、用物；协助复位	手术床恢复水平面，注意保护患者安全
冲洗创腔	依次传递腹腔拉钩、皮肤拉钩暴露，用冲洗器冲洗	保护手术台无菌、干燥
关闭切口 1. 局部浸润镇痛 2. 关闭关节囊，缝合筋膜 3. 缝合皮下组织 4. 缝合皮肤	1. 协助于关节囊、阔筋膜浅层周围罗哌卡因浸润阻滞 2. 递1-0含抗菌药物的可吸收缝线或不可吸收的聚酯线缝合关节囊；递1-0含抗菌药物的可吸收缝线或免打结缝线缝合筋膜，备线剪、组织镊、纱布 3. 递2-0含抗菌药物的可吸收缝线缝合皮下浅筋膜层 4. 递3-0含抗菌药物的可吸收缝线或免打结缝线快速整齐地闭合皮肤切口。对切口张力较大或术后功能锻炼积极者，可加用皮肤缝合钉或有条件者可使用新型带网片的皮肤胶	1. 抽取罗哌卡因200mg加80ml生理盐水稀释 2. 缝合前、缝合第一层毕、缝合皮肤时，器械护士同巡回护士共同清点器械、术中用物数量及完整性 3. 建立正确的锐器传递区
覆盖切口	递碘伏纱块消毒皮肤；备无菌纱布、切口大小一致的敷贴，协助包扎切口	清洁切口周围皮肤，保持敷料清洁干燥

（2）L_5S_1 椎管狭窄术的手术步骤及配合见表7-2。

表7-2 L_5S_1 椎管狭窄术的手术步骤及配合

手术步骤	手术配合	注意事项
术前定位 1. 手术切口定位 2. 做切口标记线	1. 协助医师贴定位薄膜至患者腰骶部 2. 行C臂透视后于薄膜标记孔处做标记；取下定位薄膜后用标记笔做切口标记线	1. 行C臂透视时使用铅围裙、铅围脖保护患者，使其免受不必要的X线照射 2. 注意放射线职业防护

续表

手术步骤	手术配合	注意事项
消毒、铺巾 1. 消毒 2. 铺巾 3. 连接仪器设备	1. 协助医师准备消毒盘、碘伏纱布3张及持物钳，消毒范围上至两腋窝连线，下至臀部，两侧至腋中线 2. 递4张1/4折叠切口巾铺于手术切口四周；待消毒液干后贴抗菌手术贴膜；桌单1张横向铺于切口上缘；桌单1张竖向铺于切口下缘；中单2张分别铺于切口两侧；剖口单纵向铺于患者切口处；桌单1张竖向加铺于切口下缘 3. 协助医师正确连接电刀、双极电凝、吸引器、超声骨刀、灯柄等	1. 术区四周粘贴非无菌手术贴膜以扩大消毒面（手术切口周围15～20cm） 2. 避免消毒液过多浸湿床单 3. 巡回护士协助连接仪器设备，再次检查仪器设备功能状态
切口与显露 1. 皮内、皮下注射肾上腺素生理盐水 2. 依次切开皮肤、皮下组织至棘上韧带 3. 显露关节突及横突	1. 沿手术切口于皮内、皮下注射肾上腺素生理盐水至双侧关节突关节 2. 递22号手术刀、纱布2张、组织镊1把切开皮肤；递电刀或深部组织刀切开皮下组织、腰背筋膜直达棘上韧带；递浅部单齿自动拉钩向两侧牵拉开皮肤 3. 递电刀及圆柄骨膜剥离器沿棘突两侧骨膜下切开并向两侧分离棘突旁肌肉、软组织；递深部单齿自动拉钩向两侧牵拉开椎旁肌；递电刀及圆柄剥离器行椎板骨膜下剥离，充分暴露L_5椎体、S_1两侧上关节突外缘及横突	1. 建立锐器传递区 2. 保持负压通畅，及时清理电刀、双极头上的焦痂 3. 配制肾上腺素生理盐水：0.1%肾上腺素以200ml生理盐水稀释，高血压患者禁用（老年人及儿童剂量减半） 4. 注射肾上腺素生理盐水时，先回抽无回血后方可注射 5. 行骨膜下剥离时避免损伤肌肉造成出血（纱布填塞止血） 充分暴露关节突外缘及横突，便于置钉及后外侧植骨
置入椎弓根螺钉 1. 术中定位 2. 放置定位针 3. 置入椎弓根螺钉	1. 以中弯钳夹持L_5关节突，行C臂透视，透视下确定手术节段 2. 递尖嘴咬骨钳去除置钉点处皮质骨；递开路锥在置钉点处钻孔；递细开路器钻入椎体松质骨中；递圆头探针探查椎弓根四壁是否完整；递临时钉道定位针置入钉道；行C臂透视，透视以确定钉道方向和螺钉长度 3. 递持取器取出临时钉道定位针；递粗开路器扩大钉道或微调螺钉方向；递圆头探针探查椎弓根四壁是否完整；递丝锥沿钉道方向攻丝；再次递圆头探针探查椎弓根四壁是否完整；置入相应型号的椎弓根螺钉；C臂透视确认椎弓根螺钉位置及长度良好	1. 术中行C臂透视，透视时以无菌中单覆盖手术切口，保护好手术无菌面 2. 置钉点：上关节突外缘与横突中线的交点 3. 使用细开路器、粗开路器、丝锥后均应使用圆头探针探查椎弓根四壁是否完整，尤其是内侧壁和下壁 4. 放置临时钉道定位针时应用骨蜡包裹钉身尾端，以封堵钉道，减少出血 5. 每次收回器械时均应检查器械完整性，尤其是圆头探针
椎管减压 1. 半椎板或全椎板切除 2. 显露椎间盘	1. 递尖刀切开棘间韧带；递超声骨刀行L_5半椎板切除（或全椎板切除）；递5mm窄骨刀沿超声骨刀切开的骨槽向上撬起椎板；递神经剥离子探查分离椎板与椎管的粘连 2. 递神经剥离子仔细分开S_1及L_5神经根粘连；递神经拉钩向内侧拉开S_1神经根，暴露L_5S_1椎间盘	1. 超声骨刀的使用注意事项：①使用前注水管应排气，并完成自检；②避免在空气中激发；③避免刀头在使用过程中与金属接触；④使用前后检查刀头完整性；⑤操作中避免触碰、撞击术者与助手，以免误伤脊髓及神经根 2. 准备多样止血耗材：①软组织出血可用电凝止血；②骨性出血可用花生米骨蜡止血；③椎管内出血可用吸收性明胶海绵及肾水脑棉止血 3. 术中注意保护神经根，避免过度或长时间牵拉 4. 将分离下的椎板及棘突，剔除软组织后剪成颗粒状备植骨用

续表

手术步骤	手术配合	注意事项
椎间融合 1. 切除椎间盘 2. 刮除软骨终板 3. 安放椎间融合器	1. 递尖刀及髓核钳切除纤维环及髓核 2. 递椎间隙绞刀、有齿刮匙、终板刮匙刮净椎间隙软骨终板 3. 递骨锤、椎间融合器试模测试椎间隙高度及深度；充分冲洗椎间隙后植入颗粒状自体骨，递最小号（8 号）椎间融合器试模将碎颗粒骨植入椎间隙前方；递持取好的椎间融合器、骨锤、再次击入器，将椎间融合器置入椎间隙中间；C 臂透视确认椎间融合器安放位置满意	1. 椎间隙绞刀、终板刮匙等应按由小到大逐级使用 2. 刮净软骨终板，但注意避免损伤骨性终板造成椎间隙高度塌陷 3. 椎间融合器试模应由小至大 4. 将优质自体骨颗粒置入椎间融合器植骨窗中，并按压紧实 5. 在安放椎间融合器前，器械护士同巡回护士共同清点脑棉数量及完整性
安放固定棒 1. 测量固定棒长度 2. 安放固定棒	1. 递模棒测量固定棒长度 2. 按模棒长度裁剪固定棒；递折弯器将固定棒折弯成生理弧度；递持棒钳夹持固定棒置入两侧钉尾处；递螺帽 4 枚旋入钉尾；调整好固定棒方向后递对抗扳手及螺帽预紧起子锁紧螺帽；C 臂透视确认固定棒长度及位置良好，两侧椎间隙高度一致；递扭力扳手锁紧螺帽或断帽尾器扭断螺帽尾部以达到最终锁紧状态	1. 安放固定棒时使其头端超出 L_5 钉尾上缘 2～3mm，尾端超出 S_1 钉尾下缘 2～3mm 2. 如需折断帽尾，即刻清点帽尾数量及完整性
椎体后外侧植骨 1. 植骨床去皮质化 2. 后外侧植骨	1. 递小骨刀、峨眉凿、骨锤或超声骨刀使植骨床去皮质化 2. 递尖平镊、吸收性明胶海绵保护暴露的脊髓；充分冲洗创腔后，递自体骨颗粒植于 L_5、S_1 椎骨横突处	1. 根据患者需要适量加入人工骨或同种异体骨 2. 植骨前器械护士同巡回护士共同清点脑棉数量及完整性
安放横联 1. 测量横联长度 2. 安放横联	1. 递横联测量器测量横联长度 2. 递横联持取器安放横联；递横联锁紧器锁紧横联螺帽或扭断螺帽尾部	如需折断帽尾，即刻清点帽尾数量及完整性
缝合切口	1. 递碘伏纱球消毒皮肤，递 11 号尖刀、骨科引流管、2-0 慕丝线安置引流管 2. 递 1-0 含抗菌药物的可吸收缝线缝合腰部肌肉层 3. 递 1-0 含抗菌药物的可吸收缝线或免打结缝线缝合胸腰筋膜层 4. 递 2-0 含抗菌药物的可吸收缝线缝合皮下浅筋膜层 5. 递 3-0 含抗菌药物的可吸收缝线或免打结缝线快速整齐闭合皮肤切口。有条件者，可使用新型带网片的皮肤胶	1. 缝合前、缝合第一层毕、缝合皮肤时，器械护士同巡回护士共同清点器械、术中用物数量及完整性 2. 建立正确的锐器传递区
覆盖切口	1. 递碘伏纱球消毒切口皮肤 2. 递无钡丝纱布，修剪成与切口长度一致大小 3. 递合适的敷贴覆盖切口	保持敷料清洁干燥

（3）髋部骨折髓内钉内固定术的手术步骤及配合见表 7-3。

表 7-3 髋部骨折髓内钉内固定术的手术步骤及配合

手术步骤	手术配合	注意事项
骨折闭合复位 骨折闭合手法复位	1. 准备下肢牵引手术床，固定双下肢于带有会阴柱的牵引床靴子内 2. 在牵引床上采用外展外旋、前屈后伸、内收内旋等方式，进行骨折手法复位，并保持牵引 3. 利用 C 臂通过股骨颈正侧位透视检验复位效果	1. 露出脚尖，观察肢端血运，并予软垫保护足部皮肤，避免受压 2. 避免会阴部鞍部受压，男性患者应抬高阴囊 3. 固定下肢时足底应该完全与靴底接触，防止牵引时脱落 4. 注意放射线职业防护

续表

手术步骤	手术配合	注意事项
消毒、铺巾 1. 消毒 2. 铺巾 3. 连接仪器设备	1. 协助医师准备消毒盘、碘伏纱布3块、持物钳，消毒平面上至脐平面上缘，下至膝关节下缘平面 2. 铺巾需暴露股骨外侧，遮盖会阴部，递1/4折的切口巾垫于臀下，切口巾4张分别覆盖手术切口周围；用30cm×20cm医用粘贴膜固定切口巾；患肢切口远端纵向铺桌单一张，覆盖牵引架，健肢纵向铺桌单一张，头端横向铺桌单一张，覆盖头架；纵行铺剖口单，并在患侧加盖桌单 3. 粘贴抗菌贴膜及脑外科专用贴膜，协助医师正确连接电刀、吸引器、灯柄等物	1. 注意消毒范围 2. 正确使用脑外科专用贴膜，防止二次污染
切口与显露 依次切开股骨外侧皮肤、浅筋膜，分离深筋膜及肌肉	在体表触及大转子顶点后缘，准备22号手术刀，沿外侧股骨髓腔中轴线，距大转子顶点以上2～5cm，做一个约3cm切口，平行切开筋膜，按肌纤维方向钝性分离臀中肌	1. 建立锐器传递区 2. 保持负压通畅，及时清理电刀头上的焦痂
置入髓内钉 1. 确定进针点，插入导针 2. 股骨开口、扩髓 3. 插入主钉，检查主钉长度及插入深度 4. 股骨颈刀片置入 5. 髓内钉远端横行交锁栓锁定 6. 置入尾帽	1. 外科医师触及大转子后，递螺纹导针钻入大转子顶点，透视检查导针位置是否满意；若位置不理想时递多孔定位套筒调节导针位置，保证进针点正确 2. 选用弹性钻头或者开口锥打开股骨髓腔，必要时利用软扩系统逐级扩大股骨髓腔至满意 3. 递装配完成的髓内钉主钉插入手柄沿进针点插入主钉，X射线透视主钉插入深度，插入深度应以能顺利置入股骨颈刀片为最佳 4. 连接螺旋刀片和远端锁定螺钉瞄准臂，插入股骨颈螺旋刀片、导针、保护套筒三件套；在皮肤表面做标记后用11号手术刀做一约2cm纵行切口，分离软组织，插入保护套筒；取出套管针将螺纹导针连接在电钻上顺行将导针置入，并用C臂检查置入效果；使用测深尺测量股骨颈螺旋刀片的长度；取出钻头套筒，沿导针使用开口钻头进行股骨颈扩隧后，置入螺旋刀片；置入位置满意后释放牵引并顺时针旋转刀片击入手柄进行刀片锁紧，对骨折断端进行加压 5. 使用瞄准臂对应的主钉长度选择相应的瞄准孔进行远端锁定，插入远端锁定保护套筒三件套；在皮肤表面做标记后用11号手术刀做一长度为保护套筒1.5倍的纵行切口，分离软组织，插入保护套筒；取出套管针钻头经保护套筒钻穿股骨双侧皮质，测量长度，并置入交锁钉 6. 确定尾帽高度，递螺丝刀拆卸插入手柄，并置入尾帽	1. 进针点的正确选择是手术成功的关键 2. 提供多种股骨开口方法选择 3. 尽量缩短保护套筒与骨面的距离，以便更准确地测量刀片长度 4. 连接保护套筒时，外套筒上的螺旋旋钮必须卡入瞄准臂，听到"咔哒"一声后，顺时针调节旋钮使其与股骨皮质接触 5. 理想的导针位置在矢状面应沿股骨颈的轴线位于略偏颈中心的下方，在冠状面必须与股骨颈的轴线一致。导针应到达股骨头软骨下，尖端应距髋关节1.0～1.5cm 6. 骨量良好的患者应该进行股骨颈全隧道扩隧，防止刀片置入困难
冲洗手术术野	依次传递皮肤拉钩暴露、冲洗器冲洗切口	保持手术区域布类干燥，防止潮湿
缝合切口	1. 递1-0含抗菌药物的可吸收缝线或免打结缝线缝合筋膜及肌层 2. 递2-0含抗菌药物的可吸收缝线缝合皮下浅筋膜层，递3-0含抗菌药物的可吸收缝线或免打结缝线快速整齐闭合皮肤切口	1. 缝合前、缝合第一层毕、缝合皮肤时，器械护士同巡回护士共同清点器械、术中用物数量及完整性 2. 建立正确的锐器传递区
覆盖切口	1. 皮肤缝合完毕，递碘伏纱球消毒切口皮肤 2. 递无菌纱布及与切口大小一致的敷贴，协助包扎切口	保持敷料清洁干燥

4. 术中严格执行无菌操作　术中不断使用生理盐水冲洗伤口，注意保护手术台干燥、无菌，及时擦干器械血迹，检查置入物的灭菌是否合格，包装有无破损。

5. 清点器械物品、整理用物　手术结束和巡回护士共同清点器械、敷料、杂项物品确保数量和完整性同术前一致，规范处理锐器、手术用物，正确归还器械并做好登记。

6. 留送标本　认真核对标本信息，遵医嘱将标本送检，由于骨质尖锐，可用双层标本袋保护，标本用 10% 甲醛溶液固定好并在病理标本登记本上做好登记。

三、术后患者安全管理

1. 专人看护　妥善固定患者于推床上，并用约束带固定。由专人看护患者，防止其坠床。推送患者时注意患者的头、手、脚不能超出平车以外，拉起护栏。

2. 防管道脱落　妥善固定输液、引流等管道，做好管道标识和固定。再次检查输液管道无渗漏，输液部位无红肿、无硬结。

3. 体位安全舒适　术毕将患者平翻到推床上，为患者穿上患侧开边骨折裤。开边骨折裤是专门针对下肢骨折患者牵引制动、排便、伤肢观察、伤口换药而设计的，患者只需轻抬臀部及微侧身，就能顺利地穿上。一方面保护了患者的隐私，避免患者出现心理负担，另一方面方便换药，对预防术后感染也有积极意义，还可以避免因患者频繁脱裤引起的疼痛。检查患者皮肤的完整性，如发现有压红、硬结或水疱等症状，应立即采取措施防止该部位继续受压，促进血运及皮肤恢复，并做好记录和交接班。随时查看支具是否移位，防止出现术后再脱位、意外性骨折等。

4. 血管、神经、肌肉功能检查　患者全身麻醉清醒后协助医师查看术肢皮肤颜色及温度，下肢手术需检查足背动脉搏动情况以判断患者血管情况和加压包扎的松紧度是否合适，叮嘱患者足尖上翘并活动足趾，检查肌力，以判断神经、肌肉功能。上肢手术需检查双手的活动度。对于特殊体位术后患者，需认真检查受压部位的皮肤和肢体功能，待血管、神经、肌腱功能均检查无误后方能将患者送出手术室。

5. 患者病情交接　手术结束后，患者被送至麻醉恢复室进行复苏，手术室护士应与下一站护士之间就患者的手术方式，术中情况，术后各种管路、敷料、皮肤情况及剩余液体、物资进行交接。双方当面交接后在《患者转运交接单》上签字备忘。

6. 病房回访患者　术后手术室护士到病房对患者进行回访，手术护士通过收集资料，了解手术切口愈合情况、术后治疗方案、患者及家属心理状态等，评估患者情况，与患者及家属沟通交流，给予心理护理和人文关怀，提供术后健康宣教，使患者及家属得到优质、连续、全面及人性化的护理服务。收集患者对术前宣教所持的态度，对手术室护理工作的满意度，对手术室工作的意见和建议等，并认真做好记录、总结经验，不断优化手术室护理措施和整体护理方案，更好为患者提供手术室护理。

（安晶晶　王紫江　郑　凯　帅文彬　姜马娇）

附　录

附录 1

颈椎前路椎间盘切除减压融合术加速康复临床路径（2022 年版）

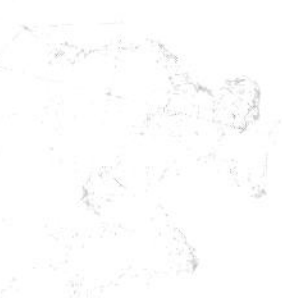

一、颈椎前路椎间盘切除减压融合术加速康复临床路径标准住院流程

【适用对象】

第一诊断参照第三章第一节“颈椎前路椎间盘切除减压融合术术前计划与手术操作规范”中的适应证部分。

拟行颈椎前路椎间盘切除减压融合术（ACDF）（ICD-9-CM-3：81.02001，81.65001，03.09005，78.09008，80.51008）。

【诊断依据】

根据《临床诊疗指南——骨科学分册》（中华医学会编著，人民卫生出版社出版），具体依据如下。

1. 病史　单侧或双侧神经根损伤的症状和 / 或脊髓压迫的临床症状。

2. 查体　单侧或双侧神经根损伤的阳性体征和 / 或脊髓压迫的体征。

3. 辅助检查　影像学检查发现单纯颈椎间盘突出、颈椎间盘组织退变及其引起的继发改变、局灶型颈椎后纵韧带骨化等，压迫神经根和 / 或脊髓，影像学表现与症状、体征相符。

4. 精确诊断与定位　需结合病史、体征及影像学结果以明确责任节段及受累神经，对于诊断困难的患者，尚需进一步结合神经电生理检查等，必要时应配合神经根封闭等有创诊断措施。

【治疗方案的选择及依据】

1. 诊断明确，神经损伤症状明显，保守治疗无效或复发，严重影响患者的正常工作和生活。

2. 无以下手术禁忌证

（1）全身情况差，或合并有重要脏器疾病，不能承受手术创伤。

（2）身体存在活动性及隐匿性感染灶，感染灶的筛查方法参照《骨科择期手术加速康复预防手术部位感染专家共识》[中华骨与关节外科杂志，2022，15（10）：746-753]执行。

（3）严重精神或认知障碍。

（4）恶性肿瘤晚期。

【标准住院日】

标准住院日为 3～7 天。

【进入路径标准】

1. 第一诊断参照第三章第一节“颈椎前路椎间盘切除减压融合术术前计划与手术操作规范”中的适应证部分。

2. 虽然患者同时合并有基础疾病，但在住院期间不需要相应专科的特殊处理，也不影响第一诊断的临床路径流程实施时，可以进入路径，具体参照《骨科加速康复围手术期麻醉管理专家共识》[中华骨与关节外科杂志，2022，15（10）：726-732]执行。

3. 不合并颈椎管狭窄。

4. 病情需手术治疗。

【术前准备】（住院第 1～3 天）

1. 患者教育、沟通与评估

（1）向患者和家属讲解手术方式、手术效果和手术风险。

（2）教会患者心肺康复的方法，如咳嗽、咳痰和行走锻炼，教会患者疼痛自评、床上排便、气管推移训练、颈部支具的穿戴、正确的日常生活姿势、正确的翻身和起床方法、颈椎康复训练的方法等。

（3）饮食营养管理：具体参照《骨科大手术加速康复围手术期营养管理专家共识》[中华骨与关节外科杂志，2022，15（10）：763-767）]执行，进食高蛋白、高维生素、高热量食物，糖尿病患者限制碳水化合物的摄入量。

（4）合并基础疾病评估管理：具体参照《骨科加速康复围手术期麻醉管理专家共识》[中华骨与关节外科杂志，2022，15（10）：726-732]执行。

（5）颈椎功能评估：VAS 评分、JOA 评分、NDI 评分，每天一次。

（6）疼痛评估与管理：如 VAS≥3 分需按时镇痛，具体参照《骨科加速康复围手术期疼痛管理专家共识》[中华骨与关节外科杂志，2022，15（10）：739-745]执行。

（7）精神或认识障碍评估，具体参照《骨科加速康复围手术期精神卫生问题及精神障碍的评估与管理专家共识》[中华骨与关节外科杂志，2022，15（10）：768-775]执行。

2. 必需的检查项目

（1）血常规、尿常规、粪便常规 + 隐血。

（2）血型。

（3）肝肾功能、电解质、血糖。

（4）术前凝血常规。

（5）血源传染性疾病筛查[乙型肝炎、丙型肝炎、获得性免疫缺陷综合征（简称艾滋病，human immunodeficiency virus，HIV）、梅毒等]。

（6）血清炎性指标：红细胞沉降率、CRP。

（7）颈椎正侧位、双斜位 X 线检查、颈椎过伸过屈动力位 X 线检查、颈椎 CT 三维重建、颈椎 MR 普通或增强扫描。

（8）胸部 X 线片、心电图、双下肢静脉彩色多普勒超声。

3. 根据患者合并基础疾病选择的检查项目

（1）血气分析。

（2）心脏彩色多普勒超声。

（3）心肌核素灌注 / 冠状动脉 CT/ 冠状动脉造影。

（4）肌电图、诱发电位检查。

（5）肺功能检查。

（6）下肢动静脉彩色多普勒超声。

（7）甲状腺 / 肾上腺皮质激素检查。

（8）类风湿因子、抗链球菌溶血素。

（9）骨密度。

（10）胸部 CT。

（11）颈部血管彩色多普勒超声或颈部血管CTA。

（12）心肌酶。

4. 患者术前需达到的目标

（1）精神食欲好，营养状态良好，血红蛋白≥100g/L，白蛋白≥30g/L。

（2）患者积极主动功能锻炼。

（3）合并基础疾病控制良好，美国麻醉师协会分级（ASA）≤3级。

【手术日准备】（住院第2～3天）

1. 术前禁食、禁饮　术前6小时禁固食，术前2小时禁饮，具体参照《骨科加速康复围手术期麻醉管理专家共识》[中华骨与关节外科杂志，2022，15（10）：726-732]执行。

2. 预防性应用抗菌药物　具体参照《抗菌药物临床应用指导原则》（国卫办医发〔2015〕43号）执行，常规术前预防应用第一、二代头孢菌素。

3. 麻醉方式　全身麻醉，具体参照《颈椎前路手术加速康复外科实施流程专家共识》[中华骨与关节外科杂志，2019，12（07）：486-497]执行。

4. 气管插管及体位　外科手术医生、麻醉医生及巡回护士共同完成，具体参照《颈椎前路手术加速康复外科实施流程专家共识》[中华骨与关节外科杂志，2019，12（07）：486-497]执行。

5. 手术方式　颈椎前路椎间盘切除减压融合术。

6. 术中输液及控制性降压　颈椎前路椎间盘切除减压融合术出血较少，通常不需要输血，术中应适当减少液体量，避免容量负荷过大所致的组织水肿；可选择性使用控制性降压，将收缩压控制在90～110mmHg范围。具体参照《骨科加速康复围手术期麻醉管理专家共识》[中华骨与关节外科杂志，2022，15（10）：726-732]执行。

7. 术中电生理监测　已成为颈椎前路融合术的标准监测方式，其中包括体感诱发电位、运动诱发电位和肌电图，应注意生理因素及麻醉药物对电生理监测的影响，具体参照《颈椎前路手术加速康复外科实施流程专家共识》[中华骨与关节外科杂志，2019，12（07）：486-497]执行。

8. 术中导尿　术中可留置导尿，如无高危因素且预计手术时间不超过1.5小时的患者，可不留置导尿管，具体参照《颈椎前路手术加速康复外科实施流程专家共识》[中华骨与关节外科杂志，2019，12（07）：486-497]执行。

9. 手术内置物　前路钛板、螺钉、椎间融合器、钛网、各种植骨材料。

10. 自体血回输/输血　具体参照《骨科加速康复围手术期血液管理专家共识》[中华骨与关节外科杂志，2022，15（10）：733-738]执行。

11. 术后当天观察　包括术后血肿、喉头痉挛等致死性并发症的观察，神经功能变化的观察和引流管的观察，具体参照《颈椎前路手术加速康复外科实施流程专家共识》[中华骨与关节外科杂志，2019，12（07）：486-497]执行。

12. 术后根据吞咽功能的情况，逐步恢复饮食，具体参照《骨科大手术加速康复围手术期营养管理专家共识》[中华骨与关节外科杂志，2022，15（10）：763-767）]执行。

【术后住院康复】（住院后第3～6天）

1. 必需的检查项目

（1）术后影像学检查：颈椎正侧位X线检查，必要时拍摄颈椎双斜位X线片，进行颈椎CT三维重建检查及颈椎MR普通或增强扫描。

（2）复查血常规、肝肾功能、血糖、电解质、凝血常规、红细胞沉降率、CRP。

2. 术后处理

（1）应用抗菌药物：常规选择一代头孢菌素，术后预防性使用24小时，具体参照《抗菌药物临床应用指导原则》（国卫办医发〔2015〕43号）执行。

（2）术后镇痛及镇静：提倡预防性、多模式、个性化镇痛，具体参照《骨科加速康复围手术期疼痛管理专家共识》[中华骨与关节外科杂志，2022，15（10）：739-745]执行。

（3）引流管拔除：术后24小时、引流量<50ml/d的情况下，可拔除术区引流管，若出现脑脊液漏，具体参照《颈椎前路手术加速康复外科实施流程专家共识》[中华骨与关节外科杂志，2019，12（07）：486-497]执行。

（4）吞咽困难处理：具体参照《颈椎前路手术加速康复外科实施流程专家共识》[中华骨与关节外科杂志，2019，12（07）：486-497]执行。

（5）激素、脱水药物和神经营养药物应用。

（6）术后抗凝：对于静脉血栓高危患者，评估出血风险后，可给予抗凝治疗，对截瘫及恶性肿瘤等高危患者，在无出血风险的情况下应联合药物预防措施。药物预防（主要为低分子肝素）于术后24～36小时内开始应用，截瘫患者预防时间应持续到术后3个月，具体参照《骨科大手术加速康复围手术期静脉血栓栓塞症防治专家共识》[中华骨与关节外科杂志，2022，15（10）：754-762]执行。

（7）术后康复锻炼：在支具保护下逐渐进行功能锻炼。

【出院准备】（住院第3～7天）

1．出院标准

（1）患者生命体征平稳、精神食欲恢复、大小便正常、常规化验指标无明显异常。

（2）切口情况良好：引流管拔除，切口无感染征象，无皮瓣坏死。

（3）术后复查内置物位置满意。

（4）症状缓解。

（5）没有需要住院治疗的并发症和合并症。

2．出院医嘱及宣教

（1）出院带药：根据病情需要，带适当时间的药物。

（2）告知患者门诊复诊时间，嘱其出院后继续进行功能锻炼。

（3）佩戴颈托保护，要求患者术后起床活动时佩戴1～3个月。

（4）如有切口渗血、渗液及四肢疼痛、麻木感加重的情况，及时回医院就诊。

【变异及原因分析】

1．围手术期并发症　内置物松动、切口感染、脊髓等神经损伤、血管损伤、食管损伤、硬膜外血肿和切口血肿、疗效欠佳需综合保守治疗等，可造成住院时间延长。

2．合并基础疾病　合并基础疾病控制不佳或加重，如脑血管病或心血管病、糖尿病、高血压、血栓等，手术可能导致基础疾病加重而需要进一步治疗，从而延长住院时间。

3．手术、治疗方法不同　由于病情不同，选择不同治疗方法，可能导致住院时间延长。

2. 虽然患者同时合并有基础疾病，但在住院期间不需要相应专科的特殊处理也不影响第一诊断的临床路径流程实施时，可以进入路径，具体参照《骨科加速康复围手术期麻醉管理专家共识》[中华骨与关节外科杂志，2022，15(10)：726-732]。

3. 病情需要手术治疗。

4. 年龄 >60 岁。

【术前准备】(住院第 1 ~ 2 天)

1. 患者教育、沟通与评估

(1) 向患者和家属讲解手术方式、手术效果和手术风险。

(2) 教会患者心肺康复的方法(如咳嗽、咳痰和行走锻炼)；教会患者正确的日常生活姿势、翻身方法，练习俯卧位，至少能坚持 30 分钟。

(3) 加强饮食营养，具体参照《骨科大手术加速康复围手术期营养管理专家共识》[中华骨与关节外科杂志，2022，15(10)：763-767]执行，进食高蛋白、高维生素、高热量食物，糖尿病患者限制碳水化合物摄入。

(4) 强调规范的抗骨质疏松药物治疗，常规补充钙剂、维生素 D，抗骨质疏松药物则根据患者自身情况选择[如双膦酸盐类、核因子 -κB 受体激活剂配体(receptor activator of NF-κB ligand，RANKL)抑制剂、甲状旁腺素类似物]，酌情选用其他抗骨质疏松药物(如选择性雌激素受体调节剂、降钙素、维生素 K_2 等。)

(5) 合并基础疾病评估：具体参照《骨科加速康复围手术期麻醉管理专家共识》[中华骨与关节外科杂志，2022，15(10)：726-732]执行。

(6) 疼痛评估与疼痛管理：具体参照《骨科加速康复围手术期疼痛管理专家共识》[中华骨与关节外科杂志，2022，15(10)：739-745]执行。

(7) 精神或认识障碍评估：具体参照《骨科加速康复围手术期精神卫生问题及精神障碍的评估与管理专家共识》[中华骨与关节外科杂志，2022，15(10)：768-775]执行。

2. 必需的检查项目

(1) 血常规、尿常规、粪便常规 + 隐血。

(2) 血型。

(3) 肝肾功能、电解质、血糖。

(4) 术前凝血常规。

(5) 血源传染性疾病筛查(乙型肝炎、丙型肝炎、HIV、梅毒等)。

(6) 血清炎性指标：红细胞沉降率、CRP。

(7) 骨密度检查。

(8) 胸 / 腰椎正侧位 X 线片、胸椎 / 腰椎 MRI、胸椎 / 腰椎 CT 薄层扫描 + 冠矢状位二维重建。

(9) 胸部 X 线片、心电图、双下肢静脉彩色多普勒超声。

3. 根据患者合并的基础疾病选择检查项目

(1) 血气分析。

(2) 心脏彩色多普勒超声。

(3) 心肌核素灌注 / 冠状动脉 CT/ 冠状动脉造影。

(4) 降钙素原。

(5) 骨扫描或 PET-CT。

(6) 其他恶性肿瘤排查相关指标。

4. 患者术前需达到的目标

(1) 血压、血糖控制良好。

(2) 患者精神食欲好，积极配合功能锻炼。

（3）一次性俯卧时间不少于 30 分钟。

（4）合并基础疾病控制良好，美国麻醉师协会分级（ASA）≤3 级。

【手术日准备】（住院第 1～3 天）

1．术前禁食、禁饮及输液　局部麻醉患者术前无需禁食、禁饮，在病房建立静脉通道；全身麻醉患者参照《骨科加速康复围手术期麻醉管理专家共识》[中华骨与关节外科杂志，2022，15（10）：726-732]执行。

2．预防性应用抗菌药物　存在感染高危因素的患者，可预防性使用抗菌药物，常规选择第一、二代头孢菌素，具体参照《抗菌药物临床应用指导原则》（国卫办医发〔2015〕43 号）执行。

3．麻醉方式　局部浸润麻醉 + 基础镇痛、镇静。

4．手术方式　经皮椎体成形术或经皮椎体后凸成形术。

5．术中患者预处理　为了防止骨水泥注射过程中可能的少量游离单体引起的过敏反应，可在术前采用糖皮质激素（如：地塞米松 10mg）静脉推注预处理。

6．术中输液　由于经皮椎体成形术和椎体后凸成形术术前患者无需禁食，术中通常也无明显出血，故术中无需补液，将液体输入控制在可维持麻醉用药的速度即可，不必输入胶体液，以避免容量负荷过重导致心力衰竭。

7．术后当天观察患者有无下肢肌力、感觉异常，有无呼吸困难及胸、腹部不适。

8．术后当天康复锻炼　帮助患者在术后 2 小时尝试坐起，若无不适可戴腰围下床行走。

【术后住院康复】（住院第 2～4 天）

1．必需检查项目　术后影像学检查包括胸 / 腰椎正侧位 X 线片、胸 / 腰椎 CT 扫描 + 冠矢状位二维重建，必要时可行胸部 CT 或肺动脉 CTA 检查，以评估骨水泥向肺的迁移情况。

2．术后处理

（1）术后镇痛及镇静：提倡预防性、多模式、个性化镇痛，具体参照《骨科加速康复围手术期疼痛管理专家共识》[中华骨与关节外科杂志，2022，15（10）：739-745]执行。

（2）术后康复锻炼：具体参照《椎体成形术和椎体后凸成形术加速康复实施流程专家共识》[中华骨与关节外科杂志，2019，12（08）：561-571]执行。

（3）切口处理：切口干燥无渗出者，可术后第 2 天更换敷贴，3 日后可淋浴。

【出院准备】（住院第 2～4 天）

1．出院标准

（1）患者生命体征平稳、精神食欲恢复、大小便正常。

（2）切口干燥，无红肿、硬结等感染征象。

（3）口服镇痛药可有效控制疼痛，不影响患者睡眠和功能锻炼。

2．出院医嘱及宣教

（1）出院带药：继续抗骨质疏松治疗，并根据病情带适当时间的药物。

（2）告知患者门诊复诊时间，嘱患者出院后继续功能锻炼。

【变异及原因分析】

1．围手术期并发症　骨水泥移位导致神经压迫或肺栓塞、深静脉血栓形成、切口感染、关节感染、神经血管损伤等，可造成住院时间延长。

2．合并基础疾病　合并基础疾病控制不佳或加重，如脑血管或心血管病、糖尿病、高血压、血栓等，手术可能导致基础疾病加重而需要进一步治疗，从而延长住院时间。

3．其他原因引起的脊柱病理性压缩骨折　检查提示脊柱压缩性骨折为原发性、继发性（由肿瘤或其病理情况引起），需要进行进一步检查、会诊等治疗，导致住院时间延长。

【进入路径标准】

1. 第一诊断参照第三章第三节“腰椎后路短节段减压融合术术前计划与手术操作规范”中的适应证部分。

2. 虽然患者同时合并有基础疾病，但在住院期间不需要相应专科的特殊处理也不影响第一诊断的临床路径流程实施时，可进入路径。

【术前准备】(住院第 1 ~ 3 天)

1. 患者教育、沟通与评估

(1) 向患者和家属讲解手术方式、手术疗效和手术风险。

(2) 教会患者心肺康复的方法(深呼吸、吹气球、咳嗽、咳痰等); 教会患者加强各肌肉的等长收缩锻炼; 教会患者如何在床上解大小便; 术后需要佩戴支具者，应教会患者正确佩戴支具的方法; 教会患者轴向翻身和钟摆样起床技巧、各种保护腰椎的姿势体位及从髋部开始弯腰的理念。

(3) 营养管理: 参照《骨科大手术加速康复围手术期营养管理专家共识》[中华骨与关节外科杂志，2022，15(10): 763-767)]。

(4) 疼痛管理: 参照《骨科加速康复围手术期疼痛管理专家共识》[中华骨与关节外科杂志，2022，15(10): 739-745]。

(5) 合并基础疾病评估: 参照《骨科加速康复围手术期麻醉管理专家共识》[中华骨与关节外科杂志，2022，15(10): 726-732]。

(6) 精神或认知障碍评估: 参照《骨科加速康复围手术期精神卫生问题及精神障碍的评估与管理专家共识》[中华骨与关节外科杂志，2022，15(10): 768-775]。

2. 必需的检查项目

(1) 血常规、尿常规、粪便常规 + 隐血。

(2) 血型。

(3) 肝肾功能、血糖、电解质。

(4) 术前凝血常规。

(5) 血源传染性疾病筛查(乙型肝炎、丙型肝炎、艾滋病、梅毒等)。

(6) 血清炎性指标: 红细胞沉降率、CRP。

(7) 腰椎正侧位 X 线片、功能位 X 线片、腰椎 CT 三维重建、腰椎 MR 普通或增强扫描。

(8) 胸部 X 线片、心电图、双下肢静脉彩色多普勒超声。

(9) 怀疑骨质疏松患者或需行内固定术者，采用双能 X 线吸收法(DXA)对患者骨质疏松情况进行评价，具体参照《中国骨质疏松性骨折诊疗指南——骨质疏松性骨折诊断及治疗原则》[中华骨与关节外科杂志，2018，9(02): 85-88，95]。

3. 根据患者所合并的基础疾病选择的检查项目

(1) 血气分析。

(2) 心脏彩色多普勒超声。

(3) 心肌核素灌注 / 冠状动脉 CT/ 冠状动脉造影。

(4) 肌电图、诱发电位检查。

(5) 肺功能检查。

(6) 下肢动脉彩色多普勒超声。

(7) 甲状腺 / 肾上腺皮质激素。

(8) SPECT、PET/CT(怀疑为恶性肿瘤转移时)。

(9) 类风湿因子、抗链球菌溶血素。

4. 患者术前需达到的目标

(1) 精神、食欲好。

(2) 积极配合功能锻炼。

(3) 合并基础疾病控制良好，美国麻醉师协会分级(ASA)≤3 级。

【手术日准备】(住院第 2 ~ 4 天)

(1) 术前禁食、禁饮及输液：参照《骨科加速康复围手术期麻醉管理专家共识》[中华骨与关节外科杂志，2022，15(10)：726-732]。

(2) 预防性应用抗菌药物：常规选择第一、二代头孢菌素，具体按照《抗菌药物临床应用指导原则》(国卫办医发〔2015〕43 号)执行。

(3) 术前使用氨甲环酸：常规在切皮前 5～10 分钟静脉滴注氨甲环酸 20mg/kg，具体按照《中国骨科手术加速康复围手术期氨甲环酸与抗凝血药应用的专家共识》[中华骨与关节外科杂志，2019，12(02)：81-88]执行。

(4) 麻醉方式：全身麻醉。

(5) 手术方式：腰椎后路短节段减压融合术。

(6) 控制性降压：短节段手术出血不多，无需控制性降压。仍可对术中出血较多的患者进行控制性降压，将收缩压控制在 90～110mmHg 范围内，具体参照《骨科加速康复围手术期麻醉管理专家共识》[中华骨与关节外科杂志，2022，15(10)：726-732]。

(7) 激素使用：患者术后如果出现神经性疼痛，可酌情使用激素，但疗程一般不超过 3 天。

(8) 术中导尿：除无高危因素且手术时间<1.5 小时的腰椎后路手术可以不导尿外，其余腰椎后路手术均建议进行术前导尿，术后尽早拔除尿管，具体参照《腰椎后路短节段手术加速康复外科实施流程专家共识》[中华骨与关节外科杂志，2019，12(06)：401-409]执行。

(9) 手术内置物：各种椎弓根螺钉内固定系统、椎间融合器及稳定系统、动态稳定系统、植骨材料、止血材料等。

(10) 自体血回输 / 输血：参照《骨科加速康复围手术期血液管理专家共识》[中华骨与关节外科杂志，2022，15(10)：733-738]。

(11) 手术当天应用氨甲环酸：可在第一剂氨甲环酸使用后 3 小时、6 小时、12 小时时各再重复静滴氨甲环酸 1g，具体参照《骨科加速康复围手术期血液管理专家共识》[中华骨与关节外科杂志，2022，15(10)：733-738]。

(12) 预防手术部位感染：具体参照《骨科择期手术加速康复预防手术部位感染专家共识》[中华骨与关节外科杂志，2022，15(10)：746-753]执行。

(13) 手术切口并发症的预防：具体参照《骨科加速康复手术切口操作与并发症防治专家共识》[中华骨与关节外科杂志，2022，15(10)：776-784]执行。

(14) 切口引流管管理：具体参照《腰椎后路短节段手术加速康复外科实施流程专家共识》[中华骨与关节外科杂志，2019，12(06)：401-409]执行。

(15) 术后主要观察患者双下肢的感觉运动功能、引流量、生命体征变化等。术后早期进行功能锻炼有利于减轻术后疼痛、促进功能恢复、减少并发症、缩短住院时间、提高患者的满意度，具体按照《中国脊柱手术加速康复——围术期管理策略专家共识》[中华骨与关节外科杂志，2017，10(04)：271-279]执行。

【术后住院康复】(住院第 3 ~ 9 天)

1. 必需检查项目

(1) 术后影像学检查：常规拍摄腰椎正侧位 X 线片，必要时检查腰椎 CT 三维重建，可以有助于判断内置物的准确位置，必要时可以行腰椎 MR 检查。

(2) 复查血常规、血生化、凝血常规、红细胞沉降率、CRP、尿常规。

(3) 下肢静脉彩色多普勒超声检查：对于存在血栓高风险的患者，应在出院前一天或出院当天复查。

附录4

股骨颈骨折闭合复位内固定术加速康复临床路径（2022年版）

一、股骨颈骨折闭合复位内固定术加速康复临床路径标准住院流程

【适用对象】

第一诊断参照第三章第四节“股骨颈骨折闭合复位内固定术术前计划与手术操作规范”中的适应证部分。

拟行股骨颈骨折闭合复位内固定术［包括空心螺钉内固定、动力髋螺钉内固定、股骨颈动力交叉钉系统内固定、股骨近端髓内钉、钢板螺钉）（ICD-9-CM-3：79.15008］。

【诊断依据】

根据《临床诊疗指南——骨科学分册》（中华医学会编著，人民卫生出版社），具体依据如下。

1. 病史　常见于青少年高能量损伤，中老年人低能量摔伤病史，伤后髋部疼痛，下肢活动受限，不能站立和行走；或者伤后仍能行走，但逐渐出现疼痛加重，甚至不能行走。

2. 查体　有明确的与症状相符合的体征，如患肢外旋畸形、短缩畸形、腹股沟中点下方压痛及轴向叩击痛等。

3. 辅助检查　骨盆正位X线片，患髋股骨颈正斜位X线片，必要时做髋关节CT及MR检查排除隐匿性骨折，影像学表现与症状体征相符合。

【治疗方案的选择及依据】

根据《临床诊疗指南-骨科学分册》（中华医学会编著，人民卫生出版社）。

1. 诊断明确，症状明显，严重影响患者正常生活和活动。

2. 无以下手术禁忌证

（1）全身情况差，无法耐受麻醉及手术者，具体参照《骨科加速康复围手术期麻醉管理专家共识》［中华骨与关节外科杂志，2022，15（10）：726-732］执行。

（2）恶性肿瘤导致的病理性骨折。

（3）局部软组织条件差。

（4）伤前已存在严重髋关节骨关节炎。

3. 患者及家属选择骨折复位内固定术。

【标准住院日】

标准住院日为3～8天。

【进入路径标准】

1. 第一诊断参照第三章第四节“股骨颈骨折闭合复位内固定术术前计划与手术操作规范”中的适应证部分。

2. 虽然患者同时合并有基础疾病，但在住院期间不需要相应专科的特殊处理也不影响第一诊断的临床路径流程实施时，可进入路径，参照《骨科加速康复围手术期麻醉管理专家共识》［中华骨与关节外科杂志，2022，15(10)：726-732]。

【术前准备】(住院第1～3天)

1. 患者教育、沟通与评估

(1) 向患者和家属讲解手术方式、手术效果和手术风险。

(2) 康复管理：教会患者手术肢体康复方法和心肺康复的方法。

(3) 营养管理：具体参照《骨科大手术加速康复围手术期营养管理专家共识》[中华骨与关节外科杂志，2022，15(10)：763-767]执行。

(4) 疼痛管理：具体参照《骨科加速康复围手术期疼痛管理专家共识》[中华骨与关节外科杂志，2022，15(10)：739-745]执行。

(5) 合并基础疾病评估：具体参照《骨科加速康复围手术期麻醉管理专家共识》[中华骨与关节外科杂志，2022，15(10)：726-732]执行。

(6) 精神或认知障碍评估：具体参照《骨科加速康复围手术期精神卫生问题及精神障碍的评估与管理专家共识》[中华骨与关节外科杂志，2022，15(10)：768-775]执行。

2. 必需的检查项目

(1) 血常规、尿常规、粪便常规+隐血。

(2) 血型。

(3) 肝肾功能、电解质、血糖。

(4) 术前凝血常规。

(5) 血源传染性疾病筛查(乙型肝炎、丙型肝炎、艾滋病、梅毒等)。

(6) 血清炎性指标：红细胞沉降率、CRP。

(7) 骨盆正位X线片、患髋股骨颈正斜位X线片。

(8) 胸部X线片、心电图、双下肢静脉彩色多普勒超声。

3. 根据患者合并基础疾病选择的检查项目

(1) 血气分析。

(2) 心肌酶学。

(3) 心脏彩色多普勒超声检查。

(4) 心肌核素灌注/冠状动脉CT/冠状动脉造影。

(5) 下肢动脉彩色多普勒超声检查。

(6) 下肢动脉CT造影。

(7) 甲状腺/肾上腺皮质激素。

(8) 骨密度检查。

(9) 肺功能。

(10) 髋关节CT三维重建。

(11) 髋关节MR检查。

(12) 腹部B超。

4. 患者术前需达到的目标

(1) 精神食欲好，积极配合功能锻炼。

(2) 血红蛋白≥110g/L，白蛋白≥35g/L。

(3) 无下肢新发深静脉血栓，下肢知名动脉无闭塞或侧支循环良好，肢端无缺血。

(4) 合并的基础疾病控制良好，美国麻醉师协会分级(ASA)≤3级。具体合并的基础疾病控制及需达到的目标参照《骨科加速康复围手术期麻醉管理专家共识》[中华骨与关节外科杂志，2022，15(10)：726-732]。

【手术日准备】（住院第 1 ~ 3 天）

1. 术前禁食、禁饮及输液　具体参照《骨科加速康复围手术期麻醉管理专家共识》[中华骨与关节外科杂志，2022，15(10)：726-732]执行。

2. 术中控制性降压和限制性补液　具体参照《骨科加速康复围手术期麻醉管理专家共识》[中华骨与关节外科杂志，2022，15(10)：726-732]执行。

3. 皮肤准备　具体参照《骨科择期手术加速康复预防手术部位感染专家共识》[中华骨与关节外科杂志，2022，15(10)：746-753]执行。

4. 预防性应用抗菌药物　常规选择一、二代头孢菌素，具体参照《抗菌药物临床应用指导原则》(国卫办医发〔2015〕43 号)执行。

5. 术前使用氨甲环酸　常规在切皮前 5～10 分钟静脉滴注氨甲环酸 20mg/kg，具体参照《骨科加速康复围手术期血液管理专家共识》[中华骨与关节外科杂志，2022，15(10)：733-738]执行。

6. 切口处理　具体参照《骨科加速康复手术切口操作与并发症防治专家共识》[中华骨与关节外科杂志，2022，15(10)：776-784]执行。

7. 自体血回输 / 输血　常规无需输血，具体参照《骨科加速康复围手术期血液管理专家共识》[中华骨与关节外科杂志，2022，15(10)：733-738]执行。

【术后住院康复】（住院第 2 ~ 7 天）

1. 必需检查项目

(1) 术后影像学检查：骨盆正位 X 线片，患髋股骨颈正斜位 X 线片，必要时行髋关节 CT 检查。

(2) 复查血常规、肝肾功能、血糖、电解质、凝血常规。

(3) 下肢静脉彩色多普勒超声：出院前 1 天或出院当天复查。

2. 术后处理

(1) 应用抗菌药物：常规选择一、二代头孢菌素，术后预防性使用 24 小时，具体参照《抗菌药物临床应用指导原则》(国卫办医发〔2015〕43 号)执行。

(2) 术后镇痛及镇静：提倡预防性、多模式、个性化镇痛，具体参照《骨科加速康复围手术期疼痛管理专家共识》[中华骨与关节外科杂志，2022，15(10)：739-745]执行。

(3) 术后康复锻炼：麻醉清醒后即可开始，以主动屈髋、伸膝肌力锻炼为主，鼓励患者尽早下地，但应以患肢不负重活动为主。

(4) 抗凝、预防深静脉血栓 / 肺栓塞：具体参照《骨科大手术加速康复围手术期静脉血栓栓塞症防治专家共识》[中华骨与关节外科杂志，2022，15(10)：754-762]执行。

(5) 切口处理：切口干燥无渗出者，可术后 24h 以后再更换敷贴，参照《骨科加速康复手术切口操作与并发症防治专家共识》[中华骨与关节外科杂志，2022，15(10)：776-784]。

【出院准备】（住院第 3 ~ 8 天）

1. 出院标准

(1) 一般情况恢复好：生命体征平稳、精神食欲恢复、大小便正常，轻度疼痛不影响睡眠和功能锻炼。

(2) 切口愈合情况好：切口干燥，无红肿、渗出、硬结等感染征象。

(3) 关节功能恢复好：髋关节主动屈曲至少达到 90°、伸直 0°；坐便如厕无明显困难。

(4) 影像学检查结果符合出院标准：复查骨盆正位 X 线片、患髋股骨颈正斜位 X 线片，必要时行髋关节 CT 检查，显示内固定位置良好，无内固定松动、切出关节面等征象。

2. 出院医嘱及宣教

(1) 出院带药：根据病情需要，带适当时间的药物。

(2) 出院后继续加强屈髋外展和伸膝功能锻炼，每周门诊随访，复查患者恢复情况，并监督和指导患者功能锻炼。术后2～3周拆线。

(3)如无禁忌，出院后继续抗凝，术后总的抗凝时间为10～35天，拆线时门诊复查下肢静脉彩色多普勒超声。

(4)强调出院后预防感染：具体按照《骨科择期手术加速康复预防手术部位感染专家共识》[中华骨与关节外科杂志，2022，15(10)：746-753]执行。

【变异及原因分析】

1. 围手术期并发症　深静脉血栓和肺栓塞，是术后最常见的并发症之一；其他并发症，如切口感染、关节感染、神经血管损伤等，可造成住院时间延长。

2. 合并基础疾病　老年人本身可合并多种基础疾病，如：糖尿病、高血压、心脏病、血栓等，患者在住院期间可能需要同时治疗上述疾病，从而延长住院时间。

3. 手术治疗方法不同　根据患者年龄、骨折类型、骨质疏松程度可选择不同类型的内固定，可能导致住院时间存在差异。

附录5

股骨转子间骨折闭合复位内固定术加速康复临床路径(2022年版)

一、股骨转子间骨折闭合复位内固定术加速康复临床路径标准住院流程

【适用对象】

第一诊断参照第三章第五节“股骨转子间骨折闭合复位内固定术术前计划与手术操作规范”中的适应证部分。

拟行股骨转子间骨折闭合复位内固术(ICD-9-CM-3：79.15006，79.35018)。

【诊断依据】

《临床诊疗指南——骨科学分册》(中华医学会编著，人民卫生出版社)，具体依据如下。

1. 病史　伤后髋部疼痛，下肢活动受限，不能站立和行走。

2. 查体　有明确的与症状相符合的体征，下肢短缩、外展 / 内收和外旋畸形，大腿近端外侧可有瘀斑，有轴向叩击痛和腹股沟韧带中点下方压痛。

3. 影像学检查　骨盆正位 X 线片，患侧股骨颈正斜位 X 线片，必要时加做 CT 及 MR 检查以排除隐匿性骨折，影像学表现与症状、体征相符。

【治疗方案的选择及依据】

根据《临床诊疗指南——骨科学分册》(中华医学会编著，人民卫生出版社)，具体依据如下。

1. 诊断明确，对没有手术禁忌证的患者均适用于手术治疗。

2. 无以下手术禁忌证

(1) 全身情况差，无法耐受麻醉及手术。

(2) 恶性肿瘤导致的病理性骨折。

(3) 严重骨质疏松症，无法达到有效内固定效果。

【标准住院日】

标准住院日为3～10天。

【进入路径标准】

1. 第一诊断参照第三章第五节“股骨转子间骨折闭合复位内固定术术前计划与手术操作规范”中的适应证部分。

2. 虽然患者同时合并有基础疾病，但在住院期间不需要相应的专科特殊处理且不影响第一诊断的临床路径流程实施时，可进入路径。

【术前准备】(住院第1～3天)

1. 患者教育、沟通与评估

(1) 讲解手术方式、了解手术风险；告知手术效果，树立康复信心。

(2) 加强陪护，定期翻身，积极预防褥疮；积极进行下肢足踝的背伸跖屈功能锻炼，预防下肢深静脉血栓形成。

(3) 心肺功能预康复：戒烟；学会深呼吸及咳嗽锻炼，要求每小时至少锻炼咳嗽、咳痰5～10次。

(4) 加强营养：进食高蛋白、高维生素、高热量食物，糖尿病患者限制碳水化合物的摄入，具体参照《骨科大手术加速康复围手术期营养管理专家共识》[中华骨与关节外科杂志，2022，15(10)：763-767)]执行。

(5) 疼痛管理：根据患者的年龄特点，提倡预防性镇痛，具体参照《骨科加速康复围手术期疼痛管理专家共识》[中华骨与关节外科杂志，2022，15(10)：739-745]执行。

(6) 抗凝、预防深静脉血栓/肺栓塞：具体参照《骨科大手术加速康复围手术期静脉血栓栓塞症防治专家共识》[中华骨与关节外科杂志，2022，15(10)：754-762]执行。

(7) 合并基础疾病评估：具体参照《骨科加速康复围手术期麻醉管理专家共识》[中华骨与关节外科杂志，2022，15(10)：726-732]执行。

(8) 精神或认知障碍评估：具体参照《骨科加速康复围手术期精神卫生问题及精神障碍的评估与管理专家共识》[中华骨与关节外科杂志，2022，15(10)：768-775]执行。

2. 必需的检查项目

(1) 血常规、尿常规、粪便常规+隐血。

(2) 血型。

(3) 肝肾功能、血糖、电解质、心肌酶。

(4) 术前凝血常规。

(5) 血源传染性疾病筛查(乙型肝炎、丙型肝炎、艾滋病、梅毒等)。

(6) 血清炎性指标：红细胞沉降率、CRP。

(7) 骨盆正位X线片或患侧股骨颈正轴位X线片。

(8) 胸部X线片、心电图、双下肢静脉彩色多普勒超声。

3. 根据患者合并基础疾病选择的检查项目

(1) 血气分析或肺功能。

(2) 心脏彩色多普勒超声。

(3) 心肌核素灌注/冠状动脉CT/冠状动脉造影。

(4) 腹部彩色多普勒超声。

(5) 下肢动脉彩色多普勒超声。

(6) CT下肢动脉造影。

(7) 甲状腺/肾上腺皮质激素。

4. 术前患者需达到的目标

(1) 精神食欲好，积极配合功能锻炼。

(2) 无快速破坏骨质的任何病变、神经性关节炎及快速进展的神经性疾病。

(3) 无下肢新发深静脉血栓，下肢知名动脉无闭塞或侧支循环良好，肢端无缺血。

(4) 合并基础疾病控制良好，美国麻醉师协会分级(ASA)≤3级。具体合并基础疾病控制及需达到的目标参照《骨科加速康复围手术期麻醉管理专家共识》[中华骨与关节外科杂志，2022，15(10)：726-732]。

【手术日准备】(住院第1～4天)

1. 术前禁食、禁饮及输液　具体参照《骨科加速康复围手术期麻醉管理专家共识》[中华骨与关节外科杂志，2022，15(10)：726-732]执行。

2. 术中控制性降压和限制性补液　具体参照《骨科加速康复围手术期麻醉管理专家共识》[中华骨与关节外科杂志，2022，15(10)：726-732]执行。

3. 皮肤准备　具体参照《骨科择期手术加速康复预防手术部位感染专家共识》[中华骨与关节外

科杂志，2022，15(10)：746-753]执行。

4. 预防性应用抗菌药物 常规选择第一、二代头孢菌素，具体参照《抗菌药物临床应用指导原则》(国卫办医发〔2015〕43号)执行。

5. 术前使用氨甲环酸 常规在切皮前5～10分钟静脉滴注氨甲环酸20mg/kg，具体参照《骨科加速康复围手术期血液管理专家共识》[中华骨与关节外科杂志，2022，15(10)：733-738]执行。

6. 切口处理 具体参照《骨科加速康复手术切口操作与并发症防治专家共识》[中华骨与关节外科杂志，2022，15(10)：776-784]执行。

7. 自体血回输/输血 常规无需输血。具体参照《骨科加速康复围手术期血液管理专家共识》[中华骨与关节外科杂志，2022，15(10)：733-738]执行。

8. 手术内固定选择 根据具体情况，可选用DHS、Gamma钉、PFNA、InterTan等内固定。

【术后住院康复】(住院第2～9天)

1. 必需检查项目

(1) 术后影像学检查：骨盆正位X线片或患侧股骨颈正轴位X线片。

(2) 复查血常规、肝肾功能、血糖、电解质、凝血常规。

(3) 下肢静脉彩色多普勒超声：出院前1天或出院当天复查。

2. 术后处理

(1) 应用抗菌药物：常规选择第一、二代头孢菌素，术后预防性使用24小时，具体参照《抗菌药物临床应用指导原则》(国卫办医发〔2015〕43号)执行。

(2) 术后镇痛及镇静：提倡预防性、多模式、个性化镇痛，具体参照《骨科加速康复围手术期疼痛管理专家共识》[中华骨与关节外科杂志，2022，15(10)：739-745]执行。

(3) 术后康复锻炼：麻醉清醒后即可开始，以主动屈髋、伸膝肌力锻炼为主，应尽早下地。

(4) 抗凝、预防深静脉血栓/肺栓塞：具体参照《骨科大手术加速康复围手术期静脉血栓栓塞症防治专家共识》[中华骨与关节外科杂志，2022，15(10)：754-762]执行。

(5) 术后营养状况监测及治疗：术后再次进行营养风险筛查，对具有营养风险的患者进行营养评估，若存在营养不良应给予患者营养治疗，具体参照《骨科大手术加速康复围手术期营养管理专家共识》[中华骨与关节外科杂志，2022，15(10)：763-767)]执行。

(6) 切口处理：切口干燥无渗出者，可术后24小时以后再更换敷贴，具体参照《骨科加速康复手术切口操作与并发症防治专家共识》[中华骨与关节外科杂志，2022，15(10)：776-784]执行。

【出院准备】(住院第5～10天)

1. 出院标准

(1) 一般情况恢复好：生命体征平稳、精神食欲恢复、大小便正常，轻度疼痛不影响睡眠和功能锻炼。

(2) 切口愈合情况好：切口干燥，无红肿、渗出、硬结等感染征象。

(3) 关节功能恢复好：髋关节主动屈曲至少达到90°、伸直0°；坐便如厕无明显困难。

(4) 影像学检查结果符合出院标准：骨盆正位X线片和患髋正侧位/患侧股骨颈正轴位X线片显示内固定位置良好，无内固定松动、切出关节面等征象。

2. 出院医嘱及宣教

(1) 出院带药：根据病情需要，带适当时间的药物。

(2) 出院后继续加强屈髋外展和伸膝功能锻炼，每周门诊随访，复查患者恢复情况，并监督和指导患者功能锻炼。术后2～3周拆线。

(3) 如无禁忌，出院后继续抗凝，术后总的抗凝时间为10～35天，拆线时门诊复查下肢静脉彩色多普勒超声。

(4) 强调出院后预防感染，具体参照《骨科择期手术加速康复预防手术部位感染专家共识》[中华骨与关节外科杂志，2022，15(10)：746-753]执行。

【变异及原因分析】

1. 围手术期并发症　术中神经血管损伤、术后切口感染、深静脉血栓形成、肺部感染、褥疮等，可造成住院时间延长。

2. 合并基础疾病　合并基础疾病控制不佳或加重，如心脑血管疾病、糖尿病、高血压、肝肾功能不全等，手术可能导致基础疾病加重而需要进一步治疗，从而延长住院时间。

3. 手术治疗方法不同　术中根据患者年龄、骨质疏松程度、骨折类型可选择不同类型的内固定，因此导致住院时间存在差异。

附录 6

三踝骨折切开复位内固定术加速康复临床路径（2022 年版）

一、三踝骨折切开复位内固定术加速康复临床路径标准住院流程

【适用对象】

第一诊断参照第三章第六节“三踝骨折切开复位内固定术术前计划与手术操作规范”中的适应证部分。

拟行三踝骨折切开复位内固定术（ICD-9-CM-3：79.36）。

【诊断依据】

根据《临床诊疗指南——骨科学分册》（中华医学会编著，人民卫生出版社），具体依据如下。

1. 病史　有明确的踝部外伤史。

2. 查体　有明确的与症状相符的体征，如明显的踝关节肿胀、皮下瘀斑、内翻 / 外翻畸形、压痛和关节活动受限。

3. 辅助检查　患侧踝关节正侧位 X 线片，踝关节 CT 三维重建检查，显示存在三踝骨折，影像学表现与病史、症状及体征相符。

【治疗方案的选择及依据】

根据《临床诊疗指南——骨科学分册》（中华医学会编著，人民卫生出版社），具体依据如下。

1. 诊断明确；骨折移位明显伴有或不伴有踝关节畸形，且活动受限明显；患者活动量大、对功能要求高；严重影响患者正常生活和活动。

2. 无以下手术禁忌证

（1）合并沙尔科关节、骨关节炎、踝关节结核等关节感染性疾病及快速进展的神经性疾病。

（2）患者合并严重的基础疾病，无法耐受手术和麻醉的情况。

（3）严重精神或认知障碍。

（4）病理性骨折。

【标准住院日】

标准住院日为 7～10 天。

【进入路径标准】

1. 第一诊断参照第三章第六节“三踝骨折切开复位内固定术术前计划与手术操作规范”中的适应证部分。且首选治疗为三踝骨折切开复位内固定术的患者。

2. 患者虽然同时合并有基础疾病，但在住院期间不需要相应专科的特殊处理也不影响第一诊断的临床路径流程实施时，可进入路径。

3. 无骨筋膜隔室综合征、皮肤软组织危象及血管神经损伤的闭合性骨折。

4. 除外病理性骨折及开放性骨折。

【术前准备】(住院第1～3天)

1. 患者教育、沟通与评估

(1) 向患者和家属讲解手术方式、手术效果和手术风险。

(2) 康复管理，教会患者手术肢体的康复方法和心肺康复方法，向患者和家属讲解围手术期减轻肿胀的方法(如抬高患肢、局部制动、伤后冰敷48小时等)及其必要性。

(3) 营养管理：具体参照《骨科大手术加速康复围手术期营养管理专家共识》[中华骨与关节外科杂志，2022，15(10)：763-767)]执行。

(4) 疼痛管理：具体参照《骨科加速康复围手术期疼痛管理专家共识》[中华骨与关节外科杂志，2022，15(10)：739-745]执行。

(5) 合并基础疾病评估：具体参照《骨科加速康复围手术期麻醉管理专家共识》[中华骨与关节外科杂志，2022，15(10)：726-732]执行。

(6) 精神或认知障碍评估：具体参照《骨科加速康复围手术期精神卫生问题及精神障碍的评估与管理专家共识》[中华骨与关节外科杂志，2022，15(10)：768-775]执行。

2. 必需的检查项目

(1) 血常规、尿常规、粪便常规＋隐血。

(2) 血型。

(3) 肝肾功能、血糖、电解质。

(4) 术前凝血常规。

(5) 血源传染性疾病筛查(乙型肝炎、丙型肝炎、艾滋病、梅毒等)。

(6) 手术侧踝关节正侧位X线片，胫腓骨正侧位X线片，踝关节CT三维重建。

(7) 胸部X线片、心电图、双下肢静脉彩色多普勒超声。

3. 根据患者合并的基础疾病选择检查项目

(1) 血清炎性指标：红细胞沉降率、CRP。

(2) 血气分析或肺功能检查。

(3) 心脏彩色多普勒超声。

(4) 心肌核素灌注/冠状动脉CT/冠状动脉造影。

(5) 下肢动脉彩色多普勒超声。

(6) CT下肢动脉造影。

(7) 甲状腺/肾上腺皮质激素。

4. 术前患者需达到的目标

(1) 踝关节局部皮肤完整且无明显肿胀或肿胀明显消褪，局部皮肤出现“皱纹征”。

(2) 精神食欲好，积极配合功能锻炼。

(3) 血红蛋白≥110g/L，白蛋白≥35g/L。

(4) 无下肢新发深静脉血栓，下肢知名动脉无闭塞或侧支循环良好，肢端无缺血。

(5) 合并的基础疾病控制良好，美国麻醉师协会分级(ASA)≤3级。具体合并基础疾病的评估和处理及需达到的目标参照《骨科加速康复围手术期麻醉管理专家共识》[中华骨与关节外科杂志，2022，15(10)：726-732]。

【手术日准备】(住院第1～4天)

1. 术前禁食、禁饮及输液　参照《骨科加速康复围手术期麻醉管理专家共识》[中华骨与关节外科杂志，2022，15(10)：726-732]。

2. 预防性抗菌药物　常规选择一、二代头孢，具体参照具体按照《抗菌药物临床应用指导原则》(国卫办医发〔2015〕43号)执行。

3. 术前使用氨甲环酸　常规切皮前或松止血带前5～10分钟氨甲环酸20mg/kg静脉滴注，具体参照《骨科加速康复围手术期血液管理专家共识》[中华骨与关节外科杂志，2022，15(10)：733-738]。

4. 麻醉方式　椎管内麻醉、神经阻滞或全身麻醉。

5. 手术方式　根据骨折的具体情况，选择恰当的方式对踝关节骨折行切开复位内固定术，必要时采用螺钉固定后踝骨折和下胫腓联合。

6. 控制性降压　术中维持患者血压在术前基础血压的70%～80%，以降低止血带压力、减少术中出血，具体参照《骨科加速康复围手术期麻醉管理专家共识》[中华骨与关节外科杂志，2022，15(10)：726-732]执行。

7. 止血带使用　踝关节骨折手术可使用气压止血带，但止血带压力不应设置过高，单次使用时间不超过1.5小时，两次间隔时间不低于15分钟，具体参照《ERAS理念下踝关节骨折诊疗方案优化的专家共识》[中华骨与关节外科杂志，2019，12(1)：3-12]执行。

8. 术中导尿　手术时间在1.5小时以内者可不导尿，具体参照《ERAS理念下踝关节骨折诊疗方案优化的专家共识》[中华骨与关节外科杂志，2019，12(1)：3-12]执行。

9. 手术内置物　外踝解剖钢板、1/3管形钢板或重建钢板，长皮质骨螺钉，带袢钢板、Suture-Button，胫骨远端内侧钢板，空心加压螺钉，克氏针张力带钢丝，必要时准备锚钉修复内侧副韧带。

10. 手术当天应用氨甲环酸　可在第一剂氨甲环酸使用后3h、6h、12h时各再重复静滴氨甲环酸1g，具体参照《骨科加速康复围手术期血液管理专家共识》[中华骨与关节外科杂志，2022，15(10)：733-738]执行。

11. 固定后踝骨折块　综合考虑后踝骨折块的大小、移位程度和对踝关节稳定性的影响，决定是否固定后踝骨折。固定方式优先选择空心螺钉固定，具体参照《ERAS理念下踝关节骨折诊疗方案优化的专家共识》[中华骨与关节外科杂志，2019，12(01)：3-12]执行。

12. 下胫腓联合损伤的固定　踝关节骨折时应避免不必要的下胫腓联合螺钉置入，强调术中应力试验验证是否有下胫腓联合不稳定，如需固定下胫腓联合，应注意良好复位，具体参照《ERAS理念下踝关节骨折诊疗方案优化的专家共识》[中华骨与关节外科杂志，2019，12(01)：3-12]执行。

13. 预防手术部位感染　具体参照《骨科择期手术加速康复预防手术部位感染专家共识》[中华骨与关节外科杂志，2022，15(10)：746-753]执行。

14. 手术切口并发症的预防　具体参照《骨科加速康复手术切口操作与并发症防治专家共识》[中华骨与关节外科杂志，2022，15(10)：776-784]执行。

15. 术后当天康复锻炼　具体参照《ERAS理念下踝关节骨折诊疗方案优化的专家共识》[中华骨与关节外科杂志，2019，12(01)：3-12]执行。

【术后住院康复】(住院第2～9天)

1. 必需检查项目

(1) 术后影像学检查：术侧踝关节正侧位X线片、踝关节CT三维重建。

(2) 复查血常规、肝肾功能、血糖、电解质、凝血常规、红细胞沉降率、CRP。

(3) 下肢静脉彩色多普勒超声：出院前1天或出院当天复查。

2. 术后处理

(1) 应用抗菌药物：常规选择一、二代头孢菌素，术后预防性使用24小时，具体参照《抗菌药物临床应用指导原则》(国卫办医发〔2015〕43号)执行。

(2) 术后镇痛及镇静：提倡预防性、多模式、个性化镇痛，具体参照《骨科加速康复围手术期疼痛管理专家共识》[中华骨与关节外科杂志，2022，15(10)：739-745]执行。

(3) 术后康复锻炼：麻醉清醒后即可开始，以主动伸膝肌力锻炼为主。对于踝关节骨折固定稳定的患者术后应尽早开始康复锻炼，有助于功能和骨折的恢复，具体参照《ERAS理念下踝关节骨折诊疗方案优化的专家共识》[中华骨与关节外科杂志，2019，12(01)：3-12]执行。

(4)术后应用氨甲环酸：根据具体情况可选择性继续使用氨甲环酸减少隐性失血和炎症反应，具体参照《骨科加速康复围手术期血液管理专家共识》[中华骨与关节外科杂志，2022，15(10)：733-738]执行。

(5)抗凝、预防深静脉血栓/肺栓塞：具体参照《骨科大手术加速康复围手术期静脉血栓栓塞症防治专家共识》[中华骨与关节外科杂志，2022，15(10)：754-762]执行。

(6)切口处理：密切观察患肢足踝处肿胀情况及末梢循环情况(是否有足趾温度低，趾端苍白、青紫等)，尤其是术后的72小时内。切口干燥无渗出者，可术后24小时以后再去除加压绷带更换敷贴，具体参照《骨科加速康复手术切口操作与并发症防治专家共识》[中华骨与关节外科杂志，2022，15(10)：776-784]执行。

【出院准备】(住院第6~10天)

1. 出院标准

(1)患者生命体征平稳、精神食欲恢复、大小便正常。

(2)切口干燥，无红肿、渗液等感染和软组织危象等征象。

(3)术侧踝关节无畸形，主动背伸20°以上，跖屈至少达到30°；能扶助行器不负重自主下地行走。

(4)疼痛不严重，口服镇痛药可有效控制疼痛，不影响患者睡眠和功能锻炼。

2. 出院医嘱及宣教

(1)出院带药：根据病情需要，带适当时间的药物。

(2)告知患者门诊复诊时间、下地负重时间并嘱出院后继续进行功能锻炼。

(3)对于术前评估存在深静脉血栓/肺栓塞高风险的患者，出院后继续抗凝，术后总的抗凝时间为10～35天，术后2～3周门诊复查下肢静脉彩色多普勒超声。

(4)强调出院后预防感染：具体参照《骨科择期手术加速康复预防手术部位感染专家共识》[中华骨与关节外科杂志，2022，15(10)：746-753]执行。

【变异及原因分析】

1. 合并基础疾病　合并基础疾病控制不佳或加重，如脑血管病或心血管病、糖尿病、糖尿病合并周围神经病变造成切口感染，高血压、血栓等，手术可能导致基础疾病加重而需要进一步治疗，从而延长住院时间。

2. 围手术期并发症　深静脉血栓形成、切口感染、钢板外露、神经血管损伤等，造成住院日延长和费用增加；伤后或术后局部组织肿胀严重，出现皮肤软组织危象或骨筋膜隔室综合征者，可造成住院时间延长。

3. 合并损伤　合并手术部位皮肤软组织损伤(如擦挫伤或开放性损伤等)，以及血管神经损伤者，可造成住院时间延长。

4. 伤后或术后局部组织肿胀严重，出现皮肤软组织危象或骨筋膜隔室综合征者，可造成住院时间延长。

附录7

初次髋关节置换术加速康复临床路径（2022年版）

一、初次髋关节置换术加速康复临床路径标准住院流程

【适用对象】

第一诊断参照第三章第七节“初次髋关节置换术术前计划与手术操作规范”中的适应证部分。

拟行全髋关节置换术者（ICD-9-CM-3：81.51）。

【诊断依据】

根据《临床诊疗指南——骨科学分册》（中华医学会编著，人民卫生出版社），具体依据如下。

1. 病史　髋关节疼痛、跛行、感染或外伤史。

2. 查体　患侧髋关节肿胀、疼痛、活动受限、下肢畸形、关节僵直或强直等。

3. 影像学检查　X线片提示髋关节病变。关节周围骨质增生、关节间隙变窄或消失、股骨头囊变或塌陷、股骨颈骨折或股骨转子间骨折等。必要时行CT及MR检查，影像学表现与症状、体征相符。

【选择治疗方案的依据】

根据《临床诊疗指南——骨科学分册》（中华医学会编著，人民卫生出版社），具体依据如下。

1. 诊断明确，症状明显，保守治疗无效，严重影响患者正常生活和活动。

2. 无以下手术禁忌证

（1）快速破坏骨质的任何病变，神经性关节炎，股四头肌、髋外展肌缺如或肌力小于3级或不能自主控制术侧肢体，以及快速进展的神经性疾病。

（2）身体存在活动性及隐匿性感染灶，感染灶的筛查方法参照《骨科择期手术加速康复预防手术部位感染专家共识》[中华骨与关节外科杂志，2022，15（10）：746-753]。

（3）严重精神或认知障碍。

（4）恶性肿瘤晚期。

【标准住院日】

标准住院日为2～7天。

【进入路径标准】

1. 第一诊断参照第三章第七节“初次髋关节置换术术前计划与手术操作规范”中的适应证部分。

2. 虽然患者同时合并有基础疾病，但在住院期间不需要相应专科的特殊处理，也不影响第一诊断的临床路径流程实施时，可以进入路径，具体参照《骨科加速康复围手术期麻醉管理专家共识》[中华骨与关节外科杂志，2022，15（10）：726-732]。

【术前准备】（住院第1～3天）

1. 患者教育与评估

（1）向患者和家属讲解手术方式、手术效果和手术风险。

（2）康复管理：教会患者手术肢体的康复方法和心肺康复的方法。

（3）营养管理：具体参照《骨科大手术加速康复围手术期营养管理专家共识》[中华骨与关节外科杂志，2022，15（10）：763-767]执行。

（4）疼痛管理：具体参照《骨科加速康复围手术期疼痛管理专家共识》[中华骨与关节外科杂志，2022，15（10）：739-745]执行。

（5）合并基础疾病评估：具体参照《骨科加速康复围手术期麻醉管理专家共识》[中华骨与关节外科杂志，2022，15（10）：726-732]执行。

（6）精神或认知障碍评估：具体参照《骨科加速康复围手术期精神卫生问题及精神障碍的评估与管理专家共识》[中华骨与关节外科杂志，2022，15（10）：768-775]执行。

2. 必需的检查项目

（1）血常规、尿常规、粪便常规 + 隐血。

（2）血型。

（3）肝肾功能、血糖、电解质。

（4）术前凝血常规。

（5）血源传染性疾病筛查（乙肝、丙肝、艾滋病、梅毒等）。

（6）血清炎性指标：红细胞沉降率、CRP、IL-6。

（7）骨盆正位 X 线片、患侧股骨颈正侧位或正斜位 X 线片。

（8）胸部 X 线片、心电图、双下肢静脉彩色多普勒超声。

3. 根据患者合并的基础疾病选择检查项目

（1）血气分析或肺功能。

（2）心脏彩色多普勒超声。

（3）心肌核素灌注 / 冠状动脉 CT/ 冠状动脉造影。

（4）下肢动脉彩色多普勒超声。

（5）下肢动脉 CT 造影。

（6）甲状腺 / 肾上腺皮质激素。

（7）颅脑 MR 平扫或 MRA、颈动脉超声以排除脑血管意外风险。

（8）髋关节 CT。

4. 患者术前需达到目标

（1）精神食欲好，积极配合功能锻炼。

（2）血红蛋白≥100g/L，白蛋白≥35g/L。

（3）股四头肌、髋外展肌肌力 3 级以上。

（4）无下肢新发深静脉血栓，下肢知名动脉无闭塞或侧支循环良好，肢端无缺血。

（5）合并基础疾病控制良好，美国麻醉医师协会分级（ASA）≤3 级，具体合并基础疾病控制及需达到的目标参照《骨科加速康复围手术期麻醉管理专家共识》[中华骨与关节外科杂志，2022，15（10）：726-732]。

【手术日准备】（住院第 2～3 天）

1. 术前禁食、禁饮及输液　具体参照《骨科加速康复围手术期麻醉管理专家共识》[中华骨与关节外科杂志，2022，15（10）：726-732]执行。

2. 预防性应用抗菌药物　常规选择一、二代头孢菌素，具体参照《抗菌药物临床应用指导原则》（国卫办医发〔2015〕43 号）执行。

3. 术前使用氨甲环酸　常规在切皮前 5～10 分钟静脉滴注氨甲环酸 20mg/kg，具体参照《骨科加速康复围手术期血液管理专家共识》[中华骨与关节外科杂志，2022，15（10）：733-738]执行。

4. 麻醉方式　全身麻醉 / 椎管内麻醉。

5. 手术方式　髋关节置换术 / 股骨头置换术。

6. 控制性降压　具体参照《骨科加速康复围手术期麻醉管理专家共识》[中华骨与关节外科杂志，2022，15（10）：726-732]执行。

7. 术中导尿　手术时间在 1.5 小时以内者可不导尿，具体参照《中国髋、膝关节置换术加速康复——围手术期管理策略专家共识》[中华骨与关节外科杂志，2016，9（01）：1-9]执行。

8. 手术内置物　人工髋关节假体。

9. 预防手术部位感染　具体参照《骨科择期手术加速康复预防手术部位感染专家共识》[中华骨与关节外科杂志，2022，15（10）：746-753]执行。

10. 手术切口并发症的预防　具体参照《骨科加速康复手术切口操作与并发症防治专家共识》[中华骨与关节外科杂志，2022，15（10）：776-784]执行。

11. 术后当天康复锻炼　具体按照《现代关节置换术加速康复与围手术期管理》（人民卫生出版社，2017 年）执行。

【术后住院康复】（住院第 2～6 天）

1. 必需的检查项目

（1）术后影像学检查：拍摄骨盆正位 X 线片、患侧股骨颈正斜位 X 线片。

（2）血常规、肝肾功能、血糖、电解质、凝血常规。

（3）下肢静脉彩色多普勒超声：出院前 1 天或出院当天复查。

2. 术后处理

（1）应用抗菌药物：常规选择一、二代头孢菌素，术后预防性使用 24 小时，具体参照《抗菌药物临床应用指导原则》（国卫办医发〔2015〕43 号）执行。

（2）术后镇痛及镇静：提倡预防性、多模式、个性化镇痛，具体参照《骨科加速康复围手术期疼痛管理专家共识》[中华骨与关节外科杂志，2022，15（10）：739-745]执行。

（3）术后康复锻炼：麻醉清醒后即可开始，以主动屈髋、伸膝肌力锻炼为主，尽早下地。

（4）抗凝、预防深静脉血栓 / 肺栓塞：具体参照《骨科大手术加速康复围手术期静脉血栓栓塞症防治专家共识》[中华骨与关节外科杂志，2022，15（10）：754-762]执行。

（5）切口处理：切口干燥无渗出者，可术后 24 小时以后再更换敷贴，具体参照《骨科加速康复手术切口操作与并发症防治专家共识》[中华骨与关节外科杂志，2022，15（10）：776-784]执行。

（6）术后营养管理：具体参照《骨科大手术加速康复围手术期营养管理专家共识》[中华骨与关节外科杂志，2022，15（10）：763-767）]执行。

【出院准备】（住院第 3～7 天）

1. 出院标准

（1）一般情况恢复好：生命体征平稳、精神食欲恢复、大小便正常，轻度疼痛不影响睡眠和功能锻炼。

（2）切口愈合情况好：切口干燥，无红肿、渗出、硬结等感染征象。

（3）关节功能恢复好：髋关节主动屈曲至少达到 100°、外展至少达到 35°、伸直 0°（对于术前髋关节严重畸形或僵硬的患者要求屈髋至少达到 90°，外展至少达到 30°）；能扶助行器自主下地行走、用坐便如厕无明显困难。

（4）影像学检查结果符合出院标准：骨盆正位和术侧股骨颈正斜位 X 线片，假体位置良好，无假体周围骨折征象。

2. 出院医嘱及宣教

（1）出院带药：根据病情需要，带适当时间的药物。

（2）出院后继续加强屈髋外展和伸膝功能锻炼，每周门诊随访，复查患者恢复情况，并监督和指导患者进行功能锻炼。术后3周拆线。

（3）如无禁忌，出院后继续抗凝，术后总的抗凝时间为10～35天，拆线时门诊复查下肢静脉彩色多普勒超声。

（4）强调出院后预防感染：具体参照《骨科择期手术加速康复预防手术部位感染专家共识》[中华骨与关节外科杂志，2022，15（10）：746-753]执行。

【变异及原因分析】

1．围手术期并发症　深静脉血栓和肺栓塞，是术后最常见的并发症；假体脱位，术后过度内收内旋位可增加假体脱位风险；其他并发症，包括切口感染、关节感染、神经血管损伤等，可造成住院时间延长。

2．合并基础疾病　老年人本身有许多合并基础疾病，如糖尿病、高血压、心脏病、血栓等，患者在住院期间可能需要同时治疗上述疾病，从而延长住院时间。

3．手术治疗方法不同　根据患者年龄、髋关节功能障碍和畸形程度、骨质疏松程度可选择不同类型的假体可能导致住院时间存在差异。

附录 8

初次膝关节置换术加速康复临床路径（2022 年版）

一、初次膝关节置换术加速康复临床路径标准住院流程

【适用对象】

第一诊断参照第三章第八节“初次膝关节置换术术前计划与手术操作规范”中的适应证部分。

拟行全膝关节置换术（置换或不置换髌骨）（ICD-9-CM-3：81.54）。

【诊断依据】

根据《临床诊疗指南——骨科学分册》（中华医学会编著，人民卫生出版社），具体依据如下。

1. 病史　长期反复膝关节疼痛，严重的膝关节功能障碍。

2. 查体　有明确的与症状相符的体征，如明显的关节摩擦感，屈曲畸形，内、外翻畸形和关节活动受限。

3. 辅助检查　患侧膝关节正侧位 X 线片，双下肢全长 X 线片，必要时做髌骨轴位 X 线片、CT 及 MR 检查，影像学表现与症状、体征相符。

【治疗方案的选择及依据】

根据《临床诊疗指南 - 骨科学分册》（中华医学会编著，人民卫生出版社），具体依据如下。

1. 诊断明确，症状明显，保守治疗无效，严重影响患者的正常生活和活动。

2. 无以下手术禁忌证

（1）快速破坏骨质的任何病变、神经性关节炎、股四头肌缺如或肌力小于 3 级或不能自主控制术侧肢体，以及快速进展的神经性疾病。

（2）身体存在活动性及隐匿性感染灶，感染灶的筛查方法参照《骨科择期手术加速康复预防手术部位感染专家共识》[中华骨与关节外科杂志，2022，15（10）：746-753]。

（3）严重精神或认知障碍。

（4）恶性肿瘤晚期。

【标准住院日】

标准住院日为 2～8 天。

【进入路径标准】

1. 第一诊断参照第三章第八节“初次膝关节置换术术前计划与手术操作规范”中的适应证部分。

2. 虽然患者同时合并有基础疾病，但在住院期间不需要相应专科的特殊处理，也不影响第一诊断的临床路径流程实施时，可以进入路径，具体参照《骨科加速康复围手术期麻醉管理专家共识》[中华骨与关节外科杂志，2022，15（10）：726-732]执行。

【术前准备】（住院第 1～3 天）

1. 患者教育与评估

（1）向患者和家属讲解手术方式、手术效果和手术风险。

(2) 康复管理：教会患者手术肢体的康复方法和心肺康复方法。

(3) 营养管理：具体参照《骨科大手术加速康复围手术期营养管理专家共识》[中华骨与关节外科杂志，2022，15(10)：763-767)]执行。

(4) 疼痛管理：具体参照《骨科加速康复围手术期疼痛管理专家共识》[中华骨与关节外科杂志，2022，15(10)：739-745]执行。

(5) 合并基础疾病评估：具体参照《骨科加速康复围手术期麻醉管理专家共识》[中华骨与关节外科杂志，2022，15(10)：726-732]执行。

(6) 精神或认知障碍评估：具体参照《骨科加速康复围手术期精神卫生问题及精神障碍的评估与管理专家共识》[中华骨与关节外科杂志，2022，15(10)：768-775]执行。

2. 必需的检查项目

(1) 血常规、尿常规、粪便常规＋隐血。

(2) 血型。

(3) 肝肾功能、血糖、电解质。

(4) 术前凝血常规。

(5) 血源传染性疾病筛查(乙型肝炎、丙型肝炎、艾滋病、梅毒等)。

(6) 血清炎性指标：红细胞沉降率、CRP。

(7) 手术侧膝关节正侧位X线片。

(8) 胸部X线片、心电图、双下肢静脉彩色多普勒超声。

3. 根据患者合并的基础疾病选择检查项目

(1) 血气分析或肺功能。

(2) 动态血压。

(3) 心脏彩色多普勒超声。

(4) 心肌核素灌注/冠状动脉CT/冠状动脉造影。

(5) 下肢动脉彩色多普勒超声。

(6) 下肢动脉CT造影。

(7) 颈动脉彩色多普勒超声、颅脑MRI、MRA。

(8) 甲状腺/肾上腺皮质激素。

(9) 骨密度测定。

4. 患者术前需达到的目标

(1) 精神食欲好，积极配合功能锻炼。

(2) 血红蛋白≥110g/L，白蛋白≥35g/L。

(3) 股四头肌肌力3级以上。

(4) 合并基础疾病控制良好，美国麻醉师协会分级(ASA)≤3级。

(5) 无下肢新发深静脉血栓，下肢知名动脉无闭塞或侧支循环良好，肢端无缺血。

(6) 具体合并基础疾病控制及需达到的目标参照《骨科加速康复围手术期麻醉管理专家共识》[中华骨与关节外科杂志，2022，15(10)：726-732]。

【手术日准备】(住院第1～3天)

1. 术前禁食、禁饮及输液　具体参照《骨科加速康复围手术期麻醉管理专家共识》[中华骨与关节外科杂志，2022，15(10)：726-732]执行。

2. 预防性应用抗菌药物　常规选择一、二代头孢菌素，具体参照《抗菌药物临床应用指导原则》(国卫办医发〔2015〕43号)执行。

3. 术前使用氨甲环酸　于常规切皮前或松止血带前5～10分钟静脉滴注氨甲环酸20mg/kg，具体参照《骨科加速康复围手术期血液管理专家共识》[中华骨与关节外科杂志，2022，15(10)：733-738]执行。

4. 麻醉方式　椎管内麻醉、神经阻滞麻醉或全身麻醉。

5. 手术方式　膝关节置换术(置换或不置换髌骨)。

6. 控制性降压　具体参照《骨科加速康复围手术期麻醉管理专家共识》[中华骨与关节外科杂志，2022，15(10)：726-732]执行。

7. 止血带使用　可选择性不使用止血带，具体参照《中国髋、膝关节置换术加速康复——围手术期管理策略专家共识》[中华骨与关节外科杂志，2016，9(01)：1-9]执行。

8. 术中导尿　手术时间在 1.5 小时以内者可不导尿，具体参照《中国髋、膝关节置换术加速康复——围手术期管理策略专家共识》[中华骨与关节外科杂志，2016，9(01)：1-9]执行。

9. 手术内置物　人工膝关节假体(可包括髌骨假体)。

10. 预防手术部位感染　具体参照《骨科择期手术加速康复预防手术部位感染专家共识》[中华骨与关节外科杂志，2022，15(10)：746-753]执行。

11. 手术切口并发症的预防　具体参照《骨科加速康复手术切口操作与并发症防治专家共识》[中华骨与关节外科杂志，2022，15(10)：776-784]执行。

12. 术后当天康复锻炼　具体参照《现代关节置换术加速康复与围手术期管理》(人民卫生出版社，2017 年)执行。

【术后住院康复】(住院第 1～7 天)

1. 必需的检查项目

(1) 术后影像学检查：手术侧膝关节正侧位 X 线片，必要时做髌骨轴位 X 线片。

(2) 复查血常规、肝肾功能、血糖、电解质、凝血常规、红细胞沉降率、CRP。

(3) 下肢静脉彩色多普勒超声：出院前 1 天或出院当天复查。

2. 术后处理

(1) 抗菌药物：常规选择一、二代头孢菌素，术后预防性使用 24 小时，具体参照《抗菌药物临床应用指导原则》(国卫办医发〔2015〕43 号)执行。

(2) 术后镇痛及镇静：提倡预防性、多模式、个性化镇痛，具体参照《骨科加速康复围手术期疼痛管理专家共识》[中华骨与关节外科杂志，2022，15(10)：739-745]执行。

(3) 术后康复锻炼：麻醉清醒后即可开始，以主动伸膝肌力锻炼为主，尽早下地。

(4) 抗凝、预防深静脉血栓 / 肺栓塞：具体参照《骨科大手术加速康复围手术期静脉血栓栓塞症防治专家共识》[中华骨与关节外科杂志，2022，15(10)：754-762]执行。

(5) 切口处理：切口干燥无渗出者，可术后 24 小时以后再更换敷贴，具体参照《骨科加速康复手术切口操作与并发症防治专家共识》[中华骨与关节外科杂志，2022，15(10)：776-784]执行。

【出院准备】(住院第 2～8 天)

1. 出院标准

(1) 患者生命体征平稳、精神食欲恢复、大小便正常。

(2) 切口干燥，无红肿、硬结等感染征象。

(3) 术侧膝关节主动伸直 0° 或者 −5° 以内，屈曲至少达到 100°，能扶助行器自主下地行走。

(4) 疼痛不严重，口服镇痛药可有效控制疼痛，不影响患者的睡眠和功能锻炼。

2. 出院医嘱及宣教

(1) 出院带药：根据病情需要，带适当时间的药物。

(2) 告知患者门诊复诊时间，嘱出院后继续进行功能锻炼。

(3) 出院后继续抗凝，术后总的抗凝时间为 10～35 天，术后 2～3 周门诊复查下肢静脉彩色多普勒超声。

(4) 强调出院后预防感染，具体参照《骨科择期手术加速康复预防手术部位感染专家共识》[中华骨与关节外科杂志，2022，15(10)：746-753]执行。

【变异及原因分析】

1. 围手术期并发症　深静脉血栓形成、伤口感染、关节感染、神经血管损伤等，可造成住院时间延长。

2. 合并基础疾病　合并基础疾病控制不佳或加重，如脑血管病或心血管病、糖尿病、高血压、血栓等，手术可能导致基础疾病加重而需要进一步治疗，从而延长住院时间。

3. 手术治疗方法不同　术中根据患者年龄、膝关节功能障碍和畸形程度、骨质疏松程度可选择不同类型的假体及术者判断是否需置换髌骨，因此导致住院时间存在差异。

附录 9

Pilon 骨折切开复位内固定术加速康复临床路径（2022 年版）

一、Pilon 骨折切开复位内固定术加速康复临床路径标准住院流程

【适用对象】

第一诊断参照第三章第九节“Pilon 骨折切开复位内固定术术前计划与手术操作规范”中的适应证部分。

拟行 Pilon 骨折切开复位内固定术（ICD-9-CM-3：79.3600）。

【诊断依据】

根据《临床诊疗指南——骨科学分册》（中华医学会编著，人民卫生出版社），具体依据如下。

1. 病史　垂直或垂直伴有旋转暴力等的高能量外伤史。

2. 查体　踝关节肿胀、畸形、压痛、活动受限。少部分患者伴有开放性伤口及血管、神经损伤。

3. 辅助检查　踝关节 X 线片及 CT 影像显示，胫骨远端骨折累及关节面或伴腓骨远端骨折及软骨损伤。

【治疗方案的选择及依据】

根据《临床诊疗指南——骨科学分册》（中华医学会编著，人民卫生出版社），具体依据如下。

1. 诊断明确

（1）骨折按 AO 分型为 43B 型或 43C 型，且关节面不平整，或者骨折块间隙超过 2mm 的患者。

（2）下肢长度及力线对位差的患者。

2. 无全身情况差无法耐受手术和麻醉的合并症。

【标准住院日】

标准住院日为 7～14 天。

【进入路径标准】

1. 第一诊断参照第三章第九节“Pilon 骨折切开复位内固定术术前计划与手术操作规范”中的适应证部分。

2. 虽然患者同时合并有基础疾病，但在住院期间不需要特殊处理，也不影响第一诊断的临床路径流程实施时，可以进入路径。

3. 无骨筋膜隔室综合征、皮肤软组织危象及血管、神经损伤。

4. 无开放骨折或关节开放损伤。

5. 鉴别踝关节骨折，除外病理性骨折。

【术前准备】（住院前和住院第 1～7 天）

1. 患者教育、沟通与评估

（1）向患者和家属讲解手术方式、手术效果和手术风险。

（2）康复管理：教会患者手术肢体康复的方法和心肺康复的方法。

(3) 营养管理：具体参照《骨科大手术加速康复围手术期营养管理专家共识》[中华骨与关节外科杂志，2022，15(10)：763-767]执行。

(4) 疼痛管理：具体参照《骨科加速康复围手术期疼痛管理专家共识》[中华骨与关节外科杂志，2022，15(10)：739-745]执行。

(5) 合并基础疾病评估：具体参照《骨科加速康复围手术期麻醉管理专家共识》[中华骨与关节外科杂志，2022，15(10)：726-732]执行。

(6) 精神或认知障碍评估：具体参照《骨科加速康复围手术期精神卫生问题及精神障碍的评估与管理专家共识》[中华骨与关节外科杂志，2022，15(10)：768-775]执行。

2. 必需的检查项目

(1) 血常规、尿常规、粪便常规＋隐血。

(2) 血型。

(3) 肝肾功能、电解质、血糖。

(4) 术前凝血常规。

(5) 血源传染性疾病筛查(乙型肝炎、丙型肝炎、艾滋病、梅毒等)。

(6) 血清炎性指标：红细胞沉降率、CRP。

(7) 手术侧踝关节正侧位 X 线片，踝关节 CT 三维重建。

(8) 胸部 X 线片、心电图、双下肢静脉彩色多普勒超声。

3. 根据患者合并的基础疾病选择检查项目

(1) 血气分析。

(2) 心脏彩色多普勒超声。

(3) 心肌核素灌注 / 冠状动脉 CT/ 冠状动脉造影。

(4) 下肢动脉彩色多普勒超声。

(5) 下肢动脉 CT 造影。

(6) 甲状腺 / 肾上腺皮质激素。

(7) 心肌酶。

4. 术前患者需达到的目标

(1) 精神食欲好，积极配合功能锻炼。

(2) 血红蛋白≥110g/L，白蛋白≥35g/L。

(3) 无骨筋膜隔室综合征，无皮肤水疱及血疱，无皮肤破损，无下肢深静脉血栓，下肢知名动脉无闭塞或侧支循环良好，肢端无缺血。

(4) 合并基础疾病控制良好，美国麻醉师协会分级(ASA)≤3 级。具体合并基础疾病控制及需达到的目标参照《骨科加速康复围手术期麻醉管理专家共识》[中华骨与关节外科杂志，2022，15(10)：726-732]。

(5) 踝关节 Wrinkle 征(+)。

【手术日准备】(住院第 1～7 天)

1. 术前禁食、禁饮及输液　具体参照《骨科加速康复围手术期麻醉管理专家共识》[中华骨与关节外科杂志，2022，15(10)：726-732]执行。

2. 预防性应用抗菌药物　常规选择二代头孢菌素，具体参照《抗菌药物临床应用指导原则》(国卫办医发〔2015〕43 号)执行。

3. 术前使用氨甲环酸　常规于切皮前或松止血带前 5～10 分钟静脉滴注氨甲环酸 20mg/kg，具体参照《骨科加速康复围手术期血液管理专家共识》[中华骨与关节外科杂志，2022，15(10)：733-738]执行。

4. 麻醉方式　椎管内麻醉、神经阻滞麻醉或全身麻醉。

5. 手术方式　入院后急诊行骨折闭合复位术，跟骨牵引术或跨踝外支架临时固定术，受伤后 4～7 天，待无皮肤软组织危象后再行切开复位内固定术。

6. 控制性降压　可选择性使用控制性降压，将血压控制在基础血压的 70%～80%，具体参照《骨科加速康复围手术期麻醉管理专家共识》[中华骨与关节外科杂志，2022，15(10)：726-732]执行。

7. 止血带使用　尽量缩短止血带的使用时间，单次使用时间不超过 1.5 小时，间隔不低于 15 分钟，具体参照《ERAS 理念下踝关节骨折诊疗方案优化的专家共识》[中华骨与关节外科杂志，2019，12(01)：3-12]执行。

8. 术中导尿　不建议常规导尿，仅在预计手术时间超过 1.5 小时以上的手术中选择导尿，具体参照《ERAS 理念下踝关节骨折诊疗方案优化的专家共识》[中华骨与关节外科杂志，2019，12(01)：3-12]执行。

9. 手术内置物　钛合金接骨板及相应螺钉。

10. 自体血回输 / 输血　具体参照《骨科加速康复围手术期血液管理专家共识》[中华骨与关节外科杂志，2022，15(10)：733-738]执行。

11. 手术当天应用氨甲环酸：可在第一剂氨甲环酸使用后 3 小时、6 小时、12 小时各再重复静滴氨甲环酸 1g，具体参照《骨科加速康复围手术期血液管理专家共识》[中华骨与关节外科杂志，2022，15(10)：733-738]执行。

12. 预防手术部位感染：具体参照《骨科择期手术加速康复预防手术部位感染专家共识》[中华骨与关节外科杂志，2022，15(10)：746-753]执行。

13. 手术切口并发症的预防：具体参照《骨科手术加速康复手术切口操作与并发症防治专家共识》[中华骨与关节外科杂志，2022，15(10)：776-784]执行。

14. 术后尽早开始康复锻炼：具体参照《ERAS 理念下踝关节骨折诊疗方案优化的专家共识》[中华骨与关节外科杂志，2019，12(01)：3-12]执行。

【术后住院康复】(住院第 2～13 天)

1. 必需的检查项目

(1) 术后影像学检查：术侧踝关节正侧位 X 线片、踝关节 CT 三维重建。

(2) 复查血常规、肝肾功能、血糖、电解质、凝血常规、红细胞沉降率、CRP。

(3) 下肢静脉彩色多普勒超声：出院前 1 天或出院当天复查。

2. 术后处理

(1) 应用抗菌药物：常规选择一、二代头孢菌素，术后预防性使用 24 小时，具体参照《抗菌药物临床应用指导原则》(国卫办医发〔2015〕43 号)执行。

(2) 术后镇痛及镇静：提倡预防性、多模式、个性化镇痛，具体参照《骨科加速康复围手术期疼痛管理专家共识》[中华骨与关节外科杂志，2022，15(10)：739-745]执行。

(3) 术后康复锻炼：麻醉清醒后即可开始，以主动伸膝肌力锻炼为主；对于踝关节骨折固定稳定的患者术后应尽早开始康复锻炼，有助于功能和骨折的恢复，具体参照《ERAS 理念下踝关节骨折诊疗方案优化的专家共识》[中华骨与关节外科杂志，2019，12(01)：3-12]执行。

(4) 术后应用氨甲环酸：根据具体情况可选择性继续使用氨甲环酸以减少隐性失血和炎症反应，具体参照《骨科加速康复围手术期血液管理专家共识》[中华骨与关节外科杂志，2022，15(10)：733-738]执行。

(5) 抗凝、预防深静脉血栓 / 肺栓塞：根据具体情况，参照《骨科大手术加速康复围手术期静脉血栓栓塞症防治专家共识》[中华骨与关节外科杂志，2022，15(10)：754-762]执行。

(6) 切口处理：切口干燥无渗出者，可术后 24 小时以后再更换敷贴，具体参照《骨科加速康复手术切口操作与并发症防治专家共识》[中华骨与关节外科杂志，2022，15(10)：776-784]执行。

【出院准备】（住院第 7 ~ 14 天）

1. 出院标准

（1）一般情况恢复好：生命体征平稳、精神食欲恢复、大小便正常、轻度疼痛不影响睡眠和功能锻炼。

（2）伤口愈合情况好：切口干燥，无红肿、渗出、硬结等感染征象。

（3）功能恢复好：能完成主动直腿抬高训练，在无外力协助的条件下抬离床面 30°、持续 5 秒、无晃动、每小时 20 次、每天 200 次。

（4）影像学资料：骨折复位满意（关节面无 2mm 以上台阶及分离，肢体力线正确），内固定位置安放正确。

2. 出院医嘱及宣教

（1）出院带药：根据病情需要，带适当时间的药物。

（2）出院后继续加强直腿抬高锻炼，每周门诊随访，复查患者恢复情况，并监督和指导患者功能锻炼。术后 3 周拆线。

（3）如无禁忌，出院后继续抗凝，术后总的抗凝时间为 10～35 天，拆线时门诊复查下肢静脉彩色多普勒超声。

（4）强调出院后感染预防，具体按照《骨科择期手术加速康复预防手术部位感染专家共识》[中华骨与关节外科杂志，2022，15（10）：746-753]执行。

【变异及原因分析】

1. 围手术期并发症　深静脉血栓和肺栓塞，是术后最常见的并发症；远期发生踝关节创伤后关节炎，日后可能需要行踝关节置换术或融合治疗；其他并发症，包括伤口感染、关节感染、神经血管损伤等，可造成住院时间延长。

2. 合并基础疾病　老年人可能合并多种基础疾病，如糖尿病、高血压、心脏病、血栓等，患者在住院期间可能需要同时治疗上述疾病，从而延长住院时间。

3. 手术治疗方法不同　根据骨折的类型、主要骨折线和骨折块的分布，手术入路及相应的内固定物选择可能不同，从而导致住院时间存在差异。

附录 10

初次全踝关节置换术加速康复临床路径（2022 年版）

一、初次全踝关节置换术加速康复临床路径标准住院流程

【适用对象】

第一诊断参照第三章第十节“初次全踝关节置换术术前计划与手术操作规范”中的适应证部分。

拟行全踝关节置换术者（ICD-9-CM-3：81.56001）。

【诊断依据】

根据《临床诊疗指南——骨科学分册》（中华医学会编著，人民卫生出版社），具体依据如下。

1. 病史　踝关节长期疼痛史，踝关节活动受限。

2. 查体　患侧踝关节肿胀、疼痛、活动受限、内外翻畸形。

3. 辅助检查　踝关节负重位 X 线片显示胫距关节内侧、上方或全部间隙狭窄或消失，双侧跟骨轴位、过伸过屈位、双下肢全长位 X 线片，必要时行 CT 及 MR 检查。

【治疗方案的选择及依据】

根据《临床诊疗指南——骨科学分册》（中华医学会编著，人民卫生出版社），具体依据如下。

1. 诊断明确，症状明显，保守治疗无效，严重影响患者正常生活和活动。

2. 无以下手术禁忌证

（1）快速破坏骨质的任何病变；神经性关节炎；距骨体过于扁平或存在巨大囊变；剩余骨量无法维持假体稳定者；患侧肢体存在不能被矫正的畸形，会影响患肢力线导致术后假体不可避免的边缘负重者；快速进展的神经性疾病。

（2）身体存在活动性及隐匿性感染灶：感染灶的筛查方法参照《骨科择期手术加速康复预防手术部位感染专家共识》[中华骨与关节外科杂志，2022，15（10）：746-753]。

（3）严重精神或认知障碍。

（4）恶性肿瘤晚期。

【标准住院日】

标准住院日为 5～8 天。

【进入路径标准】

1. 第一诊断参照第三章第十节“初次全踝置换术术前计划与手术操作规范”中的适应证部分。

2. 虽然患者同时合并有基础疾病，但在住院期间不需要特殊处理也不影响第一诊断的临床路径流程实施时，可以进入路径。

【术前准备】（住院第 1～2 天）

1. 患者教育、沟通与评估

（1）向患者和家属讲解手术方式、手术效果和手术风险。

（2）康复管理：教会患者手术肢体康复的方法和心肺康复的方法。

（3）营养管理：具体参照《骨科大手术加速康复围手术期营养管理专家共识》[中华骨与关节外科

杂志，2022，15(10)：763-767)]执行。

(4)疼痛管理：具体参照《骨科加速康复围手术期疼痛管理专家共识》[中华骨与关节外科杂志，2022，15(10)：739-745]执行。

(5)合并基础疾病评估：具体参照《骨科加速康复围手术期麻醉管理专家共识》[中华骨与关节外科杂志，2022，15(10)：726-732]执行。

(6)精神或认知障碍评估：具体参照《骨科加速康复围手术期精神卫生问题及精神障碍的评估与管理专家共识》[中华骨与关节外科杂志，2022，15(10)：768-775]执行。

2. 必需的检查项目

(1)血常规、尿常规、粪便常规+隐血。

(2)血型。

(3)肝肾功能、电解质、血糖。

(4)术前凝血常规。

(5)血源传染性疾病筛查(乙型肝炎、丙型肝炎、艾滋病、梅毒等)。

(6)血清炎性指标：红细胞沉降率、CRP。

(7)双侧踝关节负重正侧位X线片，双侧跟骨轴位、过伸过屈位、双下肢全长X线片，必要时做踝关节CT三维重建。

(8)胸部X线片、心电图、双下肢静脉彩色多普勒超声。

3. 根据患者合并的基础疾病选择检查项目

(1)血气分析或肺功能。

(2)心脏彩色多普勒超声。

(3)心肌核素灌注/冠状动脉CT/冠状动脉造影。

(4)下肢动脉彩色多普勒超声。

(5)CT下肢动脉造影。

(6)甲状腺/肾上腺皮质激素。

(7)心肌酶。

4. 患者术前需达到目标

(1)精神食欲好，积极配合功能锻炼。

(2)血红蛋白≥110g/L，白蛋白≥35g/L。

(3)合并基础疾病控制良好，美国麻醉师协会分级(ASA)≤3级。

(4)无下肢新发深静脉血栓，下肢知名动脉无闭塞或侧支循环良好，肢端无缺血。

(5)具体合并基础疾病控制及需达到的目标参照《骨科加速康复围手术期麻醉管理专家共识》[中华骨与关节外科杂志，2022，15(10)：726-732]。

【手术日准备】(住院第2～3天)

1. 术前禁食、禁饮及输液　具体参照《骨科加速康复围手术期麻醉管理专家共识》[中华骨与关节外科杂志，2022，15(10)：726-732]执行。

2. 预防性应用抗菌药物　常规选择一、二代头孢菌素，具体参照《抗菌药物临床应用指导原则》(国卫办医发〔2015〕43号)执行。

3. 术前使用氨甲环酸　常规在切皮前或松止血带前5～10分钟静脉滴注氨甲环酸20mg/kg，具体参照《骨科加速康复围手术期血液管理专家共识》[中华骨与关节外科杂志，2022，15(10)：733-738]执行。

4. 麻醉方式　椎管内麻醉、神经阻滞或全身麻醉。

5. 手术方式　全踝关节置换术(同期进行或不进行跟骨截骨内固定术、踝上截骨内固定术、内踝截骨内固定术、外侧副韧带修复术)。

6. 控制性降压 具体参照《骨科加速康复围手术期麻醉管理专家共识》[中华骨与关节外科杂志,2022,15(10):726-732]执行。

7. 止血带使用 可选择性不使用止血带,具体参照《中国髋、膝关节置换术加速康复——围手术期管理策略专家共识》[中华骨与关节外科杂志,2016,9(01):1-9]执行。

8. 术中导尿 手术时间1.5小时以内者可不导尿,具体参照《中国髋、膝关节置换术加速康复——围手术期管理策略专家共识》[中华骨与关节外科杂志,2016,9(01):1-9]执行。

9. 手术内置物 人工踝关节假体(可备选空心螺钉、锚钉、钛合金接骨板及配套螺钉)。

10. 自体血回输/输血 具体参照《骨科加速康复围手术期血液管理专家共识》[中华骨与关节外科杂志,2022,15(10):733-738]执行。

11. 手术当天应用氨甲环酸 可在第一剂氨甲环酸使用后3小时、6小时、12小时各再重复静滴氨甲环酸1g,具体参照《骨科加速康复围手术期血液管理专家共识》[中华骨与关节外科杂志,2022,15(10):733-738]执行。

12. 预防手术部位感染 具体参照《骨科择期手术加速康复预防手术部位感染专家共识》[中华骨与关节外科杂志,2022,15(10):746-753]执行。

13. 手术切口并发症的预防 具体参照《骨科加速康复手术切口操作与并发症防治专家共识》[中华骨与关节外科杂志,2022,15(10):776-784]执行。

14. 术后当天康复锻炼 具体参照《现代关节置换术加速康复与围手术期管理》(人民卫生出版社,2017年)执行。

【术后住院康复】(住院第4~7天)

1. 必需的检查项目

(1) 术后影像学检查:术侧踝关节踝穴位及侧位X线片、跟骨轴侧位X线片、双下肢正侧位全长X线片。

(2) 复查血常规、肝肾功能、血糖、电解质、凝血常规、红细胞沉降率、CRP。

(3) 下肢静脉彩色多普勒超声:出院前1天或出院当天复查。

2. 术后处理

(1) 应用抗菌药物:常规选择一、二代头孢菌素,术后预防性使用24小时,具体参照《抗菌药物临床应用指导原则》(国卫办医发〔2015〕43号)执行。

(2) 术后镇痛及镇静:提倡预防性、多模式、个性化镇痛,具体参照《骨科加速康复围手术期疼痛管理专家共识》[中华骨与关节外科杂志,2022,15(10):739-745]执行。

(3) 术后康复锻炼:术后即刻将踝关节用夜间支具固定于踝关节背伸90°位,静息时保持头低脚高位。麻醉清醒后即可开始进行以主动伸膝肌力锻炼为主的康复锻炼,根据是否同期行外侧副韧带修复术决定具体踝关节活动度及训练时间。术后1至1个半月戴充气靴下地,同期行截骨矫形者应适当推迟负重时间。

(4) 抗凝、预防深静脉血栓/肺栓塞:具体参照《骨科大手术加速康复围手术期静脉血栓栓塞症防治专家共识》[中华骨与关节外科杂志,2022,15(10):754-762]执行。

(5) 切口处理:加压包扎,术后第7天换药,检查伤口,同期行外侧副韧带修复者,伤口无异常在第一次换药时佩戴八字绷带;换药时对皮肤切口轻柔消毒,不可用力擦拭切口,以免损伤新生的纤维肉芽和上皮组织。具体参照《骨科加速康复手术切口操作与并发症防治专家共识》[中华骨与关节外科杂志,2022,15(10):776-784]执行。

(6) 术后尽早开始进食,具体参照《骨科大手术加速康复围手术期营养管理专家共识》[中华骨与关节外科杂志,2022,15(10):763-767)]执行。

【出院准备】（住院第5～8天）

1. 出院标准

（1）患者生命体征平稳、精神食欲恢复、大小便正常。

（2）切口干燥，无红肿、硬结等感染征象。

（3）术侧踝关节主动伸直或者伸直 -5° 以内，屈曲至少达到 30°。

（4）疼痛不严重，口服镇痛药可有效控制疼痛，不影响患者睡眠和功能锻炼。

（5）影像学资料：踝穴位、侧位及双下肢全长位 X 线片显示假体位置及大小正确，跟骨轴位 X 线片显示跟骨无明显内外翻畸形。

2. 出院医嘱及宣教

（1）出院带药：根据病情需要，带适当时间的药物。

（2）出院后继续加强直腿抬高功能锻炼，静息时保持头低脚高位以预防术肢肿胀。每周门诊随访，复查患者恢复情况，并监督和指导患者功能锻炼。术后 3 周酌情拆线。

（3）如无禁忌，出院后继续抗凝，术后总的抗凝时间为 10～35 天，拆线时门诊复查下肢静脉彩色多普勒超声。

（4）强调出院后预防感染，具体按照《骨科择期手术加速康复预防手术部位感染专家共识》[中华骨与关节外科杂志，2022，15（10）：746-753]。

【变异及原因分析】

1. 围手术期并发症　深静脉血栓形成、伤口感染、骨折、脱位、神经血管损伤等，可造成住院时间延长。

2. 合并基础疾病　老年患者常合并基础疾病，如脑血管病或心血管病、糖尿病、血栓等，置换手术可能导致这些疾病加重而需要进一步治疗，从而延长住院时间。

附录 11

肿瘤膝关节置换术加速康复临床路径（2022年版）

一、肿瘤膝关节置换术加速康复临床路径标准住院流程

【适用对象】

第一诊断参照第三章第十一节“肿瘤膝关节置换术术前计划与手术操作规范”中的适应证部分。

拟行肿瘤膝关节置换术（ICD-9-CM-3：81.54）。

【诊断依据】

根据《中华骨科学——骨肿瘤卷》（中华医学会骨科学分会编著，人民卫生出版社，2010年），诊断遵循“三结合”的原则，综合患者的病史及体征、影像学表现和活检病理结果等三方面资料进行。具体依据如下。

【治疗方案的选择及依据】

1. 诊断明确，手术指征明确

（1）主要血管神经束位于肿瘤间室外或反应区外、未被肿瘤累及，或可于手术中安全地与肿瘤分离。

（2）膝关节内无裸露肿瘤，关节液未受侵犯；或虽有侵犯但可通过关节外切除获得可接受的外科边界。

2. 无以下手术禁忌证　患者预期寿命超过3个月，手术治疗能延长患者生存期或改善生存质量。

【标准住院日】

标准住院日为6～12天。

【进入路径标准】

1. 第一诊断参照第三章第十一节“肿瘤膝关节置换术术前计划与手术操作规范”中的适应证部分。

2. 虽然患者同时合并有基础疾病，但在住院期间不需要相应专科的特殊处理，也不影响第一诊断的临床路径流程实施时，可以进入路径，具体参照《骨科加速康复围手术期麻醉管理专家共识》[中华骨与关节外科杂志，2022，15（10）：726-732]执行。

【术前准备】（住院第1～3天）

1. 患者教育

（1）向患者和家属讲解手术方式、手术效果和手术风险。

（2）教会患者心肺康复的方法如：咳嗽、咳痰和行走锻炼，教会患者加强股四头肌锻炼的方法（如伸踝、伸膝），教会患者使用助行器和在床上解小便。

（3）加强饮食营养：具体参照《骨科大手术加速康复围手术期营养管理专家共识》[中华骨与关节外科杂志，2022，15（10）：763-767]执行，进食高蛋白、高维生素、高热量食物，糖尿病患者限制碳水化合物摄入。

（4）疼痛管理：根据患者的年龄和肿瘤性质评估疼痛与管理，具体参照《骨科加速康复围手术期疼痛管理专家共识》[中华骨与关节外科杂志，2022，15(10)：739-745]执行。

（5）合并基础疾病评估：具体参照《骨科加速康复围手术期麻醉管理专家共识》[中华骨与关节外科杂志，2022，15(10)：726-732]执行。

（6）精神或认知障碍评估：具体参照《骨科加速康复围手术期精神卫生问题及精神障碍的评估与管理专家共识》[中华骨与关节外科杂志，2022，15(10)：768-775]执行。

2. 必需的检查项目

（1）血常规、尿常规、粪便常规+隐血。

（2）血型。

（3）肝肾功能、电解质、血糖。

（4）术前凝血常规。

（5）血源传染性疾病筛查(乙型肝炎、丙型肝炎、艾滋病、梅毒等)。

（6）血清炎性指标：红细胞沉降率、CRP。

（7）手术侧膝关节正侧位X线片、双下肢全长X线片、膝关节CT、MR及全身骨ECT扫描(或PET/CT)。

（8）胸部X线片、心电图、双下肢静脉彩色多普勒超声。

3. 根据患者合并的基础疾病选择检查项目

（1）血气分析或肺功能检查。

（2）心脏彩色多普勒超声。

（3）下肢动脉CT造影。

（4）下肢动脉彩色多普勒超声。

（5）肿瘤标记物(CFP，CEA，CA125，CA135，CA199等)。

（6）免疫球蛋白，血、尿轻链蛋白。

4. 患者术前需达到的目标

（1）全身一般情况良好，美国麻醉师协会分级(ASA)≤3级。

（2）精神食欲较好，营养状况可，积极配合功能锻炼。

（3）血红蛋白≥100g/L，白蛋白≥30g/L，白细胞≥4.0×10^9/L。

（4）排除身体存在的活动性及隐匿性感染灶，感染灶的筛查方法参照《骨科择期手术加速康复预防手术部位感染专家共识》[中华骨与关节外科杂志，2022，15(10)：746-753]。

【手术日准备】(住院第2～4天)

1. 术前禁食、禁饮及输液　具体参照《骨科加速康复围手术期麻醉管理专家共识》[中华骨与关节外科杂志，2022，15(10)：726-732]执行。

2. 预防性应用抗菌药物　常规选择一、二代头孢菌素，具体参照《抗菌药物临床应用指导原则》(国卫办医发〔2015〕43号)执行。

3. 术前使用氨甲环酸　常规于切皮前或松止血带前5～10分钟静脉滴注氨甲环酸20mg/kg，具体参照《骨科加速康复围手术期血液管理专家共识》[中华骨与关节外科杂志，2022，15(10)：733-738]执行。

4. 麻醉方式　椎管内麻醉、神经阻滞或全身麻醉。

5. 手术方式　股骨或胫骨肿瘤膝关节置换术(胫骨肿瘤膝关节置换术应常规采用腓肠肌内侧头转位覆盖假体)。

6. 控制性降压　可选择性使用控制性降压，将收缩压控制在90～110mmHg范围，具体参照《骨科加速康复围手术期麻醉管理专家共识》[中华骨与关节外科杂志，2022，15(10)：726-732]执行。

7. 止血带使用　常规应使用止血带，具体参照《中国骨肿瘤大手术加速康复围手术期管理专家共识》[中华骨与关节外科杂志 2019，12（05）：321-327]执行。

8. 手术内置物　人工股骨或胫骨肿瘤膝关节假体。

9. 自体血回输 / 输血　具体参照《骨科加速康复围手术期血液管理专家共识》[中华骨与关节外科杂志，2022，15（10）：733-738]执行。

10. 手术当天抗纤溶药应用　在手术切皮前静脉滴注氨甲环酸，术中根据出血情况可追加用药，关闭切口时可局部应用，具体参照《骨科加速康复围手术期血液管理专家共识》[中华骨与关节外科杂志，2022，15（10）：733-738]执行。

11. 预防手术部位感染　具体参照《骨科择期手术加速康复预防手术部位感染专家共识》[中华骨与关节外科杂志，2022，15（10）：746-753]执行。

12. 手术切口并发症的预防　具体参照《骨科加速康复手术切口操作与并发症防治专家共识》[中华骨与关节外科杂志，2022，15（10）：776-784]执行。

13. 术后当天康复锻炼　具体参照《中国骨肿瘤大手术加速康复围手术期管理专家共识》[中华骨与关节外科杂志，2019，12（05）：321-327]执行。

【术后住院康复】（住院第 3 ~ 11 天）

1. 必需的检查项目

（1）术后影像学检查：术侧膝关节正侧位 X 线片、双下肢全长 X 线片。

（2）复查血常规、肝肾功能、血糖、电解质、凝血常规。

（3）下肢静脉彩色多普勒超声：出院前 1 天或出院当天复查。

2. 术后处理

（1）应用抗菌药物：常规选择二代头孢菌素，术后预防性使用 24 小时，具体参照《抗菌药物临床应用指导原则》（国卫办医发〔2015〕43 号）执行；当术中失血量大、手术时间长、感染风险高时，可酌情提高预防性抗菌药物的等级并延长使用时间，具体参照《中国骨肿瘤大手术加速康复围手术期管理专家共识》[中华骨与关节外科杂志，2019，12（05）：321-327]执行。

（2）术后镇痛及镇静：提倡预防性、多模式、个性化镇痛，具体参照《中国骨肿瘤大手术加速康复围手术期管理专家共识》[中华骨与关节外科杂志，2019，12（05）：321-327]执行。

（3）术后康复锻炼：麻醉清醒后即可开始，股骨肿瘤膝关节置换术后患者以早期开始主动伸膝肌力锻炼为主；胫骨肿瘤膝关节置换术后患者则不同，具体康复方案需根据患者情况个体化制订。

（4）术后抗纤溶药应用：根据具体情况可选择性继续使用氨甲环酸减少隐性失血和炎症反应，具体参照《中国骨科手术加速康复围手术期氨甲环酸与抗凝血药应用的专家共识》[中华骨与关节外科杂志，2019，12（02）：81-88]执行。

（5）抗凝，预防深静脉血栓 / 肺栓塞：根据具体情况可参照《中国骨肿瘤大手术加速康复围手术期管理专家共识》[中华骨与关节外科杂志，2019，12（05）：321-327]执行。

（6）切口及引流管处理：切口干燥无渗出者，可在术后 24 小时以后再更换敷贴，具体参照《骨科加速康复手术切口操作与并发症防治专家共识》[中华骨与关节外科杂志，2022，15（10）：776-784]和《中国骨科手术加速康复围手术期氨甲环酸与抗凝血药应用的专家共识》[中华骨与关节外科杂志，2019，12（02）：81-88]执行。

【出院准备】（住院第 5 ~ 12 天）

1. 出院标准

（1）患者生命体征平稳、精神食欲恢复、大小便正常。

（2）切口干燥，无红肿、硬结等感染征象。

（3）疼痛不严重，口服镇痛药可有效控制疼痛，不影响患者睡眠和功能锻炼。

(4) 术后影像学检查显示假体固定牢固、下肢力线正常。

2. 出院医嘱及宣教

(1) 出院带药：根据病情需要，带适当时间的药物。

(2) 告知患者门诊复诊时间，并嘱其出院后继续功能锻炼。

(3) 出院后根据患者情况可继续抗凝，术后的抗凝时间为 10～35 天，术后 2～3 周门诊复查下肢静脉彩色多普勒超声。

(4) 强调出院后感染预防：具体参照《骨科择期手术加速康复预防手术部位感染专家共识》[中华骨与关节外科杂志，2022，15(10)：746-753]执行。

【变异及原因分析】

1. 围手术期并发症　深静脉血栓形成、切口感染、关节感染、神经血管损伤等，可造成住院时间延长。

2. 因患者肿瘤性质、部位和累及范围不同，导致不同患者手术切除及重建方式有较大个体差异，术后可能导致住院时间存在差异。

附录 12

肿瘤半髋 / 全髋关节置换术加速康复临床路径(2022 年版)

一、肿瘤半髋 / 全髋关节置换术加速康复临床路径标准住院流程

【适用对象】

第一诊断参照第三章第十二节“肿瘤半髋 / 全髋关节置换术术前计划与手术操作规范”中的适应证部分。

拟行肿瘤髋关节置换术者(ICD-9-CM-3：81.5100)。

【诊断依据】

根据《中华骨科学——骨肿瘤卷》(中华医学会骨科学分会编著，人民卫生出版社，2010 年)，诊断遵循“三结合”的原则，综合患者的病史及体征、影像学表现和活检病理结果等三方面资料进行。具体依据如下。

【治疗方案的选择及依据】

根据《临床诊疗指南——骨科学分册》(中华医学会编著，人民卫生出版社)，具体依据如下。

1. 诊断明确，手术指征明确

(1) 主要血管神经束位于肿瘤间室外或反应区外、未被肿瘤累及，或可于手术中安全与肿瘤分离。

(2) 髋关节内无裸露肿瘤，关节液未受侵犯；或虽有侵犯但可通过关节外切除获得可接受的外科边界。

2. 无以下手术禁忌证　患者预期寿命超过 3 个月，手术治疗能延长患者的生存期或改善患者的生存质量。

【标准住院日】

标准住院日为 6～12 天。

【进入路径标准】

1. 第一诊断参照第三章第十二节“肿瘤半髋 / 全髋关节置换术术前计划与手术操作规范”中的适应证部分。

2. 虽然患者同时合并有基础疾病，但在住院期间不需要相应专科的特殊处理也不影响第一诊断的临床路径流程实施时，可以进入路径，具体参照《骨科加速康复围手术期麻醉管理专家共识》[中华骨与关节外科杂志，2022，15(10)：726-732]执行。

【术前准备】(住院第 1 ~ 3 天)

1. 患者教育与评估

(1) 向患者和家属讲解手术方式、手术效果和手术风险。

(2) 康复管理：教会患者手术肢体的康复方法和心肺康复的方法；术前对患者进行术后康复相关的健康教育，包括初次肿瘤半髋 / 全髋关节置换术前，需要向患者进行肿瘤半髋 / 全髋关节置换术后防脱位的宣教，及髋关节锻炼注意事项。

(3) 营养管理：具体参照《骨科大手术加速康复围手术期营养管理专家共识》[中华骨与关节外科杂志，2022，15(10)：763-767)]执行。

(4) 疼痛管理：具体参照《骨科加速康复围手术期疼痛管理专家共识》[中华骨与关节外科杂志，2022，15(10)：739-745]执行。

(5) 合并基础疾病评估：具体参照《骨科加速康复围手术期麻醉管理专家共识》[中华骨与关节外科杂志，2022，15(10)：726-732]执行。

(6) 精神或认知障碍评估：具体参照《骨科加速康复围手术期精神卫生问题及精神障碍的评估与管理专家共识》[中华骨与关节外科杂志，2022，15(10)：768-775]执行。

2. 必需的检查项目

(1) 血常规、尿常规、粪便常规 + 隐血。

(2) 血型。

(3) 肝肾功能、电解质、血糖、心肌酶。

(4) 术前凝血常规。

(5) 血源传染性疾病筛查(乙型肝炎、丙型肝炎、艾滋病、梅毒等)。

(6) 血清炎性指标：红细胞沉降率、CRP、IL-6。

(7) 骨盆正位 X 线片、患侧髋关节正侧位 X 线片，双下肢全长 X 线片，股骨三维 CT，MR 及全身骨 ECT 扫描。

(8) 胸部 X 线片、心电图、双下肢静脉彩色多普勒超声。

3. 根据患者合并的基础疾病选择检查项目

(1) 血气分析或肺功能。

(2) 心脏彩色多普勒超声。

(3) 心肌核素灌注/冠状动脉 CT/冠状动脉造影。

(4) 下肢动脉彩色多普勒超声。

(5) 下肢动脉 CT 造影。

(6) 甲状腺/肾上腺皮质激素。

(7) 肿瘤标记物(CFP，CEA，CA125，CA135，CA199 等)。

(8) 免疫球蛋白，血、尿轻链蛋白。

4. 患者术前需达到的目标

(1) 全身一般情况良好，美国麻醉师协会分级(ASA)≤3 级。

(2) 精神食欲较好，营养状况可，积极配合功能锻炼。

(3) 血红蛋白≥100g/L，白蛋白≥30g/L；白细胞≥4.0×10^9/L。

(4) 排除身体存在的活动性及隐匿性感染灶，感染灶的筛查方法参照《骨科择期手术加速康复预防手术部位感染专家共识》[中华骨与关节外科杂志，2022，15(10)：746-753]。

【手术日准备】(住院第 3 ~ 4 天)

1. 术前禁食、禁饮及输液　具体参照《骨科加速康复围手术期麻醉管理专家共识》[中华骨与关节外科杂志，2022，15(10)：726-732]执行。

2. 预防性应用抗菌药物　常规选择一、二代头孢菌素，具体参照《抗菌药物临床应用指导原则》(国卫办医发〔2015〕43 号)执行。

3. 术前使用氨甲环酸　常规于切皮前 5～10 分钟静脉滴注氨甲环酸 20mg/kg，具体参照《骨科加速康复围手术期血液管理专家共识》[中华骨与关节外科杂志，2022，15(10)：733-738]执行。

4. 麻醉方式　椎管内麻醉、神经阻滞或全身麻醉。

5. 手术方式 肿瘤半髋/全髋关节置换术。

6. 控制性降压 具体参照《骨科加速康复围手术期麻醉管理专家共识》[中华骨与关节外科杂志，2022，15(10)：726-732]执行。

7. 术中导尿 手术时间1.5小时以内者可不导尿，具体参照《中国髋、膝关节置换术加速康复——围手术期管理策略专家共识》[中华骨与关节外科杂志，2016，9(01)：1-9]执行。

8. 手术内置物 人工肿瘤髋关节假体(全髋假体、半髋假体、翻修假体)，必要时行人工异体骨移植。

9. 预防手术部位感染 具体参照《骨科择期手术加速康复预防手术部位感染专家共识》[中华骨与关节外科杂志，2022，15(10)：746-753]执行。

10. 手术切口并发症的预防 具体参照《骨科加速康复手术切口操作与并发症防治专家共识》[中华骨与关节外科杂志，2022，15(10)：776-784]执行。

11. 术后当天康复锻炼 具体参照《现代关节置换术加速康复与围手术期管理》(人民卫生出版社，2017年)执行。

【术后住院康复】(住院第4～11天)

1. 必需检查项目

(1) 术后影像学检查：骨盆正位X线片、术侧髋关节正侧位X线片、双下肢全长X线片。

(2) 复查血常规、红细胞沉降率、肝肾功能、凝血常规。

(3) 下肢静脉彩色多普勒超声：出院前1天或出院当天复查。

2. 术后处理

(1) 应用抗菌药物：常规选择二代头孢菌素，术后预防性使用24小时，具体参照《抗菌药物临床应用指导原则》(国卫办医发〔2015〕43号)执行。

(2) 术后镇痛及镇静：提倡预防性、多模式、个性化镇痛，具体参照《骨科加速康复围手术期疼痛管理专家共识》[中华骨与关节外科杂志，2022，15(10)：739-745]执行。

(3) 术后康复锻炼：麻醉清醒后即可开始进行康复锻炼，患者髋关节维持屈曲20°、旋转中立位，早期康复锻炼以主动伸膝肌力锻炼为主，具体康复方案需根据患者情况个体化制订。

(4) 抗凝、预防深静脉血栓/肺栓塞：具体参照《骨科大手术加速康复围手术期静脉血栓栓塞症防治专家共识》[中华骨与关节外科杂志，2022，15(10)：754-762]执行。

(5) 切口处理：切口干燥无渗出者，可术后24小时以后再更换敷贴，具体参照《骨科加速康复手术切口操作与并发症防治专家共识》[中华骨与关节外科杂志，2022，15(10)：776-784]执行。

【出院准备】(住院第4～12天)

1. 出院标准

(1) 患者生命体征平稳、精神食欲恢复、大小便正常。

(2) 切口干燥，无红肿、硬结等感染征象。

(3) 术侧髋关节主动伸直或者-10°以内，屈曲达30°。

(4) 疼痛不严重，口服镇痛药可有效控制疼痛，不影响患者睡眠和功能锻炼。

2. 出院医嘱及宣教

(1) 出院带药：根据病情需要，带适当时间的药物。

(2) 告知患者门诊复诊时间并嘱出院后继续功能锻炼。

(3) 出院后继续抗凝，术后总的抗凝时间为10～35天，术后2～3周门诊复查下肢静脉彩色多普勒超声。

(4) 强调出院后预防感染：具体参照《骨科择期手术加速康复预防手术部位感染专家共识》[中华骨与关节外科杂志，2022，15(10)：746-753]执行。

【变异及原因分析】

1. 围手术期并发症　深静脉血栓形成、切口感染、关节感染、神经血管损伤等，可造成住院时间延长。

2. 因肿瘤性质、部位和累及范围不同，导致不同患者手术重建方式有较大差异，术后可能导致住院时间存在差异。